DEM ANDENKEN

UNSERES GEMEINSAMEN LEHRERS

H. OBERSTEINER

DIE VERFASSER

ISBN 978-3-7091-5160-0 ISBN 978-3-7091-5308-6 (eBook)
DOI 10.1007/978-3-7091-5308-6

Softcover reprint of the hardcover 1st edition 1931

OPHTHALMO-
UND
OTO-NEUROLOGIE

EIN LEHRBUCH FÜR STUDIERENDE

Vorwort.

Die Neurologie von Auge und Ohr hat sich in den letzten Jahrzehnten zu einer umfangreichen Spezialdisziplin entwickelt. Wir besitzen über dieselbe zwar ausgezeichnete Handbücher, die aber mehr den Charakter von Nachschlagewerken haben; dagegen scheint ein unleugbares Bedürfnis danach zu bestehen, daß aus der fast unübersehbaren Literatur dieses Gebietes das Wesentliche und relativ Gesicherte herausgehoben und lehrbuchmäßig dargestellt wird, wie uns der wiederholte Wunsch unserer Hörer nach einer schriftlichen Niederlegung unserer post-graduate lectures über diesen Gegenstand zeigte. So ist dieses Buch aus den Bedürfnissen des Unterrichtes entstanden. Es sucht den Augen- und Ohrenarzt mit der neurologischen Lokaldiagnostik resp. mit der Erkennung und Behandlung der nervösen Begleiterscheinungen und Komplikationen von Augen- und Ohrenerkrankungen, den Nervenarzt mit der differentialdiagnostischen Anwendung otologischer und ophthalmologischer Methodik unter besonderer Berücksichtigung der neueren theoretischen Grundlagen dieses Gebietes, wie auch der hier anzuwendenden therapeutischen Maßnahmen vertraut zu machen, aber auch den Allgemeinpraktiker in dieses Grenzgebiet einzuführen. Schließlich wurde auch über die Neurologie von Nase, Mundhöhle, Rachen- und Kehlkopf eine Übersicht gegeben. Dem didaktischen Charakter des Buches entsprechend wurde versucht, den Text durch zahlreiche schematische Zeichnungen verständlicher zu machen; bei Anführung der Literatur zu jedem Kapitel wurden nur zusammenfassende Darstellungen resp. wichtigere neuere Arbeiten ausgewählt, in denen die weitere Literatur leicht gefunden werden kann.

Für die freundliche Durchsicht der Korrektur möchten wir den Herren Professoren ALEXANDER, KARPLUS, LAUBER, MARBURG, Dr. BRUNNER und Dr. STEIN, für sein stetes Entgegenkommen dem Verlag Julius Springer auch an dieser Stelle unseren aufrichtigsten Dank aussprechen.

Wien—Philadelphia, im September 1931.

Die Verfasser.

Inhaltsverzeichnis.

I. Lokalsymptome von Hirnstamm und Großhirn[1].

Die Symptomatologie der einzelnen Abschnitte des Hirnstamms und Großhirns soll hier nur so weit besprochen werden, als sie von otologischem oder ophthalmologischem Interesse ist. Zu ihrem Verständnis erscheint es angezeigt, die wichtigsten Fasersysteme des Zentralnervensystems und die Symptome ihrer Unterbrechung anzuführen.

Im allgemeinen sucht man die Leitungsbahnen des Zentralnervensystems nach ihrer Zusammensetzung aus *Neuronen* (Nervenzellen und ihren Fortsätzen) zu verstehen, wobei für *Neuronenketten*, um die es sich hier handelt, der Satz gilt, daß die nervöse Erregung die Grenzen zwischen den einzelnen Gliedern dieser Kette (die sogenannten Synapsen) nur durchsetzen kann, wenn sie in den Achsenzylindern cellulifugal, also von der Zelle weg, verläuft.

1. Zentripetale Systeme.

Beginnen wir mit den *zentripetalen Längssystemen* des Zentralnervensystems, so finden wir, daß die Hinterwurzeln, die ihr trophisches Zentrum ebenso wie die sensiblen Hirnnerven außerhalb des Zentralnervensystems, und zwar in den Spinalganglien haben, verschiedene Fasergruppen in das Rückenmark entsenden. Die wichtigsten sind (vgl. Abb. 1):

1. Die *Reflexkollateralen*, d. s. Fasern, welche in dorsoventraler Richtung die graue Substanz des Rückenmarks durchsetzen und sich um die Vorderhornzellen, die Ursprungsstellen der motorischen Nerven zur Skeletmuskulatur, aufsplittern. Sie stellen den Weg der Sehnenreflexe dar, also beispielsweise im zweiten bis vierten Lumbalsegment den Weg des Patellarsehnenreflexes, im ersten und zweiten Sakralsegment den Weg des Achillessehnenreflexes. Läsion eines solchen Reflexbogens an irgendeiner Stelle seines Verlaufes führt zu Abschwächung oder Aufhebung des betreffenden Reflexes.

2. In den *Hintersträngen* erfolgt eine T-förmige Teilung in auf- und absteigende Äste; die letzteren dienen bloß der Reflexübertragung auf tiefere Segmente, die ersteren vor allem der Leitung zu höheren Hirnpartien. Die aufsteigenden Fasern ordnen sich hier derart, daß die von den tiefsten Segmenten kommenden am weitesten medial gelagert sind, die in höheren Segmenten eintretenden sich ihnen lateral anlagern. So kommt es, daß von den zwei Anteilen des Hinterstranges, die im oberen Abschnitt des Rückenmarks unterschieden werden können, der mediale (Fasciculus Goll = Fasc. gracilis) die Impulse aus der untern Körperhälfte, der laterale (Fasciculus Burdach = Fasc.

---

[1] Zusammenfassende Darstellungen: OBERSTEINER, H., Anleitung beim Studium des Baues der nervösen Zentralorgane. 5. Aufl. Wien: Deuticke 1912. — MARBURG, O., Mikrosk.-topograph. Atlas des menschlichen Zentralnervensystems. 3. Aufl. Wien 1927. — EDINGER, L., Vorlesungen über den Bau der nervösen Zentralorgane. Leipzig: Vogel 1911. — BING, R., Kompendium der topischen Gehirn- und Rückenmarksdiagnostik. 5. Aufl. Berlin: Urban & Schwarzenberg.

cuneatus) die Erregungen aus der oberen Körperhälfte, und zwar aus den betreffenden Körperabschnitten der gleichen Seite, leitet. Diese Hinterstrangsysteme dienen der zentripetalen Leitung der Oberflächensensibilität in ihrer

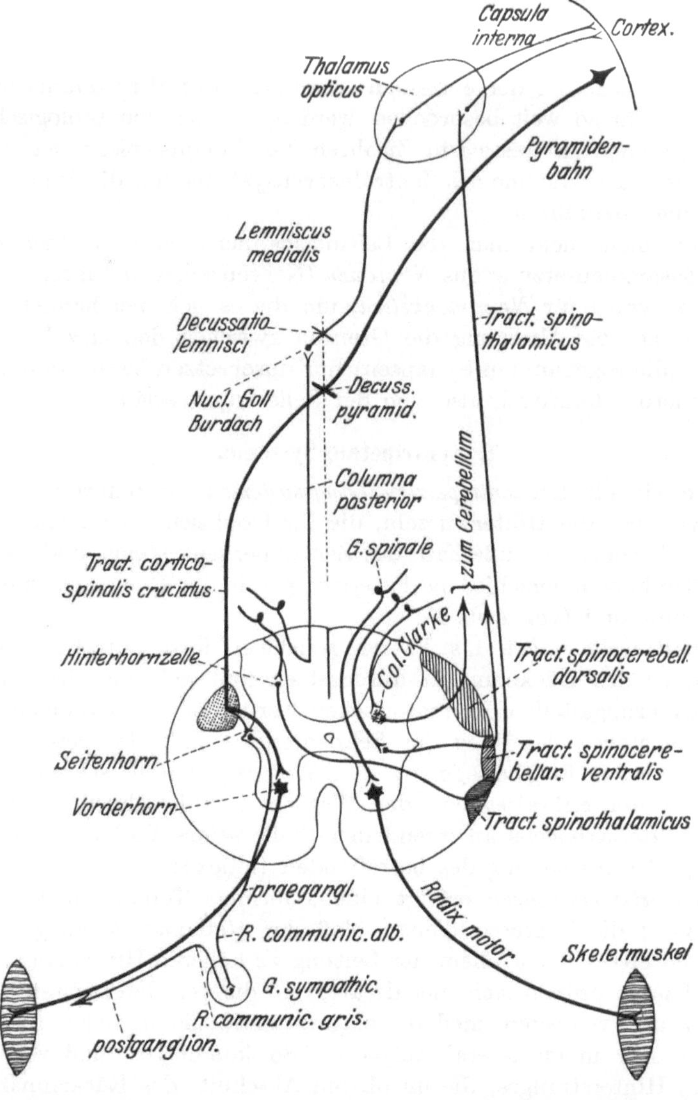

Abb. 1. *Zentripetale Systeme.* [*Rechts:* Reflexkollateralen, Tract. spinocerebellaris dorsalis et ventralis. *Links:* Hinterstränge (Funic. Goll und Burdach zu einem System vereinfacht), Tract. spinothalamicus kreuzend.] *Pyramidenbahn* (zentrales motorisches Neuron) und peripheres motorisches Neuron. Präganglionäre und postganglionäre *sympathische* Faser.

höchsten Differenzierung, sowie der Tiefensensibilität. Sie vermitteln die Empfindung für feinste Berührung, die Fähigkeit, die Stelle eines Berührungsreizes zu lokalisieren, zwei benachbarte Hautpartien gleichzeitig treffende Reize als getrennte zu erkennen (Diskrimination) oder auf die Haut geschriebene Zahlen (FÖRSTER) anzugeben. Von seiten tieferer Gebilde leiten sie Empfindungen aus

Knochen, Gelenken und Muskeln und vermitteln damit die Empfindung der Lage der einzelnen Körperteile. Von ihrer Intaktheit hängt die Fähigkeit der Stereognose, des Erkennens der Form der Gegenstände ab, schließlich die Vibrationsempfindung, die durch Aufsetzen einer tieftönenden Stimmgabel auf den betreffenden Körperteil geprüft wird und wahrscheinlich vor allem durch Erregung periostaler Nerven zustandekommt. Als Typus der Hinterstrangserkrankung gilt die Tabes dorsalis, doch ist hervorzuheben, daß die Degeneration dieser Stränge hier durch Erkrankung der Hinterwurzeln bedingt ist und daß diese Erkrankung auch die übrigen Äste der Hinterwurzeln: zu den Vorderhornzellen, zu den Zellen der CLARKEschen Säule (s. u.) und des Hinterhorns zur Degeneration bringt.

Die genannten Systeme enden in den gleichnamigen Kernen (Nucleus Goll = N. gracilis, Nucleus Burdach = N. cuneatus) im Beginn des verlängerten Marks knapp hinter dem vierten Ventrikel. Hier beginnt das *zweite Neuron*, das sich zum Sehhügel (Thalamus opticus) begibt. Seine Fasern haben in verschiedenen Anteilen verschiedene Namen. Knapp nach ihrem Ursprung aus dem Nucleus Goll und Burdach heißen sie, da sie hier bogenförmig den Zentralkanal umkreisen, *Fibrae arcuatae internae;* sie kreuzen weiterhin in der Decussatio lemnisci und bilden dann auf der Gegenseite den im Rautenhirn knapp neben der Mittellinie liegenden, zunächst (in der Medulla oblongata) vertikal, weiter vorn (in der Brücke) horizontal gestellten *Lemniscus medialis*, der erst im Mittelhirn lateralwärts abrückt und schließlich nach Abgabe von Fasern an das Dach des vorderen Vierhügels im Sehhügel endet. Das *dritte Neuron* dieses Systems wird schließlich durch Fasern dargestellt, welche aus dem Thalamus in den hinteren Schenkel der inneren Kapsel eintreten und sich zur Rinde des Parietalhirns begeben.

3. Ein Teil der Fasern der hinteren Wurzel endet an den besonders im unteren Brustmark entwickelten Zellen der *Clarkeschen Säule*, ein kleinerer Teil an den diesen vorgelagerten sog. *Mittelzellen.* Aus beiden Zellgruppen entwickeln sich Systeme, welche in der lateralen Peripherie der gleichseitigen Rückenmarkshälfte aufsteigen und sich zum *Kleinhirn* begeben; und zwar entsteht vorwiegend aus den Zellen der CLARKEschen Säule der an der dorsolateralen Peripherie des Seitenstrangs gelegene *Tractus spinocerebellaris dorsalis* (FLECHSIGS Bündel), der den wichtigsten Anteil des unteren Kleinhirnstiels (Corpus restiforme) ausmacht und nach Kreuzung im Kleinhirn im Wurm endet. Dieses System dient vor allem der Regulation der Koordination der Beckengürtel- und Rumpfmuskulatur, so daß bei seiner Schädigung ataktische Symptome von seiten des Rumpfes beim Stehen und Gehen auftreten (breitbeiniger Gang ähnlich dem eines Betrunkenen!).

Der besonders aus den Mittelzellen entspringende *Tractus spinocerebellaris ventralis* liegt dem eben genannten System im Rückenmark und im verlängerten Mark ventral an, setzt aber auch nach Einstrahlen des Corpus restiforme ins Kleinhirn seinen oralwärts gerichteten Verlauf in der Brücke fort und begibt sich erst entlang des Bindearms, hier rückläufig, entgegen der Hauptfaserung dieses Arms verlaufend, ins Kleinhirn, wo er ebenfalls im Wurm der Gegenseite endet. Dieses System dient nicht nur als afferente Bahn des Kleinhirns ähnlichen Funktionen wie der Tractus spinocerebellaris dorsalis, sondern spielt auch eine nicht unwichtige Rolle in der Tonusregulation, indem es Kollateralen an die in der Substantia reticularis gelegenen Tonuszentren abgibt (vgl. unten).

4. Als letztes sensibles System sind Fasern zu erwähnen, welche der Leitung der Schmerz- und Temperaturempfindung und der groben Tastempfindung (groben Druckempfindung) dienen. Sie enden an kleinen Zellen des Hinterhorns; das hier entstehende zweite Neuron kreuzt in der vorderen Commissur die Seite und begibt sich auf der Gegenseite als *Tractus spinothalamicus*, der ventral vom Tractus spinocerebellaris ventralis liegt, zum Sehhügel[1]; von hier entwickelt sich wieder ein drittes Neuron zum Parietallappen. Während im Rückenmark und im verlängerten Mark die Bahnen der feinen taktilen und der Tiefenempfindung (Hinterstrangsystem) und der groben taktilen, der Schmerz- und Temperaturempfindung (Tractus spinothalamicus) voneinander ziemlich weit getrennt verlaufen und es dadurch in diesen Regionen zu isoliertem Ausfall der Schmerz- und Temperaturempfindungen („dissoziierte Empfindungsstörung") kommen kann, liegen alle sensiblen Systeme, je näher sie an den Thalamus herantreten, einander benachbart, so daß es schon bei Herden von der Brücke aufwärts zu kontralateraler Herabsetzung der Sensibilität für alle Qualitäten kommt.

2. Pyramidenbahn.

Unter den *zentrifugalen Längssystemen* ist die *Pyramidenbahn* (vgl. Abb. 1) für den Menschen das wichtigste. Ihre Fasern entspringen in der vorderen Zentralwindung in den hier anzutreffenden Riesenpyramidenzellen (Area gigantopyramidalis). Sie durchsetzen die innere Kapsel, begeben sich in den Fuß des Mittelhirns (Pes pedunculi), liegen weiter caudalwärts im ventralen Abschnitt von Brücke und verlängertem Mark, wo sie die Hirnoberfläche erreichen. Ihre Hauptmasse kreuzt in der Decussatio pyramidum und bildet den Tractus corticospinalis cruciatus, der im Rückenmark im dorsalen Abschnitt des Seitenstrangs anzutreffen ist. Ein kleinerer Faseranteil, der sog. Tractus corticospinalis non cruciatus, macht die Kreuzung in der Decussatio pyramidum nicht mit, verläuft im Vorderstrang des Rückenmarks caudalwärts, um erst im Rückenmark selbst die Seite zu überschreiten. Dieser Anteil der Pyramidenbahn erschöpft sich in der Hauptsache schon im Cervicalmark und oberen Brustmark.

Die Pyramidenbahn stellt das erste oder *zentrale Neuron* des der willkürlichen Bewegungsinnervation dienenden Mechanismus dar, während das zweite oder periphere Neuron von der Vorderhornzelle und ihrem Axon dargestellt wird, das den motorischen Nerven bildet. Die Symptome einer Schädigung des *peripheren motorischen Neurons* (Vorderhornzelle, motorische Wurzel, motorischer Nerv) sind im Bereiche des Rückenmarks im Prinzip dieselben wie im Bereiche des Hirnstamms (vgl. Facialislähmung S. 345), nachdem den motorischen Hirnnerven dieselben Eigentümlichkeiten wie den entsprechenden Rückenmarksnerven, ihren Kernen dieselben Eigenschaften wie den Vorderhornzellen zukommen. Wir finden bei Läsion des peripheren motorischen Neurons schlaffe Lähmung der zugehörigen Muskulatur mit Reflexverlust; nach einiger Zeit (etwa 2 Wochen) treten Störungen in der Reaktionsfähigkeit der betroffenen Muskeln hinzu, die sich vor allem in der sog. Entartungsreaktion (trägem Zuckungsverlauf bei Reizung durch Schließung oder Öffnung eines konstanten Stroms) verraten (Details im Abschnitt Facialislähmung).

[1] Dem Tractus spinothalamicus sind Fasern angeschlossen, die sich zum vorderen Vierhügel begeben (Tractus spinotectalis).

Bei Läsion des *zentralen motorischen Neurons* sind zwei Perioden zu unterscheiden; die erste dauert wenige Tage bis einige Wochen und ist teils auf den Wegfall fördernder corticaler Impulse zu den spinalen Reflexbögen, teils auf Shockwirkung (Diaschisiswirkung, MONAKOW) zu beziehen. In dieser Periode findet sich eine schlaffe Lähmung der von den geschädigten Fasern versorgten Muskulatur mit Verlust oder Abschwächung ihrer Sehnenreflexe. Nach einiger Zeit erholen sich die spinalen Reflexbögen, erlangen eine gewisse Selbständigkeit, bzw. sogar Übererregbarkeit, was nach MUNK als Folge der Isolierung dieser Reflexbögen („Isolierungsphänomen") aufzufassen ist. Es kommt nun zum zweiten Stadium, zur spastischen Lähmung mit Übererregbarkeit der Sehnenreflexe, die ihren höchsten Grad in der Auslösbarkeit von Patellar- oder Fußklonus findet.

Nur die sog. Hautreflexe (Bauchdeckenreflexe, Cremasterreflex) erholen sich auch in diesem zweiten Stadium nicht von der infolge der Pyramidenunterbrechung gesetzten Funktionsstörung. Sie verlieren in der Regel dauernd die Auslösbarkeit. Insbesondere die Bauchdeckenreflexe sind höchst empfindlich, da sie schon bei geringgradigen Schädigungen der Pyramidenbahn nicht mehr hervorgerufen werden können. Ihr einseitiger Verlust ist daher bei sonst normalen Bauchdecken und Fehlen von Erkrankungen von seiten der Bauchorgane, welche die Störung erklären könnten, ein wichtiges Zeichen einer leichten, bzw. initialen Schädigung der Pyramidenbahn, das noch vor Änderungen der Sehnenreflexe, resp. Störungen der Motilität beobachtet werden kann (z. B. bei Myelitis, multipler Sklerose). Ein weiteres wichtiges Symptom im Gebiet der Hautreflexe bei Pyramidenschädigung ist das Auftreten des BABINSKIschen Zehenphänomens (langsame Dorsalflexion der großen Zehe, manchmal auch Spreizung und Plantarflexion der übrigen Zehen) bei Bestreichen der Fußsohle an Stelle der normalerweise erfolgenden Plantarflexion sämtlicher Zehen bei diesem Reiz. Dorsalflexion der großen Zehe läßt sich übrigens bei Pyramidenbahnschädigung manchmal auch durch andere Reflexreize im Bereiche des Fußes und Unterschenkels auslösen, z. B. indem der Arzt, mit seinem Daumen einen leichten Druck ausübend, die Haut über der medialen Tibiafläche in der Richtung fußwärts bestreicht (*Oppenheims* Zeichen).

Außer der Pyramidenbahn gibt es noch eine Reihe zentrifugaler Bahnen, welche bei der Innervation unwillkürlicher Bewegungen sowie beim Zustandekommen des normalen Skeletmuskeltonus eine recht wichtige Rolle spielen und die man als *extrapyramidales System* im weiteren Sinne zusammenfassen kann.

3. Extrapyramidale Zentrifugalbahnen[1].

Die motorische Region wird zur Abgabe von Erregungen an die Pyramidenbahn durch Impulse veranlaßt, die ihr aus weiter vorn gelegenen Teilen des Stirnhirns zufließen. Das Stirnhirn scheint nun Erregungen nicht nur an die

[1] Siehe A. JACOB, Extrapyramidale Erkrankungen. Berlin: Julius Springer 1923. — LEWY, F. H., Tonus und Bewegung. Berlin: Julius Springer 1923. — LOTMAR, F., Stammganglien und extrapyramidale Erkrankungen. Berlin: Julius Springer 1926. — SPATZ, H., Physiologie und Pathologie der Stammganglien. Handb. d. norm. u. path. Physiol. **10**, 318 (1927). — SPIEGEL, E., Tonus der Skeletmuskulatur. 2. Aufl. Berlin: Julius Springer 1927. — VOGT, C. u. O., J. Psychol. u. Neur. **25**, 631 (1920).

motorische Region, sondern auch an die sog. *Vorderhirnganglien*, vor allem an den Globus pallidus (= Pallidum) abzugeben (teils auf dem Umwege über den Thalamus opticus[1], teils vielleicht direkt durch frontopallidäre Fasern, vgl. Abb. 2) Der Globus pallidus wird als Zentrum unwillkürlicher Bewegungen, von Bewegungsautomatismen (besonders von C. und O. VOGT) angesehen. Auf diese Weise wird gleichzeitig mit der motorischen Region und damit dem der willkürlichen Innervation dienenden Pyramidensystem das extrapyramidale System erregt, und es kommt so zur Auslösung unwillkürlicher Bewegungen, einer speziellen Form von Mitbewegungen. Normalerweise sind dieselben recht geringgradig, da der Globus pallidus unter der Einwirkung übergeordneter, seine Tätigkeit dämpfender

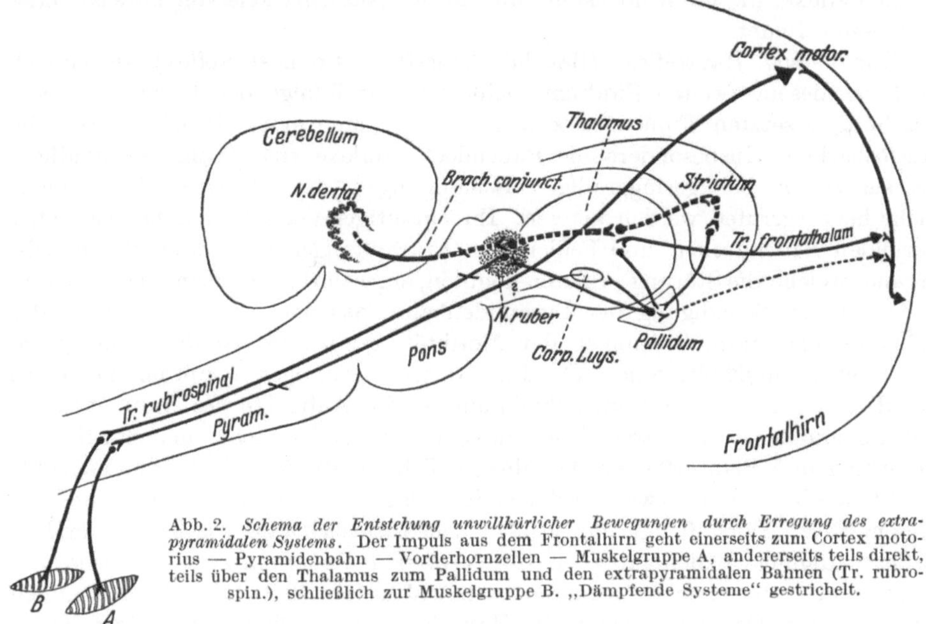

Abb. 2. *Schema der Entstehung unwillkürlicher Bewegungen durch Erregung des extrapyramidalen Systems.* Der Impuls aus dem Frontalhirn geht einerseits zum Cortex motorius — Pyramidenbahn — Vorderhornzellen — Muskelgruppe A, andererseits teils direkt, teils über den Thalamus zum Pallidum und den extrapyramidalen Bahnen (Tr. rubrospin.), schließlich zur Muskelgruppe B. „Dämpfende Systeme“ gestrichelt.

Systeme steht. Diese Hemmung, welche der Globus pallidus erfährt, scheint vom Kleinhirn auszugehen, vom N. dentatus mittels des Bindearms zum Nucleus ruber, weiter zum Thalamus und schließlich zu den kleinen Zellen des Striatums (= Nucleus caudatus und Putamen) geleitet zu werden, das schließlich Impulse an den Globus pallidus abgibt. Kommt es zu einer Schädigung dieses Hemmungssystems an irgendeiner Stelle seines Verlaufes, so wird der Globus pallidus übererregbar[2]. die Mitbewegungen werden abnorm stark, ja es können scheinbar spontan, bzw. durch sensible Reize oder Affekte hervorgerufen, unwillkürliche, komplizierte Bewegungen auftreten, die man bei rascherem Ablauf als choreatische, bei langsamerem Verlauf als athetotische bezeichnet.

Die efferenten Bahnen für die Innervation dieser unwillkürlichen Bewegungen verlaufen vom Globus pallidus zu den verschiedensten tiefer gelegenen Ganglien,

---

[1] Letztere Verbindung dürfte besonders beim Zustandekommen unwillkürlicher Ausdrucksbewegungen psychischer Vorgänge von Bedeutung sein.

[2] Vielleicht handelt es sich bei Ausfall der genannten Erregungen um ein „Isolierungsphänomen“, ähnlich der Reflexsteigerung bei Läsion der Pyramidenbahn (vgl. LOTMAR).

von welchen wir als die wichtigsten die Substantia nigra, das Corp. subthalamicum (Luys), die großen Zellen des Nucleus ruber, die Kerne der hinteren Commissur, resp. des hinteren Längsbündels erwähnen. Die zentrifugale Faserung aus diesen dem Globus pallidus untergeordneten Ganglien ist nur zum Teil bekannt, so z. B. der Tractus rubrospinalis aus den großen Zellen des Nucleus ruber, zentrifugale Fasern des hinteren Längsbündels, welche z. T. das Rückenmark erreichen. Durch die genannten Systeme werden schließlich wiederum die Vorderhornzellen des Rückenmarks in Erregung versetzt.

Außer der Innervation unwillkürlicher Bewegungen dient das extrapyramidale System, wie erwähnt, auch der Innervation des *Tonus* der Skeletmuskulatur.

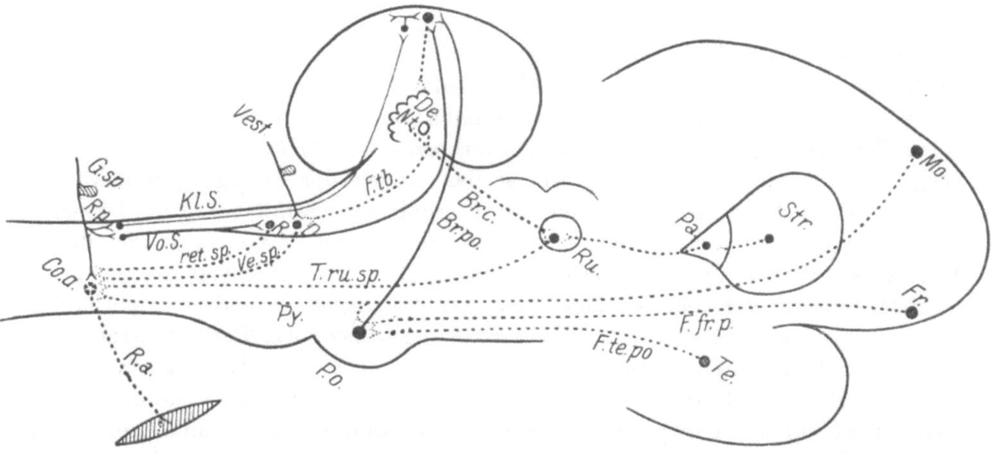

Abb. 3. Schema der Tonusregulation (nach Spiegel).

Br. c. = Brachium conjunctivum
Br. po. = Brach. pontis,
Co. a. = Cornu anterius,
D. = Nucl. Deiters,
De. = Nucl. dentatus,
F. fr. p. = Fasc. frontopontinus,
F. te. p. = Fasc. temporopontinus,
Fr. = Frontalhirn,
F. tb. = Fasc. tectobulbaris,
G. sp. = Gangl. spinale,
Kl. S. = Tract. spinocerebell. dorsalis.
Mo. = Cortex motorius,
N. t. = Nucl. tecti,
Pa. = Pallidum,
Po. = Pons,
Py. = Pyramidenbahn,
R. = Subst. reticularis,
R. a. = Radix anterior,
R. p. = Radix poster.,
Ru. = N. ruber,
ret. sp. = reticulospinale Bahnen,
Str. = Striatum,
Te. = Temporallappen,
T. ru. sp. = Tract. rubrospinalis,
Vest. = Vestibularis,
Ve. sp. = Vestibulospinale Bahn,
Vo. S. = Tr. spinocereb. ventralis.

Es ist dies ein unwillkürlich erhaltener Spannungszustand, welcher die normale Haltung des Körpers, die gegenseitige Einstellung der Gliedmaßen vor allem gegenüber dem Zuge der Schwerkraft, auch beim „ruhenden" Individuum, bei Fehlen von Bewegungsinnervationen gewährleistet. Der Tonus ist ein Reflexphänomen, hauptsächlich bedingt durch zwei Gruppen von afferenten Erregungen: vor allem solchen aus der Skeletmuskulatur selbst und zweitens solchen aus dem Labyrinth. So ist es begreiflich, daß Lähmung der afferenten Nerven der Skeletmuskulatur (der sog. Proprioceptoren), z. B. durch Novocaininjektionen, oder auch Durchtrennung der Hinterwurzeln, welche diese proprioceptiven Erregungen leiten (Foerstersche Operation), zu weitgehender Tonusherabsetzung führt.

Wir können daher zwei Gruppen tonuserhaltender Reflexbögen unterscheiden (vgl. Abb. 3): solche, deren afferenter Schenkel in den Hinterwurzeln verläuft, und solche, deren Beginn durch den Nervus vestibularis dargestellt wird. Die erste Gruppe von Reflexen sind teils kurze spinale, welche ebenso wie die Sehnenreflexe einfach den Weg der Reflexkollateralen zu den Vorderhornzellen benützen. Dieser kurze spinale Reflexbogen reicht aber beim höheren Säuger und Menschen meist zur Tonuserhaltung nicht aus. Es muß hierzu auch noch zu einem Erregungsablauf in einem langen, supraspinal verlaufenden Reflexbogen kommen. Dieser wird in seinem afferenten Teil von Hinterwurzelfasern zu den früher erwähnten Mittelzellen, weiter durch Fasern des Tractus spinocerebellaris ventralis dargestellt. Dieses System gibt nun Kollateralen an die in der Substantia reticularis gelegenen, großzelligen, motorischen Elemente ab, von denen der zentrifugale Reflexschenkel, der Fasciculus reticulospinalis, zu den Vorderhornzellen gesandt wird. Der geschilderte Verlauf der Reflexbahn macht es begreiflich, daß Durchtrennung des Tractus spinocerebellaris ventralis zu einer Hypotonie der gleichseitigen Muskulatur führt (bezügl. des Klein- und Großhirns s. S. 35 u. 60).

Zu den geschilderten Reflexbögen kommt als weiteres tonuserhaltendes System das *Labyrinth* resp. der Nervus vestibularis mit seiner Faserung zu den zugehörigen Vestibulariskernen, vor allem zum Nucleus magnocellularis Deiters, aus dem sich der Fasciculus vestibulospinalis ins Rückenmark zu den Vorderhornzellen begibt. Die Axone der Vorderhornzellen stellen den gemeinsamen Weg sowohl jener zentrifugalen Impulse dar, welche der Bewegungsinnervation dienen, als auch jener, welche die Tonuserhaltung vermitteln; alle Beweise, welche für die Annahme einer besonderen, durch vegetative Fasern geleiteten Tonusinnervation angeführt wurden, ließen sich nicht aufrechterhalten[1].

Rückenmark, verlängertes Mark und der Anfangsteil der Brücke enthalten demnach die wichtigsten, der Tonuserhaltung dienenden Reflexzentren und Bahnen. Schaltet man durch einen Querschnitt durch den Hirnstamm caudal vom Mittelhirn die kranial gelegenen Anteile des Zentralnervensystems aus, so bleibt nicht nur der Tonus erhalten, sondern es kommt auch zu einer abnormen Tonuserhöhung, wie wir sie in der sog. *Enthirnungsstarre* (*Sherrington*) vor uns haben; in diesem Zustand ist der Tonus der gesamten Skeletmuskulatur, vor allem aber der Strecker, abnorm erhöht.

Es müssen demnach kranial von den geschilderten tonuserhaltenden Reflexbögen Systeme vorhanden sein, welche *tonusdämpfend* wirken, bzw. welche die normale Tonusverteilung zwischen Streckern und Beugern garantieren. Hier spielen nun vor allem extrapyramidale Systeme eine bedeutsame Rolle, nach den Versuchen von Magnus und Rademaker besonders der rote Kern und der Rubrospinaltrakt, dessen doppelseitige Durchtrennung mittels Durchschneidung an der Stelle seiner Kreuzung (in der sog. Forelschen Commissur) zu einer bedeutenden Tonuserhöhung führt. Beim Menschen scheinen die Impulse, welche der Nucleus ruber aus dem Globus pallidus empfängt, ebenfalls im Sinne der Tonusdämpfung zu wirken, während sich im Tierversuch bisher keine sicheren Anhaltspunkte im Sinne eines solchen Einflusses des Pallidums gewinnen ließen. Auch der Substantia nigra dürfte nach Erfahrungen aus der menschlichen Pathologie vielleicht eine gewisse tonusherabsetzende Rolle zukommen. Demnach ist es begreiflich, daß es bei Erkrankung der genannten Teile des extrapyramidalen Systems, beim Menschen also vor allem bei Erkrankung der großen Zellen des Globus pallidus, resp. seiner Faserung zum Nucleus ruber oder bei Affektion der Substantia nigra zu Tonussteigerung kommen kann (z. B. Wilsons progressive Lenticulärdegeneration, Paralysis agitans, epidemische Encephalitis). Er-

[1] Siehe Spiegel, Tonus der Skeletmuskulatur. 2. Aufl. Berlin: Julius Springer 1927.

innern wir uns noch, daß die genannten Teile des extrapyramidalen Systems außerdem der Innervation unwillkürlicher Bewegungen dienen, so werden wir verstehen, daß ihre Erkrankung nicht nur zu Tonussteigerung, sondern auch zu Verlust der Mitbewegungen, zu einer Hypokinese, einer Bewegungsverarmung zu führen vermag. Überdies kann es zu einer mehr diskontinuierlichen Form der Tonuserhöhung, zum Tremor kommen.

Man bezeichnet das klinische Bild der extrapyramidal bedingten, evtl. von Tremor und Hypo- oder Akinese begleiteten Tonuserhöhung auch als *Rigor*. Störungen von seiten der Sehnenreflexe oder Hautreflexe, wie wir sie bei Läsion der Pyramidenbahn beschrieben haben, fehlen hier. Demgegenüber führt die Pyramidenbahnaffektion, wie erwähnt, infolge der als Isolierungsveränderung aufzufassenden Erregbarkeitssteigerung der kurzen spinalen, proprioceptiven Reflexbögen zur spastischen Lähmung, also Tonuserhöhung plus Steigerung der Sehnenreflexe, außerdem zu Verlust oder pathologischer Umformung der Hautreflexe (s. oben)[1].

Bei jener abnormen Reflex- und Tonussteigerung, die man nach Decerebration beobachtet (Sherrington, Enthirnungsstarre nach Durchschneidung des hintersten Abschnitts des Mittelhirns oder caudal von demselben), dürfte es sich um die Folgen der Durchtrennung corticofugaler wie auch rubrospinaler Bahnen handeln.

4. Der zentrifugale Anteil des vegetativen Nervensystems[2].

Die Erörterung der wichtigsten allgemeinen Eigenschaften des vegetativen Nervensystems, soweit ihre Kenntnis für das Verständnis der hier zu behandelnden Fragen notwendig ist, kann vielleicht am einfachsten von einer Besprechung der Pupilleninnervation ihren Ausgang nehmen. Sind ja gerade an der Pupille die wichtigsten, für das vegetative oder autonome System geltenden Gesetzmäßigkeiten leicht demonstrierbar.

Während die quergestreiften Muskeln (Skeletmuskeln oder äußere Augenmuskeln) durch Neurone innerviert werden, die sich ununterbrochen von der Ursprungsstelle im Zentralnervensystem bis zur motorischen Endplatte im Muskel verfolgen lassen, besteht für das vegetative Nervensystem die Regel, daß zwischen Zentralnervensystem und Erfolgsorgan (glatter Muskel, Drüse) in den Verlauf der peripheren Nerven eine *celluläre Zwischenstation* eingeschaltet ist (Langley). Eine solche haben wir beispielsweise für die glatte Innenmuskulatur des Auges im Ganglion ciliare vor uns, an welches Oculomotoriusfasern (Radix brevis) herantreten und aus dem die Nervi ciliares breves zum Bulbus ziehen (vgl. Abb. 5).

Manchmal finden sich, wenn man bloß den makroskopischen Verlauf der vegetativen Nerven verfolgt, in deren Weg vom Zentralnervensystem zum peripheren Organ mehrere Ganglien eingeschaltet. Von diesen ist aber immer nur eines eine Unterbrechungsstelle für die zum betreffenden Endorgan ziehen-

---

[1] Natürlich kann man auch Mischformen beobachten, z. B. wenn ein Herd vom Globus pallidus auf die innere Kapsel übergreift, Rigor mit Pyramidenzeichen kombiniert.

[2] Langley, J. N., Das sympathische und verwandte nervöse System. Erg. Physiol. **2 II**, 818 (1903). — Müller, L. R., Lebensnerven. 3. Aufl. Berlin: Julius Springer 1930. — Schilf, E., Autonomes Nervensystem. Leipzig: Thieme 1926. — Spiegel, E., Experimentelle Neurologie. Kap. Vegetatives Nervensystem. Berlin: Karger 1928 — Zentren des autonomen Nervensystems. Berlin: Julius Springer 1928.

den Fasern, während die anderen für diese Fasern nur als Durchgangsstation dienen und zentrifugale, vegetative Impulse zu anderen Organen umzuschalten haben.

Dies läßt sich wiederum gerade am Auge nachweisen. Die den *Musculus dilatator pupillae* innervierende zentrifugale Bahn entspringt an der Grenze zwischen Hals- und Brustmark (achtes Cervical- und erstes Thoracalsegment). Von hier treten Fasern zunächst mit den entsprechenden Vorderwurzeln aus, verlassen weiterhin dieselben und ziehen als sog. Rami communicantes albi zum Ganglion cervicale inferius bzw. zum Ganglion stellatum (Vereinigung des unteren Halsganglion und obersten Brustganglion des Grenzstranges). Die Fortsetzung bildet die um die Art. subclavia sich schlingende Ansa Vieussenii; weiterhin läßt sich die Dilatatorbahn entlang des Halssympathicus zum oberen Halsganglion verfolgen (Abb. 4), dessen Äste sich der Carotis interna anlegen, mit dieser in die Schädelhöhle eindringen[1], sich schließlich dem ersten Trigeminusaste anschließen und endlich als Nervi ciliares longi in den Bulbus eintreten. Es finden sich demnach mindestens zwei Gangliengruppen, das Ganglion stellatum und das Ganglion cervicale superius, wozu evtl. noch das schwach entwickelte mittlere Halsganglion kommt, zwischen Zentralnervensystem und Endorgan. Will man entscheiden, in welchem dieser Ganglien die im Zentralnervensystem entspringenden Fasern enden, so gibt hierüber die von Langley ausgebaute *Nicotinmethode* Aufschluß.

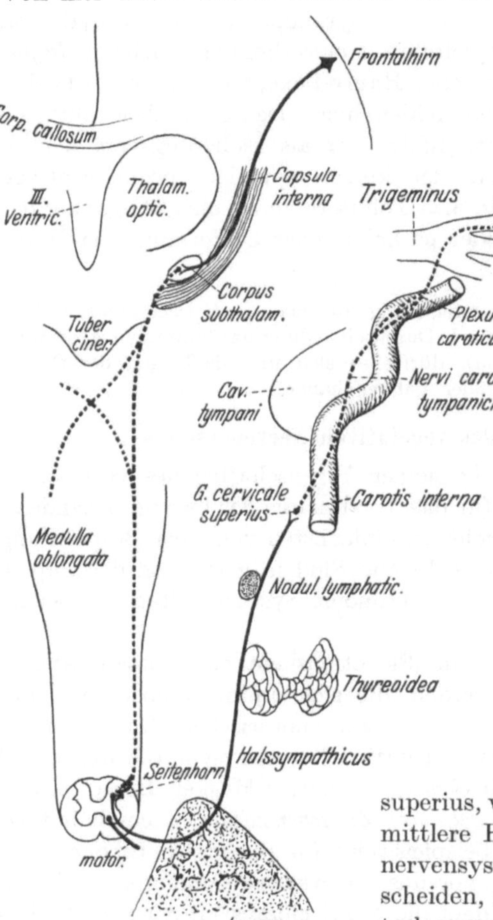

Abb. 4. Schema der Innervation des M. dilatator pupillae.

Das genannte Gift hat nämlich die Eigenschaft, den Weg der aus dem Zentrum kommenden, zum peripheren Ganglion in den sog. präganglionären Fasern geleiteten Impulse gerade an der Übergangsstelle (Synapse) dieser Fasern auf die Ursprungszellen der postganglionären Fasern zu blockieren. Während elektrische Reizung sowohl der präganglionären als auch der postganglionären Fasern normalerweise so ziemlich zur gleichen Zustandsänderung des Erfolgsorgans führt, ist nach lokaler Nicotinvergiftung des zu prüfenden Ganglions oder nach Vergiftung des Gesamtorganismus durch intravenöse Nicotinapplikation die Reizung der präganglionären Fasern erfolglos; die Reizung des Ganglions selbst, bzw. der aus ihm

[2] Über die Beziehung dieser die Carotis umschlingenden Fasern zum Mittelohr mittels der Nn. caroticotympanici vgl. S. 191.

entspringenden postganglionären Fasern ergibt dagegen noch immer den gleichen Effekt wie vor der Vergiftung.

Wenden wir also dieses Gift zur Analyse der uns hier interessierenden Frage der Innervation des Musculus dilatator pupillae an, so kommt es vor allem darauf an, wie durch diese Vergiftung die Erregbarkeit des zwischen Ganglion stellatum und oberem Halsganglion gelegenen Halssympathicus verändert wird, ob dieser in bezug auf die Dilatatorbahn als präganglionärer oder postganglionärer Abschnitt zu betrachten ist. Die vom Zentralnervensystem zum Ganglion stellatum ziehenden Fasern müssen ja auf jeden Fall als präganglionäre, die kopfwärts vom oberen Halsganglion gelegenen als postganglionäre Fasern betrachtet werden.

Prüft man nun die Erregbarkeit des mittleren Abschnittes, des zwischen den genannten beiden Ganglien verlaufenden Halssympathicus, so zeigt sich, daß die Nicotinvergiftung den pupillenerweiternden Einfluß einer faradischen Reizung dieses Nerven aufhebt, so daß der Halssympathicus als präganglionärer Anteil der Dilatatorbahn anzusprechen, die synaptische Unterbrechung dieser Bahn demnach in das obere Halsganglion zu verlegen ist[1]. Das Ganglion stellatum dient demnach bloß als Durchgangsstation für die Dilatatorbahn, seine Zellen haben mit der Pupilleninnervation nichts zu tun, sondern die Weiterleitung zentraler Impulse auf andere Organe (Herz, Lunge, obere Extremität) zu vermitteln.

Für das Verständnis der *Funktion der* zwischen Zentralnervensystem und Erfolgsorgan geschalteten *ganglionären Stationen* ist die Tatsache wichtig, daß die Zahl der zu denselben ziehenden markhaltigen und daher weißen präganglionären Fasern viel geringer ist als die der aus diesen Ganglien entspringenden, meist marklosen und daher grauen postganglionären Fasern (die Nervi ciliares breves stellen ausnahmsweise weiße, markhaltige, postganglionäre Fasern dar). Infolge dieses Unterschiedes in der Zahl der prä- und postganglionären Fasern wird eine einzelne präganglionäre Faser zentrale Impulse zu mehreren Ursprungszellen postganglionärer Fasern leiten müssen. Dies weist uns darauf hin, daß die Ganglien des vegetativen Systems der *Erregungsverteilung* eines zentralen Impulses auf verschiedene periphere Organe dienen. Damit wird auch begreiflich, wieso ein so dünner, also aus relativ wenigen Nervenbündeln bestehender Nerv wie der Halssympathicus zentrale Erregungen zu den verschiedensten Organen im Bereich des Kopfes, nicht nur zum Musculus dilatator pupillae, sondern auch zum Musculus tarsalis, zum Müllerschen Orbitalmuskel, zur Tränendrüse und den verschiedenen Speicheldrüsen, zu den Gefäßen im Bereiche des Kopfes und schließlich den vegetativen Gebilden der Kopfhaut zu leiten vermag.

Die Erregungsverteilung der in den präganglionären Fasern zugeführten zentralen Impulse auf die verschiedensten peripheren Organe dürfte aber nicht die einzige Funktion der vegetativen Ganglien sein. Über ihre sonstige Bedeutung wissen wir allerdings recht wenig. Jedenfalls kommt ihnen nicht die Natur von Reflexzentren wie dem nervösen Zentralorgan zu, sie können höchstens beim Zustandekommen von Pseudoreflexen (Axonreflexen[2]) eine Rolle

[1] Wir halten an der durch die Versuche Langleys begründeten Anschauung synaptischer Unterbrechungen im peripheren Verlauf des vegetativen Nervensystems trotz der jüngsten histologischen Befunde Stöhrs fest, die den Verfasser zur Annahme eines syncitialen Aufbaus dieses Systems veranlassen, da uns die Experimente Langleys viel beweisender dünken als die bloß auf Grund der Silberimprägnation gewonnenen histologischen Befunde Stöhrs.

[2] Reizung eines Astes einer prä- oder postganglionären Faser wird entgegen der normalen Leitungsrichtung zum Hauptstamm des Axons und in diesem wie normalerweise peripher geleitet.

spielen, die nur ein anderer Ausdruck für die doppelsinnige Erregungsleitung in peripheren Nervenfasern sind. Ein gewisses Licht auf die Bedeutung dieser Ganglien werfen vielleicht die *Änderungen der Erregbarkeit des Endorgans*, welche nach ihrer Ausschaltung zu beobachten sind. Man hat, um der Frage nach der Bedeutung dieser Ganglien näherzukommen, den Einfluß der präganglionären Durchschneidung auf der einen mit dem der postganglionären Durchtrennung, resp. Ganglienexstirpation auf der anderen Seite verglichen. Führt man diesen Versuch im Bereiche der Dilatatorbahn aus, so läßt sich unmittelbar nach der Operation keine Differenz in der Weite beider Pupillen feststellen. Einige Wochen nach dem Eingriff zeigt sich dagegen, daß die Ausschaltung des oberen Halsganglions für den Zustand der Pupille doch nicht ganz gleichgültig ist. Es kommt nämlich auf jener Seite, wo das Ganglion exstirpiert worden war, also die Dilatatorbahn in ihrem letzten Neuron zerstört wurde, nicht, wie man erwarten sollte, zu einem Engerwerden der Pupille im Vergleich zu jener Seite, auf der das obere Halsganglion und dessen Faserung noch vorhanden sind, sondern es entwickelt sich paradoxerweise auf der Seite der Ganglienexstirpation resp. der postganglionären Durchtrennung eine Erweiterung der Pupille, ein Phänomen, das man daher mit Recht als *paradoxe Pupillenerweiterung* bezeichnen kann (LANGENDORFF). Die Analyse dieses Symptoms durch LEWANDOWSKY, MELZER und AUER, STERNSCHEIN u. a. hat nun gezeigt, daß diese Pupillenerweiterung auf der Seite der Ganglienexstirpation Folge der Entwicklung einer Übererregbarkeit des Musculus dilatator gegenüber direkt an ihm angreifenden Reizen ist. So können Blutreize, z. B. der Reiz der Kohlensäure bei Asphyxie, oder Adrenalineinträufelung die paradoxe Pupillenerweiterung besonders deutlich zur Darstellung bringen. Es entwickelt sich demnach im Endorgan nach Ausschaltung der zugehörigen vegetativen Ganglienzelle ein Zustand pathologischer Übererregbarkeit; die völlige Isolierung des glatten Muskels von Nervenreizen hat anscheinend zur Folge, daß seine erregbare Substanz, die nun durch nervöse Erregungen nicht verbraucht wird, um so leichter auf Stoffwechselreize anspricht. Ähnlich kommt es nach Exstirpation des G. ciliare auf der einen, Oculomotoriusdurchtrennung auf der anderen Seite zu einer „paradoxen Miosis" auf der erstgenannten Seite (ANDERSON).

Das Studium der Pupilleninnervation gestattet uns nicht nur, die ganglionäre Unterbrechung im Verlaufe der peripheren, zentrifugalen Fasern des vegetativen Nervensystems näher zu studieren, es zeigt uns auch das Wirken einer zweiten, für das vegetative System bis zu einem gewissen Grade charakteristischen Eigentümlichkeit, der *doppelten Innervation*. Wird ja das Spiel der Pupille von zwei Nerven, dem Oculomotorius einerseits, der oben geschilderten Dilatatorbahn andererseits beeinflußt. Eine solche doppelte Innervation läßt sich nun an den verschiedensten Organen, beispielsweise am Herzen, an den Bronchien, den Eingeweiden, der Harnblase nachweisen. Dabei zeigt sich, daß die zentralen Ursprungsstellen der beiden, zu einem vegetativen Organ ziehenden Systeme immer zwei voneinander ziemlich entfernten Anteilen des Zentralnervensystems angehören. Man hat unter Berücksichtigung des Ursprunges der präganglionären Fasern das vegetative Nervensystem in *drei Abschnitte* eingeteilt. Aus dem Mittelhirn, der Brücke und dem verlängerten Mark entspringt der sog. *kraniale Abschnitt* dieses Systems. Hierzu gehören die dem Oculomotorius sich anschließenden vegetativen Fasern für die glatte Muskulatur des Auges, ferner die dem Facialis sich beigesellenden, aus der Brücke entspringenden Fasern für die Innervation der Tränendrüse, schließlich die aus Brücke und verlängertem Mark entspringenden Speicheldrüsennerven und endlich der Brust- und Bauchorgane versorgende Nervus vagus. Während der größte Teil des Halsmarks keine präganglionären Fasern entsendet, entspringen aus einem Gebiet, welches das letzte Halssegment, das gesamte Brustmark und die obersten Lumbalsegmente einschließt, präganglionäre Fasern, die durch die Ganglien des sog. Grenzstranges, resp. die ihnen vorgelagerten, sog. prävertebralen Ganglien eine Fortsetzung zur Peripherie erfahren. Dies ist der sog. *thorako-lumbale Teil* des vegetativen Systems, aus dessen kranialstem Abschnitt (8. Cervical- und 1. Thorakalsegment), wie schon oben erwähnt, die Dilatatorbahn, resp. die Fasern des Halssympathicus für die Kopforgane entspringen. Schließlich entsendet das Sakralmark noch das sog. *sakrale autonome System*, das aber ausschließlich die Beckenorgane versorgt und uns darum hier nicht weiter beschäftigen soll. Kraniales und sakrales System werden als *parasympathisches System* zusammengefaßt und dem thorakolumbalen oder *sympathischen System* gegenübergestellt (vgl. Schema).

Vegetatives = autonomes Nervensystem

sympathisches System = thorakolumbaler Anteil	parasympathisches System	
	kranialer Anteil	sakraler Anteil

Diese Einteilung ist darin begründet, daß die meisten Organe einerseits von Fasern des kranialen oder sakralen Abschnittes des parasympathischen, andererseits von Fasern des sympathischen Nervensystems versorgt werden und daß diese Innervation meist eine antagonistische ist, wie wir an der Pupille (Oculomotorius wirkt verengernd, Halssympathicus erweiternd), am Herzen (Vagus hemmend, Ganglion stellatum fördernd), am Darm (Vagus fördernd, Splanchnicus hemmend) beobachten können.

Ein weiterer Grund für diese Gegenüberstellung von sympathischem und parasympathischem System ist in ihrer verschiedenen Reaktionsweise gegenüber gewissen *Giften* gegeben. Schematisierend kann man sagen, daß Adrenalin ähnlich wirkt wie Erregung sympathischer Fasern, die Cholingruppe (Cholin, Acetylcholin, Pilocarpin, Physostigmin oder Eserin) ähnlich wie Reizung parasympathischer Nerven. Eine Lähmung der letzteren bewirkt das Atropin, während das Ergotamin (Gynergen) wenigstens auf Teile der sympathischen Innervationen einen lähmenden Einfluß hat.

Es muß betont werden, daß die schematische Gegenüberstellung sympathischer und parasympathischer Innervationen heuristisch und didaktisch wohl sehr wertvoll ist, daß aber viele Ausnahmen von der Regel der doppelten, antagonistischen Innervation vorkommen[1]. Ähnliches gilt auch von der sogenannten spezifischen Affinität bestimmter Gifte zu bestimmten Endapparaten. Sie wird schon in der Norm an manchen Organen vermißt, beispielsweise an den pilo-

[1] So ist am M. ciliaris z. B. wohl die Innervation durch den Oculomotorius, nicht aber die durch den Halssympathicus sichergestellt. An den Speicheldrüsen bewirkt Reizung sowohl kranial-autonomer Nerven (z. B. Chorda tympani) als auch des Halssympathicus Sekretion, wenn auch im erstgenannten Falle ein dünnflüssiger, im letztgenannten ein konzentrierter Speichel abgesondert wird.

carpinempfindlichen, dagegen nur sympathisch innervierten Schweißdrüsen. Unter pathologischen Bedingungen können sich infolge Änderungen des normalen Verhältnisses zwischen den die Sympathicuserregbarkeit erhaltenden Calciumionen und den die Erregbarkeit parasympathischer Endigungen bedingenden Kaliumionen, resp. unter der Einwirkung von Hormonen *inverse Wirkungen* der genannten Pharmaca zeigen (besonders PICK und Mitarbeiter).

Im normalen biologischen Geschehen haben wir es natürlich nicht mit einer direkten Reizung sympathischer oder parasympathischer Nerven wie im physiologischen Experiment zu tun, sondern es fließen *zentrale Impulse*, die in der Hauptsache durch afferente Erregungen ausgelöst, also *reflektorisch bedingt* werden, den peripheren Organen zu. Wie verhalten sich unter diesen Bedingungen die zueinander antagonistisch eingestellten, zu einem Organ ziehenden Teile des sympathischen und parasympathischen Systems? Dies läßt sich wiederum an der Pupille gut studieren. Schmerzreize oder psychische Erregung führen bekanntlich zu Pupillenerweiterung, die man gewöhnlich als *sympathische Pupillenerweiterung* bezeichnet, von der Vorstellung ausgehend, daß sie durch Übertragen zentraler Erregungen auf den Dilatator pupillae mittels des Halssympathicus zustande komme. Nun kann man aber bei Patienten, bei welchen eine Verletzung des Halssympathicus besteht, oder im Tierversuch nach Durchschneidung dieses Nerven (am besten bei Katzen) zeigen, daß Schmerzreize (beispielsweise Trigeminus- oder Ischiadicusreizung) auch trotz der Halssympathicusdurchtrennung noch zu Pupillenerweiterung führen (vgl. BRAUNSTEIN, BUMKE u. a.). Dies weist darauf hin, daß neben der Erregung des Halssympathicus ein zweiter Mechanismus bestehen müsse, der zur reflektorischen Pupillenerweiterung führt. Es ist das eine Hemmung des Antagonisten, des Oculomotorius, bzw. Erschlaffung des von ihm versorgten Musculus sphincter pupillae. Etwas ganz Ähnliches, wie hier für reflektorische Erregungen ausgeführt wurde, läßt sich auch bei Reizung der corticalen Pupillenzentren (s. unten) nachweisen. Es zeigt sich mithin, daß im vegetativen Nervensystem eine ganz ähnliche Gesetzmäßigkeit herrscht, wie sie von SHERRINGTON und HERING bezüglich der Innervation quergestreifter Muskeln nachgewiesen wurde, das Gesetz der *reziproken Hemmung der Antagonisten.* Die Wirkung dieses Gesetzes, welche dazu führt, daß jede zentrale, bzw. reflektorische Erregung eines Muskels mit der Erschlaffung seines Antagonisten gekoppelt ist, bringt es mit sich, daß die doppelte Innervation vegetativer Organe eigentlich synergisch wirkt, indem die Erregung des einen Partners mit einer Hemmung seines Antagonisten gekoppelt ist.

Dies scheint auch für das Verständnis pathologischer Vorgänge nicht unwichtig. Schon beim Normalen, bzw. bei Patienten mit übererregbarem Nervensystem läßt sich beobachten, daß kräftige Innervation der Skeletmuskulatur, beispielsweise ein kräftiger Faustschluß, mit einer Pupillenerweiterung einhergehen kann (REDLICH), was darauf zurückzuführen ist, daß eine starke Erregung der motorischen Rindenzentren leicht auf die benachbarten corticalen Pupillenzentren irradiieren kann, deren Erregung zu einer Reizung des Halssympathicus und gleichzeitig zu einer Hemmung des Sphincterkernes führt. Dieser Mechanismus ist nun bei pathologischen Erregungszuständen des Cortex, wie sie dem *epileptischen oder hysterischen Anfall* zugrunde liegen, besonders ausgesprochen und es kann dann die Hemmung des Sphincterkernes so weit gehen, daß sie nicht nur die Pupillenerweiterung mitbedingt, sondern auch zu einer Unerregbarkeit dieses Kernes durch Lichtreize führt. Dies macht es begreiflich, daß es im epileptischen Anfall, manchmal aber auch im hysterischen Anfall (Karplus) zu Lichtstarre der Pupillen kommen kann.

Wir haben schon einiges über die Mechanismen vorweggenommen, welche den *zentralen Anteil* des vegetativen Nervensystems beherrschen, und müssen nun etwas näher auf diesen Teil der vegetativen Innervation eingehen. Von den Ursprungsstellen der präganglionären vegetativen Fasern interessieren uns hier bloß die im *Seitenhorn* des Rückenmarks, zwischen motorischem Vorder- und sensiblem Hinterhorn gelegenen *Ursprungszellen der* zum Grenzstrang und seinen Ganglien, bzw. den prävertebralen Ganglien ziehenden *weißen Rami communicantes*[1]. So entspringt der Halssympathicus im Seitenhorn des obersten Thorakalsegmentes, in diesem und den anschließenden Brustsegmenten aus der entsprechenden Zellgruppe die Faserung zum Ganglion stellatum, im mittleren und unteren Abschnitt des Brustmarkes aus diesen Zellen die Nervi splanchnici, welche hemmende Innervationen für die Baucheingeweide und die gefäßverengernden Fasern für diese Region führen.

Im kranialen Anteil des vegetativen Systems (vgl. Abb. 5) haben wir uns vor allem mit dem Ursprungsgebiet der zum Ganglion ciliare ziehenden Fasern zu beschäftigen. Es liegt im Mittelhirn (vgl. S. 50 u. 172), ventral vom Aquaeductus Sylvii und dorsal vom eigentlichen Hauptkern des Oculomotorius. Der hier anzutreffende sog. Edinger-Westphalsche Kern ist wahrscheinlich als die hauptsächlichste Ursprungsstelle der Fasern zu betrachten, welche die glatte Binnenmuskulatur des Auges innervieren. Und zwar dürfte das Zentrum des Sphincter pupillae im vordersten Abschnitt dieses Kernes, der auch als Nucleus medianus anterior abgegrenzt wird, zu suchen sein, während die den Musculus ciliaris versorgenden, also der Akkommodation dienenden Fasern aus mehr caudal gelegenen Abschnitten des Edinger-Westphalschen Kernes entspringen dürften.

In der Brücke befindet sich in der Umgebung des Facialiskernes der sog. *Nucleus salivatorius superior*, der durch Zellen dargestellt wird, die in der retikulierten Substanz verstreut liegen und aus denen der Nervus intermedius entspringen soll, welcher in die Chorda tympani übergeht und zentrale Impulse zum Gangl. submaxillare und durch dessen Vermittlung vor allem zur Submaxillardrüse entsendet. Caudal findet die genannte Zellgruppe durch den sog. *Nucleus salivatorius inferior* eine Fortsetzung, der ebenfalls bloß durch verstreute Zellen der Substantia reticularis dargestellt wird; seine Fasern schließen sich dem Nerv. glossopharyngeus an, bilden den N. tympanicus, weiter den N. petrosus superficialis minor; sie stellen die präganglionären Fasern des G. oticum dar, das vor allem der Innervation der Glandula parotis dient. Schließlich findet sich im verlängerten Mark unter dem Ventrikelboden, außen vom Hypoglossuskern, der sog. *dorsale Vaguskern* (vgl. S. 21), dessen medialer Abschnitt vegetative Fasern zu den Brust- und Bauchorganen schickt, während in den lateralen Teil, bzw. die ihm außen angelagerten Zellgruppen des sog. Tractus

[1] Die *grauen Rami communicantes* werden durch postganglionäre Fasern aus den Grenzstrangganglien dargestellt, die sich zu den gemischten Nerven begeben (z. B. für die vegetativen Organe der Haut).

solitarius zentripetale Vagusfasern (aus dem Pharynx, Kehlkopf, Brustorganen, Magen stammend) einstrahlen.

Außer den genannten Ursprungsgebieten präganglionärer Fasern des kranialen

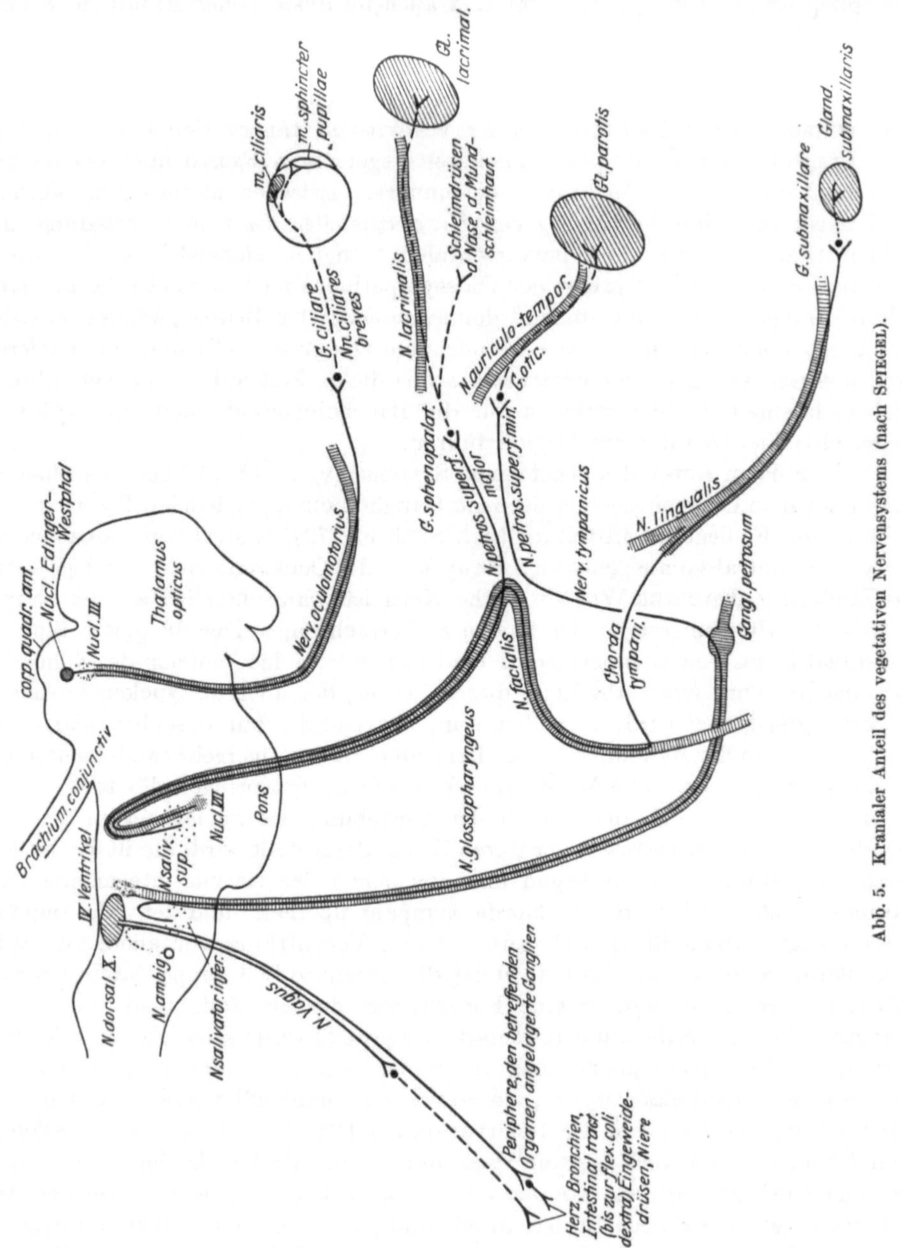

Abb. 5. Kranialer Anteil des vegetativen Nervensystems (nach SPIEGEL).

autonomen Systems beherbergt aber das *Rautenhirn* noch *Zellgruppen*, welche *den* im Seitenhorn des Thorakolumbalmarks gelegenen *Ursprungszellen des Grenzstranges übergeordnet* sind. Diese Zellgruppen bilden Bestandteile der

Substantia reticularis und entsenden Dauerimpulse, vor allem zu den spinalen Ursprungsgebieten der Nervi splanchnici. Durch diese Erregungen werden die Gefäße vor allem des Splanchnicusgebietes dauernd in einem bestimmten Kontraktionszustand erhalten und damit wird eine bestimmte Blutdruckhöhe garantiert. Man hat deshalb auch von einem *Vasomotorenzentrum* in der Substantia reticularis gesprochen; Läsionen dieses Zentrums oder seiner absteigenden Bahnen (beispielsweise durch Halsmarkdurchtrennung) werden zu einem Sinken des Splanchnicustonus, bzw. zu einer Erweiterung der vom Splanchnicus versorgten Gefäße und damit zu Blutdrucksenkung führen. Ähnlich wirkt reflektorische Hemmung dieses Zentrums durch afferente Impulse, welche durch den *Nervus depressor vagi* dem Zentrum zugeleitet werden (LUDWIG u. CYON, TSCHERMAK u. KÖSTER).

Der physiologische Reiz für diesen im Anfangsteil der Aorta entspringenden Nerven ist die Dehnung der Aorta ascendens, wie sie mit jeder Herzsystole durch das in dieses Gefäß geschleuderte Blut erfolgt. Wir haben es hier mit einem Regulationsmechanismus zu tun, welcher bei erhöhter Herztätigkeit ein zu starkes Ansteigen des Blutdrucks durch Hemmung des Vasomotorenzentrums zu kompensieren trachtet. Der Nervus depressor ist mithin ein der reflektorischen Blutdruckregulation dienender afferenter Nerv aus der Aorta ascendens; Schmerzempfindungen aus diesem Gefäße kommen dagegen in der Hauptsache durch zentripetale Fasern zustande, welche sich, ebenso wie die aus dem Herzen, den unteren Herznerven anlegen, weiterhin das Ganglion stellatum durchsetzen und mit den hinteren Wurzeln des achten Cervicalsegments und der vier obersten Brustsegmente in das Rückenmark eintreten.

Ähnlich wie der Nerv. depressor vermögen auch vestibuläre Erregungen das Vasomotorenzentrum zu hemmen, wie auf Seite 259 näher ausgeführt wird.

Außer der Blutdruckregulation dienen die Zellgruppen der Substantia reticularis vor allem der Innervation der segmentalen Zentren der *Atmungsmuskulatur*. Auch das Atemzentrum wird durch afferente Vagusfasern gehemmt; diese entspringen in der Hauptsache aus der Lunge und werden bei jeder Blähung der Alveolen während der Inspiration erregt. Sie führen zu einer reflektorischen Hemmung einer weiteren Inspiration resp. zur Auslösung einer Exspiration. Es ist dies die von BREUER und HERING entdeckte *Selbststeuerung der Atmung*, welche das Atemzentrum vor zu intensiver Tätigkeit und damit vor Erschöpfung schützt.

Ob die durch Einstich in die Subst. reticularis erzielten *Stoffwechselwirkungen* (Glykosurie, Änderungen der Harnkonzentration usw.) auf Reizung von Zentren oder von durchziehenden Bahnen zu beziehen sind, ist noch unentschieden.

Eine zweite Gruppe vegetativer Zentren höherer Ordnung findet sich im *Hypothalamus* zu Seiten des dritten Ventrikels. Hier interessieren uns weniger die im Tuber cinereum gelegenen Stoffwechselzentren, welche die Regulation der Körpertemperatur, den Eiweiß-, Fett- und Kohlehydrat- sowie auch den Wasserstoffwechsel beherrschen, als vielmehr die von KARPLUS und KREIDL in der Gegend des Corpus subthalamicum (Luysii) gefundene Reizstelle, von der aus sich Pupillenerweiterung, Blutdrucksteigerung, Schweißsekretion, Blasenkontraktion erzielen läßt (vgl. Abb. 4). Erkrankung der erstgenannten, im Tuber cinereum befindlichen Zentren kann zu ganz ähnlichen Störungen führen wie Hypophysenerkrankungen, zu Änderungen der Körpertemperatur (Fieber bei Reizung, z. B. bei Ventrikelblutung, Hypothermie bei Lähmung, beispielsweise durch chronischen Hydrocephalus), weiters zu einem dem Diabetes insipidus ähnlichen

Krankheitsbild (Polyurie, Polydypsie), schließlich zu dem FRÖHLICHschen Syndrom der Dystrophia adiposogenitalis (Fettsucht kombiniert mit Störungen der Potenz beim Mann, Ausbleiben der Menses beim Weib). Von den aus der KARPLUS-KREIDLschen Stelle absteigenden Systemen interessieren uns vor allem jene, welche zu den spinalen Ursprungsgebieten des Halssympathicus ziehen. Infolge Affektion derselben kann das HORNERsche Syndrom (Miosis, Ptosis, Enophthalmus, vgl. S. 194) nicht nur bei Läsionen des Halssympathicus oder dessen segmentaler Ursprungsstätten, sondern auch bei Affektionen der Seitenstränge des Halsmarks, resp. der Substantia reticularis des Rautenhirns beobachtet werden, welche von dieser Bahn durchzogen wird.

Schließlich hat auch der *Cortex* einen Einfluß auf vegetative Organe. So kann man besonders von jenen Stellen, von welchen aus eine konjugierte Deviation der Augen auslösbar ist (vgl. S. 159), also besonders von der zweiten Stirnwindung und vom Gyrus angularis (an der Grenze von Parietal- und Occipitalhirn gelegen) Pupillenerweiterung auslösen. Die absteigende Bahn tritt in die innere Kapsel[1] ein, so daß man bei Verletzungen derselben manchmal auf der Seite der Hemiplegie eine Pupillenverengerung feststellen kann. Sichere lokaldiagnostische Schlüsse lassen sich aber aus einer Anisokorie bei Affektionen des Großhirns nicht ziehen, da es sich ebensogut um Reizung oder Lähmung corticaler Zentren oder ihrer absteigenden Bahnen, wie um Druckwirkung auf den Oculomotorius handeln kann. Jedenfalls scheint die aus dem Stirnhirn descendierende Bahn mit dem in der Gegend des Corpus subthalamicum gelegenen, hypothalamischen Zentrum in Beziehung zu treten.

Daß Steigerung der psychischen Aktivität, psychomotorische Erregung mit Pupillenerweiterung einhergehen, haben wir schon erwähnt. Diese ist nur ein Teil der jede psychomotorische Erregung begleitenden Tonussteigerung im sympathischen System, resp. Hemmung des parasympathischen Anteils (gleichzeitig Beschleunigung der Herzaktion, Verengerung der Gefäße, erhöhte Schweißsekretion). Herabsetzung der psychischen Tätigkeit, bzw. des Bewußtseinszustandes, wie wir sie beispielsweise im Schlafe vor uns haben, ist umgekehrt mit einem Absinken des Tonus im sympathischen Teil des vegetativen Systems und einem Wegfall der auf dem parasympathischen Teil lastenden Hemmungen begleitet; so kommt es zur Pupillenverengerung im Schlafe und in nicht zu tiefen Graden der Narkose (solange durch dieselbe der Oculomotoriuskern selbst nicht gelähmt wird).

Überblicken wir noch einmal die geschilderten Längssysteme in ihrem spinalen Anteil, so ist es nicht schwer, die Folgen der *Halbseitenläsion* des Rückenmarks (BROWN-SEQUARDS Syndrom) zu verstehen. Es kommt auf der Seite der Läsion zu Störung der Tiefenempfindung (Hinterstrangläsion), zu spastischer Lähmung (Pyramidensymptom), auf der Gegenseite zu Verlust der Schmerz- und Temperaturempfindung (Unterbrechung des Tractus spinothalamicus). Die taktile

[1] Ein großer Teil der *deszendierenden vegetativen Bahnen* schließt sich der Pyramidenbahn an, resp. dürfte z. T. mit deren Fasern identisch sein; so kann es zu vegetativen Symptomen bei Affektionen nicht nur der inneren Kapsel, sondern auch des Pedunculus cerebri, der Pyramidenbahn im Rautenhirn und im Seitenstrang des Rückenmarks kommen (z. B. vasoparalytische Symptome). Außerdem gibt es extrapyramidal verlaufende vegetative Bahnen, z. B. in der Subst. reticularis von Brücke und Oblongata für die glatte Muskulatur des Auges (s. oben).

Empfindung ist relativ wenig gestört, da sie sowohl den Hinterstrang (gleichseitig) als auch den Tractus spinothalamicus (gegenseitig) benützt. Durch die Affektion vegetativer, im Seitenstrang in der Region der Pyramidenbahn verlaufender Zentrifugalbahnen kommt es auf der Seite der spastischen Lähmung manchmal auch zu Störungen der Vasomotoren (Cyanose, kühle Haut, Ödeme), resp. HORNERschem Syndrom bei Halsmarkläsionen.

5. Medulla oblongata.

Bevor wir an der Hand von Querschnitten, von spinal nach oral fortschreitend, die Lokalsymptome des Hirnstammes besprechen wollen, erscheint es vielleicht zunächst angezeigt, die *allgemeine Anordnung der Hirnnervenkerne* kurz zu erörtern.

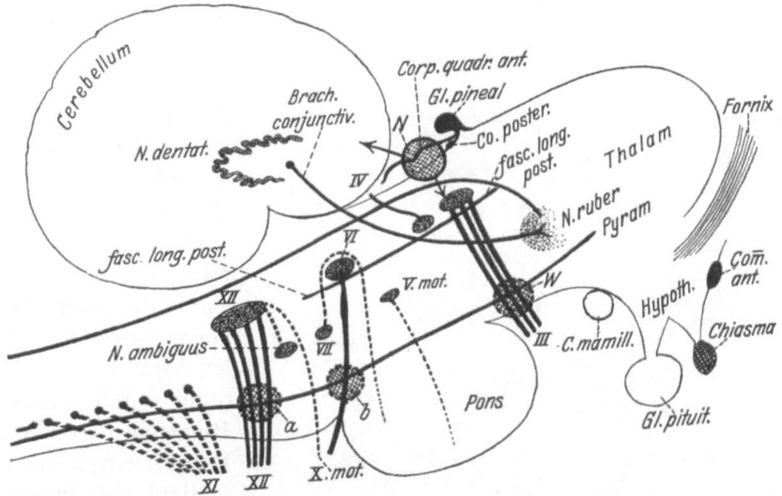

Abb. 6. Schematischer *Sagittalschnitt durch den Hirnstamm.*
Dorsale Gruppe der *motorischen Hirnnervenkerne: XII* (Hypoglossus), *VI* (Abducens), *IV* (Trochlearis), *III* (Oculomotorius). Ventrale Gruppe dieser Kerne: *XI* (Accessorius), *X. mot.* (N. ambiguus), *VII* (Facialis), *V. mot.* (Trigeminus motor.)
Typen der Hemiplegia alternans: Läsion bei a: homolaterale *XII.*-Parese, „ b: „ *VI.* „, „ w: „ *III.* „ } kombiniert mit kontralateraler, spastischer Extremitätenlähmung.
Tumor bei *N*: Druck auf Kleinhirn und Nucl. *III* (NOTHNAGELs Syndrom).

Im Rückenmark finden sich bekanntlich die motorischen Elemente im Vorderhorn (ventral), die sensiblen Zellen im Hinterhorn (also dorsal) und dazwischen die Ursprungszellen der Fasern für das vegetative Nervensystem im Seitenhorn des Brustmarks. Stellen wir uns nun vor, daß jemand von dorsal her einen medianen Sagittalschnitt ausführt, der beide Hinterstränge voneinander trennt, und nun beide Rückenmarkshälften nach links und rechts umlegt, so entsteht eine Grube, ähnlich der Fossa rhomboidalis. Wir finden nun die motorischen Elemente am weitesten medial, die sensiblen am weitesten lateral und dazwischen die Ursprungszellen vegetativer Fasern, wie es auch tatsächlich der Anordnung im verlängerten Mark entspricht. (Vegetativer dorsaler Vaguskern zwischen dem motorischen Hypoglossuskern und dem sensiblen Trigeminus- und Vestibulariskerngebiet vgl. Abb. 10.) Hier kommt nur noch hinzu, daß die graue Substanz in mehrere Gruppen unterteilt ist. Durch den schrägen Verlauf der Pyramidenfasern (von der ventralen Peripherie der Oblongata durch die Pyramidenkreuzung zum Seitenstrang des Rückenmarks) wird die Hauptmasse des

Vorderhorns von der um den Zentralkanal bzw. den Ventrikel verbleibenden grauen Substanz getrennt (vgl. Abb. 8). Wir haben nun zwei Gruppen motorischer Kerne zu unterscheiden: die direkte Fortsetzung der Vorderhornzellen bilden von caudal nach oral (vgl. Abb. 6) der Kern des Accessorius, weiters der Nucleus ambiguus (motorische Fasern zu quergestreiften Muskeln im Vagusgebiet), der Facialis- und schließlich der motorische Trigeminuskern. Die dorsale Kerngruppe wird durch die knapp unter dem Ventrikelboden neben der Mittellinie gelagerte Säule des Hypoglossuskerns, weiter den vom Facialisknie umschlungenen Abducenskern und schließlich im Bereich des Mittelhirns durch den ventral vom Aquädukt gelegenen Trochlearis- und Oculomotoriuskern dargestellt. Infolge der Anordnung der genannten Augenmuskelkerne längs einer sagittalen Linie ist ihre Verbindung durch ein in dieser Richtung verlaufendes Längsfasersystem, den ventral von ihnen anzutreffenden Fasciculus longitudinalis posterior, möglich.

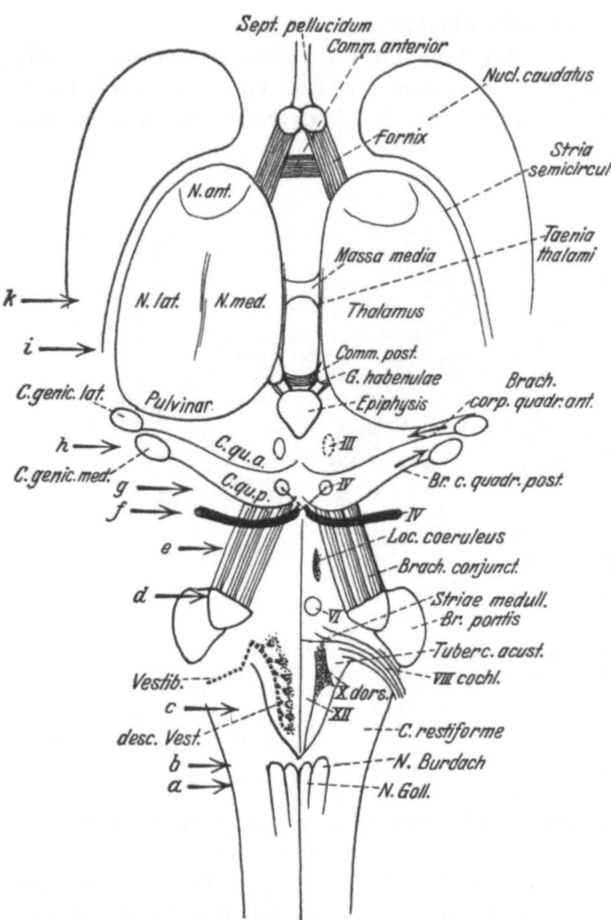

Abb. 7. Dorsale Ansicht des Hirnstamms. *a*—*k*: Lage der in den folgenden Abbildungen dargestellten Querschnitte

Auch das Hinterhorn, bzw. dessen Kopf verliert den Zusammenhang mit der zentralen grauen Substanz. Seiner oralen Fortsetzung, der sog. Subst. gelatinosa trigemini, schließen sich in der Medulla oblongata im Bereich der Hinterstränge deren entsprechende Endkerne (der Nucleus Goll und Burdach) an. Das Gebiet der Seitenstränge wird im Bereiche des verlängerten Marks durch Netze grauer Substanz, die Formatio reticularis grisea, zerklüftet.

In den caudalsten Querschnittsebenen durch die Medulla oblongata beherrscht das Bild zunächst die Pyramidenkreuzung (Abb. 8), etwas nach vorn hiervon die Entwicklung der Fibrae arcuatae internae aus dem Nucleus Goll und Burdach, ihre Kreuzung in der Decussatio lemnisci (Abb. 9) und damit die Bildung des neben der Mittellinie sagittal verlaufenden Lemniscus medialis. In diese

Ebenen reichen auch noch die caudalen Ausläufer des Hypoglossuskerns und des dorsalen Vaguskerns. Erst mit der Eröffnung des Ventrikels sind aber diese Kerne voll entwickelt (Abb. 10). Wir sehen nun auch den Verlauf der Hypoglossusfasern nach ventralwärts, wo sie zwischen Pyramidenbahn und unterer Olive die Hirnbasis verlassen.

An den *Vaguskernen* müssen wir hier drei Abschnitte unterscheiden, den schon erwähnten *Nucleus ambiguus*, den Ursprung motorischer Fasern zu quergestreiften Muskeln (vermutlich am weitesten oral Gaumensegel, in der Mitte Pharynx, caudal Larynxmuskulatur), weiters den *medialen* und den lateralen Anteil des *dorsalen Vaguskerns*. Der erstere entsendet zentrifugal-vegetative Fasern zur glatten Muskulatur des Magendarmtrakts, zu den Bronchien, wahrscheinlich auch zum Herzen, schließlich zu den Eingeweidedrüsen. Der *laterale Anteil des dorsalen Vaguskerns* sowie ihm angelagerte Zellgruppen (Substantia gelatinosa des Tractus solitarius) empfangen zentripetale Vagusfasern aus Pharynx, Larynx, Aorta (Depressorfasern), Lunge und Magen. Diese sensiblen Elemente dienen vor allem verschiedenen Reflexen, so die Fasern aus dem *Pharynx* dem Schluckreflex, die aus dem *Larynx* dem Husten reflex (Übertragung der Impulse auf das in der Subst. reticularis gelegene Atemzentrum). Durch afferente Impulse aus der *Lunge* kommt die sog. Selbststeuerung der Atmung von Breuer und Hering (Einleitung einer Exspiration durch inspiratorisches Aufblähen der Lunge) zustande. Die aus der *Aorta ascendens* kommenden, im sog. Nervus depressor verlaufenden, afferenten Fasern üben eine Hemmungswirkung auf das in der Subst. reticularis gelegene Vasomotorenzentrum aus (vgl. vorigen Abschnitt). Die von diesem normalerweise abgegebenen, kontinuierlichen, vasoconstrictorischen Impulse, die vor allem auf den Splanchnicus und damit auf die Bauchgefäße wirken, werden herabgesetzt, es kommt zu Gefäßerweiterung, besonders im Eingeweidegebiet, und damit zu reflektorischer Blutdrucksenkung. Wir haben es hier, wie schon erwähnt, mit einer Art Selbstregulation des Blutdrucks zu tun, indem Verstärkung der Herzaktion, die eine Blutdrucksteigerung bewirkt, durch Vermehrung der in die Aorta ascendens geschleuderten Blutmenge zu einer Dehnung der Aortenwand und damit zu Depressorreizung und diesem blutdrucksenkenden Reflex führt. Die aus dem *Magen*,

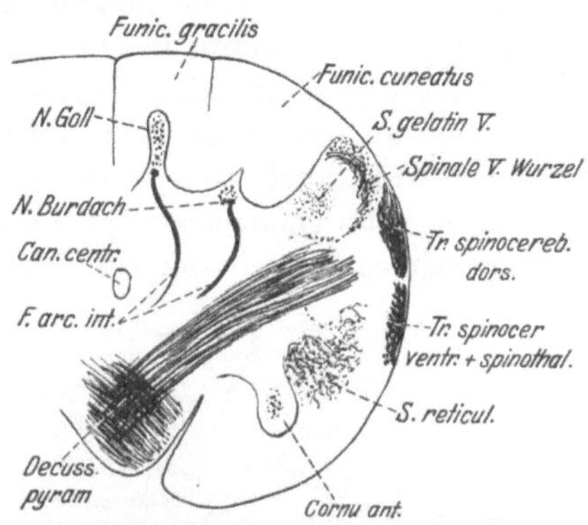

Abb. 8. Schematischer Querschnitt a, in der Höhe der Pyramidenkreuzung (vierfache Vergrößerung).

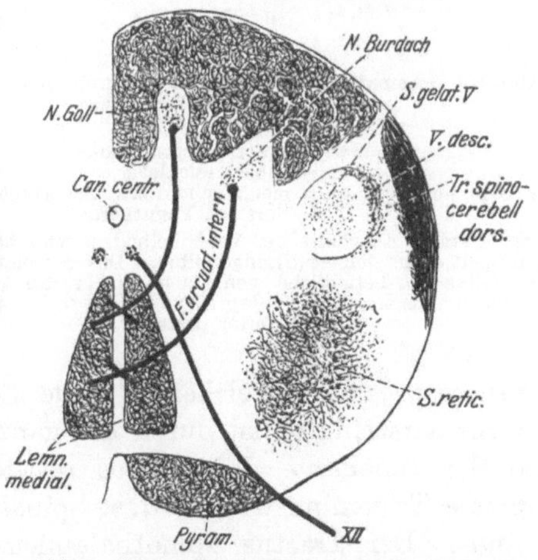

Abb. 9. Schematischer Querschnitt durch die Medulla oblongata b, im caudalen Teil der Decussatio lemnisci.

resp. den Eingeweiden kommenden afferenten Erregungen, die in den sensiblen Vaguskern einstrahlen, werden von hier einerseits dem motorisch-vegetativen Anteil des dorsalen Vaguskerns, andererseits auf dem Umweg über die Subst. reticularis und die reticulospinalen Bahnen dem Splanchnicus und den Nerven der Bauchdecken übertragen und bewirken den Brechreflex, weshalb man den sensiblen Anteil des dorsalen Vaguskerns auch als Brechzentrum bezeichnet hat. Außen vom dorsalen Vaguskern finden wir ein quergetroffenes Bündel, den sog. Tract. solitarius (auch als spinale oder absteigende IX. Wurzel bezeichnet). Die ihm angelagerte gelatinöse Substanz geht oral in den ROLLERschen Glossopharyngeusherd über, in den die Wurzeln des genannten Hirnnerven einstrahlen.

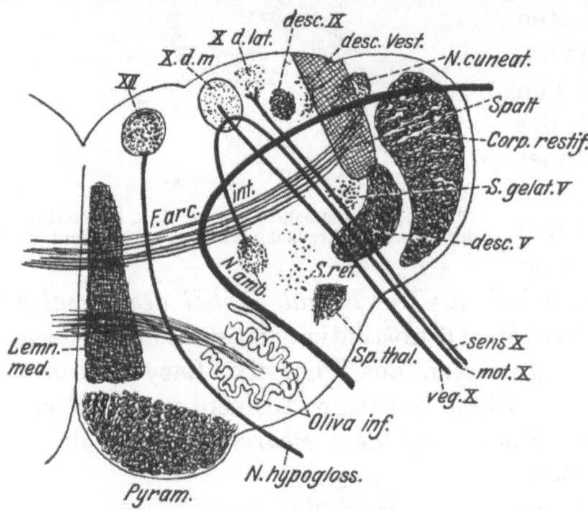

Abb. 10. Schematischer Querschnitt c, durch den caudalen Abschnitt des IV. Ventrikels.

N. amb. = Nucl. ambiguus
Sp. thal. = Tract. spinothalamicus
S. retic. = Subst. reticularis
X. d. m. und *X. d. lat.* = medialer und lateraler Abschnitt des dorsalen Vaguskerns.

Im lateralen Abschnitt des Ventrikelbodens ist schematisch ein Spalt eingezeichnet (Syringobulbie). Das dorsolateral von der Oliva inf. befindliche, von einem nach rechts konkaven Bogen umgrenzte Gebiet entspricht dem Areal der Art. cerebelli inferior posterior.

An der dorsolateralen Umrandung des verlängerten Marks sammeln sich die dem Kleinhirn zustrebenden Bahnen aus dem Rückenmark, der unteren Olive und anderen Gebieten (vgl. S. 30) zum *Corpus restiforme* (Abb. 7 und 10), einem System, dessen Läsion ataktische Störungen (vor allem der unteren Extremität der gleichen Seite) verursacht.

Nach innen vom Querschnitt des Corpus restiforme finden sich die oralen Ausläufer des BURDACHschen Kerns mit den aus diesem entspringenden inneren Bogenfasern, weiter medial, resp. in kranialeren Ebenen, die sog. *deszendierende Vestibulariswurzel*, d. i. ein spinalwärts gerichteter Ast des Nervus vestibularis mit angelagerten Zellen, schließlich die schon erwähnte *Subst. gelatinosa trigemini*, welche die orale Fortsetzung des Hinterhorns des Rückenmarks darstellt; sie ist durch die ganze Oblongata hindurch bis in die Brücke an der Innenseite des Corpus restiforme zu finden. An ihr endet die sog. spinale Trigeminuswurzel, d. s. spinalwärts gerichtete Äste des Nervus trigeminus. Der Tractus spinothalamicus ist weiterhin, ähnlich wie im Rückenmark, nahe der ventrolateralen Peripherie des Querschnitts anzutreffen.

Symptomatologisch können wir drei Gebiete unterscheiden[1], ein mediales, versorgt von Ästen der Art. spinalis anterior, ein laterales, entsprechend dem Gefäßgebiet der Art. cerebelli inferior posterior und ein dorsales, welches das Ventrikelgrau, besonders den dorsalen Vaguskern und dessen Nachbarschaft einbezieht.

Im *medialen Areal* finden wir von dorsal nach ventral den Hypoglossuskern, den Lemniscus medialis und die Pyramidenbahn, nach außen die austretenden

[1] Vgl. besonders WALLENBERG u. MARBURG, Dtsch. Z. Nervenheilk. **41**, 1 (1911).

Bündel des Hypoglossus. Eine im ventralen Bereich dieses Areals gelegene Affektion führt zu gleichseitiger atrophischer Zungenlähmung (Deviation der vorgestreckten Zunge zur Seite der gelähmten Zungenhälfte) und zu spastischer Parese der gegenseitigen Extremitäten (Affektion der Pyramidenfasern kranial von ihrer Kreuzung; Hemiplegia alternans hypoglossica, Syndrome de JACKSON). Bei Mitbetroffensein des Lemniscus medialis durch eine weiter dorsalwärts sich erstreckende Läsion wird auch die Tiefenempfindung von seiten der kontralateralen Gliedmaßen Störungen aufweisen. Sind mehr ventrale Gebiete des Lemniscus ergriffen, so betrifft die Schädigung die Fasern aus dem BURDACHschen Kern und damit die obere Extremität, bei Affektion des dorsalen Areals die Fasern aus dem Nucleus Goll und damit die untere Körperhälfte der Gegenseite. (So kann eine auf den Hypoglossuskern und den benachbarten Abschnitt des Lemniscus medialis beschränkte Erkrankung außer zu gleichseitiger atrophischer Zungenlähmung zu Störung der Tiefenempfindung im gegenseitigen Bein führen.) Auch ein gleichzeitiges Befallensein der medialen Gebiete beider Seiten kann vorkommen (z. B. beiderseitige Pyramidenläsion und damit Tetraplegie durch medianen Tumor oder beiderseitige Erweichung oder bilaterale Hypoglossuskern- und Lemniscusschädigung durch medianen Spalt bei Syringobulbie).

Erkrankungen des *Ventrikelgraus* um den dorsalen Vaguskern führen zu Störungen von seiten der Herzinnervation (Bradykardie als Reiz-, Tachykardie als Lähmungssymptom bei doppelseitiger Affektion), von seiten der Atmung (evtl. CHEYNE-STOKESsche Atmung), der Körpertemperatur und zu Glykosurie (Störung der Innervation der großen Eingeweidedrüsen). Übergreifen auf das lateral anschließende Vestibulariskerngebiet wird zu Drehschwindel, Spontannystagmus (meist zur Herdseite), abnormer Kopfhaltung (Drehung des Kopfs zur Gegenseite, Neigung zur Schulter der Herdseite) führen.

Am kompliziertesten sind die Symptome in dem der *Art. cerebelli inf. post.* zugehörigen *lateralen Gebiet.* Wir finden bei Läsion der Gesamtausdehnung dieses Areals (WALLENBERGS Syndrom) zunächst Symptome von seiten der *Hirnnerven*; sie sind alle herdgleichseitig und betreffen den Trigeminus, den Vestibularis, den Glossopharyngeus und Vagus. Von seiten der spinalen Trigeminuswurzel, bzw. der Subst. gelatinosa trigemini kommt es zu einer segmentalen Form der Sensibilitätsstörung; je weiter spinalwärts der Herd liegt, eine um so peripherere Ringzone des Gesichtes zeigt eine Herabsetzung oder Aufhebung der Schmerz- und Temperaturempfindung, es kommt auch zu homolateralem Verlust des Corneal- und Conjunctivalreflexes; je weiter oralwärts sich der Herd befindet, desto mehr mundwärts gelegene Ringzonen sind betroffen[1]. Wird durch den Herd nicht nur das I. sensible Trigeminusneuron dieser Seite, sondern auch die aus der Gegenseite stammende sekundäre Bahn betroffen, so kann es zu beiderseitiger Schädigung der Trigeminussensibilität kommen. Die Affektion des caudalsten Gebiets der deszendierenden Vestibulariswurzel führt zu Drehschwindel, Spontannystagmus, der nach der Herdseite schlägt[2], Neigung zum Fallen, resp. zu seitlichem Abweichen beim Gang (meist zur Herdseite), Läsion der Glossopharyngeus-Fasern, resp. ihrer medullären Endkerne zu homolateraler

[1] Bei raumbeschränkenden Affektionen der hinteren Schädelgrube leidet der Cornealreflex relativ leicht, auch wenn die Erkrankung die spinale V. Wurzel nicht direkt betrifft.

[2] Bei mehr medial gelegenen Herden finden REYS u. MEYER Nystagmus zur Gegenseite.

Geschmacksstörung (Ageusie) im hinteren Zungenabschnitt, schließlich Erkrankung des Nucleus ambiguus zu homolateraler Störung der Gaumensegelhebung, Pharynxparese, resp. Lähmung der Larynxmuskulatur (Heiserkeit)[1]. Von seiten der *langen sensiblen Systeme* beobachten wir kontralateral Ausfall der Schmerz- und Temperaturempfindung (Tractus spinothalamicus), homolateral Störung der Tiefenempfindung des Armes (innere Bogenfasern aus dem Nucleus Burdach). Die Sensibilität des Halses und des obersten Teiles der Brust bleibt bei Herden in lateralen Arealen der Oblongata meist intakt, weil die zugehörigen Fasern des Tract. spinothalamicus die peripheren Abschnitte des verlängerten Marks erst in lateralen Abschnitten der Brücke erreichen. Die Affektion des *C. restiforme* führt zu Störungen der Koordination (besonders der unteren Extremität, vgl. Kleinhirn) auf der gleichen Körperseite. In der Subst. reticularis werden vor allem in ihren ventrikelnahen Abschnitten *vegetative Fasern* betroffen, welche besonders Impulse aus dem Hypothalamus zu den spinalen Ursprungsstätten des Halssympathicus leiten. Es kommt dadurch zum HORNERschen Syndrom (Miosis, Ptosis, Enophthalmus) auf der betroffenen Seite, bzw. zu dem einen oder dem anderen Teilsymptom dieses Syndroms (besonders bei dorsal gelegenen Herden). Durch Läsion vasomotorischer und sekretorischer Bahnen der Subst. reticularis kann es auch zu halbseitigen Störungen der Gefäß- und Schweißdrüseninnervation kommen (Vaso- und Thermoasymmetrie, BABINSKI, contralateral als Reizsymptom Vasoconstriction, Temperaturherabsetzung der Haut, Störungen der Schweißsekretion im Sinne der Hyper- oder Hypofunktion).

Häufiger als das voll entwickelte WALLENBERGsche Syndrom kann man *Teilerscheinungen* desselben beobachten, nicht nur bei inkompletten Gefäßprozessen im Bereich der A. cerebelli inf. post., sondern auch bei anderen Affektionen, beispielsweise bei lateralen Spaltbildungen in Fällen von Syringobulbie Nystagmus zur Erkrankungsseite, homolaterale Ringanästhesie im Gesicht und Ageusie im hinteren Zungenabschnitt. In einem anderen Fall wieder kann bei multipler Sklerose ein Herd das Corpus restiforme und die innen anliegende spinale Vestibulariswurzel betreffen oder es können der Nucleus ambiguus und die ihm benachbarten Fasersysteme (Trigeminus, Substantia reticularis, innere Bogenfasern) affiziert sein. Ähnliches gilt für encephalitische Herde. Bei dem von BABINSKI und NAGEOTTE beschriebenen Syndrom sind kontralaterale Hemiplegie und Hemianästhesie mit homolateralen Kleinhirnsymptomen (Asynergie, Lateropulsion) und Störungen der sympathischen Augeninnervation kombiniert.

Es kann aber auch zu *systemartigen Erkrankungen* im Bereiche des Rautenhirns kommen, so zu Affektion ausschließlich motorischer Hirnnervenkerne in der Oblongata und Brücke (*progressive Bulbärparalyse*) und damit allmählich sich entwickelnd z. B. zu beiderseitiger atrophischer Zungenlähmung, Facialisparese, besonders im Mundast (dysarthrische Sprachstörung!), Gaumensegelparese, Schluckstörung, Aphonie, evtl. auch Lähmung der vom motorischen Trigeminus versorgten Kaumuskulatur.

[1] Homolaterale Gaumensegel- und Stimmbandlähmung kann bei Übergreifen eines Herdes vom Ambiguuskern auf die gleichseitige Pyramidenbahn mit kontralateraler, spastischer Extremitätenlähmung kombiniert sein (Hemiplegia pharyngolaryngea, Syndrome D'AVELLIS). Sind außerdem noch Trapezius und Sternocleidomastoideus homolateral gelähmt, also auch Accessoriuskern oder -wurzeln in den Herd einbezogen, so spricht man von *Schmidtschem* Syndrom.

Bezüglich des im kranialen Abschnitt des verlängerten Marks gelegenen Cochlearis- und Vestibulariskerngebietes sei auf die betreffenden Abschnitte (S. 209, 224, u. 232) verwiesen.

6. Brücke.

An einem Querschnitt in der Höhe des Abducenskerns (Abb. 11) finden wir im medialen Abschnitt von dorsal nach ventral den genannten Kern, das hintere Längsbündel, den Lemniscus medialis und die Pyramidenbahn. Der Lemniscus hat eine Drehung um 90° durchgeführt, so daß seine früher dorsal gelegenen Abschnitte (Erregungen aus der unteren Körperhälfte) medial, seine ventralen Anteile lateral liegen. Die Pyramidenbahn ist von den Brückenkernen umgeben, an die sie Kollaterale abgibt, und den aus diesen Kernen entspringenden, die Seite kreuzenden Brückenfasern. Um den Ventrikel finden wir vor allem die Endkerne des Nervus vestibularis, und zwar den Nucl. Deiters innen von dem nun ins Kleinhirn einstrahlenden Strickkörper, dorsal von diesem Kern in der Ventrikelecke den Bechterewschen Kern und medial von ihm den Nucleus triangularis. Die Subst. gelatinosa trigemini ist in derselben Gegend wie in der Medulla oblongata zu finden. Sie geht an weiter oral gelegenen Schnitten in den eigentlichen sensiblen Endkern des Trigeminus über. In der oralen Fortsetzung des Ambiguuskerns finden wir, eingebettet in die Subst. reticularis, den Facialiskern, dessen austretende Wurzelbündel den Abducenskern umschlingen, das sog. Facialisknie bildend. In der Nachbarschaft des Facialiskerns liegt die in den zentralen Verlauf des Nervus cochlearis eingeschaltete obere Olive, aus der sich kranialwärts der Lemniscus lateralis entwickelt.

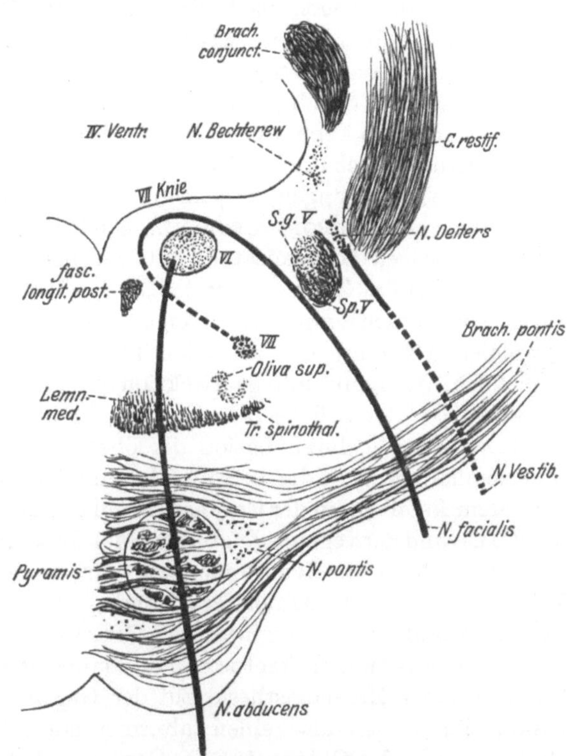

Abb. 11. Schematischer Querschnitt d, durch die *Brücke* in der Höhe des Abducenskerns.
S. g. V = Subst. gelatinosa trigemini,
Sp. V. = Spinale Trigeminuswurzel.

Beginnen wir die *Symptomatologie* der Brücke wieder mit Erkrankungen des *medialen Abschnittes*, so wird eine ventral gelegene Affektion zu homolateraler Abducenslähmung (Parese des Musculus rectus externus) und zu kontralateraler, spastischer Extremitätenlähmung führen (von manchen Raymonds Syndrom genannt). Es wird bei Übergreifen auf den Lemniscus medialis wieder zu Störung der Tiefenempfindung von seiten der gelähmten Extremitäten kommen. Ein median gelegener Prozeß, besonders das *Aneurysma* der A. basilaris, kann zu doppelseitiger Pyramidenaffektion führen (Tetraplegie). Schubweiser Verlauf und besonders objektiv nachweisbare Gefäßgeräusche werden an Aneurysma denken lassen.

Im *dorsalen Anteil* des medialen Gebietes wird der Abducenskern vom Facialisknie umschlungen und ventral grenzt an denselben das hintere Längsbündel. Eine Affektion dieses Areals führt auf der Herdseite zu Facialislähmung, von seiten der Augen nicht einfach zu homolateraler Parese des Musc. rect. ext., sondern an beiden Augen zu Blicklähmung nach der Herdseite, resp. konjugierter Deviation beider Augen nach der Gegenseite (Läsion der Blickbahn im hinteren Längsbündel, nähere Erklärung S. 161). Die Kombination herdgleichseitiger Facialis- und Blickparese mit kontralateraler Extremitätenlähmung wird als Fovillesches Syndrom bezeichnet. Bei Tumoren im kranialen Abschnitt der Brückenhaube kann außer herdgleichseitiger Blickparese und kontralateraler Hemianästhesie auch der Bindearm (vgl. S. 51) affiziert werden, so daß choreatisch-athetotische Bewegungen, resp. cerebellare Koordinationsstörungen hinzutreten (Syndrom von Raymond-Cestan). Affektion der Pyramidenbahn (Schwäche der gegenseitigen Extremitäten) tritt hierbei in den Hintergrund.

Von seiten des *lateralen Abschnittes* der Brücke finden wir wieder herdgleichseitig Hirnnervensymptome: Ringanästhesie im Gesichte nahe dem Munde (kranialer Abschnitt des sensiblen Trigeminuskerngebietes[1]), Facialislähmung, schließlich Nystagmus infolge Affektion der Vestibulariskerne, der bei Erkrankung im oralen Teil der Brücke besonders in vertikaler Richtung zu schlagen pflegt[2]. Die Hörstörungen durch Läsion der oberen Olive, resp. des Lemniscus lateralis sind ziemlich geringgradig, betreffen bei einseitigem Herd beide Seiten mit eventuell stärkerem Befallensein der Gegenseite (vgl. S. 220 u. 224). Die Affektion des Corpus restiforme und der vegetativen Bahnen der Subst. reticularis zum Halssympathicus erzeugt die gleichen Symptome, wie wir sie bei Besprechung des verlängerten Marks erwähnt haben (homolateral Hemiataxie, resp. Horners Syndrom[3]). Dagegen ist die Sensibilitätsstörung insofern geändert, als der nun horizontal gestellte Lemniscus medialis an den Tractus spinothalamicus nahe herankommt und es dadurch leicht zu einer Hemianästhesie auf der Gegenseite für alle Qualitäten kommen kann. Wir finden also einen alternierenden Typus der Sensibilitätsstörung ähnlich wie in der Oblongata: das Gesicht auf der Herdseite, den übrigen Körper kontralateral betroffen. Es ist wieder darauf hinzuweisen, daß ein einseitiger Herd infolge Zerstörung des sensiblen Trigeminus-Kerngebietes, resp. des Nerven der Herdseite und des zweiten Neurons aus dem gegenseitigen Trigeminus zu doppelseitigen Ausfällen von seiten dieses Nerven führen kann.

---

[1] Während bei medullären Herden nur die Schmerz- und Temperaturempfindung im Bereiche des Trigeminus gestört ist, wird durch Läsion des sensibeln Trigeminuskerns in der Brücke die Berührungsempfindung betroffen.

[2] Die Hertwig-Magendiesche *Schielstellung* (Vertikaldivergenz der Augen, Auge der gesunden Seite nach außen oben, der kranken nach innen unten deviiert) wird von Pötzl und Sittig auf eine Läsion des ventrocaudalen Deiters bezogen. Auch die bei Erkrankungen der Kleinhirnarme, besonders des mittleren, beobachteten *zwangsmäßigen Kopf- und Rumpfwendungen, Rollbewegungen* sind wohl auf die Vestibulariskerne, resp. ihre Faserung zu beziehen.

[3] Interessanterweise vermögen Herde in der Brückenhaube (dorsal von der Pyramidenbahn) zu dissoziierten Störungen der *Potenz* zu führen (Ausfall der Ejaculation bei erhaltener Erektion Stenvers).

Bei Übergreifen eines den VII. Kern oder die Wurzeln des Facialis schädigenden Herdes auf die Pyramidenbahn entsteht das nach MILLARD-GUBLER benannte Syndrom: gleichseitige Facialislähmung, kombiniert mit gegenseitiger Extremitätenparese. Eventuell ist auch der homolaterale Abducens ergriffen.

Brückenherde vermögen zu den mannigfachsten *Reizerscheinungen* zu führen, zunächst von seiten der Hirnnervenwurzeln durch Druck auf dieselben (besonders bei extrapontinen Tumoren), z. B. zu Trigeminus-Neuralgie, Kaumuskel-, Facialiskrampf. Ist der Facialiskrampf mit gegenseitiger Extremitätenlähmung (Pyramidenschädigung) verbunden, so spricht man auch von BRISSAUDschem Syndrom. Die alte Lehre NOTHNAGELS, daß in der Brücke ein Krampfzentrum besteht, hat wohl einen wahren Kern, indem tonische Krämpfe durch abnorme Erregung jener tonuserhaltenden Reflexbögen entstehen können, die in den Zellen der S. reticularis ihr Zentrum haben (vgl. S. 8). Dagegen ist das Vorkommen epileptiformer (klonischer) Krämpfe bei Brückenerkrankungen wohl mit MARBURG als Fernwirkung zu betrachten (vor allem infolge Erhöhung des intrakraniellen Drucks). Nur kurz sei als ein recht seltenes Symptom, dessen Pathogenese noch recht unklar ist, Zwangslachen resp. Zwangsweinen bei Erkrankungen der Brücke erwähnt.

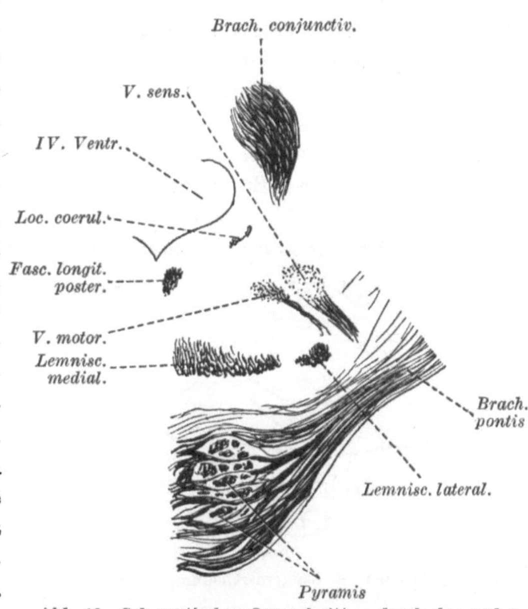

Abb. 12. Schematischer Querschnitt *e*, durch den oralen Abschnitt der Brücke (etwas über zweifach vergrößert).

Im oralen Brückenabschnitt treten die Ursprungsfasern des *motorischen Trigeminus* auf. Diese entwickeln sich (z. T. gekreuzt) aus dem medial vom sensiblen gelegenen motorischen Trigeminuskern (Abb. 12 u. 86), weiters aus den nahe der Ventrikelecke anzutreffenden Zellen des Locus coeruleus, schließlich aus der bis ins vordere Vierhügelgebiet zu verfolgenden mesencephalen Trigeminuswurzel, resp. den derselben angelagerten Zellgruppen. Die Affektion der motorischen V. Wurzel resp. des motorischen Trigeminuskerns hat Parese der zugehörigen Kaumuskulatur zur Folge; die Funktion der mesencephalen Wurzel und des Locus coeruleus ist noch hypothetisch.

7. Kleinhirn.

a) Oberflächengestaltung des Kleinhirns[1].

Nicht nur für das Verständnis der Oberflächengestaltung des Kleinhirns, sondern auch für die Entwicklung der Lokalisationslehre ist bei diesem Organ

[1] BOLK, L., Das Cerebellum der Säugetiere. Jena: Fischer 1906. — DUSSER DE BARENNE, Funktionen des Kleinhirns. Handb. d. Neurol. d. Ohres **1** I (1923). — JACOB, A., Das Kleinhirn. Handb. d. mikr. Anat. d. Menschen **4**, 674 (1928). — S., INGVAR, Folia neurobiol. **11**.

die vergleichend-anatomische Betrachtung von großem Werte geworden. Während EDINGER an der alten Unterscheidung in ein Mittelstück und die Seitenteile festhält, die schon bei den niederen Vertebraten bis zu den Vögeln anzutreffenden Anteile (Wurm und Flocculus) als *Paläocerebellum* den erst bei den Säugern deutlich sich entwickelnden Hemisphären, dem *Neocerebellum*, gegenüberstellt, haben neuere Studien von ELLIOT SMITH, BRADLEY und vor allem von BOLK und SVEN INGVAR eine quere Gliederung des Kleinhirns in hintereinander gelegene Lappen nahegelegt. Abb. 13 gibt ein Schema des Säugercerebellums nach BOLK wieder. Wir treffen im vordersten Abschnitt des Organs den unpaarigen *Lob. anterior* an, der durch Transversalfurchen in 4 Sublobuli (1—4) getrennt und nach rückwärts durch den tief einschneidenden Sulc. primarius begrenzt ist. Alle hinter demselben gelegenen Kleinhirnanteile werden von BOLK als *Lob. posterior* zusammengefaßt; innerhalb desselben grenzt unmittelbar an die genannte Furche eine schmale Transversalwindung, der *Lobus simplex*, an den sich caudal der *Lobulus complicatus* anschließt; erst in diesem Abschnitt läßt sich ein unpaarer Abschnitt (Lob. medianus posterior) von paarigen Anteilen, dem Lob. paramedianus, dem Lob. ansiformis mit seinem Crus I und II und schließlich der Formatio vermicularis mit der sog. P. tonsillaris und dem Flocculus unterscheiden. Im Bereiche des Lob. median. poster. nimmt BOLK noch eine weitere Unterteilung in die Lobuli a, b, C_1 und C_2 vor; caudal vom Lob. simplex muß also auch BOLK die Unterscheidung eines Mittelstückes von den seitlichen Hemisphärenabschnitten durchführen.

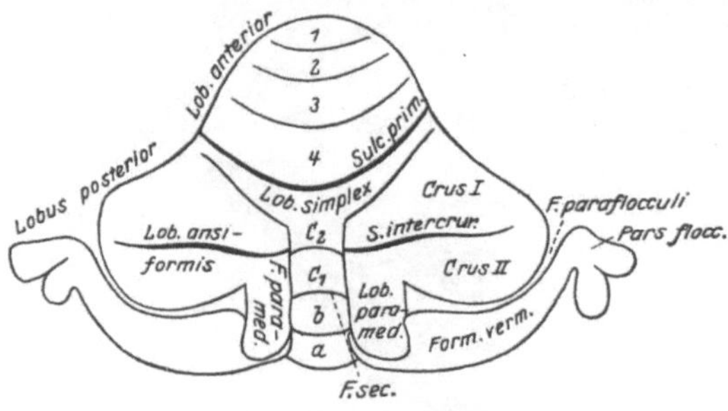

Abb. 13. Schema des Säugercerebellums nach BOLK.

Während BOLKS Einteilung sich bloß auf das Studium des Säugercerebellums gründet, betreffen die Untersuchungen SVEN INGVARS die gesamte Wirbeltierreihe; sie führten zu einer *Dreiteilung* des Organs, indem außer dem *Lob. anterior*, der dem gleichnamigen Abschnitt BOLKS entspricht, noch ein *Lobus medius* und ein *Lob. posterior* unterschieden wird. Der Lob. posterior BOLK wird also in die beiden letztgenannten Abschnitte durch den zwischen den Lobuli C_1 und C_2 befindlichen S. praepyramidalis (tuberopyramidalis) unterteilt, wozu die Tatsache berechtigt, daß der Lob. medius phylogenetisch viel jünger ist als die kranial und caudal von ihm liegenden Kleinhirnanteile und erst bei den Säugern seine mächtigste Ausdehnung erreicht. Innerhalb dieses Lob. medius wird der Lobul. C_2 BOLKS von SVEN INGVAR als Lob. medius medianus bezeichnet; L. ansiformis und L. paramedianus werden von ihm als L. ansoparamedianus zusammengefaßt. Im Lob. posterior wird ein medianer Abschnitt (Lob. posterior medianus) von den bilateralen Lobuli flocculares (= BOLKS Form. vermicularis) unterschieden). Die Verbindung zwischen diesen beiden Teilen des Lob. posterior soll durch das Velum medullare posterius dargestellt werden.

Nr 2. — GOLDSTEIN, K., Das Kleinhirn. Handb. d. norm. u. path. Physiol. **10**, 222 (1927). — LUCIANI, Das Kleinhirn. Deutsche Übersetzung. Leipzig 1893. — RADEMAKER, G., Rev. neurol. März **1930**, 337 — Das Stehen. Berlin: Julius Springer 1931.

Auch das Studium der Kleinhirnverbindungen berechtigt zu einer Dreiteilung des Organs, indem sich zeigt, daß die phylogenetisch alten zentripetalen Kleinhirnbahnen (Tract. vestibulocerebellaris und spinocerebellaris) nur im Bereiche des Lob. anterior und posterior endigen.

Für uns ist natürlich vor allem von Interesse, inwiefern die einzelnen Anteile des *menschlichen Kleinhirns* den Lappen und Furchen des Bolkschen und Sven Ingvarschen Schemas entsprechen. Hierüber orientiert zunächst der in Abb. 14 dargestellte Medianschnitt, der die den Arbor vitae bildenden Läppchen und Furchen der alten Anatomie in das phylogenetische Schema eingliedert. Wir sehen daraus, daß Lingula (= Lobul. I), Lobulus centralis (= Lob. II) und Culmen (= Lob. III und IV) dem Lob. ant. zugehören, Declive, Folium und Tuber dem Lob. simplex plus C_2 Bolks, resp. dem Lob. medius medianus von Sven Ingvar entsprechen. Demnach ist der Sulc. superior ant. als S. primarius, der S. tuberopyramidalis (praepyramidalis) als Grenze zwischen dem Lob. medius und dem Lob. posterior von Sven Ingvar aufzufassen. In dem letzteren entspricht die Pyramis Bolks Lob. C_1, die Uvula dem Lob. b, der Nodulus dem Lob. a.

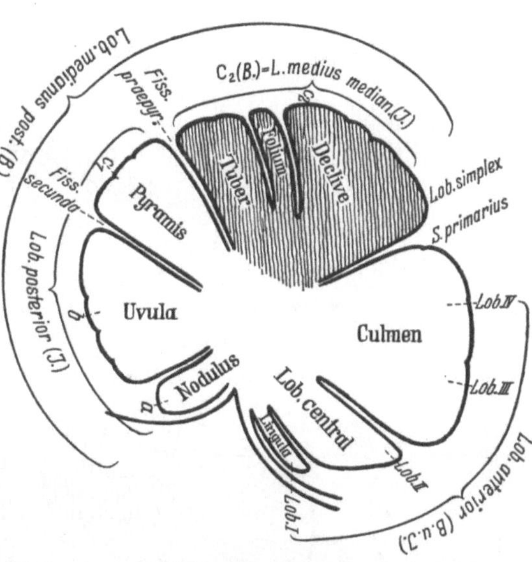

Abb. 14. Schematischer Medianschnitt durch ein menschliches Kleinhirn. Gebiet des Lob. medius (Sven Ingvar) schraffiert. Die alte Nomenklatur ist innerhalb, die neue nach *Bolk (B.)* und *Sven Ingvar (I.)* außerhalb der Figur zu finden.

Betrachtet man ein menschliches Kleinhirn von oben (Abbildung 15), so ist also der Sulc. superior ant. als homolog dem S. primarius und damit sind alle vor demselben gelegenen Kleinhirnabschnitte als Lob. anterior aufzufassen. Derselbe umfaßt demnach: die Lingula mit ihren Seitenteilen (Vincula lingulae), den Lob. centralis mit den lateral anschließenden Abschnitten (Alae lobuli centralis) und das Culmen mit der P. anter. des Lob. quadrangularis. Der Lob. simplex erscheint in dem vorderen Anteil des Declive, resp. in der P. post. des Lob. quadrangul. aufgegangen. Der Lob. med. medianus (= C_2 Bolk) umfaßt den Rest des Declive, außerdem Folium und Tuber, das Crus I den Lob. semilunaris sup., weiters an der Ventralfläche des Kleinhirns den Lob. semilunaris inf. und den L. gracilis, während das Crus II durch den Lob. biventer dargestellt wird. Die genannten, hinter dem Sulc. primarius (S. superior ant.) gelegenen Kleinhirnabschnitte stellen den Lob. medius von Sven Ingvar dar (in Abb. 15 u. 16 schraffiert). Wir sehen also, daß der größte Teil der Kleinhirnhemisphären dem Lob. medius zuzurechnen ist und vor allem der dem Crus I entsprechende Hemisphärenabschnitt beim Menschen mächtig entwickelt ist, was durch die Tatsache begreiflich wird, daß in diesem Lappen die obere Extremität vertreten ist, deren Bewegungen ja beim Menschen besonders differenziert sind und einer

besonders entwickelten Regulation bedürfen. Dem Lob. posterior Sven Ingvars (Ventralansicht Abb. 16) gehören bloß Pyramis, Uvula, Nodulus und Flocculus an. Umstritten ist noch die Homologisierung der Tonsille. Während sie von Bolk aus seiner Formatio vermicularis abgeleitet wird, sieht Sven Ingvar in ihr ein Homologon des Lob. paramedianus, so daß sie noch seinem Lob. medius zuzurechnen wäre (vgl. hierzu Marburg[1]).

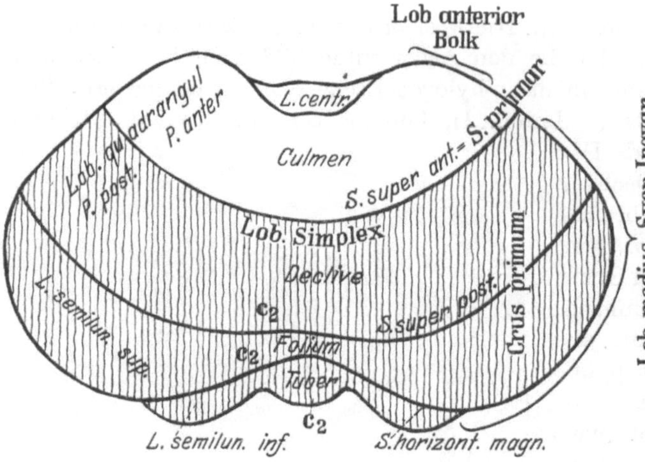

Abb. 15.

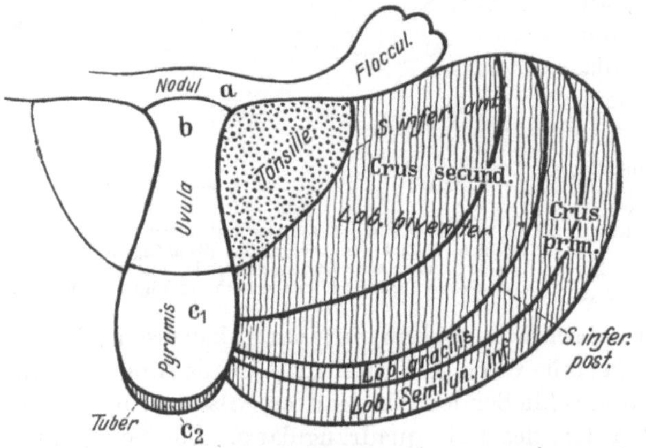

Abb. 16.

Abb. 15 Dorsalansicht und Abb. 16 Ventralansicht des menschlichen Kleinhirns. Gebiet des Lob. medius schraffiert. Tonsille (Zugehörigkeit unsicher) punktiert. Alte Nomenklatur kursiv, neue fett gedruckt.

b) Die Verbindungen des Kleinhirns.

Wenn man das Kleinhirn mit einem Reflexapparat vergleicht, so kann man seine Verbindungen zwanglos in drei Gruppen von Systemen einteilen:

1. In *zentripetale*, welche in der Hauptsache den unteren Kleinhirnstiel (Corpus restiforme, Strickkörper) auf ihrem Wege zu diesem Organ benützen,

2. *zentrifugale* Systeme, welche das Organ vor allem mittels des oberen Kleinhirnstieles (Bindearm, Brachium conjunctivum) verlassen, und

3. *regulatorische*, aus dem Großhirn stammende Einflüsse, welche dem Organ mittels des mittleren Kleinhirnschenkels (Br. pontis, Brückenarm) zugeleitet werden.

Ad 1. Die Hauptmasse der *cerebellopetalen* Systeme (Abb. 17) stammt aus dem Rückenmark. Es ist dies der in den Strickkörper eintretende, aus den sog. Clarkeschen Säulen des Rückenmarks (vor allem der unteren Dorsalsegmente) stammende Tractus *spinocerebellaris dorsalis*. Zu diesem gesellen sich Fasern aus den Endkernen der Hinterstränge, aus dem Nucleus Goll und Burdach, besonders aus dem letzteren, die sog. *Fibrae arcuatae externae dorsales*. An der Innenseite des

[1] Marburg, O., Handb. d. Neurol. d. Ohres I/1, **1923**.

Strickkörpers kommen noch die *nucleocerebellaren* Bahnen aus den Kernen der sensiblen Hirnnerven (Trigeminus und Vestibularis) hinzu.

Nur kurz erwähnt sei das *olivocerebellare* System, das vielleicht Erregungen aus den Vorderhirnganglien, resp. dem N. ruber dem Kleinhirn unter Vermitt-

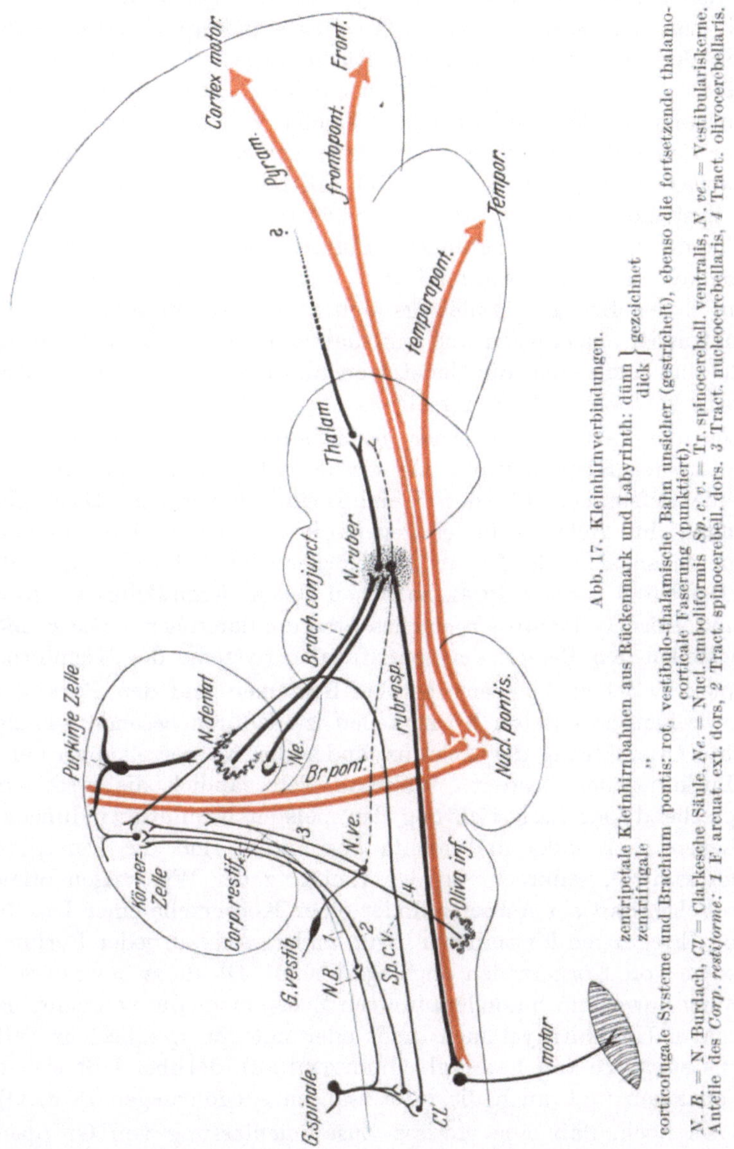

Abb. 17. Kleinhirnverbindungen.

zentripetale Kleinhirnbahnen aus Rückenmark und Labyrinth: dünn } gezeichnet
zentrifugale " dick }

corticofugale Systeme und Brachium pontis: rot, vestibulo-thalamische Bahn unsicher (gestrichelt), ebenso die fortsetzende thalamo-corticale Faserung (punktiert).

N. B. = N. Burdach, *Cl* = Clarkesche Säule, *Ne.* = Nucl. emboliformis *Sp. c. v.* = Tr. spinocerebell. ventralis, *N. ve.* = Vestibulariskerne. Anteile des *Corp. restiforme*: *1* F. arcuat. ext. dors, *2* Tract. spinocerebell. dors. *3* Tract. nucleocerebellaris, *4* Tract. olivocerebellaris.

lung der Oliva inferior übermittelt, über dessen Bedeutung aber sich noch nichts Sicheres aussagen läßt, und das System der *Fibrae arcuatae externae ventrales*, das z. T. einfach eine caudale Fortsetzung des mittleren Kleinhirnschenkels darstellt und dessen Ursprungskerne, die Nuclei arcuati, ebenso wie die Nuclei pontis durch Kollateralen der Pyramidenbahnen corticale Erregungen empfangen.

Dieses letztere System ist eigentlich bloß die phylogenetische Weiterbildung der Brückenarme, welche mit der zunehmenden Entwicklung der Hirnrinde und der aus ihr absteigenden Faserung caudalwärts in der aufsteigenden Tierreihe immer mehr an Ausdehnung zunehmen.

Ein nicht unwichtiges cerebellopetales System stellt der *Tractus spinocerebellaris ventralis* dar, der, ähnlich wie der Tractus spinocerebellaris dorsalis, Erregungen, die der grauen Substanz des Rückenmarks durch spinale Hinterwurzeln zugeführt werden, dem Cerebellum zuleitet. Dieses System entwickelt sich schon im Lumbalmark vor allem aus kleinen Zellen, die im Rückenmark ebenso wie die Zellen der CLARKEschen Säule zwischen Vorder- und Hinterhorn, nur etwas weiter ventral anzutreffen sind (Mittelzellen). Die beiden spinocerebellaren Systeme verlaufen bis zum verlängerten Mark gemeinsam; hier erfolgt eine Trennung, indem das dorsale Bündel, wie erwähnt, in den unteren Kleinhirnschenkel einstrahlt, während das ventrale im Hirnstamm bis zum kranialen Anteil der Brücke geradewegs weiterverläuft, um schließlich in den oberen Kleinhirnstiel einzubiegen und auf diesem Wege den Kleinhirnwurm zu erreichen. So sind denn auch die Endstätten dieses Systems ganz ähnliche wie die des Tractus spinocerebellaris dorsalis.

Die mittels des Corpus restiforme ins Kleinhirn einstrahlenden Systeme splittern sich in der Kleinhirnrinde als sog. Moosfasern um die Körnerzellen auf, welche die tiefste Schichte der Kleinhirnrinde darstellen. Diese Körnerzellen entsenden ihre Achsenzylinder gegen die Oberfläche; hier, in der sog. Molekularzone teilen sich die Axone der Körnerzellen T-förmig und splittern sich um die Dendriten der sog. PURKINJEschen Zellen, deren Zellkörper zwischen Molekular- und Körnerschichte ein eigenes Stratum darstellen. Die PURKINJEschen Zellen stellen den Beginn der zentrifugalen Systeme des Kleinhirns dar.

Der Konnex zwischen den zentripetalen Systemen und den Purkinjezellen mittels der zwischengeschalteten Körnerzellen ist dadurch besonders innig, daß eine bestimmte Orientierung der Achsenzylinder der Körnerzellen zu den Dendriten der Purkinjezellen besteht. Während sich nämlich die erstgenannten Axone entsprechend der Längsrichtung der meisten Kleinhirnwindungen, also in Frontalebenen nach links und rechts ausbreiten, sind die Dendriten der Purkinjezellen sagittal, senkrecht zu der Richtung der Windungen orientiert. Dies hat zur Folge, daß ein Achsenzylinder einer Körnerzelle einer Unzahl von Purkinjezellen Erregungen übermitteln kann, andererseits an jeder Purkinjezelle unzählige Axone von Körnerzellen angelagert sind. Ob diese besondere räumliche Anordnung nur einem besonders innigen Zusammenhang von zentripetalen und zentrifugalen Kleinhirnsystemen dient oder mit der spezifischen Tätigkeit des Kleinhirns etwas zu tun hat (vgl. OBERSTEINER), darüber läßt sich nichts Bestimmtes aussagen (vgl. auch die interessanten Ausführungen PÖTZLS[1]).

Erwähnt sei noch, daß eine gewisse Zusammenfassung von Gruppen von Purkinjezellen durch die sogenannten Korbzellen, in der Molekularschicht gelegene kleine Zellen, ermöglicht wird; jede Korbzelle gibt von ihrem oberhalb der Purkinjezellen verlaufenden Axon mehrere büschelförmige Gruppen von Kollateralen ab, welche sich an je einer Purkinjezelle aufsplittern.

---

[1] Psychiatr.-neur. Wschr. **30**, Nr 34 (1928).

Ad 2. Was nun die *zentrifugalen* Systeme anlangt, so tritt ihr erstes, durch die Purkinjezellen dargestelltes Neuron nicht aus der Masse des Kleinhirns heraus. Die Axone der Purkinjezellen enden vielmehr an den tiefen Kleinhirnkernen, und zwar jene aus den Kleinhirnhemisphären jederseits um den Nucleus dentatus, jene aus dem Wurm jederseits um die Nuclei tecti, globosus und emboliformis. Aus diesen Kernen (mit Ausnahme des N. tecti, s. unten) entsteht der obere Kleinhirnstiel (= Bindearm, Brachium conjunctivum), der in das Mittelhirn eintritt, hier die Seite kreuzt und schließlich in der Hauptsache in den sog. roten Kern einstrahlt. Der phylogenetisch jüngere Hemisphärenanteil des Bindearmes, der also aus dem Nucleus dentatus entspringt, endet an den kleinen Zellen des Nucleus ruber, welche ihrerseits die Erregungen zum Thalamus weiterleiten, von wo aus eine Verbindung mit der Hirnrinde gewährleistet ist. Der phylogenetisch ältere, aus den Nuclei globosus und emboliformis stammende Wurmanteil des Bindearms strebt den großen Zellen des Nucleus ruber zu (Hatschek, Monakow), aus denen sich der Rubrospinaltrakt entwickelt. Dieses System kreuzt die Seite in der sog. Forelschen Kreuzung und endet schließlich an den Vorderhornzellen des Rückenmarks.

So sehen wir, daß das Kleinhirn die ihm zugeleiteten Impulse zum Teil zum Thalamus und Cortex weiterleitet, daß es also zum Teil in eine Seitenbahn der corticopetalen sensiblen Systeme eingeschaltet ist. Der andere Teil der aus dem Kleinhirn kommenden Erregungen kehrt wieder ins Rückenmark zurück, so daß wir es im System: Proprioceptoren aus den Skeletmuskeln (besonders des Rumpfes)—hintere Wurzeln—spinocerebellare Fasern—Körnerzellen—Purkinjezellen—Bindearm-Rubrospinaltrakt—motorisches Neuron zur Skeletmuskulatur mit einem geschlossenen Reflexbogen zu tun haben.

Ein Teil der zentrifugalen Erregungen aus dem Kleinhirn strömt nicht dem Nucleus ruber, sondern motorischen Elementen des Rautenhirns zu. Es ist dies vor allem der aus dem Nucleus tecti entspringende, noch im Kleinhirnwurm die Seite kreuzende, weiterhin um den Bindearm sich schlingende *Fasciculus uncinatus (fastigio-bulbaris)*, welcher teils den Vestibulariskernen, teils den großzelligen Elementen der Substantia reticularis Impulse zuführt. Nachdem aus den letztgenannten Kerngebieten sich wiederum spinalwärts gerichtete Fasern, nämlich die vestibulospinalen und die reticulospinalen Bündel entwickeln, die ebenfalls den Vorderhornzellen Erregungen zusenden, so haben wir es auch hier mit Systemen zu tun, deren Ende in der Skeletmuskulatur liegt.

Zum Verständnis der Abhängigkeit der Skeletmuskulatur einer Seite von der homolateralen Kleinhirnhälfte, wie sie sowohl im Experiment als auch in der Klinik nachweisbar ist, erscheint es nicht unwichtig, den Weg der Erregungen beispielsweise aus der linken Kleinhirnhemisphäre an Hand der schematischen Abb. 18 zu verfolgen. Diese Erregungen erreichen die linken Kleinhirnkerne und damit den linken Bindearm, werden durch diesen dem rechten roten Kern zugeleitet, kehren aber infolge der Kreuzung der rubrospinalen Bahn wieder auf die linke Seite des Hirnstamms zurück und erreichen damit die linksseitigen Vorderhornzellen resp. Skeletmuskeln.

Ad 3. Zu den besprochenen zentripetalen und zentrifugalen Systemen kommt, wie erwähnt, als drittes jene Faserung, welche dem Kleinhirn *regulatorische Einflüsse* aus dem Großhirn, und zwar vorwiegend aus der kontralateralen Hemisphäre, übermittelt. Um die Nuclei pontis entbündeln sich Kollateralen der Pyramidenbahn, weiter das frontopontine und das temporopontine System. Es senden also motorische Region, Stirnhirn und Schläfenlappen, beispielsweise der rechten Seite, Erregungen den rechtsseitigen *Brückenkernen* zu. Aus diesen Kernen entwickelt sich unter Kreuzung der Seite der *mittlere Kleinhirnarm* (Brückenarm), so daß diese corticalen Erregungen aus der rechten Großhirnrinde in der Hauptsache der linken Kleinhirnhemisphäre zugeleitet werden. Diese Fasern enden wahrscheinlich direkt an den Dendriten der Purkinjezellen (sog. Kletterfasern).

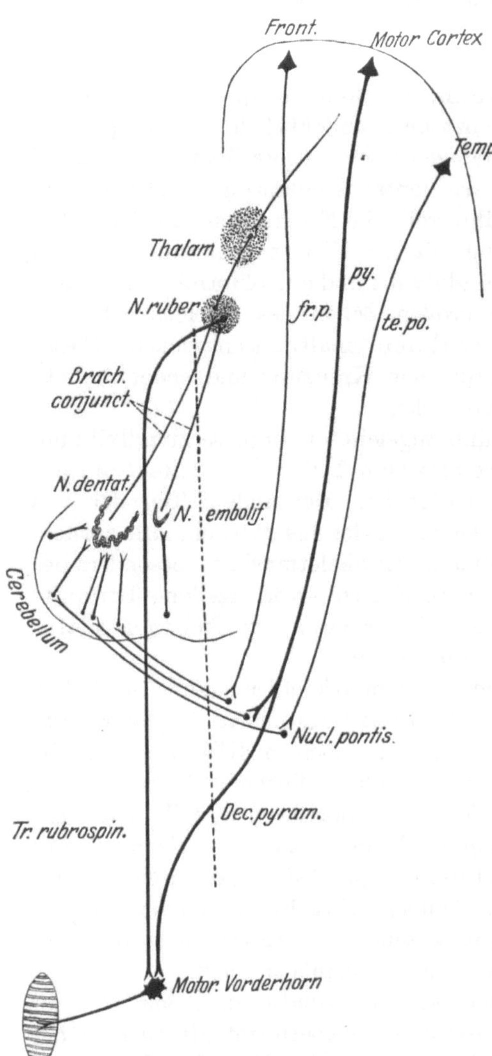

Abb. 18. Beziehungen einer Kleinhirnhälfte zur gleichseitigen Skleletmuskulatur und zur gegenseitigen Großhirnhemisphäre.
Fr. p. = frontopontine Bahn.
py. = Pyramidenbahn,
te. po. = temporopontine Bahn.

c) Funktion.

Was nun die *Funktion* des Kleinhirns anlangt, so ist man trotz der vielen darauf gerichteten Untersuchungen nicht wesentlich über das hinausgekommen, was Luciani in seinen klassischen Untersuchungen gezeigt hat. Auch heute muß als feststehend gelten, daß das Kleinhirn vor allem für die Innervation der Skeletmuskulatur von Bedeutung ist und daß jede Kleinhirnhemisphäre Erregungen zur Muskulatur der gleichen Seite abgibt.

Was die drei von Luciani unterschiedenen Perioden von Erscheinungen anlangt, die etwa *nach halbseitiger Exstirpation* des Organs zu beobachten sind, so müssen wir die *erste Periode*, die sich durch Zwangsbewegungen (Manègebewegungen, Rollbewegungen, Nystagmus) kennzeichnet, vor allem als *Folge von Nebenverletzungen*, besonders *der Vestibulariskerne* bezeichnen, die ja zum Teil in die Substanz des Kleinhirns hineinreichen. Daß wir es in diesen Erscheinungen in der Hauptsache nicht mit Folgen der Reizung oder Ausschaltung von Kleinhirnsystemen selbst zu tun haben, geht schon daraus hervor, daß isolierte Verletzung der einzelnen Kleinhirnarme, resp. der Kleinhirnrinde nicht zu diesen Symptomen führt, wie schon Dusser de Barenne mit Recht hervorhebt. Andererseits läßt sich zeigen (Spiegel), daß möglichst isolierte Verletzung der Vestibulariskerne selbst dann, wenn vorher die Labyrinthe ausgeschaltet wurden (SPIEGEL und SATO[1]), zu ganz ähnlichen Zwangsbewegungen führt, wie die halbseitige Kleinhirnexstirpation in den ersten Tagen nach dem Eingriff.

Am umstrittensten sind die Symptome der *zweiten Periode*, die LUCIANI als Folgen des Ausfalls des Organs auffaßt. Wenn auch zuzugeben ist, daß seine Resultate zum Teil durch Infektion resp. Nebenverletzungen beeinträchtigt gewesen sein mögen, so erscheint doch die jetzt sich bemerkbar machende Tendenz, die nach Halbseitenverletzung des Organs auftretende *Hypotonie* ganz zu leugnen (vgl. DUSSER DE BARENNE, RADEMAKER), etwas zu weitgehend. Es handelt sich allerdings nur um relativ leichte Grade von Hypotonie, die noch am ehesten beim Vergleich der beiden Körperhälften nach Hemiexstirpation des Organs, beispielsweise bei Messung des Dehnungswiderstandes der Muskulatur, zur Darstellung gebracht werden können, während nach Entfernung des ganzen Organs es schwer ist, leichte Tonusstörungen nach der Operation zu erkennen. Die Tatsache, daß kleinhirnlose Tiere mehrere Monate nach dem Eingriff einen guten Tonus der Extremitäten aufweisen können (RADEMAKER), beweist wohl, daß der Verlust dieses Organs in bezug auf die Tonusregulation relativ bald sehr weitgehend kompensiert werden kann, schließt aber die Bedeutung des Kleinhirns für den Tonus nicht aus. Daß auch beim Menschen eine gewisse Hypotonie nach einseitigen Kleinhirnverletzungen vorkommt, hat neuerdings besonders wieder HOLMES[2] gezeigt. Es ist darnach anzunehmen, daß das Kleinhirn den in der Medulla oblongata und Brücke ablaufenden Reflexvorgängen, welche der Tonuserhaltung dienen, nebengeschaltet ist.

Das Organ scheint aber auch dadurch für die Tonusregulation von Bedeutung zu sein, daß es, wie geschildert, durch Vermittlung der Brückenarme *corticofugale Impulse* aus der motorischen Region, dem Stirnhirn und dem Temporallappen empfängt. Die genannten Cortexanteile scheinen nun eine *hemmende* Einwirkung vor allem auf den Tonus der Strecker und Abductoren auszuüben, ein Einfluß, der, zum Teil wenigstens, *unter Vermittlung des Kleinhirns* zustande kommt. Dies macht es begreiflich, daß einerseits Reizung von bestimmten Teilen des Kleinhirns (seitliche Partien des Lobus anterior, SHERRINGTON u. a.) zu Hemmung des Streckertonus bzw. zu leichten Beugebewegungen zu führen vermag, andererseits bei Wurmverletzungen Zustände von Tonussteigerung, Opisthotonus, ähnlich wie bei der Enthirnungsstarre beobachtet wurden.

Das Kleinhirn scheint demnach in doppelter Weise an der Tonusregulation beteiligt zu sein, einerseits proprioceptive Impulse zu empfangen, welche neben den in die Substantia reticularis des Rautenhirns einströmenden tonuserhaltende Reflexe bedingen, andererseits den Streckertonus dämpfende, corticofugale Impulse an tiefere Hirnteile weiterzuleiten.

Neben der Atonie hat LUCIANI zwei weitere Erscheinungen, die *Asthenie* (Schwäche) der Muskeln und die *Astasie*, den Tremor, die Oszillationen kleinhirnloser Tiere, die besonders beim Stehen auftreten, als Kardinalsymptome des Kleinhirnausfalls betrachtet. Von diesen Erscheinungen wird auch die Asthenie von neueren Autoren (ANDRÉ-THOMAS, DUSSER DE BARENNE) geleugnet. Was die *Astasie* anlangt, so ist die Frage, ob sie wirklich einfach auf unvollständige Summation der zu den Muskeln geleiteten Einzelimpulse oder auf die

[1] Pflügers Arch. **215**. H. I/2 (1926). [2] Brain **40**, 461 (1917).

Störung der. Gleichgewichtserhaltung (MUNK) zu beziehen ist, noch umstritten. Nach RADEMAKERS Versuchen ist sie auf abwechselnde Kontraktionen der Agonisten und Antagonisten, eine Folge der Steigerung der Reaktionen auf proprio- und exteroceptive Reize, zurückzuführen. Am wichtigsten für die Erkennung der Funktion des Kleinhirns scheinen aber doch die Störungen der Muskelkoordination, die nach Abtragung dieses Organs zu beobachten sind und welche auch LUCIANI veranlaßt haben, ein weiteres Kardinalsymptom, die *Dysmetrie* (Verlust des Maßes der Bewegungen) in die Beschreibung der cerebellaren Ausfallserscheinungen aufzunehmen[1].

Nur kurz können wir hier auf den Mechanismus eingehen, der zur *Kompensation* des Kleinhirnausfalls führt. Hier hat wiederum LUCIANI die Grundlage gegeben. Exstirpierte er bei einem Hunde, dem er beispielsweise die linke Kleinhirnhälfte abgetragen hatte, nach Kompensation der diesem Eingriff folgenden Erscheinungen (nach einem halben bis einem Jahr) die der ersten Operation gegenüberliegende, also beispielsweise die rechte motorische Region, so traten wieder die alten Folgen des Verlustes der linken Kleinhirnhemisphäre auf; mit anderen Worten, die motorische Region jener Seite, welche der Kleinhirnschädigung gegenüberliegt, kompensiert zum Teil wenigstens den Verlust des ausgeschalteten Hirnteils. Doch vermögen auch außerhalb des Großhirns gelegene Apparate den Verlust des Kleinhirns auszugleichen. Zeigte ja RADEMAKER erst vor kurzem, daß auch bei großhirnlosen Hunden die Folgen der Kleinhirnexstirpation sich zurückbilden.

d) Klinische Symptomatologie[2].

Auch in der Klinik kehren in der Hauptsache jene Gesetze wieder, welche der Tierversuch gezeigt hat, die Beziehung jeder Hälfte des Organs zur Muskulatur der gleichen Seite und seine Bedeutung für Tonusinnervation und Koordination der Bewegungen. Wir wollen daher die Erscheinungen von Kleinhirnerkrankungen in zwei Gruppen teilen: I. Störungen der Tonusregulation und II. Störungen der Bewegung.

I. Tonusstörungen.

1. *Hypotonie.* Man kann manchmal auf der Seite der Erkrankung eine leichte Hypotonie feststellen, die sich in einem etwas verminderten Widerstand bei Ausführung passiver Bewegungen resp. in einem etwas tieferen Herabsinken der Hand auf der Seite der Erkrankung verraten kann, wenn man den Patienten beide Arme horizontal vorstrecken läßt. Auch der „pendelnde“ Charakter der Sehnenreflexe wird mit der Hypotonie in Zusammenhang gebracht (HOLMES).

2. Fehlen des normalen Rückstoßes, sog. REBOUND-Phänomen (STEWART-HOLMES). Man läßt den Patienten zum Nachweis dieser Erscheinung gegen den Widerstand des Armes des Arztes beispielsweise eine Beugung im Ellbogengelenk ausführen. Entfernt man nun plötzlich den Widerstand, so wird normalerweise die Bewegung im Sinne der Beugung noch ein kleines Stück weitergeführt,

---

[1] Nach RADEMAKER rufen Reize, die normalerweise eine Verkürzung oder Verlängerung des Muskels erzeugen, bei kleinhirnlosen Tieren abnorm starke Reaktionen hervor.

[2] Vgl. auch MARBURG, Jkurse ärztl. Fortbildg Mai **1928**. — HOLMES, G., Croonian lectures on cerebellum. London 1922. Lancet **202/203**.

dann aber gehemmt, wahrscheinlich infolge reflektorischer Anspannung des Antagonisten (Triceps). Bei Kleinhirnaffektionen bleibt dieser Antagonistenreflex eventuell aus und der Patient setzt nach Wegziehen des seiner Beugebewegung entgegengesetzten Widerstandes die Beugebewegung fort, so daß die Hand schließlich auf die Schulter aufschlägt.

3. Eine recht seltene Tonusstörung ist die von BABINSKI bei Kleinhirnkranken beschriebene *Katalepsie cérébelleuse,* die in der Weise nachgewiesen wird, daß man den am Rücken liegenden Patienten die Beine in Hüfte und Knie gebeugt und etwas gespreizt emporhalten läßt. Beim Normalen kommt es bald zu Ermüdung und damit zum Auftreten von Schwankungen der Beine, während bei cerebellarer Catalepsie dieselben ganz ruhig gehalten werden. Es dürfte sich hier vielleicht um einen Verlust der oben erwähnten Hemmungsmechanismen handeln, die vom Kleinhirn vermittelt werden; dies könnte zu einer leichteren Ansprechbarkeit jener Reflexmechanismen führen, welche das Innehalten einer Lage gewährleisten.

4. In ähnlichem Sinne sind vielleicht die manchmal bei Kleinhirntumoren (besonders Wurm?) beobachteten Anfälle von *Opisthotonus* und tonischen Krämpfen, besonders der Strecker der Extremitäten zu deuten.

5. Wie erwähnt, betreffen die tonushemmenden Mechanismen, in die das Kleinhirn eingeschaltet ist, nicht nur die Strecker, sondern auch die Abductoren. Bei einseitiger Kleinhirnerkrankung kann es daher zu einer stärkeren Abductionstendenz am homolateralen Arm kommen. Dies zeigt sich in der nach GÜTTICH benannten *Abweichereaktion* (vgl. BÁRÁNY, WODAK und FISCHER); dieselbe wird in der Weise geprüft, daß man den Patienten die Arme horizontal vorstrecken und die Augen schließen läßt, es deviiert dann der Arm auf der Seite der Erkrankung manchmal stärker nach außen.

6. In manchen Fällen wieder überwiegt eine *Pronationstendenz* auf der Seite der Erkrankung, die sich nachweisen läßt, wenn man die supinierten Hände horizontal vorstrecken läßt (HOFF und SCHILDER[1]), und die nach den genannten Autoren bei cerebellarer Erkrankung vielleicht noch ausgesprochener ist als bei Pyramidenaffektion (GIERLICH).

7. Auch eine *verstärkte Auslösbarkeit tonischer Hirnstammreflexe* (besonders GOLDSTEIN), z. B. der MAGNUS-DE KLEYNschen Halsreflexe (vgl. S. 252), läßt sich manchmal auf der Seite der Cerebellarerkrankung nachweisen (s. HOFF und SCHILDER[2]). Hierher gehört auch die *Übererregbarkeit* in der Auslösbarkeit *von den Stellreflexen* (vgl. S. 251) *ähnlichen Reaktionen,* z. B. die Auslösbarkeit eines Körperdrehreflexes durch Drehung des Kopfes des Patienten (GOLDSTEIN und RIESE, ZINGERLE, HOFF und SCHILDER). Es kann auch zu einer Art Enthemmung des *Vestibularapparates* kommen, die sich in einer *Übererregbarkeit* desselben auf der Seite der Erkrankung äußert. Auch die sog. *Stütz*reaktion ist bei Kleinhirnerkrankung evtl. besonders leicht auslösbar (SCHWAB und FÖRSTER in Bestätigung der Tierversuche der MAGNUSschen Schule). Bei der sog. positiven Stützreaktion löst Dorsalflexion von Fuß und Zehen eine Erhöhung der Spannung des Kniestreckers aus; die negative Stützreaktion besteht in Erschlaffung des Kniestreckers bei Plantarflexion des Fußes (analog an Hand- und Ellbogenmuskulatur).

[1] Wien. klin. Wschr. **1925**, Nr 29.

[2] HOFF u. SCHILDER, Lagereflexe des Menschen. Wien: Julius Springer 1927.

II. Bewegungsstörungen.

Die Tonusstörungen äußern sich aber nicht nur im Ruhezustand der Extremitäten, sondern auch, wie wir ja schon beim Verlust des Reboundphänomens gesehen haben, bei der Ausführung von *Bewegungen.*

Auf eine ganz ähnliche Grundlage wie das letztgenannte Phänomen ist wahrscheinlich die folgende Erscheinung zurückzuführen:

8. *Adiadochokinese.* Wie der Name ausdrückt, handelt es sich hier um die Unfähigkeit einer raschen Sukzession von Bewegungen, worunter einander folgende antagonistische Bewegungen, wie Pronation und Supination der Hand oder Beugung und Streckung der Finger gemeint sind. Die reflektorische Anspannung des Antagonisten, die besonders gegen Ende einer Bewegung hervortritt und sich im Reboundphänomen äußert, scheint die schnelle Sukzession willkürlicher antagonistischer Bewegungen zu unterstützen, so daß bei Störung dieses Antagonistenreflexes diese Bewegungen auf der Seite der Erkrankung in viel langsamerer Sukzession ausgeführt werden als auf der normalen.

Bei der Prüfung dieses Symptoms ist zunächst die physiologische Unterwertigkeit der linken Hand zu berücksichtigen.

Differentialdiagnostisch ist nicht unwichtig, auf die sog. *Pseudoadiadochokinese* hinzuweisen, welche als Folge der Verlangsamung von Einzelbewegungen, besonders bei Erkrankungen der Vorderhirnganglien, der Zentren des sog. extrapyramidalen Systems, vorkommt. Das evtl. gleichzeitige Auftreten von Tonuserhöhung (Rigor), Ruhetremor, der maskenartige Gesichtsausdruck, die Bewegungsarmut des Patienten gestatten hier die Unterscheidung von der echten Adiadochokinese.

9. Sehr deutlich zeigt das Zusammenwirken von Bewegungs- und Tonusinnervation und die Bedeutung gerade des Kleinhirns beim Ineinandergreifen dieser beiden Mechanismen der besonders von Bárány ausgearbeitete Versuch.

Dieser Báránysche *Zeigeversuch* wird in der Weise ausgeführt, daß man den Patienten mit geschlossenen Augen eine Vertikal- oder Horizontalbewegung ausführen läßt. Die Prüfung wird meistens mit ausgestrecktem Arm, also mittels Bewegungen vorgenommen, die um Achsen des Schultergelenks ausgeführt werden. Seltener benutzt man die Achse des Ellbogengelenks oder der Hand als Drehachse der Bewegung.

Der vorgezeigte Finger des Arztes stellt den Punkt dar, den der Patient zunächst mit seinem Zeigefinger zu berühren hat und der nach Ausführung der Vertikal- oder Horizontalbewegung wieder erreicht werden soll. Während dies beim Normalen leicht gelingt, zeigt sich beim Kleinhirnkranken, daß die Bewegung bei geschlossenen Augen nicht streng vertikal oder horizontal ausgeführt wird, wie der Patient beabsichtigt. Dies verrät sich dadurch, daß bei Ausführung dieser Bewegungen durch den Arm der erkrankten Seite derselbe nicht mehr zu dem durch den Finger des Arztes dargestellten Ausgangspunkt zurückkehrt. Es erfolgt in der Regel bei Ausführung von Vertikalbewegungen ein Abweichen des Armes auf der Erkrankungsseite nach außen, bei Ausführung von Horizontalbewegungen nach unten, seltener nach oben[1] (*Vorbeizeigen*). Das cerebellare Vorbeizeigen zeigt in seiner Richtung keine gesetzmäßige Beziehung zu der eines evtl. vorhandenen Nystagmus.

---

[1] Auf die Häufigkeit dieser Kombination macht besonders Goldstein aufmerksam.

Im Gegensatz hierzu tritt das spontane Vorbeizeigen bei Labyrintherkrankung an beiden Armen (und zwar zur Seite der langsamen Nystagmuskomponente) auf. Das spontane vestibuläre Vorbeizeigen läßt sich ferner vom spontanen cerebellaren dadurch unterscheiden, daß wir (neben dem spontanen) ein experimentelles Vorbeizeigen am besten durch Kalorisierung (Kältereiz S. 291) eines Ohres hervorrufen (bei Labyrinthausschaltung Reizung des gesunden Ohres). Wir sehen dann, daß das spontane vestibuläre Vorbeizeigen durch das experimentell hervorgerufene vestibuläre Vorbeizeigen verdrängt wird. Besteht z. B. bei Zerstörung des rechten Labyrinths spontanes Vorbeizeigen der Arme nach rechts, so wird dieses durch Kaltspülung des linken Ohres in Vorbeizeigen beider Arme nach links verwandelt. Das spontane Vorbeizeigen infolge destruktiver Prozesse im Cerebellum (Hemisphäre) indes wird durch experimentelles Vorbeizeigen in der Regel nicht verdrängt. Besteht z. B. im rechten Arm spontanes Vorbeizeigen nach rechts infolge rechtsseitiger Kleinhirnerkrankung, und wir kalorisieren das linke Ohr (Kaltreizung), so kommt es am rechten Arm nicht zu Vorbeizeigen nach innen (links), sondern das Vorbeizeigen nach rechts bleibt trotz guter Erregbarkeit des Vestibularis (Auslösbarkeit von Nystagmus) bestehen, oder der Arm der Herdseite geht höchstens zur Mittellinie zurück.

Auch nach Rückbildung des spontanen Vorbeizeigens (in unserem Beispiel nach außen am rechten Arm) kann das reaktive Vorbeizeigen nach Labyrinthreizung (also hier nach innen am rechten Arm) noch fehlen, wenn die entsprechenden Kleinhirnzentren zerstört sind. Liegt hingegen ein „Reizzustand" im Cerebellum vor, der beispielsweise Vorbeizeigen nach außen im rechten Arm bedingt, so läßt sich noch durch Labyrinthreizung auch in diesem Falle ein reaktives Vorbeizeigen in der Gegenrichtung (also nach innen) erzielen. Bei destruktiven Wurmerkrankungen kann evtl. die nach Labyrinthreizung zu beobachtende Falltendenz in der Richtung der langsamen Komponente (s. S. 276) ausbleiben.

Was den speziellen *lokaldiagnostischen Wert* des Vorbeizeigens anlangt, so soll schon hier hervorgehoben werden, daß es sich rasch rückbilden kann, weder regelmäßig in allen Fällen von Kleinhirnerkrankung selbst trotz ausgedehnter Läsion des Organs vorkommt, noch auch ausschließlich Symptom einer cerebellaren Affektion darstellt. Die Tatsache, daß man dieses Phänomen besonders bei *Cortexerkrankungen*, vor allem im Bereiche des Stirnhirns, finden kann, wird leicht begreiflich, wenn wir uns daran erinnern, daß das Stirnhirn durch das fronto-pontine System und weiter durch den Brückenarm Impulse zum gegenseitigen Cerebellum sendet, Impulse, die besonders im Sinne der erwähnten Hemmung der Strecker und Abductoren zu wirken scheinen (Weed). So ist denn der Zeigeversuch, der zweifellos eine Bereicherung unserer diagnostischen Mittel bedeutet, nur zusammen mit anderen cerebellaren Symptomen verwertbar.

Zur *Erklärung* des Vorbeizeigens nahm Bárány an, daß in der Kleinhirnrinde verschiedene Tonuszentren für koordinierte Bewegungen in verschiedenen Richtungen (nach oben, unten, außen und innen), resp. auch für verschiedene Gelenke gelegen seien, so daß bei Zerstörung dieser Zentren spontanes Vorbeizeigen im entgegengesetzten Sinne auftrete, während das experimentelle Vorbeizeigen in der vom betreffenden Zentrum abhängigen Richtung ausbleibe; bei Zerstörung des Zentrums für Einwärtsbewegung soll also spontanes Vorbeizeigen nach außen an homolateralen Gelenken auftreten, während sich durch Labyrinthreizung Vorbeizeigen nach innen in den betreffenden Gelenken nicht erzielen lassen soll. An Patienten, bei welchen operativ der Schädel aus anderen Gründen eröffnet worden war und Teile der Kleinhirnrinde nur von Haut und Meningen bedeckt waren, konnte BÁRÁNY tatsächlich durch passagere Lähmung der betreffenden Kleinhirnareale mittels Vereisung der darüberliegenden Haut spontanes Vorbeizeigen erzielen. Der Verwertung seiner Beobachtungen im Sinne einer genaueren Lokalisation der supponierten Richtungszentren steht allerdings entgegen, daß sich mittels dieser Methode die Grenzen des ausgeschalteten Areals nicht genau bestimmen lassen. Neuerdings macht besonders GOLDSTEIN darauf aufmerksam, daß das Vorbeizeigen in der überwiegenden Mehrzahl der Fälle nach außen, kombiniert mit Vorbeizeigen nach unten (seltener nach oben) und in allen Gelenken einer Extremität gewöhnlich in der gleichen Richtung erfolgt. Das Vorbeizeigen wird dementsprechend auf das Hervortreten einer Abductions- und Strecktendenz zurückgeführt. Eine ähnliche Tendenz, wie sie sich bei der Abweichereaktion bei einfachem Emporhalten der Arme zeigt, tritt also im BÁRÁNYschen Zeigeversuch auch bei Ausführung von Bewegungen hervor. Diese Erklärung macht die Annahme besonderer Richtungszentren im Kleinhirn überflüssig und gestattet es, die BÁRÁNYsche Zeigereaktion gemeinsam mit den übrigen Störungen der Muskelinnervation zu verstehen.

10. Unter den Bewegungsstörungen ähnelt der beim Tier beobachteten vor allem die *Dysmetrie,* der Verlust des Maßes der Bewegung. Es ist in der Regel eine *Hypermetrie,* d. h. der Patient macht die Bewegung in zu großem Ausmaße, so daß sie über das gesteckte Ziel hinausfährt. Dies zeigt sich beim Finger-Nasen-Versuch oder beim Versuch, von einem bestimmten Punkt aus eine in einer gewissen Entfernung von diesem aufgezeichnete Linie zu erreichen, oder auch in der *Schrift* des Patienten, indem dieselbe nicht nur ausfahrend sein kann, sondern der Patient manchmal sogar mit dem Schreibinstrument infolge der zu kräftigen Innervationen das Papier durchstoßen kann. Oft kann die Bewegung gegen ihr Ende zu beim Finger-Nasen-Versuch einen abgehackten, sakkadierten Charakter haben. So kann es zu einem *Tremor* von der Art eines Intentionstremors kommen; bei der Entstehung des cerebellaren Tremors mögen allerdings noch andere Faktoren, die unvollkommene Summation der Einzelimpulse, lokalisatorisch das Übergreifen des Herdes gegen die tiefen Kerne des Kleinhirns eine Rolle spielen.

11. Mit der geschilderten Bewegungsstörung scheint bis zu einem gewissen Grade die von SÖDERBERGH, SCHILDER beschriebene *Bradytelekinese* zusammenzuhängen. Es zeigt sich nämlich manchmal, daß der Patient beispielsweise bei Ausführung des Finger-Nasen-Versuches gegen Ende der Bewegung plötzlich mit derselben innehält, gleichsam als ob ein unsichtbarer Widerstand ihn aufhalten würde. Bei dem Zustandekommen dieser Erscheinung dürfte vor allem die mehr minder bewußte Tendenz, die früher geschilderte Dysmetrie zu korrigieren, von Bedeutung sein, wenn auch in einzelnen Fällen (HOLMES) eine Bradytelekinese schon ganz kurze Zeit nach einer Kleinhirnverletzung beobachtet wurde. Hier könnte eine abnorme Verkürzung der Bewegung (also die gegenteilige Störung wie bei der Hypermetrie, vgl. GOLDSTEIN) eine Rolle spielen.

12. Ein weiteres Charakteristikum der cerebellaren Bewegungsstörung stellt vor allem die von BABINSKI beschriebene *Asynergie* dar (Verlust der Zusammenarbeit verschiedener Muskelgruppen im Interesse einer bestimmten Leistung). Sie zeigt die große Bedeutung des Kleinhirns für das Zustandekommen der normalen Muskelkoordination. Läßt man beispielsweise einen Normalen im *Stehen* sich nach *rückwärts beugen*, so tritt unwillkürlich gleichzeitig mit der Anspannung der Rückenstrecker eine Innervation der Kniebeuger auf. Diese Koordination von Rumpf- und Beinmuskeln ist deshalb wichtig, weil beim Nachrückwärtsbeugen die Schwerlinie des Körpers bei gestreckten Beinen hinter die Füße fällt. Um ein Umfallen zu verhindern, ist daher eine leichte Kniebeugung notwendig, welche bewirkt, daß die Schwerlinie wiederum zwischen die Füße fällt. Beim Kleinhirnkranken kann diese unwillkürliche Innervation der Kniebeuger ausbleiben und der Patient wird als Folge dieser Asynergie nach rückwärts fallen. Besonders wichtig ist die Synergie von Rumpf- und Beinmuskulatur beim *Gang*. Es kommt nicht nur darauf an, das Schwungbein zu heben und nach vorwärts zu bringen, sondern es muß auch der Rumpf die Vorwärtsbewegung mitmachen. Bleibt diese Koppelung der Rumpfbewegung mit der der Beine aus, so wird der Rumpf gegenüber den Beinen zurückbleiben und der Patient nach rückwärts fallen, wie wir dies beim Kleinhirnkranken sehen können.

Aber auch im *Liegen* läßt sich die Asynergie nachweisen. Der am Rücken liegende Patient erhält die Aufgabe, sich aufzusetzen, während er die Arme über der Brust gekreuzt hält. Hierzu ist notwendig, daß nicht nur die Hüftbeuger innerviert werden, sondern auch die Beine an die Unterlage angedrückt werden. Beim Kleinhirnkranken kann diese Innervation ausbleiben, es bewirkt die Innervation der Hüftbeuger nun statt des Emporhebens des Rumpfes ein Emporheben der Beine, resp. des Beines der Erkrankungseite, was wir aber auch bei Hemiplegie beobachten können.

Um eine bloß *einseitige Asynergie* nachzuweisen, gibt man dem sitzenden Patienten beispielsweise die Aufgabe, mit seiner Fußspitze die etwa $^1/_2$—$^3/_4$ m vor dem Knie des Patienten und ebensoweit über dem Boden gehaltene Hand des Arztes zu berühren. Ein Gesunder vermag dies in einer einzeitigen Bewegung, ebenso auch der Kranke mit dem Fuß der gesunden Seite. Auf der Seite der Erkrankung dagegen wird diese Bewegung zerlegt, indem zuerst eine Beugung des Hüftgelenks und weiter eine Streckung im Kniegelenk erfolgt, wozu noch die Wirkung der Hypermetrie kommen kann.

Die geschilderten Bewegungsstörungen führen zu einer Art von *Ataxie*, die aber von jener Ataxie, wie sie beispielsweise bei tabischer Hinterwurzeldegeneration zu beobachten ist, geschieden werden muß. Denn im letzteren Falle ist die Ataxie auf den Verlust zentripetaler Erregungen zurückzuführen, im Falle der Kleinhirnerkrankung aber vor allem auf die Asynergie BABINSKIS, auf den Zerfall der Bewegung in einzelne Elemente, auf den Verlust des normalen Zusammenarbeitens resp. der genügend raschen Aufeinanderfolge und des normalen Maßes der Bewegungen. Dies erklärt es, daß die cerebellar bedingte Bewegungsstörung nicht in dem Maße durch Schließen der Augen verschlechtert wird, als wir es beim Tabiker beobachten. Vor allem ist die Hypermetrie weitgehend unabhängig davon, ob die Augen offen oder geschlossen gehalten werden. Aber auch die beim *Stehen* zu beobachtenden Rumpfschwankungen (meist Tendenz nach rückwärts und der Herdseite zu fallen), die durch die Asynergie der Rumpf- und Beinmuskulatur bedingt werden, werden durch Augenschluß nur relativ wenig beeinflußt, wenn es auch Fälle gibt, die ein ausgesprochenes ROMBERGsches Phänomen aufweisen.

13. Jedenfalls ist der *Gang des Kleinhirnkranken* relativ leicht von dem des Tabikers zu unterscheiden. Während der letztere schleudernde Bewegungen der Beine ausführt, zeigt der Kleinhirnkranke einen Gang, den man mit Recht mit dem eines Betrunkenen vergleichen kann. Der Rumpf schwankt hin und her und der Patient sucht, um sich trotz dieser Rumpfschwankungen aufrechterhalten zu können, unter möglichster Spreizung der Beine zu gehen. Weiterhin kann es in manchen Fällen zu einem Abweichen von der geraden Richtung nach einer bestimmten Seite, meist der Seite der Erkrankung hin kommen oder es kann die oben geschilderte Asynergie zu der Tendenz führen, nach rückwärts zu fallen.

14. Die angeführten Störungen der Bewegung verraten sich natürlich auch bei komplizierten Innervationen, wie sie der *Sprache* und Schrift zugrunde liegen. Es kommt vor allem zu einer Verlangsamung der Sprache, resp. einer skandierenden Sprache, wie sie ähnlich bei multipler Sklerose beobachtet wird; diese Sprachstörung erscheint nicht unbegreiflich, wenn wir bedenken, eine wie schnelle Sukzession von Bewegungsimpulsen beim Sprechen notwendig ist, und uns weiter erinnern, daß gerade die rasche Aufeinanderfolge antagonistischer Bewegungen beim Kleinhirnkranken gestört sein kann (s. oben Adiadochokinese). Auch eine Asynergie resp. Dysmetrie der Sprechmuskulatur könnte beteiligt sein. Die Sprachstörung scheint vor allem bei doppelseitigen Herden (vgl. BROUWER-COENEN), bei Einbeziehung der Lobi semilunares aufzutreten. In der *Schrift* wieder kann sich außer dem Tremor, resp. unabhängig von ihm, die Hypermetrie (vgl. oben) und die Adiadochokinese verraten.

Die Symptome, von welchen wir bisher gesprochen haben, sind, entsprechend unseren Darlegungen über die Funktion des Kleinhirns, Störungen der Haltung und der Bewegung. Damit scheint im ersten Augenblick in einem gewissen Widerspruch zu stehen, daß auf der Seite der Kleinhirnläsion auch eine Art Empfindungsstörung beobachtet wurde, die sich in

15. *Störungen der Schätzung von Gewichten* verrät (LOTMAR). Es kann sowohl eine Unter- wie eine Überschätzung der Gewichte auf der Seite der Kleinhirnerkrankung vorkommen. Dieses Phänomen steht aber mit der Lehre von der ausschließlichen Bedeutung des Kleinhirns für die Regulation zentrifugaler Innervationen nur scheinbar im Widerspruch. Denn es ist zu bedenken, daß das auf die Hand gelegte Gewicht eine reflektorische Anspannung der Armmuskeln auslöst, daß ferner der Patient zur Schätzung des Gewichts willkürlich die das Gewicht haltenden Muskeln anspannt und die Grundlage für die Gewichtsschätzung die sensiblen Erregungen darstellen, welche von der das Gewicht haltenden Muskulatur zum Zentrum geleitet werden. Ist nun aber der Tonus dieser Muskulatur gestört, so kann es leicht zu Störungen der Gewichtsschätzung in der einen oder anderen Richtung kommen. Der differentialdiagnostische Wert der Gewichtsprüfung wird jedenfalls dadurch sehr beeinträchtigt, daß auf der Seite der Kleinhirnerkrankung sowohl eine Unter- wie eine Überschätzung von Gewichten beobachtet werden kann. Eher dürfte der Vergröße-

rung der Unterschiedsschwelle auf der Seite der Erkrankung (GOLDSTEIN) ein Wert zukommen.

Mit der Störung der Tonusinnervation dürfte vielleicht auch die von GOLDSTEIN beobachtete *Lokalisationsstörung* zusammenhängen. Berührt man Hautpunkte auf der Seite der Erkrankung, so lokalisiert der Patient in der Regel die Berührung weiter außen, also im Sinne des Vorbeizeigens resp. der Abweichereaktion.

16. Zu den geschilderten Kleinhirnsymptomen kommt eine Gruppe von Symptomen, die wir als *Nachbarschaftserscheinungen* deuten müssen. Hierzu dürfte zunächst die sog. cerebellare *Parese* gehören. Es ist klar, daß bei raumbeschränkenden Prozessen im Bereiche des Kleinhirns leicht eine Druckwirkung auf die Pyramidenbahn der gleichen oder der Gegenseite ausgeübt werden kann und daß es dadurch zu Störungen von seiten dieses Systems kommen kann. Man hat zur Unterscheidung einer echten cerebellaren, auf den Ausfall des Organs selbst zu beziehenden von einer durch Affektion der Pyramidenbahn bedingten Parese das Fehlen von Reflexsteigerung bzw. des BABINSKIschen Zehenphänomens im ersteren Falle zu verwerten gesucht (vgl. besonders MANN). Jedoch ist es schwer, auch für diese Fälle eine Affektion der Pyramidenbahn mit voller Sicherheit auszuschließen, da wir ja wissen, daß auch bei Erkrankung des corticospinalen Neurons initial eine schlaffe Lähmung ohne BABINSKIsches Zehenphänomen auftreten kann.

Sicher als Nachbarschaftssymptom zu deuten sind Symptome (teils Lähmungs-, teils Reizerscheinungen) von seiten einzelner *Hirnnerven*, beispielsweise Pulsanomalien (Vagus!), Trigeminusneuralgie, Verlust des Cornealreflexes, Abducens-, Facialisparese, Störungen von seiten des Octavus, die aber in der Regel geringer sein werden als bei Kleinhirnbrückenwinkeltumoren. Blicklähmung weist auf Kompression des hinteren Längsbündels. Der meist zur Herdseite schlagende *Nystagmus* bei Kleinhirnerkrankungen dürfte in der Mehrzahl der Fälle ebenso wie der *Drehschwindel*[1] der Patienten auf einer Schädigung der in die Substanz des Kleinhirns hineinragenden Vestibulariskerne (durch Druck, Infiltration, kollaterales Ödem LUND) beruhen, wenn auch nicht zu übersehen ist, daß Anhaltspunkte vorhanden sind, die auf eine regulatorische (hemmende) Wirkung zentrifugaler Kleinhirnbahnen auf die Erregbarkeit der Labyrinthkerne hinweisen (vgl. S. 37. RUTTIN hat besonders an den Tractus fastigiobulbaris gedacht). So konnten SPIEGEL und DÉMÉTRIADES[2] zeigen, daß im Stadium der Kompensation des nach einseitiger Labyrinthexstirpation auftretenden, zur Gegenseite gerichteten Nystagmus Verletzungen der Kleinhirnrinde bei histologisch geprüfter Intaktheit der Kleinhirnkerne und der rhombencephalen Vestibularisendigungen einen zur Seite der Labyrinthexstirpation gerichteten Nystagmus auszulösen vermögen (Manifestwerden des erhöhten Erregungszustandes der Vestibulariskerne auf der Seite der Labyrinthausschaltung [s. S. 273] durch Wegfall cerebellarer Hemmungen).

Die *Sehnenreflexe* können infolge Druckwirkung herdkontralateral oder gleichseitig gesteigert sein; manchmal haben sie pendelnden Charakter, was vielleicht Ausdruck der cerebellar bedingten Hypotonie ist (HOLMES).

[1] Eine sichere Gesetzmäßigkeit der Richtung dieses Schwindels besteht nicht. Kopfbewegung pflegt ihn zu verstärken.

[2] Z. Hals- usw. Heilk. **19**, H. 3 (1927); daselbst weitere Literatur.

Von den geschilderten Symptomen werden in der Regel nicht alle in einem speziellen Fall zu finden sein, zumal viele Ausfallserscheinungen, z. B. das Vorbeizeigen, schon nach einigen Tagen kompensiert werden und selbst große Kleinhirndefekte manchmal fast symptomlos verlaufen können. Man wird daher gut tun, systematisch nach all den geschilderten Symptomen zu suchen, da erst die Kombination mehrerer der geschilderten Erscheinungen auf das Vorhandensein einer Kleinhirnerkrankung hinweist, aus dem Bestehen eines einzelnen dieser Symptome allein nie die Diagnose einer Kleinhirnerkrankung gestellt werden kann.

Aber auch bei Vorhandensein von Erscheinungen, die mit großer Wahrscheinlichkeit auf das Befallensein des Kleinhirns hinweisen, wird man sich des *Trügerischen dieser Symptome* bewußt sein müssen. Kommen ja immer wieder Fälle vor, bei welchen auf Grund solcher Symptome ein Kleinhirntumor diagnostiziert und die Indikation zur Operation gestellt wird, während in Wirklichkeit eine Erkrankung des gegenseitigen *Stirnhirns* vorliegt, wie evtl. nachträglich der Autopsiebefund zeigt. Diese Ähnlichkeit im klinischen Bilde von Erkrankungen einer Kleinhirnhälfte mit denen des gegenseitigen Stirnhirns ist angesichts der Tatsache, daß das Stirnhirn mittels des fronto-pontinen Systems und weiter der Brückenarme der gegenseitigen Kleinhirnhälfte Impulse zusendet, so daß es zu einer Diaschisiswirkung auf dieses Organ kommen kann, nicht unverständlich. Zur Vermeidung dieser Fehldiagnose sind vor allem heranzuziehen: die Berücksichtigung der Klopfempfindlichkeit des Schädels im Bereiche der Stirne oder des Hinterhauptes, das Vorkommen von Vertiefungen der Impressiones digitatae am Os frontale oder am Os occipitale, evtl. auch die Ergebnisse der Ventriculographie, die bei Stirnhirntumor Asymmetrien resp. seitliche Verlagerung der Seitenventrikel, bei Kleinhirntumor einen ziemlich gleichmäßigen Hydrocephalus beider Seitenventrikel und auch eine Vergrößerung des III. Ventrikels aufdecken kann. Auch die Geruchsprüfung, die eine Anosmie auf der Seite der Stirnhirnaffektion zeigen kann, sowie das stärkere Hervortreten psychischer Störungen bei Stirnhirnerkrankung ist heranzuziehen (vgl. S. 65). Bezüglich der Verwendung der Doppelspülung s. S. 293.

Praktisch wichtig ist ferner die Tatsache, daß die *multiple Sklerose* mit einer Affektion des Kleinhirns einsetzen kann, so daß in solchen Fällen fälschlicherweise aus der Annahme eines Kleinhirntumors die Indikation zu einer Operation gestellt werden kann. Hier muß eine genaue Anamnese (frühere, vorübergehende Nervensymptome!), bzw. Prüfung des gesamten Nervensystems, Fundusuntersuchung (Stauungspapille resp. Neuritis optica häufig bei Kleinhirntumor, selten bei multipler Sklerose), vor der Fehldiagnose zu schützen suchen. Schließlich kann *Hydrocephalus, Meningitis serosa* einen Kleinhirntumor vortäuschen.

Ist es oft schon schwer, die Diagnose einer Kleinhirnaffektion mit Sicherheit zu stellen, so erwachsen noch größere Schwierigkeiten bei Beantwortung der für den Operateur oft so wichtigen Frage nach einer genauen *Lokalisation in bestimmten Teilen des Organs.* Hier hat die anatomische Forschung von Bolk eine gewisse Grundlage gegeben. Seine vergleichend-anatomischen Studien führten ihn zu der Auffassung, daß die unpaaren Abschnitte des Körpers in den mittleren Kleinhirnpartien vertreten seien, und zwar der Kopf im Lobus anterior, der Hals im Lobulus simplex, der Rumpf im Lobus posterior medianus, während er die Lobi ansiformes für die Extremitäten, und zwar das Crus primum für die vordere, das Crus secundum für die hintere in Anspruch nimmt. Diese Anschauungen haben durch Tierversuche, besonders von RIJNBERK, ROTHMANN u. a., eine gewisse Bestätigung gefunden. So hat man beispielsweise nach Exstirpation des Lobus anterior eine Astasie des Kopfes, nach Ausschaltung des Crus primum Dysmetrie der homolateralen vorderen Extremität im Tierversuch festgestellt.

Weiterhin hat BÁRÁNY versucht, auch beim Menschen mit Hilfe seines Zeigeversuches eine genauere Lokalisation einzelner Körperteile resp. einzelner Bewegungsrichtungen im Bereiche des Kleinhirns vorzunehmen. Er untersuchte, wie schon oben erwähnt, zu diesem Zweck Fälle, in welchen aus anderen Gründen eine Trepanation über dem Kleinhirn vorgenommen worden war und bei denen also das Organ nur von den Hirnhäuten und der Körperdecke überkleidet war. Hier schien es möglich, durch Abkühlung der betreffenden Hautpartien mittels Chloräthylspray auch eine Kältelähmung der darunterliegenden Kleinhirnabschnitte zu erzielen. Es ist klar, daß eine scharf umschriebene Ausschaltung bestimmter Kleinhirnabschnitte nach Art des physiologischen Experimentes durch diese Methode nicht möglich ist, so daß diese an sich sehr interessante Methode zu keinen gesicherten lokalisatorischen Daten führen konnte.

Eine topische Lokalisation innerhalb der Kleinhirnrinde erscheint daher beim Menschen vorderhand nur insoweit möglich, als man Erkrankungen der medianen Partien von denen der Hemisphären unterscheiden kann. Die ersteren werden vor allem zu Symptomen von seiten des Kopfes und Rumpfes, also besonders zu Störungen beim Gehen und Stehen führen, die letzteren zu homolateralen Tonus- und Bewegungsstörungen von seiten der Extremitäten (nach MILLS und WEISENBURG obere Extremität im Oberlappen, untere Extremität im Unterlappen lokalisiert).

Die abnorme Kopfhaltung ist zur feineren Lokaldiagnose kaum zu verwerten[1]. Falltendenz nach vorn soll eher auf den Oberwurm, nach rückwärts auf den Unterwurm weisen (SVEN INGVAR, MARBURG). Die Korrelation zwischen Arm- und Kopfhaltung soll nach M. H. FISCHER und O. PÖTZL[2] eine Leistung der Biventerregion sein.

Was die *Kleinhirnarme* anlangt, so verrät sich die Affektion des *unteren* Kleinhirnschenkels (*Corpus restiforme*) in homolateralen, ataktisch-dysmetrischen Störungen, bzw. manchmal in Falltendenz vor allem zur Seite der Erkrankung, die aber z. T. auf die benachbarte spinale Acusticuswurzel (S. 22) zu beziehen ist. Die Diagnose einer Erkrankung der *Brücke* kann schon durch das Betroffensein der diese Region durchziehenden langen Bahnen und Hirnnervenwurzeln gestellt werden, hier kommen vor allem die verschiedenen Typen von Hemiplegia alternans, gleichseitige Facialis-, Abducenslähmung resp. Anästhesie im Gesicht, kombiniert mit spastischer Hemiparese bzw. Hemianästhesie der gegenseitigen Extremitäten in Betracht (vgl. S. 26 und Abb. 11 u. 12). Sehr ausgesprochene Erscheinungen macht eine Affektion des *oberen Kleinhirnarmes*, des Dentatus-Brachium conjunctivum-Nucleus ruber-Systems. Die Läsion der genannten Gebilde

[1] Nach STENVERS (Ges. dtsch. Nervenärzte Kassel 1925) soll Neigung des Kopfes nach hinten eher bei Tumoren ober dem Tentorium, Kopfneigung nach vorn eher bei subtentoriellen Tumoren vorkommen.

[2] Z. Neur. **119**, 163 (1929).

erzeugt vor allem unwillkürliche, choreatisch-athetotische Bewegungen und Tremor. Wie noch auszuführen sein wird, scheint der Ausfall der cerebellofugalen Impulse zu einer Enthemmung der von den Vorderhirnganglien aus innervierten, unwillkürlichen Bewegungen zu führen.

Symptome von seiten der Brücke und des verlängerten Marks können sich mit denen von seiten des Kleinhirns kombinieren, und zwar, abgesehen von Tumoren der genannten Hirnteile selbst, in zwei Gruppen von Fällen: Bei *Ventrikeltumoren* und solchen des Kleinhirnbrückenwinkels. Was die erstgenannten Tumoren (Ependymome, Tumoren des Plexus chorioideus, Cysticerken) anlangt, so können Erscheinungen von seiten des Kleinhirnwurmes (taumelnder Gang, Falltendenz nach rückwärts) mit ein- oder doppelseitigen Symptomen seitens der verschiedensten am Boden der Rautengrube gelegenen Hirnnerven gepaart sein. Die Affektion der Vestibulariskerne führt nicht nur zu Spontannystagmus von wechselnder Richtung, sondern auch zu menièriformen Anfällen (Drehschwindel, Erbrechen), die besonders auftreten, wenn der Patient seine Lage wechselt, z. B. sich aus dem Liegen aufsetzt (gelegentlich auch bei Kleinhirntumoren, vgl. Bruns). Abducens- und Facialisparese, Pulslabilität, ja auch Symptome von seiten der motorisch-somatischen Vagus-Fasern können daneben bestehen; auch Blicklähmung durch Druck auf das hintere Längsbündel, Oculomotoriussymptome (Ptosis) infolge Fortpflanzung des Druckes auf den Boden des Aquädukts wurden beschrieben, während der Opticus resp. dessen Papille relativ gering beteiligt sind. Daß ein solcher Tumor die Liquorzirkulation stören und damit zu Hydrocephalus führen kann, dessen Grad evtl. durch Lagewechsel beeinflußt werden kann, bedarf wohl keiner weiteren Erklärung. Mit einer solchen akuten Zunahme des Hydrocephalus wird auch in Zusammenhang gebracht, daß in manchen Fällen anfallsweise tonische Krämpfe bei Lagewechsel auftreten (Druck auf die mesencephalen, tonusregulierenden Apparate?). Mit dem Schwanken der Druckwirkung, resp. der Störung der Liquorzirkulation bei Änderungen in der Lage eines solchen Tumors wird auch das als charakteristisch angesehene Schwanken der Intensität der Symptome in Zusammenhang zu bringen sein.

Wegen ihrer größeren Häufigkeit und Operabilität praktisch viel wichtiger als die Ventrikeltumoren sind die des *Kleinhirnbrückenwinkels*, resp. die Acusticustumoren. Diese sind meist *Neurinome* (Wucherungen der Schwannschen Scheidenzellen); sie gehen relativ häufig vom N. vestibularis aus (Henschen). Diese Geschwülste bewirken zunächst Erscheinungen von seiten des Nervus octavus, im Beginn vor allem Reizerscheinungen durch Druck, mit zunehmender Lähmung der Fasern durch die Kompression immer mehr Ausfallserscheinungen. So kommt es von seiten des *Cochlearis* zu subjektiven Ohrgeräuschen, weiter zu Schwerhörigkeit und Taubheit auf der Herdseite (über die Details des Cochlearisbefunds vgl. S. 220 u. 224), von seiten des *Vestibularis* zu Schwindelsymptomen, dauernder Unsicherheit (Fallneigung zur Herdseite) oder Anfällen von Drehschwindel, horizontalem resp. gemischt horizontal-rotatorischem Nystagmus, der bei Ausschaltung des Nerven (Unerregbarkeit des Labyrinths auf dieser Seite!) meist zur gesunden Seite, bei Reizung desselben oder Mitbeteiligung der rhombencephalen Zentren zur Herdseite schlägt[1]. Die Octavussymptome können (vielleicht infolge

[1] Vgl. L. Reys, Rev. d'Otol. etc. **1927**, 855.

akuter Zirkulationsstörung im Labyrinth durch Schwankungen in der Druckwirkung des Tumors) anfallsartig, nach Art von Menière-Attacken auftreten, in welchen es nicht nur zu Ohrensausen, Schwindel, Erbrechen, Nystagmus, Gleichgewichtsstörungen (Falltendenz zur Herdseite), sondern auch zu Bewußtseinsverlust (Hirnanämie infolge der vestibulär ausgelösten reflektorischen Blutdrucksenkung?) und allgemeinen Krämpfen kommen kann. Die enge Nachbarschaft des Nervus facialis macht dessen Mitbetroffensein leicht begreiflich. Die weiteren Symptome hängen von der Wachstumsrichtung des Tumors ab (vgl. Pfeile in Abb. 19). Meist erstreckt sich dieser oralwärts, so daß es auf der Herdseite zu Neuralgien im Bereiche des Trigeminus, besonders im I. Ast, bzw. Sensibilitätsstörungen im Gebiete dieses Nerven, Verlust des Cornealreflexes, evtl. Schwäche der Kaumuskeln kommt. Ein lateralwärts gerichtetes Wachstum wird herdgleichseitige Erscheinungen von seiten der Kleinhirnhemisphäre (Adiadochokinese, Dysmetrie vgl. S. 38 u. 40), der Druck nach medial Abducensparese hervorrufen. Durch Druck nach caudal kommt es weniger zu Störungen von seiten des IX. als vor allem des X. Hirnnerven; dies kann sich vor allem am Herzen, und zwar in Bradykardie als Reiz-, Tachykardie als Lähmungssymptom, resp. einer auffallenden Labilität des Pulses (Marburg) verraten. Besonders die letztgenannten Symptome sind zu beachten, da sie die Prognose der Operation verschlechtern.

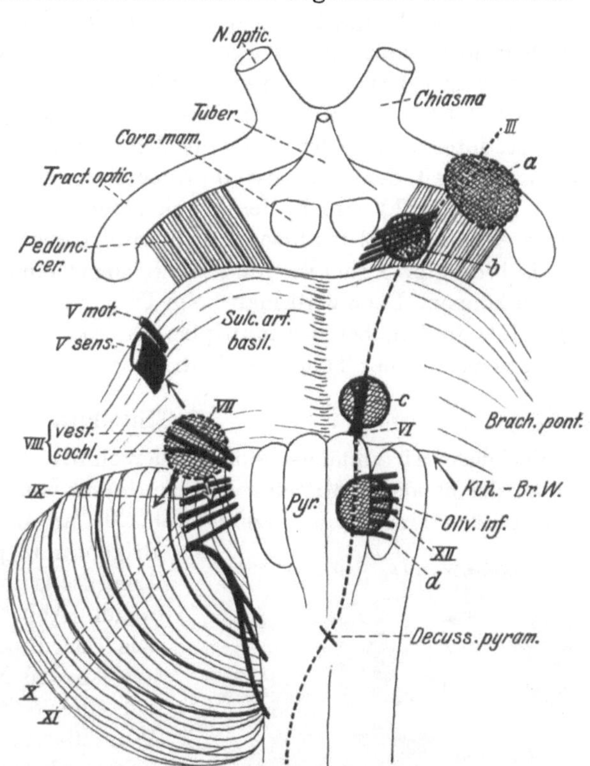

Abb. 19. Ventralansicht des Hirnstamms mit Kleinhirnbrückenwinkel (*Klh.-Br.W.*) Pyramidenbahn gestrichelt.

Läsion bei *a:* kontralaterale Tractushemianopsie
b: homolaterale Oculomotoriusparese
c: homolaterale Abducensparese
d: homolaterale Hypoglossusparese
(b–d) kombiniert mit kontralateraler, spastischer Extremitätenlähmung.

Bemerkenswert ist, besonders gegenüber Brückenherden, daß bei diesen Tumoren die langen, intrapontinen Systeme gegenüber dem Druck des Tumors relativ resistenter sind als die Hirnnerven, so daß es meist nur zu geringgradiger Steigerung der Patellarreflexe resp. Sensibilitätsstörungen im Bereiche des Körpers kommt. Die Diagnose kann manchmal dadurch erschwert werden, daß auch die Hirnnerven der Gegenseite, der Trigeminus, Abducens oder Facialis, im Sinne der Reizung oder Lähmung durch Druck oder Zerrung betroffen sein können, ja daß es auch zu Störungen von seiten des kontralateralen Innenohres, wahrscheinlich durch Beeinträchtigung der Zirkulation in demselben, kommen kann, Störungen, die aber in der Regel doch nicht die Hochgradigkeit der Octavussymptome auf der Herdseite erreichen.

Differentialdiagnostisch kommen zunächst verschiedene andere im Kleinhirnbrückenwinkel oder dessen Nachbarschaft sich abspielende Prozesse (Gefäßprozesse, Lues, vor allem aber die Meningitis serosa), aber auch Tumoren fernab liegender Hirnpartien, z. B. des Stirnhirns in Betracht, zumal da es beim Kleinhirnbrückenwinkeltumor (wahrscheinlich infolge des begleitenden Hydrocephalus) sogar zu einer Mitbeteiligung des Olfactorius kommen kann. Andererseits kann ein Stirnhirntumor die Symptome eines Brückenwinkeltumors vortäuschen. Hier wird die Berücksichtigung der lokalen Klopfempfindlichkeit (bei Winkeltumoren über dem Mastoid), des Röntgenbefundes (Erweiterung des Meat. auditor. internus auf der Seite des Brückenwinkeltumors), vor allem aber die Hochgradigkeit der Octavussymptome zur Diagnose verhelfen. Schließlich ist sogar multiple Sklerose in den Bereich der Erwägungen zu ziehen, zumal diese Tumoren manchmal (wahrscheinlich infolge regressiver Veränderungen und dadurch bedingter Druckverminderung) sogar einen remittierenden Verlauf aufweisen können. Doch wird man beim Tumor meist Hirndrucksteigerung (Fundusbefund![1]) finden, bei der multiplen Sklerose nach einiger Zeit Symptome von seiten verschiedener Teile des Zentralnervensystems nachweisen können.

8. Mittelhirn.

Verfolgen wir zunächst einige Querschnitte von caudal nach oral, so sehen wir an der caudalen Mittelhirngrenze dorsal vom Aquaedukt die Kreuzung der austretenden Trochleariswurzeln (Abb. 20), an einem Schnitt durch das C. quadrigeminum posterius die Einstrahlung des Lemniscus lateralis in den hinteren Vierhügel (Abb. 21). Wir beobachten ferner, wie das Brachium conjunctivum (Bindearm) in das Mittelhirn eintritt und schließlich die Seite kreuzt. Wir können die Wurzelfasern des Nervus trochlearis weiter nach oralwärts in lateralen Abschnitten des zentralen Höhlengraues um den Aquaeductus Sylvii immer weiter ventral antreffen, bis sie schließlich ihren Ursprungskern, den in das hintere Längsbündel eingebetteten Trochleariskern, im vordersten Abschnitt des hinteren Vierhügels erreichen. Der Oculomotoriuskern findet sich in weiter oral gelegenen Ebenen des vorderen Vierhügels, seine Wurzeln durchsetzen das hintere Längsbündel, bzw. den Bindearm nach seiner Kreuzung in ventral gerichtetem Verlauf, um medial vom Pes pedunculi auszutreten (Abb. 22).

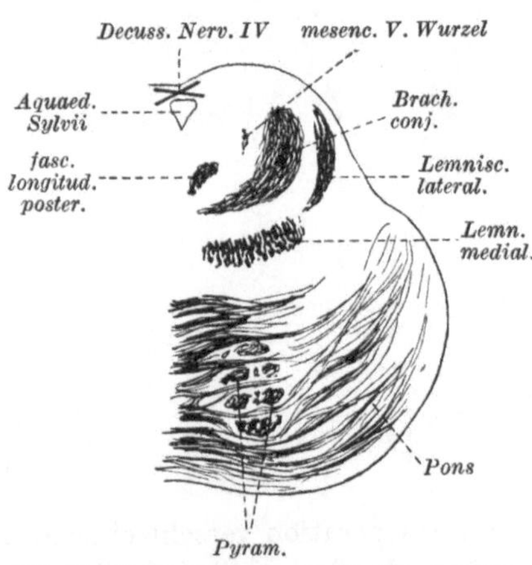

Abb. 20. Querschnitt *f*, durch die caudale Mittelhirngrenze (Austritt des N. trochlearis; etwa $1^1/_2$fach vergrößert).

Die im Lemniscus lateralis geleiteten cochlearen Impulse treten nur zum Teil in das Dach des hinteren Vierhügels ein, das bloß Reflexfunktionen (beim Menschen

[1] Allerdings kann ausnahmsweise auch bei multipler Sklerose das Bild der Stauungspapille gefunden werden.

wenigstens) zu dienen scheint; der dem bewußten Hören dienende Anteil begibt sich dagegen direkt im Arm des hinteren Vierhügels zum inneren Kniehöcker. So kommt es, daß Herde im Dach des hinteren Vierhügels höchstens zu geringgradigen und vorübergehenden Hörstörungen führen, erst das Übergreifen auf den Lemniscus lateralis. resp. den Arm des hinteren Vierhügels Hörstörungen zur Folge hat (Siebenmann, vgl. S. 211 u. 220).

Das Dach des *vorderen Vierhügels* (vgl. Abb. 58) ist ein Reflexzentrum, das afferente Impulse aus dem Opticus (im Stratum zonale und Stratum opticum) und aus dem Rückenmark (im Stratum lemnisci) erhält und aus seinem tiefen Mark zentrifugale Bahnen, den Tractus tectobulbaris und tectospinalis zur Oblongata und zum Rückenmark entsendet. Diese Bahnen kreuzen z. T. in der sog. Decussatio Meynert.

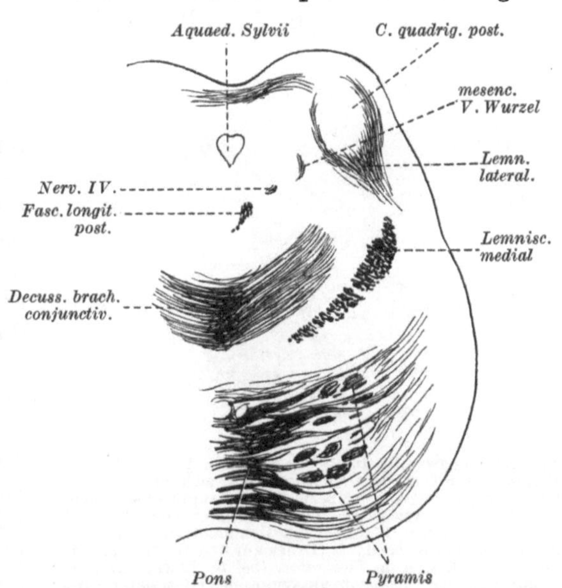

Abb. 21. Querschnitt *g*, durch den hinteren Vierhügel. (2,6 fache Vergrößerung.)

Ventral von dieser finden wir die *Forelsche Kreuzung*, welche von dem Rubrospinaltrakt dargestellt wird. Das Ursprungsgebiet dieses Systems stellt die Pars magnocellularis des *Nucleus ruber* dar, während die Pars parvicellularis dieses Kerns Erregungen an den Thalamus und damit weiter an das Vorderhirn abgibt. Der Nucleus ruber erhält afferente Impulse einerseits aus dem Kleinhirn (durch den Bindearm), andererseits aus dem Globus pallidus, also aus den Vorderhirnganglien, schließlich auch labyrinthäre Erregungen, wahrscheinlich zum Teil auf dem Weg über das hintere Längsbündel (vgl. S. 234), zum Teil durch Bahnen der Formatio reticularis. Nach den Versuchen von Magnus und Rademaker ist der Nucleus ruber als Zentrum der Labyrinthstellreflexe (vgl. S. 253) und als ein wichtiger Regulator der Tonusinnervation der Skeletmuskulatur zu betrachten; die Durchschneidung seiner efferenten Fasern durch Sagittalspaltung der Forelschen Kreuzung führt zu Verlust der Labyrinthstellreflexe und zu Tonussteigerung, insbesondere im Bereich der Extensoren.

Die ventral vom Nucleus ruber anzutreffende *S. nigra Soemmeringi* dürfte nach Erfahrungen aus der Pathologie, beim Menschen wenigstens, ebenfalls einen gewissen tonushemmenden Einfluß haben; Versuche von Spiegel und Környey lassen daran denken, daß hier befindliche Systeme Haltungsänderungen innervieren, welche mit dem Übergang vom ruhigen Stehen zur Lokomotion in Beziehung sind; nach den Tierversuchen Economos steht die Subst. nigra auch mit den zentralen Mechanismen des Kauaktes in Verbindung.

Bezüglich des Arms des hinteren Vierhügels, der cochleare Erregungen zum Corpus geniculatum mediale leitet, und des Arms des vorderen Vierhügels, der einen Teil des afferenten Schenkels des Lichtreflexes darstellt, sei auf die betreffenden Abschnitte (S. 173 u. 210) verwiesen.

Symptomatologisch[1] unterscheidet man im Vierhügelgebiet drei Zonen, das Dach (Tectum) dorsal, den Pes pedunculi ventral und die dazwischen gelegene Haube (Tegmentum, Abb. 22).

Erkrankungen im Bereich des *Tectum* des vorderen Vierhügels machen sich vor allem durch meist beiderseitige, inkomplette Affektionen des ventral angrenzenden Oculomotoriuskerngebietes bemerkbar (Blickkrämpfe, besonders nach aufwärts, als Reizerscheinung oder Augenmuskelparesen im Bereich des genannten Nerven, zumal des Sphincter pupillae [Anisocorie], der Lidheber, Aufwärtswender resp. Konvergenzlähmung, vgl. S. 152 u. 168). Die Beiderseitigkeit des Betroffenseins der Oculomotorius-Kerne wird durch ihre benachbarte Lage, die Unvollkommenheit der Lähmungserscheinungen durch ihre große kraniocaudale Ausdehnung erklärt. Vom hinteren Vierhügeldach aus können natürlich der Trochlearis-Kern resp. dessen Wurzeln betroffen werden, so daß der Obliquus superior ein- oder doppelseitig gelähmt wird. Ein besonders signifikantes Symptom von Erkrankungen in der Nachbarschaft des Aquaeductus Sylvii resp. des III. Ventrikels (vgl. unten) ist die Schlafsucht der Patienten, wie besonders die Fälle von Encephalitis epidemica (lethargica) gezeigt haben. Eigensymptome von seiten des Vierhügeldaches sind dagegen nicht bekannt. Doch ist die Diagnose raumbeschränkender Affektionen dieser Region relativ leicht zu stellen, wenn durch den Druck nicht nur die Oculomotoriuskerne, sondern (meist erst im weiteren Verlauf) auch das über den Vierhügeln gelegene Cerebellum geschädigt wird. Es kommt dann zu dem von NOTHNAGEL beschriebenen Syndrom: cerebellarer Ataxie, kombiniert mit beiderseitiger, inkompletter Augenmuskellähmung. Durch Verschluß des Aquädukts kann ein Hydrocephalus der Seitenventrikel und des III. Ventrikels hinzukommen.

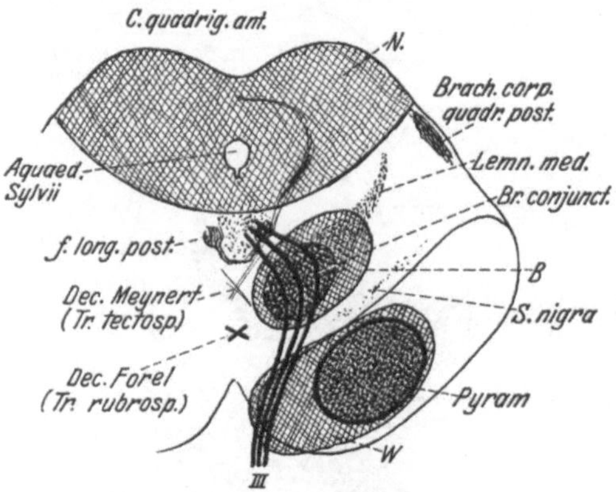

Abb. 22. Querschnitt durch den vorderen Vierhügel (etwa $1^1/_2$ fach vergrößert). Oculomotoriuskern, zwischen den hinteren Längsbündeln, nicht bezeichnet. Raumbeschränkende Affektion im Bereiche des *Tectum* (Gebiet von *N*, NOTHNAGELS Syndrom): Beiderseitige Oculomotoriussymptome, kombiniert mit cerebellaren (Druck auf den Wurm, vgl. Abbildung 6). Läsion im *Tegmentum* (bei *B*, BENEDIKTS Syndrom): homolat. Oculomotoriussymptome, contralateral Hemianästhesie und choreatisch-athetotische Unruhe. Läsion des *Pes pedunculi* (bei *W*, WEBERS Syndrom): homolaterale *III*-Parese, contralaterale Extremitätenlähmung, eventuell auch Parese im Bereiche des Nerv. *VII* und *XII*.

Unter den Tumoren, welche das NOTHNAGELsche Syndrom hervorrufen können, nehmen die der *Glandula pinealis* eine besondere Stellung ein, indem sie, bei Kindern wenigstens, zum Symptom der *Macrogenitosomia praecox*, zu einer frühzeitigen Entwicklung der Genitalien und der sekundären Geschlechtsmerkmale, auch zu psychischer Frühreife führen können, was besonders MARBURG als Folge des Verlustes einer von dieser Drüse normalerweise ausgeübten Hemmung auf die Genitalentwicklung auffaßt, von anderen wieder auf die Natur der Tumoren in diesen Fällen (oft Teratome) zurückgeführt wird.

[1] Vgl. O. MARBURG, Wien. klin. Wschr. **1905**, Nr 21/22.

Die Symptomatologie des *Pes pedunculi* ist leicht begreiflich. Es kommt zum WEBERschen Syndrom: homolateraler Oculomotoriusparese, kombiniert mit kontralateraler, spastischer Extremitätenlähmung (Pyramidenläsion). Die corticofugale Bahn zu den caudal gelegenen Hirnnerven kann natürlich gleichzeitig affiziert sein, so daß Facialis und Hypoglossus ebenso wie die Extremitäten herdkontralateral gelähmt sein können.

Im oralen Teil wird der Pedunculus vom Tractus opticus umschlungen; daher wird eine Läsion an dieser Stelle der Hirnbasis gegenseitige Extremitätenlähmung und Tractushemianopsie zur Folge haben (WERNICKE, vgl. S. 111 und Abb. 19). Greift ein solcher Herd auf die oralsten Bündel des austretenden Oculomotorius über, so ist dieses Syndrom mit homolateraler Ptosis kombiniert.

Im oralen Abschnitt des *Tegmentum* können die Bündel des Oculomotorius, der Bindearm nach seiner Kreuzung (= N. albus tegmenti) und die sensiblen Bahnen aus der gegenseitigen Körperhälfte getroffen werden. Es kommt dann zum BENEDIKTschen Syndrom: herdgleichseitiger Oculomotoriuslähmung, kombiniert mit choreatisch-athetotischen Bewegungen resp. Tremor (Bindearmsymptom, vgl. S. 45) und mit Hemianästhesie auf der Gegenseite.

Die Affektion des Nucleus ruber kann nicht nur zu Symptomen ähnlich der Bindearmläsion, sondern auch zu herdkontralateraler Tonussteigerung führen. Herde, welche beide roten Kerne bzw. die FORELsche Kreuzung einbeziehen, können — auch anfallsweise (bei Druckwirkung) — zu einer Tonussteigerung der gesamten Skeletmuskulatur (besonders Opisthotonus), ähnlich dem vom Tierversuch her bekannten Bild der Enthirnungsstarre, führen. Schließlich weisen auch neuere Erfahrungen darauf hin, daß Läsion der S. nigra Tonuserhöhung zur Folge haben könne.

9. Thalamus opticus.

Im caudalen Drittel des Thalamus (Abb. 23) finden wir vor allem die Einstrahlung der sensiblen Erregungen aus dem Rückenmark (mittels des Lemniscus medialis und des Tractus spinothalamicus), aus den sensiblen Hirnnervenkernen (Trigeminus, Glossopharyngeus-Vagus, vielleicht auch aus dem Vestibularis) und aus dem Kleinhirn (rubrothalamische Bahnen). Als Endkerne dieser Erregungen sind vor allem zentrale, ventrale und laterale Thalamuskerne (Centre médian, Nucleus arcuatus, Nucleus lateralis dorsalis et ventralis) anzusprechen. Von den Sinnesnerven strahlen optische Erregungen vor allem in den caudalsten Abschnitt des Sehhügels, in das Pulvinar ein, während der kranialste Kern, der Nucleus anterior (= Nucleus dorsalis magnus), olfactorische Impulse durch das aus dem Corpus mammillare stammende VICQ D'AZYRsche Bündel empfängt (vgl. S. 301).

Die in den Sehhügel einstrahlenden sensiblen Erregungen werden von diesem zum Teil an die Hirnrinde durch Fasern weitergeleitet, welche im hinteren Schenkel der inneren Kapsel verlaufen, zum Teil scheint aber schon in den Kernen des Sehhügels selbst eine Verarbeitung der zentripetalen Impulse zu einer primitiven Form der Bewußtseinstätigkeit stattzufinden. Denn das Tierexperiment zeigt, daß auch großhirnlose Tiere einen periodischen Wechsel zwischen einem mehr dem Wachen und einem mehr dem Schlafen ähnlichen Bewußtseinszustand aufweisen können (GOLTZ, KARPLUS und KREIDL), während doppelseitige Thalamusverletzungen (SPIEGEL und INABA) zu wochenlang anhaltendem Schlaf zu führen vermögen. Damit ist auch das Vorkommen von Schlafsucht bei Erkrankungen der Mittelhirn-Zwischenhirngrenze, besonders bei der lethargischen Form der Encephalitis epidemica (ECONOMO), begreiflich.

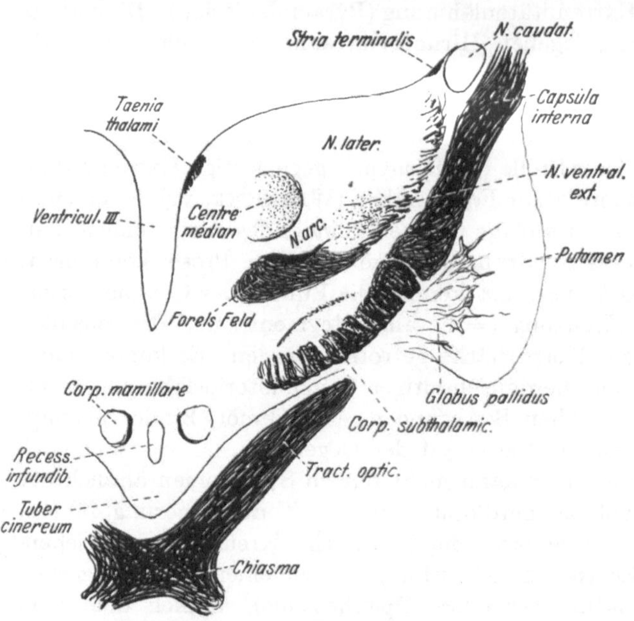

Abb. 23. Schematischer Querschnitt *i*, durch das caudale Drittel des Thalamus (zirka 1,6 fach vergrößert).

Wir haben ausgeführt, daß die in den Thalamus eintretenden zentripetalen Erregungen hier zu einer primitiven Bewußtseinsform verarbeitet werden. Insbesondere der Schmerz soll schon im Thalamus zustande kommen können (HEAD). Es ist damit begreiflich, daß im Sehhügel auch eine Umsetzung der zentripetalen in zentrifugale Erregungen stattfindet. Für diese scheint insbesondere der *Nucleus medialis*, Abb. 7 u. 24, von Bedeutung zu sein, der Fasern an die Zentren des extrapyramidalen Systems abgibt. So kommt es, daß dieser Kern besonders für das Zustandekommen der motorischen, unwillkürlichen Begleiterscheinungen von Affekten (z. B. Lachen, Weinen), der sog. *Psychoreflexe*, von Bedeutung ist (KIRCHHOFF).

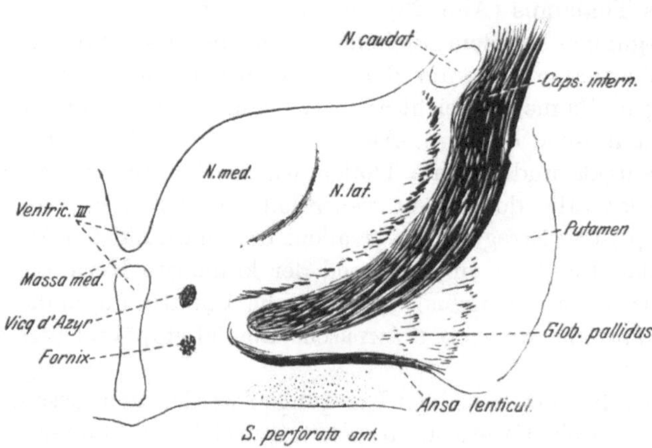

Abb. 24. Schematischer Querschnitt *k*, im mittleren Drittel des Sehhügels.

Im *Hypothalamus* finden wir Zentren des vegetativen Nervensystems, und zwar im Tuber cinereum vor allem Stoffwechselzentren, welche für die normale Temperaturregulation (KREHL), den Wasserhaushalt (ASCHNER, CAMUS und ROUSSY, LESCHKE, PICK), den Kohlehydrat- und Eiweißstoffwechsel von Bedeutung sind, resp. Zellgruppen, welche Fasern zur Hypophyse entsenden. Von der Region des Corpus subthalamicum scheinen besonders nach Reizversuchen von KARPLUS und KREIDL Impulse zu der glatten Muskulatur der Orbita, den Vasomotoren, den Schweißdrüsen, der Harnblase abgegeben zu werden.

Was die klinische *Symptomatologie* des Sehhügels anlangt, so kommt es bei Erkrankungen des *caudalen Abschnittes* zu dem besonders von DÉJÉRINE und ROUSSY beschriebenen Syndrom: Hemianästhesie auf der Gegenseite und Schmerz, der auf die Seite der Empfindungsstörung projiziert wird. Während man die Hemianästhesie auf Unterbrechung der sensiblen Leitung auf dem Wege zum Cortex zurückführt, ist der Schmerz wohl zum Teil auf Reizung noch erhaltengebliebener Teile des Sehhügels zu beziehen, bzw. es kann mit HEAD daran gedacht werden, daß es zur Übererregbarkeit der zum Schmerz führenden Thalamusmechanismen infolge des Wegfalls corticaler Hemmungen kommt; auch die Mitbeteiligung vegetativer Zentren, die zu Zirkulationsstörungen führen kann, wurde in Betracht gezogen. Durch Mitbefallensein rubrothalamischer Fasern können choreatisch-athetotische Bewegungen (vgl. S. 6), Tremor resp. Hemiataxie auf der Gegenseite entstehen, durch Affektion des Pedunculus, bzw. der inneren Kapsel (durch Druck oder entzündliches Ödem) leichte Parese an den entgegengesetzten Extremitäten, die auch vegetative Störungen, vor allem von seiten der Gefäß- und Schweißdrüseninnervation aufweisen können (Folge der Pyramidenbahnläsion oder des Übergreifens auf die Region des Corpus subthalamicum). Die Beziehung des letztgenannten Ganglions zum extrapyramidalen System scheint Ursache dafür zu sein, daß es bei seiner Läsion auch zu unwillkürlichen Bewegungen auf der Gegenseite, und zwar zu einer besonderen Form derselben, zu Schleuderbewegungen (Hemiballismus) kommen kann. Daß doppelseitige Läsionen im caudalen Bereich des Thalamus, dort wo derselbe ins Mittelhirn übergeht, zu abnormer Schlafsucht zu führen vermögen, wurde schon erwähnt; es kann dieses Symptom natürlich auch bei einseitigen, raumbeschränkenden Affektionen vorkommen, indem dieselben nicht nur das Ganglion einer Seite schädigen, sondern auch eine Druckwirkung auf das Ganglion der Gegenseite ausüben.

Der Verlust der Psychoreflexe, der unwillkürlichen mimischen Bewegungen bei intakter willkürlicher Facialisinnervation, dürfte als Zeichen einer Läsion des *Nucleus medialis thalami* anzusprechen sein. Die Beziehung des *Hypothalamus* zum vegetativen Nervensystem kommt klinisch vor allem dadurch zum Ausdruck, daß Fieber als Reizsymptom von seiten des Tuber cinereum auftreten kann, was man besonders bei Ventrikelblutungen beobachtet, welche eine Druckwirkung auf die umgebende graue Substanz hervorrufen. Bei hochgradigem Druck kann es schließlich zu Schädigung der vegetativen Zentren kommen, so z. B. zu Hypothermie bei kindlichem Hydrocephalus. Auch Stoffwechselstörungen, z. B. Glykosurie, wurden als Reizsymptome von seiten des Tuber beobachtet. Schließlich können Erkrankungen der grauen Substanz um den Boden des dritten Ventrikels zu ganz ähnlichen Funktionsstörungen führen wie manche Hypophysenerkrankungen, vor allem zu Diabetes insipidus (Polydipsie, Polyurie, niedrige Konzentration des Harns) und zu Dystrophia adiposo-genitalis (Fettsucht, Impotenz bzw. Ausbleiben der Menses). Die Entstehung dieser letztgenannten Symptome bei anatomischer Intaktheit der Hypophyse ist noch nicht eindeutig geklärt; Störungen im Abfluß des Hypophysenhinterlappeninkretes, das seinen Weg durch das Tubergrau nimmt, vielleicht auch eine Schädigung der Hypophyseninnervation dürften neben der Affektion der spinalwärts gerichteten Innervationen aus dem Tuber in Betracht kommen.

10. Vorderhirnganglien.

Wie schon früher erwähnt, haben wir die Vorderhirnganglien in zwei Gebiete zu unterteilen: Nucleus caudatus und Putamen (i. e. äußerer Teil des Linsenkerns) gehören morphologisch und funktionell zusammen und werden als Striatum dem inneren Abschnitt des Linsenkerns, dem Globus pallidus (= Pallidum) gegenübergestellt (vgl. Abb. 2, 3, 7, 24, 25). Das Striatum empfängt nur spärliche Fasern aus der Hirnrinde, die eine ähnliche Bedeutung haben wie die Assoziationsfasern, welche die einzelnen Areale der Hirnrinde verbinden. Die kleinen Zellen des Striatums empfangen zentripetale Impulse aus dem Sehhügel und aus der inneren Kapsel. Sie geben diese an große Zellen weiter, deren Axone an den Zellen des Pallidum enden. Das Pallidum selbst empfängt Erregungen nicht nur aus dem Striatum, sondern auch aus dem Thalamus, vielleicht auch aus dem Stirnhirn. Die pallidofugalen Fasern finden sich teils an der Ventralfläche des Linsenkerns (in der Ansa lenticularis), teils durchsetzen sie die innere Kapsel bzw. umschlingen sie ihre in den Pedunculus einstrahlende Faserung (Ansa peduncularis). Sie enden im Corpus subthalamicum, in der Substantia nigra, im Nucleus ruber, an den Kernen des hinteren Längsbündels. Ihre zentrifugale Fortsetzung aus diesen Kernen ist erst zum Teil bekannt, so z. B. der Tractus rubrospinalis, sowie descendierende Fasern des hinteren Längsbündels (vgl. S. 7).

Die Funktion der einzelnen Teile der Vorderhirnganglien ist insbesondere wegen der Symptomenarmut im Tierversuch noch schwer einheitlich zu begreifen, wenn auch die Erkrankung dieser Ganglien beim Menschen zu recht charakteristischen Bildern führt. C. und O. Vogt[1], Foerster[2], Jacob[3] u. a. haben eine Ordnung in diese Erscheinungen zu bringen versucht; man hat dem Globus pallidus die doppelte Funktion eines Zentrums unwillkürlicher Bewegungen und der Tonushemmung zugeschrieben. Vom Striatum (Foerster, vor allem den kleinen Zellen, Lewy) sollen die im Pallidum zustande kommenden unwillkürlichen Bewegungen gehemmt werden, zum Teil sollen aber auch nach Vogt fördernde Impulse vom Striatum zum Pallidum gelangen. Die Erkrankung der großen Zellen des Striatums soll nach manchen (F. H. Lewy) zu ähnlichen Störungen führen wie die des Pallidums. Wir müssen uns bewußt sein, daß wir hier erst im Beginne unserer Kenntnisse stehen, es sich um schematische Darstellungen handelt, deren Einzelheiten noch recht umstritten sind, daß aber doch gewisse Grundlagen für die klinische Lokaldiagnose vorhanden sind. So führt die Erkrankung des Striatums (vor allem seiner kleinen Zellen, wahrscheinlich durch Wegfall der auf das Pallidum wirkenden Hemmungen) zu choreatisch-athetotischen Bewegungen. Bei beiderseitiger Pallidumläsion (z. B. bei Wilsonscher Erkrankung) dagegen entsteht Rigor, Hypo- oder Akinese und Tremor (Pallidumsyndrom).

Als Typus beiderseitiger Linsenkernerkrankung wird die von Kinnier Wilson beschriebene *progressive Lenticulärdegeneration* angesprochen, bei der aber oft vorzugsweise das Putamen, in geringerem Maße der Glob. pallidus betroffen ist (zu Cystenbildung führende, degenerative Vorgänge). Hier finden sich klinisch Rigor, Hypokinese, Tremor, von seiten der inneren Organe vor allem eine grobknotige Lebercirrhose, deren Verhältnis zur Gehirnveränderung noch unklar ist (Ursache oder Folge derselben oder vielmehr

[1] Vogt, C. u. O., J. Psychol. u. Neur. **25**, 1920. [2] Z. Neur. **73**, 1921.

[3] Jacob, Extrapyram. Erkrankungen Berlin: Julius Springer 1923.

[wahrscheinlicher] beide Prozesse parallelgehend, Folge einer noch unbekannten Noxe). Auch vom ophthalmologischen Standpunkt interessant ist die durch Übergangsfälle mit WILSONscher Erkrankung in Beziehung stehende *Pseudosklerose* (WESTPHAL-STRÜMPELL). Neurologisch sind hier ein grobschlägiger Tremor, oft auch Rigor der Muskulatur, frühzeitig psychische Störungen (Demenz, Erregungszustände mit Stupor wechselnd), Zwangslachen und Zwangsweinen zu beobachten, von seiten des Auges außer grobem Augenwackeln vor allem das Auftreten eines bräunlich-grünen Pigmentringes in der Peripherie der Hornhaut (KAYSER-FLEISCHER). Die pathologisch-anatomischen Gehirnveränderungen sind hier nicht auf die Vorderhirnganglien beschränkt, sondern auch in der Hirnrinde,

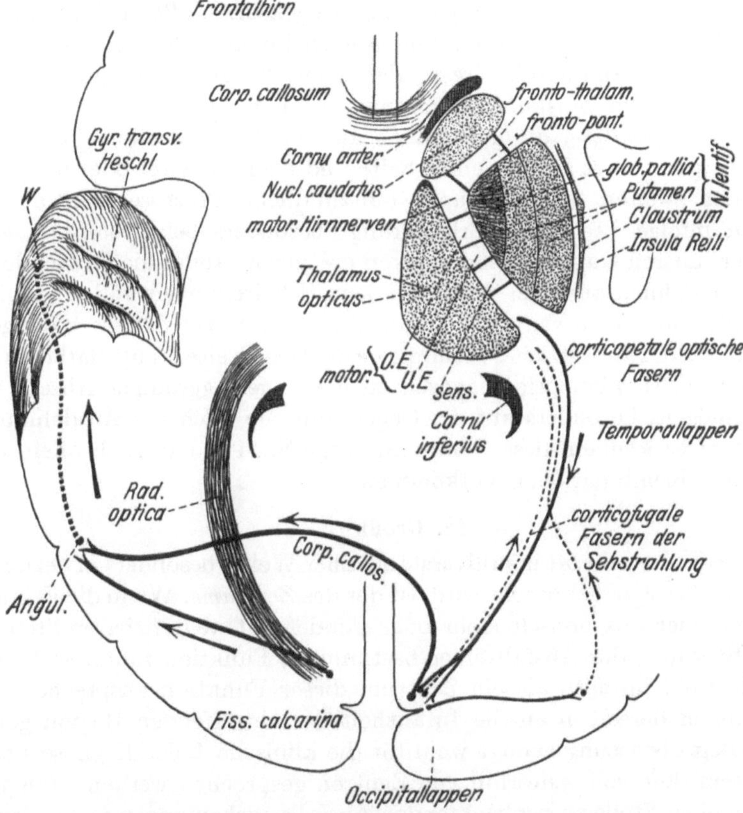

Abb. 25. Schematischer Horizontalschnitt durch das Großhirn.

im Kleinhirn, der Brücke nachweisbar, was aber in neuerer Zeit SPIELMEYER bis zu einem gewissen Grade auch für die WILSONsche Erkrankung zeigen konnte.

Ein ähnliches Bild wie durch Linsenkernerkrankung kann durch Erkrankung der pallidofugalen Faserung, wie wir sie beispielsweise bei Paralysis agitans finden, entstehen. Beim Zustandekommen akinetisch-rigider Syndrome dürfte aber auch, wie schon erwähnt, die Erkrankung tieferliegender Ganglien, z. B. der Substantia nigra, mit in Betracht kommen.

11. Innere Kapsel.

Im *vorderen Schenkel* der inneren Kapsel finden sich das fronto-thalamische und das fronto-pontine Bündel (vgl. Abb. 25). Affektionen des letztgenannten Faserzuges können evtl. zu Störungen von seiten der gegenseitigen Kleinhirnhemisphäre (Auftreten von Vorbeizeigen auf der Gegenseite) führen, nachdem das frontopontine System durch Vermittlung der Brückenkerne und ihrer Fasern Impulse an die gegenseitige Kleinhirnhälfte abgibt. Im *Knie* der inneren Kapsel verlaufen die Bahnen zu den motorischen Hirnnervenkernen vorwiegend der gekreuzten, zum Teil (besonders für den motorischen Trigeminus, Stirnast des Facialis, motorischen Vagus) auch der gleichen Seite. Einseitige Affektion dieser Fasern wird nur zu geringgradigen Störungen führen (Lähmung des kontralateralen Mundasts des Facialis, kontralaterale Abschwächung des Augenschlusses, Deviation der vorgestreckten Zungenspitze nach der Gegenseite). Bei beiderseitiger Läsion dieser Bahnen wird es zu Lähmungserscheinungen der Lippen- und Zungenmuskeln, der Kaumuskeln, resp. der vom Nucleus ambiguus versorgten Pharynx- und Larynxmuskulatur kommen können. Es entsteht so das Bild der *Pseudobulbärparalyse*, die gewöhnlich auf die Weise zustande kommt, daß die innere Kapsel zuerst auf der einen Seite und nach kürzerer oder längerer Zeit auch auf der zweiten Seite erkrankt (entzündliche Prozesse, Blutungen, Erweichungen infolge vasculärer Erkrankung, besonders bei Lues). Im *hinteren Schenkel* der inneren Kapsel finden wir von oral nach caudal die Pyramidenbahn, die sensiblen Bahnen aus dem Thalamus zum Scheitellappen und schließlich die Radiatio optica und mehr ventral die Radiatio acustica. Die Affektion der genannten Systeme führt zu spastischer Hemiplegie der Gegenseite, kontralateraler Hemianästhesie bzw. Hemianopsie, dagegen zu meist geringgradiger Abschwächung des Hörvermögens besonders auf der Gegenseite. Je nach der Ausdehnung und Lage des Herdes können diese Symptome (vgl. S. 144) natürlich allein oder in verschiedenen Kombinationen vorkommen.

12. Großhirn.

Ein Begriff, der sehr oft in mißverständlicher Weise, besonders in bezug auf die corticale Lokalisation, gebraucht wird, ist der des *Zentrums*. Wenn die Erkrankung oder Läsion einer anatomisch mehr oder minder gut abgrenzbaren Stelle regelmäßig zu Störung oder Ausfall einer bestimmten Funktion führt, so kann man diese Stelle wohl insofern als ein Zentrum dieser Funktion ansprechen, als der normale Ablauf derselben an die Intaktheit der betreffenden Region gebunden ist. Diese Begriffsfassung genügt wohl für die klinische Lokaldiagnose und auch nur in diesem Sinn soll weiterhin von Zentren gesprochen werden. Aus den bei Schädigung einer Stelle zu beobachtenden Ausfallserscheinungen von seiten dieser Funktion darf aber nicht ohne weiteres geschlossen werden, daß diese umschriebene Stelle normalerweise *allein* der Sitz jener Mechanismen sei, die der betreffenden Funktion zugrunde liegen. Es erscheint also wohl berechtigt, *klinische Ausfallerscheinungen* bestimmter Funktionen an bestimmten Stellen zu lokalisieren; dagegen ist es nicht ohne weiteres möglich, die betreffenden *Funktionen* an diese umschriebenen Stellen zu verlegen, da die verschiedensten Hirnteile bei deren Zustandekommen zusammenwirken können.

a) Stirnhirn.

Die caudale Grenze des Stirnhirns ist durch die *Fissura centralis Rolandi* (Abb. 26) gegeben, welche leicht dadurch erkannt werden kann, daß sie in ihrem ganzen Verlauf durch Querwindungen nicht unterbrochen ist und daß sie hakenförmig über die Mantelkante auf die Medialfläche des Gehirns hinüberreicht. Zwischen

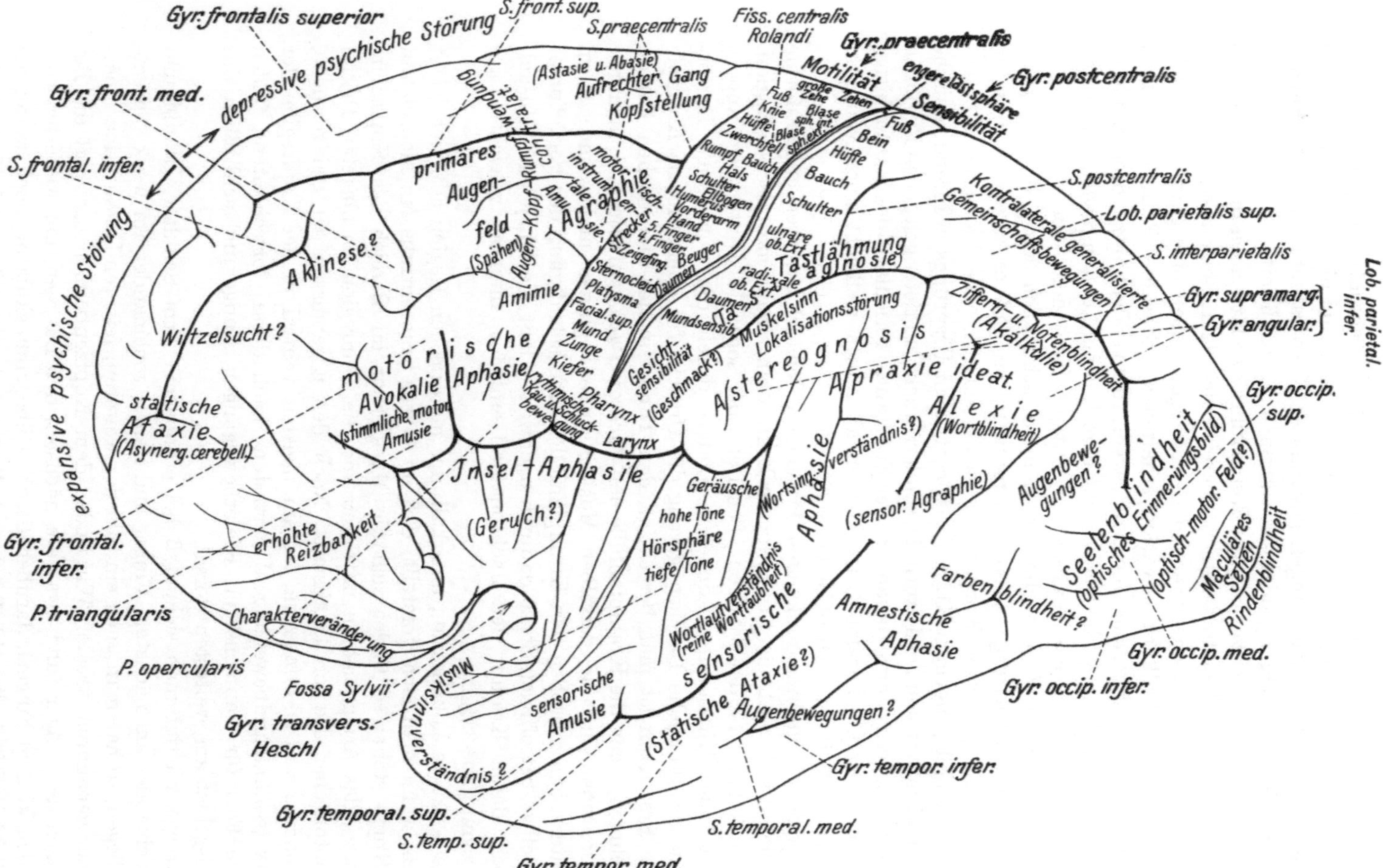

Abb. 26. Corticale Lokalisation (Schema von *Economo-Koskinas*).
Die Bezeichnungen der Windungen und Furchen sind an der Umrandung der Figur zu finden. Laterale Oberfläche.

dieser Furche und dem vor ihr gelegenen Sulcus praecentralis finden wir den *Gyrus praecentralis*, die sog. motorische Region. Hier sind nicht einzelne Muskeln oder Nerven, sondern Bewegungen bestimmter Körperabschnitte, z. B. Fingerspreizung, Ellbogenbeugung oder -streckung u. ä. lokalisiert.

Schwache *Reizung der motorischen Region* führt zu relativ langsamen (tonischen) Kontraktionen der Skeletmuskeln im Bereich des dem Reizpunkt zugehörigen Körperabschnittes; die entstehenden Bewegungen haben eine gewisse Ähnlichkeit mit den bei Willkürinnervation erhaltenen. Stärkere Reize resp. auch schwache Reize bei abnormer Übererregbarkeit rufen *epileptiforme*, d. h. klonisch-tonische Krämpfe hervor, die sich von der dem Reizpunkt entsprechenden Region auf die benachbarten Körperabschnitte entsprechend der Anordnung der zugehörigen corticalen Foci ausbreiten können, schließlich kann die Erregung auch auf die gegenseitige Rinde übergreifen, so daß es zu generalisierten Krämpfen der gesamten Körpermuskulatur kommt. Die klonische Komponente dieser epileptiformen Krämpfe ist corticalen Ursprungs, während tonische Krämpfe nicht nur von der Hirnrinde, sondern auch von tiefer gelegenen Regionen des Zentralnervensystems (besonders der Substantia reticularis des Rautenhirns) entstehen können. Einzelne Gifte können allerdings vielleicht auch von subcorticalen Gebieten aus Klonismen auslösen.

Bei einem raumbeschränkenden Prozeß im Schädel beweisen epileptiforme Krämpfe an sich noch nicht den Sitz der Erkrankung in der motorischen Region. Denn auch Tumoren des Schläfen-, Scheitel- oder sogar des Hinterhauptlappens und auch des Hirnstamms können besonders durch die von ihnen hervorgerufene intrakranielle Drucksteigerung die Ursache für epileptiforme Krämpfe bilden. Erst dann ist man berechtigt, den Tumor in der motorischen Region anzunehmen, wenn die Krampfanfälle den *Jackson-Typus* aufweisen, d. h. immer mit Klonismen ein und derselben Muskelgruppe beginnen und wenn sich in den Intervallen zwischen den Krampfanfällen eine Schädigung der vom Tumor unmittelbar betroffenen Stelle dadurch nachweisen läßt, daß diejenigen Muskelgruppen, deren Krampf den Jacksonanfall einleitet, intervallär leichte Lähmungssymptome zeigen.

Die genauere Lokalisation innerhalb der motorischen Region läßt sich leicht merken, wenn man sich vorstellt, daß im Gyrus praecentralis ein Mensch auf dem Kopfe steht; so findet sich die Muskulatur im Bereich des Kopfes im untersten, das Armgebiet im mittleren und die Beinregion im obersten Drittel der motorischen Region lokalisiert. Nach den Ergebnissen der Reizversuche, insbesondere von O. FOERSTER, ist am meisten ventral in der Kopfregion der Larynx (Stimmbandbewegungen) vertreten; nach dorsal fortschreitend finden wir die Foci für Gaumensegel, Kieferbewegungen, Zunge und schließlich das Facialisgebiet am weitesten dorsal.

Vergegenwärtigt man sich, daß bei erhobenem Arm Schulter, Rumpf und Hüfte einander am nächsten, Finger und Zehen voneinander am weitesten entfernt liegen, so hat man auch ein Bild der weiteren, feineren Lokalisation innerhalb der genannten Areale. Wir finden dem Kopfzentrum benachbart die Bewegungen der Finger (und zwar am nächsten den Daumen, am weitesten entfernt den kleinen Finger), darüber die der Ellbogenmuskulatur, noch weiter die Schulter lokalisiert. Anschließend sind die Rumpf- resp. Bauch- und dann die

Hüftmuskulatur, weiter die distalen Teile des Beines, das Knie und schließlich Fuß und Zehen vertreten. Der Ursprung der Pyramidenfasern für das letztgenannte Gebiet liegt schon an der medialen Hemisphärenoberfläche in dem das Ende der Zentralfurche umschlingenden Lobus paracentralis (vgl. Abb. 28).

Das elektrisch reizbare Areal reicht aber vom Gyr. praecentralis auch auf die oral angrenzenden Partien der Stirnwindungen. Vom Fuß der *zweiten Stirnwindung* lassen sich *Blickbewegungen* beider Augen nach der Gegenseite auslösen; mit diesem Zentrum in enger Verbindung, auch auf den Fuß der I. Stirnwindung übergreifend, findet sich eine Reizstelle für Auslösung von *Kopfbewegungen* nach der Gegenseite. Schließlich lassen sich vom caudalsten Abschnitt von F_1 bei starken Reizen nach FOERSTER auch *Rumpfdrehung* zur Gegenseite, endlich Massenbewegungen der gegenseitigen Extremitäten und epileptiforme Krämpfe auslösen (Reaktionen, die [nach FOERSTER] weitgehend unabhängig von dem caudal angrenzenden Gebiet [dem Areal der Riesenpyramidenzellen] sein sollen). Vom caudalsten Abschnitt der III. Stirnwindung, der *P. opercularis*, läßt sich nicht nur Stimmgebung hervorrufen, sondern können auch Schmatz- resp. Leckbewegungen, sowie Kau- und Schluckbewegungen ausgelöst werden.

Die große Ausdehnung der *motorischen Region* macht es begreiflich, daß es bei *Erkrankungen* derselben in der Regel nicht zu Hemiplegie wie bei Läsion der inneren Kapsel kommt, in der die Pyramidenfasern auf engem Areal beieinanderliegen. Affektionen der motorischen Region führen vielmehr in der Regel zu *Monoplegien*, z. B. der Arm- oder Beinmuskulatur. Es kann natürlich ein Herd auch so liegen, daß er aneinandergrenzende Areale, etwa der Kopf- und der Armregion, betrifft. Man kann dann beispielsweise Lähmung des Mundasts des Facialis, kombiniert mit Lähmungserscheinungen von seiten der Finger, vor allem des Daumens, finden. Ein weiteres Charakteristicum dieser Lähmungen ist das vorwiegende Befallensein der von Hand und Fingern geleisteten Einzelbewegungen.

Solche Muskeln, welche in der Regel auf jeder Seite isoliert innerviert werden, erhalten die Impulse in der Hauptsache von der gegenseitigen Hemisphäre; Muskelgruppen dagegen, welche meist auf beiden Seiten gleichzeitig in Aktion treten, empfangen sowohl eine gekreuzte wie auch eine ungekreuzte Innervation (BROADBENT). Ein Herd im Armzentrum wird also zu Lähmungserscheinungen nur der gegenseitigen Armmuskulatur führen. Ähnliches gilt für einen Herd im Bereich des corticalen Facialisareals, soweit der Mundast des Facialis in Betracht kommt; auch der Lidschluß wird auf der gelähmten Seite wenigstens etwas abgeschwächt sein. Dagegen wird die Stirnmuskulatur von den meisten Menschen gewöhnlich auf beiden Seiten gleichzeitig kontrahiert, sie hat dementsprechend nicht nur eine gekreuzte, sondern auch eine homolaterale Innervation und es wird ein einseitiger Herd im genannten Cortexareal wohl zu beiderseitiger Abschwächung der Stirnmuskulatur führen, wobei aber die kontralaterale höchstens um ein geringes stärker geschädigt ist. Ähnliches gilt mehr minder für die Rumpf-, Pharynx-, Larynx- und Kaumuskulatur, sowie für die corticale Innervation innerer Organe, wie am Beispiel der Blaseninnervation gezeigt werden kann. Zu letzterem Organ scheinen Impulse sowohl aus einem dem Hüftzentrum benachbarten Fokus als auch aus dem Parazentralläppchen zu strömen. Einseitige Läsion dieser Regionen vermag zu keinem deutlichen Blasensymptom zu führen; diese treten erst hervor, wenn die Läsionen doppelseitig sind. Es kann dies am ehesten bei Verletzungen zustande kommen, welche den Scheitel betreffen und damit die einander benachbarten Parazentralläppchen beider Seiten einbeziehen. Es wird dann nicht nur spastische Lähmung der beiderseitigen Fußmuskulatur, sondern auch Inkontinenz der Blase, also die Nachahmung spinaler Symptome durch einen corticalen Herd zu beobachten sein.

Daß Läsionen im Bereiche des Fußes der zweiten Stirnwindung eine Unfähigkeit oder Erschwerung der *Blickbewegung* bzw. auch evtl. der Bewegung des *Kopfes* nach der Gegenseite zur Folge haben, bedarf wohl keiner weiteren Erklärung. Auch die Tatsache, daß in solchen Fällen infolge Überwiegens der antagonistischen Impulse von der gegenseitigen Hemisphäre eine Déviation conjuguée beider Augen zur Seite des Herdes auftreten kann, ist leicht begreiflich (vgl. S. 164).

Eine eingehendere Erörterung scheint bezüglich der Störungen der *Rumpfinnervation* notwendig, die bei Herden im Stirnhirn zu beobachten sind. Es kann einmal eine Schädigung an der Stelle vorliegen (Fuß der ersten Stirnwindung), deren Reizung, wie erwähnt, Rumpfdrehung nach der Gegenseite zu bewirken vermag. Es kann aber auch zu Störungen der Rumpfinnervation, besonders atakischen Symptomen, durch Läsion medialer Abschnitte des Stirnhirns kommen. Aus der ersten, teilweise auch aus der zweiten Frontalwindung, entspringt nämlich in deren vorderen Abschnitten, vor allem von der medialen Oberfläche, das *frontopontine* Bündel, welches Impulse den Brückenkernen und mittels deren Faserung durch den Brückenarm der Kleinhirnrinde (vorwiegend der gekreuzten Seite) übermittelt. So kann es bei Herden im Stirnhirn, insbesondere wenn sie nahe der Medianlinie liegen und evtl. durch Druck auch die Gegenseite zu schädigen vermögen, zu Störungen der Rumpfinnervation (Ataxie, schwankender Gang) ähnlich wie bei Kleinhirnaffektionen kommen.

Das Kleinhirn übt, wie erwähnt, einen hemmenden Einfluß auf untergeordnete rhombencephale, der Tonusinnervation und Gleichgewichtserhaltung dienende Mechanismen aus. Die Impulse, welche diese Hemmungswirkung veranlassen, scheinen nun dem Kleinhirn vor allem aus dem Stirnhirn mittels des Tractus frontopontinus, zum Teil auch aus dem Schläfenlappen mittels des temporopontinen Bündels zuzufließen. Eine Läsion des frontopontinen Bündels bzw. seines Ursprungsgebietes wird zu Störungen dieses cerebellaren Apparates führen können. Es werden nun die rhombencephalen Reflexmechanismen, die unter der Hemmung des Stirnhirn-Kleinhirnapparates stehen, übererregbar. So kommt es, daß bei einseitigen Herden im Stirnhirn *Richtungsstörungen* zu beobachten sind, deren Gemeinsames eine Tendenz zur Deviation nach der Gegenseite ist (Fallneigung, Abweichen beim Gehen, Vorbeizeigen des kontralateralen Arms nach der Gegenseite). Es werden also ganz ähnliche Störungen ausgelöst, als ob das dem betreffenden Stirnhirnherd kontralaterale Kleinhirn erkrankt wäre. Auch die Beobachtung einer Übererregbarkeit des gegenseitigen Labyrinths (GERSTMANN, GOLDSTEIN) scheint hierher zu gehören.

Im gewöhnlichen Leben werden nicht bloß einfache Bewegungen einzelner Körperabschnitte innerviert, wie wir sie bei Reizung der einzelnen Foci im Experiment beobachten, sondern es kommt zu komplizierteren Bewegungen im Interesse eines bestimmten Zweckes, sog. Handlungen, die vom Individuum erst im Laufe seiner Entwicklung erlernt werden müssen (Ausdruck seelischer Vorgänge, wie Drohen, Kußhandwerfen, Salutieren oder Verwendung von Objekten der Umwelt, wie Bürsten, Türaufmachen, Zigarre anzünden usw.). Die diesen Bewegungen zugrunde liegenden Innervationsmechanismen faßt man unter dem Begriff „*Praxie*" zusammen; Störung oder Verlust der Zweckbewegungen bei sonst erhaltener Bewegungsfreiheit, ungestörter Sensibilität, Koordination bezeichnet man als *Apraxie* (LIEPMANN[1]); es wird dabei vorausgesetzt, resp. ist bei der Stellung der Diagnose zu erweisen, daß der Patient auch die zu benutzenden Gegenstände erkennt, resp. die ihm erteilten Befehle zur Ausführung bestimmter Zweckhandlungen versteht.

Bei leichter Läsion der motorischen Region werden zunächst komplizierte, erlernte Bewegungen gestört, wie Zeichnen, Beherrschen von Musikinstrumenten; die betreffenden Bewegungen erscheinen vergröbert, Teile derselben werden fehlerhaft ausgeführt (KLEIST[2] u. a.), ähnlich wie bei einem Kinde, das die betreffende Bewegung noch nicht richtig erlernt hat.

Hochgradiger als bei dieser sog. *gliedkinetischen Apraxie,* die evtl. nur einzelne Glieder resp. bestimmte Fertigkeiten betrifft, ist die Störung bei der sog. *motorischen* (= ideokinetischen) *Apraxie,* bei der der Kranke willkürlich resp. auf Aufforderung mit der betroffenen Extremität selbst so primitive Bewegungen wie das Schließen der Faust, Kreuzen der Arme evtl. nicht ausführen kann[3]. Bei leichteren Formen sind vor allem die Bewegungen gestört, die gewisse Anforderungen an das Erinnerungsvermögen stellen, so das Imitieren einer Bewegung ohne das zugehörige Objekt (Aufsperren eines Schlosses, Kaffeemahlen usw.) oder das Ausdrücken seelischer Vorgänge (Winken, Drohen, Salutieren, Kußhandwerfen). Auch werden Bewegungen verwechselt, resp. es ist ein Perseverieren (Haftenbleiben) gewisser Bewegungen zu beobachten.

Hier zeigt sich beim Rechtshänder die Überwertigkeit der linken Hemisphäre gegenüber der rechten, indem diese Zweckbewegungen, auch wenn sie von der linken Hand ausgeführt werden, von der linken Hemisphäre abhängen.

Die rechte motorische Region, welche Impulse zur linksseitigen Körpermuskulatur entsendet, bedarf für Zweckhandlungen der Innervationen, welche ihr von der linken motorischen Region zufließen. Die linke motorische Region ist also der rechten übergeordnet, sie sendet ihr Impulse durch Vermittlung der Faserung des Balkens (Corpus callosum[4]). Eine Zerstörung der linken motorischen Region führt daher nicht nur zu Lähmungserscheinungen im Bereiche von Muskeln der rechten Körperhälfte, sondern auch zu Störungen in der Innervation der linksseitigen Körpermuskulatur. Dieselbe ist zwar nicht gelähmt, der Patient vermag aber einfache Zweckhandlungen nicht mehr entsprechend auf der linken Seite auszuführen, die linksseitige Muskulatur zeigt apraktische oder dyspraktische Symptome. Dasselbe wird eintreten, wenn ein knapp unter der linken motorischen Region gelegener Herd nicht nur die Pyramidenfaserung

[1] LIEPMANN, Mschr. Psychiatr. 8 (1900) — Störungen des Handelns bei Gehirnkranken. Berlin 1905.

[2] KLEIST, Jb. Psychiatr. **1907**.

[3] Auch das Öffnen des Mundes, Zeigen der Zunge, Schließen der Augen *auf Geheiß* kann trotz erhaltener Bewegungsfähigkeit der betreffenden Muskeln gestört sein. In diesen Fällen, wo es sich um Muskeln handelt, die auf beiden Körperhälften meist zusammen wirken, kann die Störung sowohl von der linken wie von der rechten Hemisphäre ausgelöst werden.

[4] Literatur s. MINGAZZINI, Der Balken. Berlin: Julius Springer 1922.

aus derselben, sondern auch die Balkenfasern zerstört, welche die Impulse der rechten motorischen Region übermitteln. Sind diese Balkenfasern allein betroffen, so wird es zu motorisch apraktischen oder dyspraktischen Symptomen auf der linken Seite kommen. Man kann aber auch auf der rechten Körperseite motorisch apraktische Symptome beobachten, wenn nämlich die linke motorische Region zwar noch Impulse zum Rückenmark abgibt, aber durch einen sie umziehenden Herd von jenen Erregungen aus den übrigen Teilen (Occipital-, Parietal-, Temporallappen) der linken Hemisphäre mehr oder minder abgesperrt ist, deren sie zur Innervation von Zweckbewegungen bedarf. Besonders Herde im Mark des unteren Scheitellappens spielen hier eine bedeutsame Rolle (vgl. S. 67).

Für die Entstehung apraktischer Störungen kommt demnach nicht bloß das Befallensein der linken motorischen Region resp. der zugehörigen Balkenfaserung in Betracht, sondern auch die Affektion benachbarter Regionen. Auch unmittelbar vor dem Gyrus praecentralis gelegene Anteile der zweiten und dritten *Stirnwindung* scheinen für das normale Zustandekommen komplizierterer Praxieformen von Wichtigkeit. So kann beim Linkshänder bei Herden in dem dem Handzentrum benachbarten Areal der zweiten Stirnwindung der linken Seite *Agraphie*[1] (Schreibunfähigkeit, Exner, Henschen) auftreten; etwas ventral hiervon, zwischen dem Fuß der zweiten und dritten Stirnwindung gelegene Herde verursachen *Amimie*, also eine Störung in der Innervation mimischer Ausdrucksbewegungen, und schließlich ist bei Herden im Fuß der dritten Stirnwindung die *motorische Aphasie* Brocas zu beobachten, die speziell auf Läsion der Pars opercularis[2] bezogen wird, während Affektionen der Pars triangularis zu *Avokalie* (motorische Amusie), zu einem Verlust motorisch-musikalischer (stimmlicher) Leistungen führen sollen (Henschen). Es scheint, daß es aber zu Verlust der Singfähigkeit auch bei rechtshirnigen Herden kommen kann (Mann), was Goldstein damit erklärt, daß das Singen an das Zusammenarbeiten beider Hemisphären geknüpft sei, das von jeder Seite her gestört werden könne[3].

---

[1] Wie Herrmann u. Pötzl (Über die Agraphie. Berlin: Karger 1926) neuerdings hervorheben, wurde die *Agraphie bei frontaler Läsion* vor allem durch Tumoren hervorgerufen. Die Autoren halten es für wahrscheinlich, daß die Mitbeteiligung des Fußes der zweiten Stirnwindung für die Entstehung einer Agraphie als Begleiterscheinung einer motorischen Aphasie von Wichtigkeit sei; dagegen sei es noch strittig, ob die Agraphie isoliert auch bei nicht drucksteigernden Prozessen in der linken F_2 auftreten kann; jedenfalls muß dies nicht der Fall sein. Der dem Zustandekommen des Schreibakts dienende zentrale Apparat scheint nicht so streng an die linke Hemisphäre (beim Rechtshänder) gebunden zu sein wie die Sprache, so daß man auch bei rechtshirnigen Herden Agraphie beobachtet hat.

[2] Niessl von Mayendorf weist auf die Bedeutung der Läsion der ventralsten Partien der vorderen linken Zentralwindung für das Zustandekommen der motorischen Aphasie hin; diese Region ist aber wohl nicht als ausschließliches motorisches Sprachzentrum aufzufassen, wenn auch ihre Mitläsion mit dem Fuß der dritten Stirnwindung von Bedeutung sein mag.

[3] Kleist [Mschr. Psychiatr. **68**, 853 (1928)] unterscheidet eine *Tonstummheit* (Unfähigkeit, einzelne Töne durch Singen oder Pfeifen hervorzubringen; der Rhythmus einer Melodie kann durch Klopfzeichen angegeben werden) und eine *Melodienstummheit* (Singen und Pfeifen einzelner Töne erhalten, Melodien können nicht richtig gesungen oder gepfiffen werden). Erstere Störung soll bei Affektionen im unteren Drittel der linken vorderen Zentralwindung, letztere bei Läsionen im oberen Teil des Fußes von F_3 (nicht der P. triangularis) vorkommen. Wie man sieht, kommen die einzelnen Autoren vorderhand noch zu etwas verschiedenen Lokalisationen, was bei der geringen Zahl verwertbarer Fälle begreiflich ist. (Vgl. neuerdings Feuchtwanger, Amusie. Berlin: Julius Springer 1930).

Betrachten wir noch etwas näher die *motorische Aphasie*, so sehen wir demnach, daß sich das BROCAsche Sprachzentrum in enger Nachbarschaft von Regionen befindet, welche für das Zustandekommen bestimmter Praxieformen notwendig sind. Es scheint daher nicht ganz ohne Berechtigung, wenn manche die motorische Aphasie als eine Spezialform der Apraxie betrachten (LAIGNEL-LAVASTINE, WILSON u. a.). Handelt es sich ja bei der motorischen Aphasie bei erhaltener Fähigkeit, die Sprechmuskeln zu innervieren, um den Verlust bzw. um das Vergessen jener Innervationskombinationen, jener Gruppierungen von Einzelbewegungen, welche zum Aussprechen von Worten notwendig sind. Es besteht Unfähigkeit des spontanen und des Nachsprechens bei erhaltenem Wortverständnis, resp. es sind diese Fähigkeiten bis auf einzelne Worte, zumal solche, die besonders affektbetont sind (eigener Name, Flüche), verlorengegangen. Auch das Singen von Liedertexten kann (wegen deren größerer affektiver Wertigkeit) erhalten bleiben; eine fremde, später erlernte Sprache kann eher ausfallen als die Muttersprache.

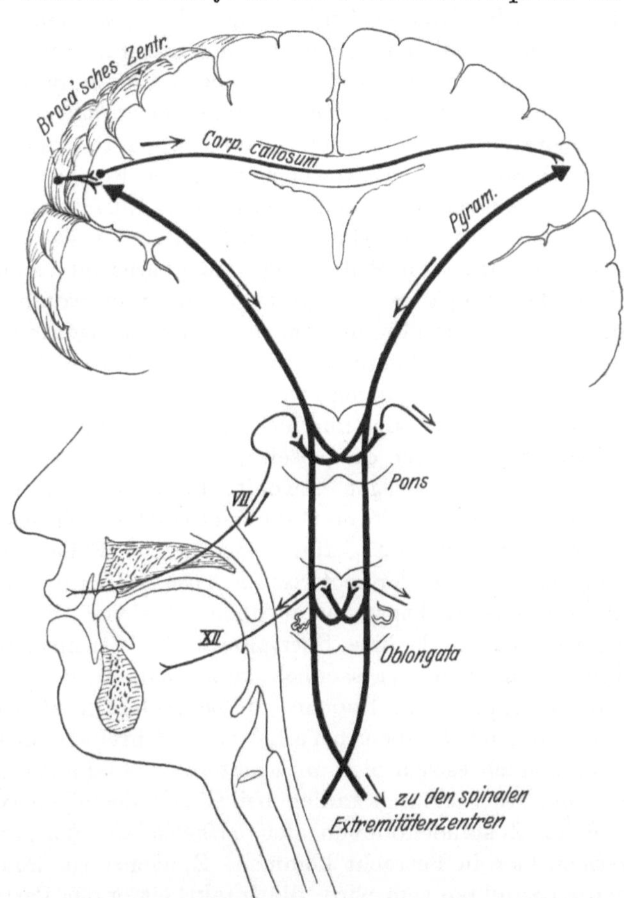

Abb. 27. Schema des Erregungsverlaufes vom BROCAschen Zentrum zu den beiderseitigen Rindenzentren und weiter zu den segmentalen Zentren der Sprechmuskulatur.

Es muß aber zugegeben werden, daß die Auffassung der motorischen Aphasie als einer Spezialform von Apraxie nicht allen Fällen ganz gerecht wird, da nur selten die gerade genannten Störungen isoliert auftreten und oft noch andere Symptome hinzukommen (vgl. BONVICINI[1]), die man als Störungen der „*inneren Sprache*“ (vgl. BALLET, LIEPMANN, GOLDSTEIN[2]) bezeichnet. Es sind das Störungen in Mechanismen, die der eigentlichen motorischen Wortinnervation vorausgehen und die sich in der gleichzeitigen Unfähigkeit zu schreiben[3] verraten, weiter in

[1] Handb. d. Neurologie d. Ohres **2 II**, S. 1571.

[2] GOLDSTEIN, Handb. d. norm. u. pathol. Physiol. **10**, 600. 1927.

[3] Je nachdem ob die *Schreibfähigkeit* resp. die innere Sprache fehlt oder erhalten ist, hat man die *motorische Aphasie* in eine *corticale* und eine *subcorticale* (= reine Wortstumm-

der Unfähigkeit, durch Zeichen (z. B. Kopfnicken) die Silbenzahl eines bestimmten Wortes anzugeben, resp. aus vorgelegten, beweglichen Buchstaben ein Wort zusammenzusetzen. Die Lokalisation dieser „Plussymptome" ist noch nicht gesichert; vielleicht daß ein Übergreifen der Läsion auf benachbarte Stirnhirn- resp. Inselareale (GOLDSTEIN) eine Rolle spielt. Hervorgehoben muß schließlich noch werden, daß auch bei motorischer Aphasie Störungen des Sprachverständnisses bei feinerer Prüfung aufgedeckt werden können.

Wir haben bisher gesehen, daß das Stirnhirn zu den motorischen Leistungen in mehrfacher Beziehung steht: erstens dadurch, daß aus dem Gebiet der eigentlichen motorischen Region die Pyramidenfaserung entspringt, zweitens, indem das frontopontine System in den Kleinhirnapparat eingreift, drittens dadurch, daß innerhalb resp. benachbart der motorischen Region vor allem auf der linken Seite Mechanismen verankert sind, welche zum Zustandekommen bestimmter Zweckhandlungen notwendig sind. Schließlich sind insbesondere orale Abschnitte des Stirnhirns dafür von Bedeutung, daß überhaupt „spontan", also als Ausdruck psychischer Vorgänge Bewegungen innerviert werden. So kann es bei Affektionen der vorderen Stirnhirnpartien zu Störungen des „Antriebes", zu *Akinese* resp. *Hypokinese*, kommen. Ein solcher Patient hat wohl die Fähigkeit, auf Aufforderung Bewegungen, wenn auch verlangsamt, zu innervieren, er führt aber spontan keine oder nur recht wenig Bewegungen aus. Diese Störung kann bei linksseitigen oder doppelseitigen Stirnhirnprozessen doppelseitig auftreten, scheint bei rechtsseitigen Stirnhirnaffektionen nur die linke Körperhälfte zu betreffen. Ähnlich wie man die motorische Aphasie als eine Spezialform der Apraxie aufgefaßt hat, kann man manche Fälle der früher als *transcortical* bezeichneten Form der *motorischen Aphasie*, bei welcher wohl die Wortinnervation, also das Nachsprechen möglich, aber vor allem das Spontansprechen beeinträchtigt ist, als eine Spezialform der Stirnhirnakinese resp. als partielle Akinese auffassen. Tatsächlich kann man auch diese Störung bei Stirnhirnläsionen kranial vom BROCAschen Zentrum, meist zugleich mit einer Störung des spontanen Schreibens bei erhaltenem Schreiben auf Diktat finden. In anderen Fällen handelt es sich bloß um leichtere Schädigungen des BROCAschen Zentrums resp. um Rückbildungsstadien bei Läsion desselben (vgl. GOLDSTEIN).

Beim Zustandekommen der *akinetischen Störungen* dürften verschiedene *Mechanismen* in Betracht kommen. Zunächst ist darauf hinzuweisen, daß, wie noch auszuführen sein wird, die Intaktheit oraler Partien des Stirnhirns für die Integrität höherer psychischer Leistungen notwendig erscheint, so daß also die Akinese zum Teil auf eine *Störung* jener *psychischen Prozesse* zurückzuführen sein dürfte, welche Vorbedingung für das Zustandekommen „spontaner" motorischer Äußerungen sind. Doch dürfte auch ein zweiter Mechanismus zumindest unterstützend in Betracht kommen, nämlich der Ausfall des *frontothalamischen* Systems, durch welches das Stirnhirn unter Vermittlung von Kernen des Sehhügels Impulse an die Zentren des extrapyramidalen Systems, vor allem an den

---

heit) unterteilt; im ersteren Falle sollte eine Läsion des BROCAschen Zentrums vorliegen, das auch für das normale Funktionieren der dem Schreiben zugrunde liegenden Mechanismen von Bedeutung sein sollte, im letzteren Falle bloß die Verbindung vom BROCAschen Zentrum zu den Zentren der Sprachmuskeln unterbrochen sein. Doch weiß man heute, daß beide Fälle durch Rindenläsionen hervorgerufen werden können.

Globus pallidus abgibt, der als Zentrum unwillkürlicher Bewegungen angesehen wird (vgl. S. 6). Zum Teil dürfte vielleicht auch der Ausfall direkter frontopallidärer Fasern in Betracht kommen. Man stellt sich vor, daß die Anregung unwillkürlicher Bewegungen vom Stirnhirn aus, welche gleichzeitig mit der Impulsgebung an die motorische Region erfolgt (vgl. S. 5), den Ablauf der willkürlichen Bewegungen erleichtert, so daß also der Verlust dieser Impulse an das extrapyramidale System das Entstehen der Akinese begünstigen könnte. In manchen Fällen (Tumoren, diffuse Entzündungsprozesse) ist auch in Betracht zu ziehen, daß wohl der Hauptherd im Stirnhirn sitzt, die benachbarten Vorderhirnganglien aber auch mehr oder minder betroffen sein können.

Recht vielfältig sind die *psychischen Störungen*, die bei Affektionen der vorderen Partien des Stirnhirns beobachtet werden[1], zumal wenn sie diffuser verteilt sind. Es zeigen sich Störungen des Gedächtnisses, eine Herabsetzung der Aufmerksamkeit; der Patient ist interesselos, zeigt eine Abstumpfung seines Gefühllebens, eine Minderung seiner ethischen Hemmungen, sein Handeln ist vor allem dadurch gestört, daß er das Wesentliche einer Situation nicht zu erfassen vermag (vgl. GOLDSTEIN, FEUCHTWANGER; bezüglich der Akinese s. oben). In manchen Fällen ist die Witzelsucht (Moria) der Patienten in auffallendem Gegensatz zu ihrem relativ schlechten Zustand.

Für die Diagnostik insbesondere von Tumoren des Stirnhirns sind schließlich die topischen Beziehungen der Orbitalfläche desselben zum *Bulbus* und *Tractus olfactorius* von Wichtigkeit. Denn es kann leicht durch Druckwirkung zu homolateraler Riechstörung (*Anosmie* oder *Hyposmie*) kommen, ein Symptom, das besonders dann wertvoll wird, wenn es mit Zeichen einer Druckwirkung auf die zugehörige motorische Region, also mit kontralateralen Lähmungserscheinungen im Bereich der Skeletmuskulatur resp. kontralateralen Pyramidenzeichen (Sehnenreflexsteigerung, Abschwächung der Bauchdeckenreflexe) verbunden ist.

b) Scheitellappen.

An die Fissura centralis Rolandi schließt caudal zunächst der Gyrus postcentralis (Abb. 26), welcher das Hauptendigungsgebiet der die Körpersensibilität leitenden Bahnen aus dem Thalamus opticus darstellt.

Neue Versuche, insbesondere von DUSSER DE BARENNE, weisen allerdings darauf hin, daß auch noch die vor der Zentralfurche gelegene motorische Region sensible Impulse empfangen kann, was sich aber nur bei Erregbarkeitssteigerung der sensiblen Elemente, z. B. durch Strychninapplikation im Tierversuch, bemerkbar macht.

Die einzelnen Körperabschnitte haben in der hinteren Zentralwindung, der sensiblen Region, eine ganz ähnliche Vertretung wie in der motorischen, so daß also wieder das Kopfgebiet im ventralsten, die obere Extremität im mittleren Anteil, im dorsalen die Beinregion lokalisiert erscheinen. Bemerkenswert ist die relativ große Ausdehnung des der Hand resp. der oberen Extremität zugehörigen Areals, an dem man einen ventralen Abschnitt für die radiale, einen mehr dorsalen Abschnitt für die ulnare Hälfte von Hand und Vorderarm unterscheiden kann. Der Daumen scheint ein selbständiges Projektionsfeld zu besitzen, das dem der Mundsensibilität benachbart ist.

---

[1] Vgl. FEUCHTWANGER, Funktionen des Stirnhirns. Berlin: Julius Springer 1923.

Bei *Reizerscheinungen* durch Affektionen des Gyrus postcentralis kann es zu lokalisierten Parästhesien in dem Körperabschnitt kommen, der dem erkrankten Rindenareal zugeordnet ist, bzw. es können epileptiforme Anfälle auftreten, die von einer sensiblen Aura in dem zugehörigen Körperteil eingeleitet werden.

Läsionen des Gyrus postcentralis führen bei größerer Ausdehnung oder diffuser Verbreitung zu *Hemianästhesie* der Gegenseite, wobei die distalsten Körperabschnitte (Hand, Fuß) bzw. die lateralen Körperpartien (laterale Rumpf-, Gesichtspartien) am stärksten, die mehr proximalen (Schulter, Hüfte) resp. nahe der Medianlinie gelegenen Zonen (besonders Genitoperinealregion) am wenigsten affiziert erscheinen. Die der Mittellinie benachbarten Areale scheinen doppelseitig vertreten zu sein, so daß sie bei einseitigen Herden sehr wenig betroffen werden. Von den verschiedenen *Qualitäten* der Sensibilität leidet am ehesten und am längsten das Lokalisationsvermögen, bzw. die Fähigkeit, Bewegungen, die in geringem Ausmaße erfolgen, ferner die Form von Gegenständen zu erkennen, während die Schmerzempfindung und die Perzeptionsfähigkeit für groben Druck resp. gröbere Temperaturdifferenzen am wenigsten leiden, zum Teil auch selbst bei sehr ausgedehnten Herden bis zu einem gewissen Grade restitutionsfähig sind. Eine feinere Lokalisation der einzelnen Qualitäten innerhalb des Gyrus postcentralis kann man kaum vornehmen, höchstens läßt sich sagen, daß die Tiefenempfindung (Muskelsinn) um so eher gestört ist, je mehr caudal, die Oberflächenempfindung, je mehr der Zentralfurche benachbart die Läsion gelegen ist.

Bei kleineren Herden im Bereiche der hinteren Zentralwindung kann es zu verschiedenen Formen der Sensibilitätsstörung kommen. Man kann *umschriebene* (fokale) *Ausfälle* entsprechend einzelnen Körperteilen, also z. B. der Hand, des Gesichtes, finden. Diese Ausfälle können manchmal noch kleinere Areale, z. B. den Daumen allein, oder funktionell zusammengehörige Gebiete, wie beispielsweise die ersten drei Finger (Marburg), betreffen. Die enge Nachbarschaft des Mund- und Daumenareals macht das gleichzeitige Betroffensein dieser beiden Gebiete begreiflich. Besonders interessant ist das Vorkommen *segmentaler Formen der Sensibilitätsstörung*, also beispielsweise einer die Ulnar- oder die Radialseite von Hand und Unterarm betreffenden Anästhesie, die von einer ganz ähnlichen Sensibilitätsstörung an der Außen- oder Innenseite des Fußes begleitet sein kann.

Im Bereiche des Parietallappens können wir eine Eigentümlichkeit der Gehirnorganisation feststellen, der wir auch an anderen Sinneszentren, vor allem in der akustischen und optischen Sphäre, begegnen, der Tatsache nämlich, daß sich den corticalen Endstätten der sensiblen oder sensorischen Bahnen Rindenareale anlagern, welche die betreffenden Erregungen derart verarbeiten, daß es zum „Erkennen" der vom zugehörigen Sinnesorgan aufgenommenen Eindrücke (Gnosis) kommt. Es finden sich also den zentralen Projektionsfeldern der corticopetalen Bahnen Areale benachbart, welche eine *gnostische* Funktion vor allem in bezug auf das betreffende Sinnesgebiet haben.

Dies zeigt sich deutlich in den an die hintere Zentralwindung caudal anschließenden Abschnitten des Parietallappens. Es gilt weniger für den *Lobus parietalis superior*, bei dessen Läsion eine Abschwächung der Sensibilität, vor allem der Tiefenempfindung bzw. ataktische Störungen auf der Gegenseite neben den gnostischen zu beobachten sind, als vor allem für die Schädigung des vom oberen Scheitellappen durch den S. interparietalis getrennten *Lobus parietalis inferior*. In diesem haben wir vor allem zwei Windungen zu unterscheiden: den *Gyrus supramarginalis*, welcher das caudale Ende der SYLVIschen Furche umschlingt, und den *Gyrus angularis*, der um das Ende der ersten Temporalfurche zu finden ist. Wenn die Läsion auf das knapp an die hintere Zentralwindung anschließende Areal beschränkt ist, soll das Erkennen eines Gegenstandes bloß durch Tasteindrücke gestört sein (sog. *reine Tastagnosie*). Man wird natürlich nur solche Fälle hierzu rechnen können, bei welchen die Berührungsempfindung an sich normal und nur das Erkennen durch den Tastsinn gestört ist. Erst bei weiter rückwärts im Gyrus supramarginalis gelegenen Herden kommt es zum Verlust der Fähigkeit, einen Gegenstand durch Feststellung seiner Form, also unter Verwertung vor allem der von der Tiefensensibilität gelieferten Eindrücke, zu erkennen (*Astereognosis*)[1]. Auch auf diesem Gebiet zeigt sich die Überwertigkeit der linken Hemisphäre, indem linksseitige Herde evtl. zu doppelseitigen Störungen zu führen vermögen, also in diesen Fällen die Gnosis mittels Erregungen, die von der linken Hand dem rechten Scheitellappen zugeleitet werden, davon abhängt, ob von diesem durch Balkenfasern die Impulse auf die linke Hemisphäre übertragen werden (vgl. GOLDSTEIN).

Im Parietallappen treffen jene Gebiete, welche der gnostischen Verwertung von Tasteindrücken und der Tiefensensibilität dienen, mit jenen zusammen, welche die optische Gnosis vermitteln. Denn wir finden im linken *Gyrus angularis* einen oralen Ausläufer der vor allem im Occipitalhirn liegenden Zone, welche der Erkennung der Umwelt mittels der durch den Gesichtssinn vermittelten Erregungen dient. Läsion des Gyrus angularis resp. der darunterliegenden Faserung führen zu einer Spezialform der optischen Agnosie, zur *Wortblindheit*, der Unfähigkeit zu lesen (*Alexie*) (Näheres S. 77).

Die große Bedeutung des Gyrus supramarginalis und angularis für gnostische Funktionen macht es begreiflich, daß bei diffusen Läsionen des Parietallappens, besonders wenn sie doppelseitig sind, schwerste Störungen in der Verwertung der Eindrücke aus den verschiedensten Sinnesgebieten beobachtet werden können.

Die Verarbeitung der Umweltseindrücke ist aber nicht nur notwendig, um Gegenstände zu erkennen, sondern auch, um die Umwelt durch zweckentsprechendes Handeln beeinflussen zu können. Die linksseitige motorische Region, von der, wie wir gesehen haben, die Praxie, die zweckgemäße Ausführung von Handlungen, abhängt, bedarf zu ihrer normalen Funktion der Nachrichten, welche ihr von verschiedenen Sinnesgebieten geliefert werden. Wir haben schon erwähnt, daß ein subcorticaler Herd, besonders im linken unteren Scheitellappen, welcher die linke motorische Region von den ihr zuströmenden Erregungen vor allem aus dem Parietal- und Occipitallappen absperrt, zu *motorischer Apraxie* der rechten Hand führen kann (S. 62). Während sich diese Störung bei mehr in oralen Abschnitten des Scheitellappens gelegenen Herden findet, beeinträchtigen mehr caudal gelegene Herde vor allem den Ablauf komplizierterer Zweckhandlungen, die aus mehreren Teilakten bestehen. Solche Handlungen setzen einen unbewußt erfolgenden Plan (Entwurf) voraus, der vor allem an die Intaktheit der parietalen Rinde geknüpft ist. Störung dieses Entwurfes durch

[1] Die primitive Empfindung selbst ist natürlich in den hierhergehörigen Fällen intakt.

Herde im unteren Parietallappen der linken Seite, besonders wenn sie mit diffuser Rindenschädigung verbunden sind (vgl. GOLDSTEIN), führen zu dem Bilde der *ideatorischen Apraxie*. Die Teilakte einer komplizierteren Handlung werden in falscher Reihenfolge ausgeführt oder einzelne werden ausgelassen, zu unrichtiger Zeit abgebrochen, miteinander verwechselt. Dadurch ähnelt der Patient einem hochgradig zerstreuten Menschen. Fordert man ihn z. B. auf, sich eine Zigarette anzuzünden (vgl. LIEPMANN), so nimmt er das Streichholz zwar aus der Schachtel, steckt es aber in den Mund u. ä.

Die Unfähigkeit der Verwertung der Umweltseindrücke bei ausgedehnteren Scheitellappenläsionen kann zu einer *Akinese*, einer Störung des Antriebs führen („sekundäre" Akinese [KLEIST, GOLDSTEIN] im Gegensatz zur Stirnhirnakinese).

Die geschilderten Störungen der Gnosis (Astereognose von seiten des Gyrus supramarginalis, Alexie von seiten des Gyrus angularis) bzw. das Auftreten der ideatorischen Apraxie machen die Diagnose linksseitiger Parietallappenaffektionen nicht schwer. Insbesonders für die Erkennung rechtsseitiger Herde dieser Region erscheint die Kenntnis weiterer Symptome wichtig. Daß tiefer greifende Herde im Bereich des Gyrus angularis durch Übergreifen auf die Radiatio optica zu kontralateraler *Hemianopsie* zu führen vermögen, bedarf keiner weiteren Erklärung. Etwas näher muß dagegen auf die *Déviation conjuguée* eingegangen werden, die bei Angularisherden zu beobachten ist.

Wie noch näher auszuführen sein wird (vgl. S. 159), entspringen von der Occipitalrinde in der Umgebung der Area striata, der Endstätte der Sehbahn, zentrifugale, zum Hirnstamm führende Bahnen, die wahrscheinlich der Vermittlung optischer corticaler Reflexe dienen und einen Teil der makroskopisch darstellbaren „GRATIOLETschen Sehstrahlung" bilden. Durch Vermittlung dieser Fasern führt Reizung der Rinde des Occipitallappens im Tierversuch zu Augendeviation nach der Gegenseite, auch wenn das im Stirnhirn gelegene Bewegungszentrum der Augen zerstört ist (SCHAEFER[1]). Aus dem Gyrus angularis selbst dürfte aber höchstens ein kleiner Anteil jener Fasern entspringen, welche konjugierte Augenbewegungen auszulösen vermögen. Die bei Affektion des Gyrus angularis zu beobachtende Déviation conjuguée dürfte daher vor allem auf Reizung resp. Schädigung der unter dieser Windung vorbeiziehenden zentrifugalen Fasern aus dem Occipitallappen zu beziehen sein[2]. Sie ist bei Reizung nach der Gegenseite gerichtet; bei Zerstörung dieser Fasern kommt es zu einer flüchtigen Augenablenkung zur Herdseite, auch die Beeinträchtigung der Blickwendung zur Gegenseite ist vorübergehend; auch ist sie, wenn vorhanden, relativ geringgradig[3]. Interessanterweise bleibt die tonische Deviation bei Angularisherden manchmal nicht auf die Augen beschränkt, sondern ergreift auch Kopf und Extremitäten (PÖTZL[4]).

Eine besondere Rolle scheint nach neueren Studien von PÖTZL[5] und seiner Schule (HOFF[6]) jenem Rindenstreifen zuzukommen, welcher im *Sulcus inter-*

[1] Proc. roy. Soc. Med. **1888**. [2] Literatur bei CORDS, Graefes Arch. **117**, H. 1 (1926).

[3] Zum Teil könnte hier auch eine Änderung im Erregungszustand des frontalen Augenbewegungszentrums infolge des Wegfalls occipitaler Erregungen eine Rolle spielen.

[4] PÖTZL, O., Med. Klin. **1923** u. **1924**.

[5] PÖTZL, O., Z. Neur. **95**, (1925); **124** (1930).

[6] HOFF, H., Z. Neur. **120** (1929); **125** (1930) — Die zentrale Abstimmung der Sehsphäre. Berlin: Karger 1930.

parietalis, also zwischen dem Lobus parietalis superior und inferior gelegen ist; er scheint nach den genannten Autoren für die Eupraxie von Bedeutung und Innervationen zu verhindern, welche die Tätigkeit des Arms als Greiforgan störend beeinflussen, so daß es bei linksseitigen Herden zu einer eigenartigen Greifstörung und Apraxie der rechten Hand kommt; ferner soll er nicht nur Seh- und Fühlsphäre verbinden, Erregungen, die von den verschiedenen Zonen in dieses Gebiet einstrahlen, verteilen, sondern auch die Sehsphäre vor störenden Reizen schützen und verhindern, daß automatische Mechanismen die optische Wahrnehmung störend beeinflussen, so daß es bei Läsionen dieser Region zu Metamorphopsien (z. B. Schiefsehen von Gegenständen) kommen kann.

c) Temporallappen.

Wir haben hier außer den an der Lateralfläche gelegenen, bzw. noch an die Basis reichenden drei Temporalwindungen (vgl. Abb. 26) und den an diese anschließenden, auf der medialen Fläche gelegenen Gyri (G. fusiformis, G. lingualis und G. hippocampi mit dem Uncus des G. hippocampi, vgl. Abb. 28) noch die an der Dorsalfläche gelegenen HESCHLschen Querwindungen (vgl. Abb. 25 u. 26) zu unterscheiden. Die letzteren werden erst sichtbar, wenn man die die SYLVIsche Furche begrenzenden Hirnteile (Temporal- und Parietallappen) auseinanderdrängt.

Im Temporallappen finden wir die Endstätten zweier zentripetaler Systeme: in der vorderen (= ersten) HESCHLschen Querwindung (vielleicht auch in der anschließenden zweiten) liegt auf einem relativ kleinen Areal das zentrale Projektionsfeld jener Bahnen, die aus der *Cochlea* Erregungen corticalwärts leiten (vgl. S. 210). Man kann vielleicht mit PFEIFER hier insofern eine feinere Lokalisation vornehmen, daß die höheren Töne in mehr medialen, die tiefen Töne in mehr lateralen Abschnitten der Querwindung vertreten sind. In den Gyrus hippocampi bzw. in den Uncus dieses Gyrus strahlen *olfactorische* Systeme ein (vgl. S. 301). Ob hier auch Geschmackszentren liegen, ist zweifelhaft geworden.

Was die Störungen bei Affektion der genannten Sinneszentren anlangt, so sind die *Gehörstörungen* nach einseitiger Affektion der HESCHLschen Windungen sehr geringgradig, da jede Cochlea sowohl in der gekreuzten als auch in der gleichseitigen Temporalrinde vertreten ist; es kommt am gegenseitigen Ohr stärker ausgesprochen als am homolateralen zu einer Herabsetzung der Hörfähigkeit. Das Hörfeld kann von beiden Seiten her (für hohe und tiefe Töne) eingeschränkt sein (BÖRNSTEIN-GRAHE). Taubheit entsteht aber erst nach beiderseitiger Zerstörung der HESCHLschen Windungen, was natürlich nur ein recht seltenes Vorkommnis ist. Hörstörungen bei raumbeschränkenden Affektionen des Temporallappens (sowohl Herabsetzung der Hörschärfe als auch Reizerscheinungen, Gehörshalluzinationen) sind lokalisatorisch kaum verwertbar, weil als Folge der intrakraniellen Drucksteigerung Schädigungen des peripheren Cochlearapparates resp. auch seiner medullären Zentren vorhanden sein können.

Eher sind die Beziehungen der Medianfläche, resp. unteren Fläche des Temporallappens, speziell des Gyrus hippocampi und seines Uncus, zum Geruchsinn (und Geschmacksinn?) vom lokalisatorischen Standpunkt von Bedeutung. Es kann im Bereich dieser Sinnessphären bei Reizzuständen der genannten Region zu Halluzinationen bzw. zu einer *olfactorischen* (resp. *gustatorischen?*) *Aura* kommen, welche epileptiforme Krämpfe einleitet (uncinate fits von JACKSON). Auch motorische Äußerungen, die mit dem Schmecken in Beziehung stehen, wie Schmeck-, Kau-, Schluckbewegungen, wurden bei Herden in dieser Region beobachtet, abgesehen von einem merkwürdigen Zustand von Bewußtseinsänderung, der von den Engländern als dreamy state beschrieben wurde.

Im Bereiche des Temporallappens können wir in besonderer Ausprägung beobachten, wie erst besondere corticale Mechanismen notwendig sind, damit die vom peripheren Sinnesorgan, hier die von der Cochlea empfangenen Erregungen derart verarbeitet werden, daß sie mit bestimmten Erinnerungsbildern resp. Begriffen in Beziehung gesetzt werden. Die HESCHLsche Querwindung ist, wie erwähnt, nur als Endstätte der corticopetalen Leitung aus der Cochlea aufzufassen. Die weitere Verarbeitung dieser Erregungen aus den beiderseitigen HESCHLschen Windungen, welche die Voraussetzung für die Gnosis, das Erkennen der diesen Erregungen zugrunde liegenden Klänge, Worte darstellt, wird von den lateralen Abschnitten des linken Temporallappens geleistet, wie wir seit WERNICKE wissen (vgl. Abb. 25). Hier kommt vor allem das Erkennen jener Klangkombinationen in Betracht, welche der *Sprache* zugrunde liegen. HENSCHEN[1] unterscheidet diesbezüglich ein Wortklang(hör-, laut-)zentrum, das beim Rechtshänder in der ersten linken Temporalwindung hinter der Querwindung liegen soll, und ein Wortsinnzentrum, das die Worterinnerungen aufbewahren soll und vor allem im hinteren Teil der ersten linken Temporalwindung zu suchen ist, wenn auch eine scharfe Abgrenzung nicht gegeben wird. Das Worthörzentrum empfängt die Sprachlaute aus dem primären Hörzentrum in der HESCHLschen Windung und gibt sie an das Wortsinnzentrum weiter. Ob wir eine so weitgehende Abgrenzung der zum Zustandekommen der akustischen Gnosis von Worten notwendigen Territorien vornehmen dürfen, erscheint aber noch zweifelhaft; PÖTZL, BONVICINI[2] u. a. machen mit Recht darauf aufmerksam, daß zum Erfassen des Wortsinnes *viel weitere* Rindenareale, als es dem HENSCHENschen Schema entspricht, beansprucht werden.

Eine besondere Lokalisation wird von HENSCHEN für das Zustandekommen des *Musikverständnisses* angegeben. Hierfür sollen die vordersten Abschnitte der ersten linken Schläfenwindung in Anspruch zu nehmen sein, deren Läsion zu Musiktaubheit (sensorischer Amusie) führe (vgl. dazu PFEIFER, KLEIST[3]).

Bei Herden im HENSCHENschen Wortlautzentrum ist *reine Worttaubheit*, sog. *subcorticale, sensorische Aphasie* zu erwarten, wobei sich vor allem ein Verlust des Verständnisses der Sprachlaute, der Fähigkeit des Nachsprechens bei erhaltener Hörfähigkeit und intaktem spontanem Sprechen, Schreiben, Lesen findet. Diese relativ seltene Störung kann nun durch verschiedenartige Herde bedingt sein. Sie kann zunächst auch durch einen subcorticalen Herd im linken Schläfenlappen hervorgerufen werden, wenn dieser die Erregungen sowohl aus den linken

[1] HENSCHEN, S. E., Beitr. z. Pathol. d. Gehirns, 5.—7. Teil. Stockholm 1922.

[2] BONVICINI, siehe Fußnote 1, S. 63.

[3] KLEIST, K., Mschr. Psychiatr. **68**, 853 (1928). Entgegen HENSCHEN soll nach EDGREN, KLEIST der Pol des Schläfelappens mit der Melodientaubheit nichts zu tun haben, dieselbe soll im mittleren Drittel von T_1, aber doch weiter vorn als die Worttaubheit lokalisiert sein. Die Tatsache, daß sensorische Amusie seltener ist als sensorische Aphasie, läßt KLEIST daran denken, daß das Melodiengedächtnis stärker doppelseitig angelegt ist als das Wortgedächtnis.

wie auch aus den rechten HESCHLschen Windungen zur ersten linken Temporalwindung blockiert, also die Balkenfasern aus dem rechten zum linken Schläfenlappen miteinbezieht. Bei Affektion der Rinde der ersten linken Temporalwindung ist die Störung rückbildungsfähig und zu ihrem dauernden Bestehen scheinen bilaterale Herde in der genannten Windung erforderlich. Besonders interessant ist diesbezüglich ein Fall von PÖTZL[1], in dem auch noch trotz beiderseitiger Temporallappenläsion die reine Worttaubheit sich rückbildete und erst ein Fortschreiten der rechtsseitigen Erweichung die Symptome der Worttaubheit verstärkte.

Bei ausgedehnten Läsionen im hinteren Teil der ersten linken Schläfenwindung, die meist auch auf die angrenzenden Rindenareale (Parietallappen, Insel, HESCHLsche Gyri) bzw. auch auf das Marklager übergreifen, entsteht die eigentliche *sensorische Aphasie* (corticale sensorische Aphasie, WERNICKEsche Aphasie). Es kommt zu einem Verlust des Verständnisses der Sprache, während das Lautverständnis nur geringer geschädigt ist. Bei einem solchen Patienten ist aber nicht nur das Verständnis für an ihn gerichtete Fragen, ihm erteilte Aufforderungen verloren, er kann nicht mehr vorgesagte Worte nachsprechen, er zeigt auch Störungen des Lesens und Schreibens und schließlich der Wortfindung. Er benutzt falsche Worte, schiebt in seine Rede oft mehr minder entstellte Worte ein (Paraphasie), er hat die Fähigkeit verloren, die Wortbilder richtig mit den zugehörigen Vorstellungen zu verknüpfen.

Schon die letztgenannte Störung zeigt, daß der linke Schläfenlappen für das spontane Sprechen insofern wichtig ist, als durch hier geleistete Vorgänge die Erinnerungen an die entsprechenden Wortklänge geweckt werden müssen, wenn wir das zu einem Begriff zugehörige Wort sprechen wollen. Diese Erweckung des Erinnerungsbildes des Wortklanges, um einen bestimmten Begriff auszudrücken, einen bestimmten Gegenstand zu bezeichnen, scheint die höchste Leistung dieser Region. Sie wird besonders leicht schon bei geringgradigen Schädigungen des Schläfenlappens betroffen, bzw. erscheint noch gestört, wenn sich die übrigen Symptome der sensorischen Aphasie schon rückgebildet haben. Man hat diese Störung der Wortfindung in verschiedener Weise bezeichnet als *amnestische Aphasie*, *Wortamnesie*. Sie ist manchmal besonders ausgesprochen, wenn Namen genannt, vorgezeigte Gegenstände bezeichnet werden sollen (*Anomie*)[2].

Dem Symptom der *Anomie* scheint auch *lokalisatorisch* eine gewisse Bedeutung zuzukommen, indem es besonders bei Prozessen gefunden wird, welche caudale Abschnitte der dritten Schläfenwindung einbeziehen. Diese Tatsache ist besonders für die frühzeitige Diagnose des *otitischen Schläfenlappenabscesses* von großer Wichtigkeit. Wie noch auseinanderzusetzen sein wird, befällt dieser Absceß in der Regel zunächst die dem Felsenbein aufliegenden Teile des Temporallappens, nämlich die dritte Schläfenwindung und den Gyrus fusiformis und

[1] PÖTZL, O., Klinik und Anatomie der reinen Worttaubheit. Berlin: Karger 1919.

[2] Nennt man aber dem Patienten eine Bezeichnung für den vorgezeigten Gegenstand, so weiß er sofort, ob es die richtige oder eine faslche ist; er kann auch das dargebotene Wort richtig aussprechen. Manchmal können Gegenstände, die der Patient bloß sieht, nicht benannt werden, was dagegen nach Betasten des betreffenden Gegenstandes gelingt (sog. *optische Aphasie* FREUNDS, die aber von PÖTZL als abgeschwächte Form einer optischen Agnosie aufgefaßt wird (vgl. S. 78 über optische Aphasie für Farben).

breitet sich zunächst im Marklager dieser Windungen aus. Hierbei ist die Anomie oft ein Initialsymptom, während Paraphasie sich erst später und das volle Bild der sensorischen Aphasie erst bei großer Ausdehnung des Abscesses entwickelt. Im Gegensatz hierzu ist bei Erweichungsherden im Schläfenlappen die sensorische Aphasie frühzeitig anzutreffen, was damit erklärt wird, daß die die caudalen Abschnitte der beiden oberen Temporalwindungen versorgende Art. temporalis poster. leicht obliteriert (vgl. BONVICINI).

Bei *Tumoren* hängt es natürlich von der Lokalisation und Wachstumsrichtung ab, welche Symptome initial erscheinen, aber auch hier kann bei langsamem Vorwachsen eines caudal gelegenen Tumors gegen den Schläfenlappen amnestische Aphasie als eines der ersten Symptome auftreten. Schon dies weist darauf hin, daß die Symptome der sensorischen Aphasie bzw. Teilerscheinungen dieses Bildes allein noch nicht den Sitz der Erkrankung im linken Temporallappen beweisen, wenn ein raumbeschränkender Prozeß vorliegt. Wir müssen damit nach weiteren Symptomen von seiten dieses Hirnteiles suchen. Diesbezüglich ist insbesondere die Tatsache von Bedeutung, daß die *Radiatio optica* auf ihrem Weg zum Occipitallappen das Unterhorn des Seitenventrikels an seiner lateralen Wand umscheidet (vgl. Abb. 25 u. 30), so daß also Affektionen des Temporallappens, welche gegen das Unterhorn vordringen, zu *Hemianopsie* auf der Gegenseite bzw. zu Quadrantenhemianopsie bei Betroffensein bloß des ventralen oder dorsalen Abschnitts der Sehstrahlung, resp. im Beginn nur zu Hemianopsie oder hemianopischen Skotomen für Farben führen können (vgl. S. 116). Auch Reizerscheinungen auf optischem Gebiet können vorkommen.

Wir müssen aber bei Verdacht einer raumbeschränkenden Temporallappenaffektion nicht nur nach Symptomen von seiten der tiefen Markfaserung dieses Lappens, sondern auch *benachbarter Rindenareale* und Ganglienmassen suchen. Diesbezüglich kommen bei dorsal- und caudalwärts gerichtetem Wachstum außer Verlust der *Lesefähigkeit*, die auf den Gyrus angularis bezogen wird, *Astereognose* in Betracht, die als Symptom des Gyrus supramarginalis angesprochen wird (vgl. Parietallappen), ferner andere gnostische Störungen, vor allem auf optischem Gebiete (Affektion benachbarter Gebiete des Occipitallappens). *Epileptiforme Anfälle*, die im Bereich der motorischen Hirnnerven beginnen, können bei mehr dorsooral gegen die motorische Region gerichtetem Wachstum auftreten. Der Druck nach ventral äußert sich vor allem in der Ausbildung von Mittelhirnsymptomen, vor allem des mehr minder ausgebildeten *Weberschen Syndroms* (homolaterale, hier meist nur inkomplette Oculomotoriusparese, kontralaterale Pyramidenzeichen). Er kann ferner zu *Kleinhirnsymptomen* auf der gleichen oder Gegenseite, bzw. auch zu Abducenslähmung, Trigeminusneuralgien führen. Auch Nystagmus kann als Folge der Druckwirkung in Erscheinung treten.

Beim Zustandekommen cerebellarer Symptome bei Temporallappenaffektionen kann aber, abgesehen von der Fernwirkung durch Druck, noch ein anderer Mechanismus eine Rolle spielen, nämlich die Läsion des sog. *temporopontinen (Türckschen) Bündels,* welches den Brückenkernen und durch deren Vermittlung weiter dem Kleinhirn Impulse vermittelt. Mit der Läsion dieses Systems hat man auch das Auftreten von Anfällen *kataleptiformer Zustände* in Zusammenhang gebracht. Eine abnorme Tonussteigerung der Skeletmuskulatur kann aber auch noch auf einem anderen Wege, nämlich durch Betroffensein des *pallidären Systems* bei medial gegen die Vorderhirnganglien gerichtetem Wachstum des Tumors zustande kommen. In solchen Fällen läßt sich auf der Gegenseite nicht nur ein Rigor der Skeletmuskulatur, sondern auch Tremor und Bewegungsarmut beobachten (Schwab). Die enge Nachbarschaft auch des *Thalamus* macht es begreiflich, daß es zu Verlust der Affektäußerungen begleitenden Mimik bei erhaltener willkürlicher Facialisinnervation kommen kann. Das Auftreten von Erscheinungen seitens der *inneren Kapsel*, kontralateraler Hemianästhesie, hemiparetischen und hemianopischen Symptomen bedarf keiner weiteren Erklärung. Daß schließlich auch der *Hypothalamus* betroffen sein kann, wird durch den Umstand wahrscheinlich gemacht, daß es bei Temporallappentumoren zu Exophthalmus kommen kann, was als Stauungserscheinung durch Affektion des Sinus cavernosus gedeutet wurde (vgl. Marburg[1]).

Die Beachtung der Nachbarschaftssymptome bei raumbeschränkenden Affektionen des Temporallappens erscheint insbesonders bei *rechtsseitigem Sitz* der Erkrankung von Wichtigkeit, nachdem die Rinde des rechten Temporallappens zu den symptomenarmen Gebieten des Gehirns gehört. Wie weitgehend die Druckwirkung solcher Tumoren sein kann, geht daraus hervor, daß Fälle bekannt geworden sind, wo es bei Rechtshändern durch drucksteigernde Prozesse im rechten Temporallappen zu Sprachstörungen kam, anscheinend dadurch, daß der linke Temporallappen komprimiert wurde. Andererseits ist aber nicht zu vergessen, daß selbst relativ ausgedehnte Tumoren des Temporallappens ohne Lokalsymptome bestehen können, so daß noch immer die Regel von Oppenheim-Bruns eine gewisse Geltung hat, bei Vorhandensein allgemeiner Hirndruckerscheinungen ohne Lokalsymptome an den Temporallappen besonders der rechten Seite zu denken. Hier wird manchmal die Röntgenuntersuchung, insbesondere die Ventriculographie, von Wert sein (Verschiebung des dritten Ventrikels, Verschluß des Seitenventrikels resp. Unterhorns auf der Herdseite).

d) Occipitalhirn.

Im Bereiche des Hinterhauptlappens ist vor allem die mediale Fläche von Wichtigkeit (vgl. Abb. 28). Hier finden wir ein dreieckiges Areal, den Cuneus, eingeschlossen von der Fissura calcarina und der Fissura parietooccipitalis. Die Ober- und Unterlippe der Fissura calcarina zeigt am Querschnitt schon makroskopisch einen charakteristischen, innerhalb der Rinde der Oberfläche parallel verlaufenden Streifen, weshalb dieser Teil auch als Area striata bezeichnet wird. Während die Oberlippe der Fissura calcarina durch einen Teil des Cuneus dargestellt wird, wird deren Unterlippe durch die an diese Furche angrenzenden Anteile des Gyrus lingualis gebildet. An der Lateralfläche des Hinterhauptlappens finden wir drei gegen dessen Pol konvergierende Windungen, die obere, mittlere und untere Hinterhauptswindung, deren begrenzende Furchen recht variabel sind. Diese Gyri gehen durch die sog. Übergangswindungen in den Scheitellappen resp. Schläfenlappen über, und zwar der G. occipitalis sup. durch die erste Übergangswindung in den oberen Parietallappen, der G. occipitalis medius durch die zweite Übergangswindung in den G. angularis und der G. occipitalis inf. durch

---

[1] Handb. d. Neurolog. d. Ohres **2 II**, S. 1902 (1928). Mit der Affektion des Zwischenhirns dürfte vielleicht auch das Vorkommen von narkoleptischen Zuständen (Schlafanfällen) zusammenhängen.

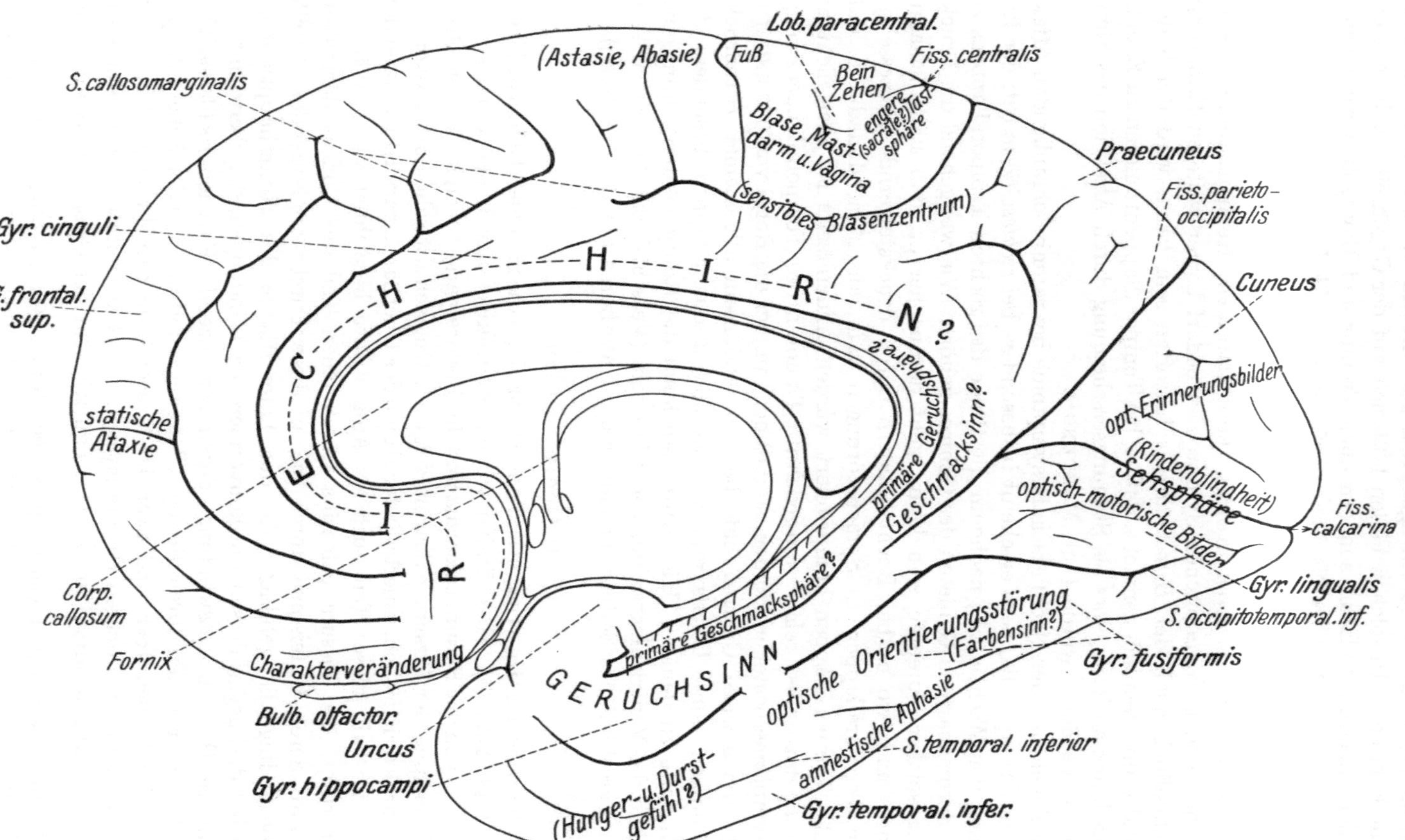

Abb. 28. Corticale Lokalisation an der medialen Oberfläche der Hemisphäre (Schema von *Economo-Koskinas*).

die dritte Übergangswindung in die mittlere, zum Teil auch untere Schläfenwindung.

Bezüglich der Area striata sei hier nur so viel hervorgehoben, daß wir sie, besonders nach den Untersuchungen von WILBRAND[1] und HENSCHEN[2], als das Projektionsfeld der Retina, also als corticale Endigung der Sehstrahlung zu betrachten haben (vgl. S. 99). Ihre Läsion führt zu den verschiedensten Formen von Gesichtsfelddefekten, die an anderer Stelle (vgl. S. 114) eine nähere Besprechung finden werden.

Als ein wichtiges Frühsymptom einer Erkrankung der Occipitalrinde, speziell der Area striata, können *Reizerscheinungen* in Form von Licht-, Farben-, Figurenhalluzinationen auftreten, die charakteristischerweise immer in einer bestimmten Richtung (herdkontralateral) gesehen werden.

Akute Verletzungen der Sehsphäre führen, auch wenn sie auf das Gebiet der Area striata beschränkt bleiben, wie insbesondere Kriegsbeobachtungen gezeigt haben (PÖTZL[3], POPPELREUTER[4], GOLDSTEIN[5]), bevor es zur definitiven Ausbildung der dem Herd entsprechenden Ausfälle des Gesichtsfeldes kommt, zu *allgemeinen Sehstörungen*. Nach PÖTZL hat der Betroffene meist unmittelbar nach der Verletzung eine Dunkelempfindung, nach einiger Zeit leiten massenhaft auftretende, subjektive Erscheinungen (Funkensehen u. ä.) die Wiederaufnahmefähigkeit der Sehsphäre für Erregungen ein. Die Gegenstände erscheinen aber zunächst wie durch einen Nebel, ihre Konturen sind unscharf, verschwommen. Die Fähigkeit der Farbenempfindung stellt sich meist erst etwas später ein, wobei manchmal die Gegenstände zunächst in einem rötlichen Licht erscheinen. Lange Zeit hindurch ist der Patient von einem Flimmern gestört. Er leidet ferner an auffallenden Blendungsbeschwerden, was auf eine Störung der Helladaptation hinweist. Seine Sehschärfe, die zunächst überhaupt nicht prüfbar ist, erweist sich weiter stark herabgesetzt, alle Gegenstände sind verschwommen. Diese „cerebrale Asthenopie" führt auch zu einer Erschwerung des Lesens, wobei auch die Ermüdbarkeit der Patienten eine Rolle spielen mag.

Diese Ermüdbarkeit dürfte schuld daran sein, daß man bei Gesichtsfeldaufnahmen solcher Hirnverletzter nicht nur eine konzentrische Gesichtsfeldeinschränkung, sondern auch Ringskotome beobachten kann (GELB und GOLDSTEIN), deren Zustandekommen in folgender Weise erklärt wird. Bei Vorschieben einer Marke von der Peripherie gegen das Zentrum des Gesichtsfeldes wird diese zuerst wahrgenommen, dann tritt ein Moment ein, in dem infolge Ermüdung die Marke nicht bemerkt wird. Rückt man mit der Marke noch weiter gegen das Gesichtsfeldzentrum, so werden empfindlichere Netzhautpartien gereizt, so daß das Objekt trotz der allgemeinen Ermüdung der Netzhaut resp. ihrer Zentren wieder wahrgenommen wird.

---

[1] WILBRAND-SÄNGER, Neurolog. d. Auges. III. Bd.

[2] HENSCHEN, S. E., Beitr. z. Pathol. d. Gehirns I—IV. Stockholm 1890—1922.

[3] PÖTZL, O., Optisch-agnostische Störungen. Wien: Deuticke 1928 — Wien. klin. Wschr. **1918**, Nr 27. — FUCHS, A., u. O. PÖTZL, Jb. Psychiatr. **38** (1917).

[4] POPPELREUTER, Störungen der Sehleistung durch Verletzung des Occipitalhirns. Leipzig: Voß 1917.

[5] GELB u. GOLDSTEIN, Z. Neur. **41** (1918).

Von besonderem Interesse sind die Störungen der *Farben*empfindung[1] sowie der Raumwahrnehmung bei Läsionen im Bereich der Area striata. Was die Störung des Farbensinnes anlangt, so soll besonders die Empfindung für Grün leicht beeinträchtigt werden (Lenz). Ob der Farbensinn in besonderen Schichten der Area striata bzw. gar in bestimmten Zellen zu lokalisieren ist (vgl. Wilbrand, Henschen) oder ob man die Schädigung der Farbenempfindung bei geringen, die Sehfähigkeit sonst nicht störenden Läsionen der Area striata als Zeichen einer besonderen Hochwertigkeit resp. Differenziertheit und damit Empfindlichkeit der der Farbenempfindung zugrunde liegenden Mechanismen auffassen soll, ist noch unentschieden. Jedenfalls erscheint nicht ohne Interesse, daß nach Bartels[2] jedem Zapfen der Netzhaut mehrere Nervenfasern zugehören, die Impulse aus den Stäbchen dagegen für mehrere derselben durch eine Faser geleitet werden sollen, was für ein größeres Ausbreitungsgebiet der corticalen Projektionsfläche der farbenempfindlichen Zapfen sprechen würde. Pötzl macht darauf aufmerksam, daß Läsionen gerade im oralen und basalen Teil der Sehstrahlung resp. im zugehörigen Teil der Sehrinde einen allgemeineren Ausfall der Farbenempfindung hervorrufen, so daß man vielleicht besonders orale Abschnitte der lingualen Lippe der Fissura calcarina mit der Farbenempfindung in Beziehung bringen muß. Interessanterweise scheint auch bezüglich des Farbensinnes der linken Hemisphäre eine größere Bedeutung zuzukommen.

Die von der Retina eines jeden Auges aufgenommenen, dem Cortex zugeleiteten Erregungen müssen zu einem einheitlichen Bild vereinigt, die beiden Gesichtsfelder müssen zu einem einheitlichen (Doppelauge von Hering) verschmolzen werden. Im Interesse der Vereinigung von Doppelbildern werden normalerweise unwillkürliche, optisch ausgelöste Blickbewegungen (*Fusionsbewegungen*) ausgeführt, die wahrscheinlich über der Calcarinarinde zustandekommen (besonders Best[3]); bei Läsionen der Sehrinde kann es daher zu *Fusionsstörungen* kommen; die Patienten können über Doppelbilder klagen, die auf Manifestwerden einer latenten Konvergenz oder Divergenz beruhen können (Pötzl). Mit diesen Fusionsstörungen steht, wie Pötzl näher ausführt, das Auftreten von *Metamorphopsien* (Verzerrtsehen der Gegenstände) in einem gewissen Zusammenhang.

---

[1] Bei *Prüfung des Farbensinns* mittels der Holmgreenschen *Wollfadenprobe* hat der Untersuchte aus einer Reihe verschiedenfarbiger Knäuel jene auszusuchen, die einer ihm vorgelegten Probe entsprechen. Trotz Farbensinnstörungen kann hiebei manchmal eine ziemlich richtige Auswahl erfolgen, wenn der Untersuchte sich vom Helligkeitswert der einzelnen Farben bei seiner Wahl leiten läßt. Diesem Fehler suchen die Stillingschen pseudoisochromatischen Tafeln oder die Nagelschen Tafeln zu entgehen, auf denen sich zwischen verschiedenen Helligkeitsnuancen je einer bestimmten Farbe eine Verwechslungsfarbe befindet, die sich allein infolge ihres Helligkeitswertes nicht von den übrigen Proben der Tafel unterscheiden läßt. Für genauere Untersuchungen dienen z. B. der *Farbenmischapparat* von Hering oder der von Helmholtz, in dem eine bestimmte, eingestellte Farbe mit einer Mischfarbe zu vergleichen ist, die durch Vorschaltung farbiger Gläser bei gleicher Beleuchtung erzeugt wird, resp. das Anomaloskop von Nagel.

[2] Arch. Augenheilk. **59** (1908).

[3] Best, Graefes Arch. **100** (1919) — Neur. Zbl. **1917**. — Wie schon bei Besprechung des Parietallappens angedeutet wurde und später noch näher auszuführen sein wird, entspringen aus der Rinde des Occipitallappens zentrifugale Bahnen, welche den motorischen Schenkel dieser reflektorischen Blickbewegungen darstellen.

Hierher gehören auch die Fehler beim Halbieren einer Strecke; gewöhnlich halbieren Hemianopiker so, daß auf der Seite der Hemianopsie die kleinere Hälfte liegt, dagegen erfolgt nach BEST der Fehler bei Patienten mit Läsion der Sehrinde manchmal in umgekehrter Richtung. Auf das Bestehen von *Richtungsstörungen* weist schließlich die Beobachtung von POPPELREUTER, daß solche Hemianopiker, die wir nach einem vorgehaltenen Gegenstand greifen lassen, manchmal an diesem vorbeigreifen. Die Störungen räumlicher Leistungen sind aber nur zum Teil auf eine bloße Beeinträchtigung der Area striata zu beziehen; wie wir später noch auszuführen haben werden, vermögen Läsionen der Umgebung des zentralen Projektionsfeldes der Retina zu weiteren Störungen der Lokalisation und Orientierungsfähigkeit zu führen.

Die der *Area striata benachbarten Teile* der medialen Hemisphäre (Cuneus dorsal, Gyrus lingualis, Gyrus fusiformis ventral) und auch die laterale Oberfläche des Hinterhauptlappens sind ebenfalls für den Sehakt nicht gleichgültig, wenn auch, wie wir gesehen haben, die Area striata als eigentliches Projektionsfeld der Retina (engere Sehsphäre) zu betrachten ist. Die genannten Nachbargebiete können auch als *weitere Sehsphäre* betrachtet werden, denn ihre Intaktheit erscheint Vorbedingung für das Erkennen der durch die Retina aufgenommenen Sinneseindrücke. Ihre Läsion führt zu den verschiedensten Formen *optisch-agnostischer Störungen*, zu den mannigfachen Bildern, die unter der Bezeichnung *Seelenblindheit* zusammengefaßt wurden. Es ist unmöglich, hier im Detail auf die Symptomatologie und den Entstehungsmechanismus dieser Störungen einzugehen. Diesbezüglich sei auf die grundlegende Darstellung von PÖTZL[1] verwiesen. Hier können wir die verschiedenen optisch-agnostischen Störungen nur insofern besprechen, als sie für die Lokaldiagnose in Betracht kommen, wobei wir uns vor allem von den Ergebnissen der PÖTZLschen Untersuchungen leiten lassen.

Die agnostischen Störungen auf optischem Gebiet können zunächst vorwiegend bloß konkrete Gegenstände und Bilder betreffen. Wir finden bei dieser sog. LISSAUERschen Form die Läsion vor allem an der Basis des linken Hinterhauptlappens (manchmal auch beiderseits); sie betrifft vor allem das Marklager unter Einbeziehung des Balkenspleniums. Während bei dieser Agnosieform das Erkennen von Gegenständen leidet, findet sich bei der sog. *reinen Wortblindheit* (DÉJÉRINE) das Erkennen von Schriftzeichen gestört (ohne Schreibstörung). Betrifft dies einzelne Schriftzeichen, so spricht man von *literaler*, betrifft dies die Gruppierung der einzelnen Zeichen zu Worten, von *verbaler Alexie*. Die Ähnlichkeit im Mechanismus der genannten agnostischen Störungen macht es begreiflich, daß wir auch bei der reinen Wortblindheit Herde im Marklager der linken Seite finden, die bei der letztgenannten Form vor allem das Mark des unteren Scheitellappens unter Einbeziehung des Balkenspleniums betreffen (sie zerstören Fasersysteme, deren zugehörige Rindenareale noch nicht sicher bestimmt sind). Erst das Übergreifen des subcorticalen Herdes auf die Rinde (Gyrus angularis) soll nach DÉJÉRINE, dem sich auch PÖTZL anschließt, die Kombination von Alexie mit Agraphie bewirken[2].

---

[1] PÖTZL, O., Aphasielehre I. Die optisch-agnostischen Störungen. Wien: Deuticke 1928.

[2] Nach HERRMANN und PÖTZL (Agraphie. Berlin: Karger 1926) ist von der Agraphie bei *parieto-occipitalen Herden* (im Übergangsteil zwischen Gyr. angularis und 2. Occipital-

Bei Ausdehnung dieser Herde im Marklager seitlich vom Hinterhorn soll zur Wortblindheit auch *Ziffernblindheit* hinzutreten können (HENSCHEN, PÖTZL). Für die *Notenblindheit* kommt sowohl die Ausdehnung des Herdes in der genannten Richtung als auch auf die orodorsale Nachbarschaft des Gyrus angularis in Betracht.

Recht häufig findet sich die reine Wortblindheit kombiniert mit *agnostischen Farbenstörungen* bzw. mit *optischer Aphasie für Farben*, die PÖTZL als eine abgeschwächte Form der erstgenannten Störung anspricht. Der Farbensinn erweist sich bei einem Patienten mit agnostischen Farbenstörungen nicht gestört, der Patient vermag zu entscheiden, ob zwei ihm vorgelegte Farben gleich oder verschieden sind; er hat aber Schwierigkeiten, manche der ihm vorgelegten Farben richtig zu erkennen. Bei der optischen Aphasie für Farben (Farbenaphasie, Farbennamenaphasie) liegen vor allem Störungen der Benennungsfähigkeit der wahrgenommenen Farben vor. Während, wie wir gesehen haben, durch Läsion von Teilen der Area striata oder der Sehstrahlung der Farbensinn gestört werden kann, finden sich die farbenagnostischen Störungen bei Affektionen der weiteren Sehsphäre. Es kommen hierfür nach PÖTZL vor allem die Rinde der mittleren Anteile der Gyri linguales, wahrscheinlich auch anschließende Teile der Gyri fusiformes in Betracht. Ein subcorticaler Herd nun, der, im Marklager des linken unteren Scheitellappens liegend, zu reiner Wortblindheit führt, wird bei weiterer Ausdehnung nach medial nicht nur Teile der Sehstrahlung, sondern auch den Gyrus lingualis betreffen und so die farbenagnostischen Störungen auslösen können. Auf diese Weise wird die Häufigkeit der Kombination von reiner Wortblindheit und Farbenagnosie begreiflich.

Während wir es bei den bisher geschilderten Agnosieformen vor allem mit subcortical gelegenen Herden zu tun haben, scheint für die sog. *optische Simultanagnosie* (WOLPERT), die Unfähigkeit, Vorgänge und deren bildliche Darstellung zu erfassen, bei erhaltener Fähigkeit, Objekte zu erkennen, die Affektion der Rinde der occipitalen Konvexität wesentlich zu sein. Ähnliches gilt wahrscheinlich auch für die sog. *apperzeptive Blindheit* der Senilen (A. PICK), bei der das Sehen vor allem durch eine Störung der Zusammenfassung der entsprechenden Sinneseindrücke geschädigt ist. Doch läßt sich eine genauere Lokalisation für diese Formen vorderhand nicht angeben.

Die dorsalen Gebiete der Konvexitätsoberfläche des Hinterhauptlappens und der angrenzenden Teile des Scheitellappens scheinen vor allem für die Orientierung im Raum bzw. für die Raumwahrnehmung und für das Erfassen geometrischer Beziehungen wichtig. Damit scheint auch die Bedeutung dieser Regionen für die Rechenfähigkeit im Zusammenhang zu stehen (*Akalkulie*, Rechenstörungen bei hier lokalisierten Herden). Bei dieser Gruppe von Störungen, welche oft auch mit räumlich gerichteten optischen Halluzinationen verbunden sind, findet sich nicht mehr eine Prävalenz der linken Hemisphäre. Es können solche Störungen sowohl bei links- wie bei rechtsseitigen Herden

---

windung) eine zweite Form bei *temporoparietalen Herden* (hinterster Teil der I. Schläfenwindung, knapp unter dem Gyr. supramarginalis) zu unterscheiden. Während beim ersteren, nach DÉJÉRINE genannten Typ die Agraphie mit Alexie kombiniert ist, aphasische Störungen in den Hintergrund treten, evtl. Hemianopsie durch Läsion der Rad. optica hinzutritt, findet sich beim zweiten, sog. PICK-WERNICKEschen Typ die Agraphie unabhängig von der Alexie, dagegen kombiniert mit Worttaubheit, evtl. kontralateraler Hemiplegie mit Hervortreten der paretischen Symptome am Bein.

auftreten, denn für die räumliche Orientierung scheint die Zusammenarbeit beider Hemisphären notwendig zu sein, die natürlich von jeder Seite her gestört sein kann.

Übergreifen der Affektion auf den unteren Scheitellappen scheint auch die Fähigkeit des Patienten, sich am eigenen Körper zu orientieren, links und rechts zu unterscheiden, zu beeinträchtigen (Bonhoeffer, Pötzl). Reicht der Herd vom unteren Scheitellappen auf die angrenzenden Partien des Hinterhauptlappens, so kann das Bild durch Störung der *Tiefenwahrnehmung* kompliziert werden.

Das klassische, von Charcot bzw. Wilbrand[1] beschriebene Bild des Verlustes der visuellen Erinnerungsbilder, die (eigentliche) *Seelenblindheit mit Störung des optischen Vorstellungsvermögens*, der inneren Optik scheint nach Pötzl vor allem dann zustande zu kommen, wenn eine stärkere Schädigung des dorsalen Anteils der erweiterten Sehsphäre mit einer geringeren Läsion des ventralen Gebiets kombiniert ist. Es handelt sich in der Regel um doppelseitige Herde, wobei wieder dem linksseitigen Sitz der Affektion größere Bedeutung zukommt. Ein solcher Patient hat nicht bloß das Vermögen verloren, Gegenstände zu erkennen, er kann sie sich auch nicht mehr optisch vorstellen, sich an die Form und Farbe von Gegenständen, evtl. selbst an die Gesichtszüge naher Verwandter nicht mehr erinnern. Er kann unter Umständen selbst einfache Figuren aus dem Gedächtnis nicht zeichnen; er hat auch vergessen, wie die Gegenstände der Umwelt zueinander lokalisiert sind, kann selbst in gewohnter Umgebung, in den Straßen seiner Heimatstadt sich nicht mehr zurechtfinden.

Eine sehr merkwürdige Störung ist durch Anton[2], Redlich und Bonvicini[3] u. a. bekannt geworden. Es finden sich nämlich Fälle von Seelenblindheit, bei welchen die Patienten sich des Defektes nicht bewußt sind, also von *Nichtwahrnehmung der Blindheit.* Dieses Symptom scheint bei doppelseitigen Läsionen im Occipitallappen, die zu Seelenblindheit führen, wahrscheinlich vor allem dann zu entstehen (Pötzl), wenn die Verbindungen des Thalamus mit dem Parietal- und Occipitalhirn (Thalamusstiele) durch die Läsion unterbrochen werden. Der genauere Mechanismus des Zustandekommens dieser Störung ist natürlich bei der großen Ausdehnung der zugrunde liegenden Herde schwer mit Sicherheit festzustellen.

II. Der Liquor cerebrospinalis, seine Entstehung und Zirkulation. Die diagnostische Bedeutung der Lumbalpunktion, besonders bei Augen- und Ohrenkrankheiten[4].

Der Liquor cerebrospinalis *entsteht* in der Hauptsache (s. S. 82) in den miteinander kommunizierenden *Ventrikeln* des Gehirns, in den beiden im Vorderhirn gelegenen Seitenventrikeln (Abb. 25, 29 u. 30), in dem zwischen den Sehhügeln befind-

---

[1] Wilbrand, Seelenblindheit als Herderscheinung. Wiesbaden 1887.

[2] Anton, G., Arch. f. Psychiatr. **32**, 86 (1899).

[3] Redlich, E., u. G. Bonvicini, Jb. Psychiatr. **1908**.

[4] Zusammenfassende Darstellungen: Pappenheim, M., Lumbalpunktion. Wien: Julius Springer 1922. — Plaut, F., Normale und pathologische Physiologie des Liquor. Handb. d. norm. u. path. Physiol. **10**, 1179 (1927). — Jüngling, O., u. H. Peiper, Ventriculo- und Myelographie. Leipzig: Thieme 1926. — Walter, F. K., Blut-Liquorschranke. Leipzig: Thieme 1929. — Kafka, V., Cerebrospinalflüssigkeit. Wien: Deuticke 1930.

lichen dritten und dem dorsal vom Kleinhirn, ventral vom verlängerten Mark und der Brücke begrenzten vierten Ventrikel (Abb. 7 u. 29). Dies wird am besten dadurch bewiesen, daß bei Verschluß der Kommunikation der genannten Höhlen mit dem Subarachnoidealraum, des Foramen Magendie und der Foramina Luschka (s. unten), etwa durch eine chronische Entzündung im Bereich dieser Öffnungen, eine krankhafte Ansammlung des Liquors in den Ventrikeln, der sog. Hydrocephalus internus, entsteht, resp. durch Obliteration oder Kompression des Aquaeductus Sylvii beim Menschen, wie auch im Tierversuch ein Hydrocephalus der kranial von der Verschlußstelle gelegenen Ventrikel hervorgerufen werden kann.

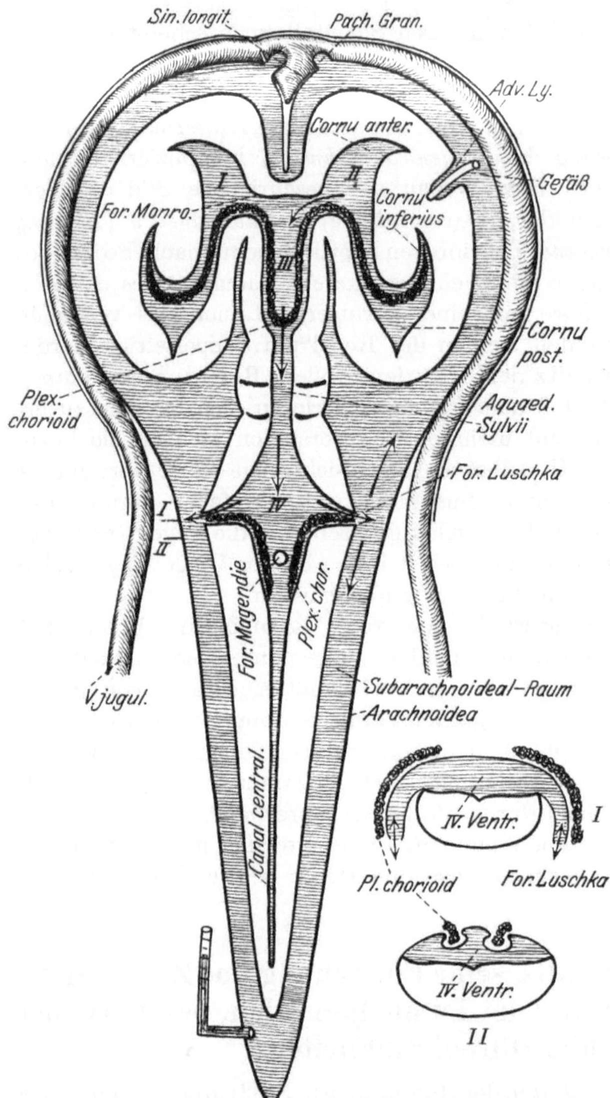

Abb. 29. Schema der Ventrikel, der Subarachnoidealräume und der *Liquorzirkulation. Adv. Ly.* = Adventitieller Lymphraum, *Pach. Gran.* = Pacchionische Granulationen.
I und *II* Schematische Querschnitte durch den IV. Ventrikel.

Die schon von älteren Autoren (Luschka, Obersteiner u. a.) angenommene Bedeutung des *Plexus chorioideus* für die Entstehung des Liquors wird, abgesehen von histologischen Befunden von Körnchen, die von manchen als Sekretgranula[1] gedeutet wurden, wohl am ehesten dadurch nahegelegt, daß der bei Verschluß der Kommunikation z. B. eines Seitenventrikels mit dem übrigen Höhlensystem entstehende Hydrocephalus des abgeschlossenen Ventrikels ausbleibt, wenn der Plexus chorioideus dieses Ventrikels exstirpiert wurde (Dandy). Gegenüber der überragenden Bedeutung des Plexus chorioideus für die Liquorproduktion[2] tritt wohl die Rolle des *Ventrikelependyms* bei der Bildung

[1] Neuerdings werden sie vielfach als Zeichen einer resorptiven Tätigkeit des Plexus angesprochen.

[2] Von manchen allerdings bezweifelt [Auersperg, A., Arb. Neurol. Inst. Wien **31**, 55 (1929)].

dieser Flüssigkeit zurück, wenn auch nicht die Möglichkeit geleugnet werden soll, daß auch die Ependymzellen an der Liquorbildung mitbeteiligt sind.

Makroskopisch besteht der *Plexus chorioideus* des IV. Ventrikels jederseits aus einem geraden, sagittalen und einem bogenförmigen, frontal eingestellten Streifen, die, einen rechten Winkel miteinander einschließend, ziemlich entsprechend der größten Breite der Rautengrube ineinander übergehen. Während der sagittale Anteil im caudalen Abschnitt des Ventrikeldachs liegt, legt sich der frontale, bogenförmige Abschnitt der lateralen Wand jener sackförmigen Erweiterung des IV. Ventrikels außen an, die als Recessus lateralis bezeichnet wird. Er begleitet dieselbe bis an jene Stelle der Hirnbasis, wo Kleinhirn, Brücke und Oblongata zusammentreffen, den sog. Kleinhirnbrückenwinkel (vgl. Frontalschnitt Abb. 29). Der Plexus chorioideus des III. Ventrikels ist von dem des IV. ganz unabhängig. Er stellt ebenfalls beiderseits einen sagittal gestellten, geraden Streifen dar und geht im Bereiche des Foramen Monroi in den Plexus chorioideus des Seitenventrikels über; der letztgenannte Plexus bildet einen Bogen, der zunächst in der Pars media des Seitenventrikels liegt und weiter nach rückwärts dem Verlaufe des Fornix in das Unterhorn des Seitenventrikels folgt.

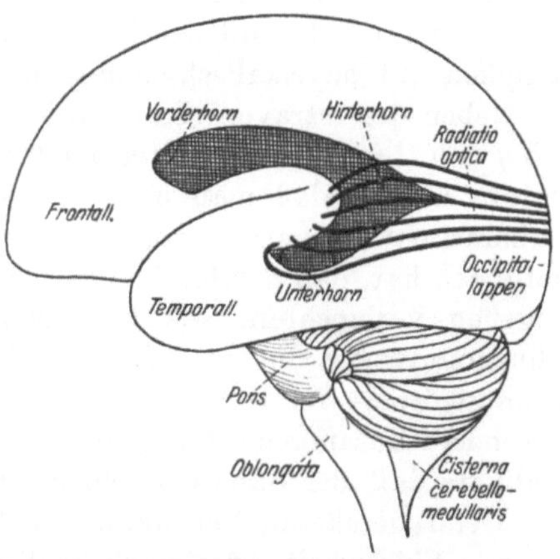

Abb. 30. Schema der Seitenventrikel, auf die laterale Oberfläche des Großhirns projiziert. Beziehung des Unterhorns zur Radiatio optica (letzteres nach CUSHING).

Der *Bau des Plexus chorioideus* ist leicht zu verstehen, wenn man sich vor Augen hält, daß er aus der embryonalen, epithelialen Wand der Ventrikel (Dach des 3. und 4. Ventrikels, mediale Wand der Seitenventrikel) dadurch hervorgegangen ist, daß diese Wand durch die Pia und die von lockerem, arachnoidealem Bindegewebe umscheideten Gefäße eingestülpt bzw. vielfach gefältelt wurde. Es handelt sich also im Plexus chorioideus einfach um eine Schichte kubischer, epithelialer Zellen, die einen Teil der Ventrikelwandung bilden und dieselbe von einem Konvolut weiter Capillaren abscheiden. Lockeres, zwischen den Capillaren angeordnetes, oft hyalin degenerierendes Bindegewebe vervollständigt den Bau dieses Gebildes.

Bei Beantwortung der Frage, *welche* Art von *Tätigkeit die Plexuszellen* bei Bildung des Liquors zu leisten haben, muß man sich vor Augen halten, daß der Liquor in der Regel keine Bestandteile enthält, die nicht schon im normalen Serum vorhanden wären. Es kann sich also nicht um eine solche Sekretionstätigkeit wie bei Drüsen handeln, welche aus dem vom Gefäßsystem herangebrachten Material neue, im Serum nicht enthaltene Stoffe bilden. Für den Liquor ist vielmehr charakteristisch, daß er viel ärmer an gelösten (kolloidalen sowie krystallinischen) Substanzen ist als das Serum. Ja, es hat sich gezeigt, daß viele Stoffe, beispielsweise intravenös injizierte Farbstoffe, die meisten in das Blutsystem gebrachten Gifte (mit Ausnahme lipoidlöslicher Pharmaca wie der Narkotica oder des Urotropins) nicht oder höchstens nur in ganz geringer

Menge in den Liquor überzutreten vermögen. Dasselbe gilt von den vom Organismus selbst gebildeten Immunkörpern, so daß die Liquorbildung auch nicht einem einfachen Transsudationsvorgang gleichgesetzt werden kann. Die Funktion des Plexusepithels scheint demnach einer Dialysiertätigkeit (MESTREZAT) bis zu einem gewissen Grad vergleichbar, wie sie von sog. semipermeabeln (für gewisse Stoffe, vor allem Kolloide undurchgängigen) Membranen geleistet wird. Hierfür spricht vor allem die Tatsache, daß Kolloide die „Blut-Liquorschranke“ nicht oder höchstens in Spuren zu durchsetzen vermögen und auch der Eiweißgehalt des Ventrikelliquors (s. unten) minimal ist. Die Anwendung der Gesetze semipermeabler Membranen[1] genügt allerdings vorderhand nur in einzelnen Fällen, um das gegenseitige Verhältnis der im Blut und der im Liquor gelösten Substanzen zu verstehen. Man hat darum eine „selektive Tätigkeit“ der Plexuszellen zu Hilfe nehmen müssen, um die besondere Zusammensetzung des Liquors zu erklären, und muß der Zukunft die Zurückführung dieser selektiven Zelltätigkeit auf physikalisch-chemische Gesetze überlassen.

Neben der intraventrikulären Entstehung kommt wohl auch noch eine *Bildung von Liquor im Subarachnoidealraum* in Betracht. Dies geht am besten daraus hervor, daß man bei Vergleich des Ventrikelliquors mit dem aus dem Subarachnoidealraum gewonnenen den letzteren reicher an Eiweiß und Zellen gefunden hat, daß Stoffe, die aus dem Serum in den Ventrikelliquor nicht überzugehen vermochten, wie beispielsweise der Gallenfarbstoff bei Ikterischen (SCHMORL) oder die zum Zustandekommen der Wassermannreaktion nötigen Immunkörper, im Subarachnoidealraum nachgewiesen werden konnten. Die besondere Zusammensetzung des subarachnoidealen Liquors ist z. T. dadurch bedingt, daß der Subarachnoidealraum mit den adventitiellen Lymphscheiden der Gehirngefäße in Verbindung steht, so daß in diesen Scheiden sich ansammelnde Flüssigkeit, bzw. auch Stoffwechselprodukte der normalen oder pathologischen Tätigkeit des Zentralnervensystems in den subarachnoidealen Liquor übertreten können.

Man hat aus der erwähnten Tatsache, daß der subarachnoideale Liquor Stoffe enthält, die im Ventrikelliquor sich nicht oder nur in geringerer Konzentration finden, den Schluß ableiten wollen, daß normalerweise keine *Kommunikation* zwischen den *Höhlen des Gehirns und dem Subarachnoidealraum* besteht. Dieser Schluß ist aber ungerechtfertigt, denn durch Injektion von Farblösungen hat sich zeigen lassen, daß die in der Gegend des Kleinhirnbrückenwinkels, innen vom ventralen Ende des Plexus chorioideus gelegenen Öffnungen des Rec. lateralis, die Foramina Luschka, und das im caudalen Anteil der Decke des IV. Ventrikels gelegene Foramen Magendie in beiden Richtungen (vom Ventrikel zum Subarachnoidealraum wie auch umgekehrt) einen Flüssigkeitsdurchtritt gestatten. In welcher Richtung die Bewegung erfolgt, hängt anscheinend vor allem von dem gegenseitigen Verhältnis des Flüssigkeitsdruckes in den Hirnhöhlen und im Subarachnoidealraum ab. Nur unter künstlichen Bedingungen kommt es wohl

[1] Es handelt sich hier um die Frage der Wirksamkeit des sog. *Donnangleichgewichts*; trennt eine semipermeable Membran zwei Lösungen von Elektrolyten, von denen nur die eine ein die Membran nicht passierendes Kolloid enthält, so kommt es in letzterer Lösung zu einer Anreicherung von dem Kolloid entgegengesetzt geladenen und einer Verarmung an gleichgeladenen Elektrolyten.

dazu (Injektion größerer Flüssigkeitsmengen in den Subarachnoidealraum), daß der Ventrikeldruck niedriger ist als der des Subarachnoidealraumes. Normalerweise ist der Druck in den Hirnhöhlen höher als in der das Gehirn umspülenden Flüssigkeit, so daß der *Flüssigkeitsstrom* gewöhnlich von *den Ventrikeln nach außen* erfolgt. Diese Tatsache erklärt zur Genüge, warum im Subarachnoidealraum auftretende Stoffe in der Ventrikelflüssigkeit vermißt werden können. Jedenfalls aber weist die geschilderte Differenz im chemischen Verhalten des intra- und extraventrikulären Liquors darauf hin, daß die Selektion, die vom Plexus chorioideus gegenüber dem Übertritt von Serumbestandteilen in den Liquor geübt wird, eine strengere ist als die der meningealen, resp. intracerebralen Gefäße und ihrer Scheiden.

Verfolgen wir nun das Schicksal des Liquors, nachdem er aus den Ventrikeln sich in den Subarachnoidealraum in der Umgebung des Rautenhirns ergossen hat; er muß, teils der Schwere folgend, in den das Rückenmark umhüllenden und bis zum 2. bis 3. Sakralwirbel reichenden Subarachnoidealraum hinabsinken, teils steigt er gegen die in der Gegend des Sin. sagittalis superior gelegenen Hauptstätten der Liquorresorption (s. u.) empor, so daß er die *Subarachnoidealräume* des Gehirns *erfüllt*. Unterstützend, resp. liquormischend wirken hierbei die pulsatorischen und respiratorischen Druckschwankungen im Cavum cranii (Volumvergrößerung des Gehirns mit jeder Systole der Herzkammern, exspiratorische Anschwellung der Gehirnvenen). Hierzu kommt ein weiterer Faktor: die Wirkung von Druckänderungen, die durch Lageänderungen des Körpers, besonders des Kopfes, ausgelöst werden (negativer Druck im Schädelinnern beim Stehen infolge Absinkens von Liquor in den spinalen Arachnoidealraum). Im Bereiche der Subarachnoidealräume können, wie erwähnt, dem aus dem Ventrikel stammenden Liquor Zuflüsse aus den adventitiellen Lymphscheiden der Gehirngefäße sich hinzugesellen.

Was die *Konfiguration* dieser *Subarachnoidealräume* anlangt, so ist für uns von Bedeutung, daß die Arachnoidea nicht wie die Pia allen Unregelmäßigkeiten der Hirnoberfläche folgt, sondern über diese hinwegzieht; dadurch wird der sonst capilläre Subarachnoidealraum überall dort, wo die Hirnoberfläche in breiteren Furchen oder Gruben einsinkt, sich zu den sog. *Zisternen* erweitern, von denen für uns vor allem die um das Chiasma gelegene (Cisterna chiasmatis), weiterhin an der Ventralfläche der Brücke die um die A. basilaris angeordnete Cist. pontis medialis und die den Kleinhirnbrückenwinkel einschließende Cist. pontis lateralis, schließlich die an der Dorsalfläche der Medulla oblongata zwischen dieser und dem Kleinhirn gelegene Cist. cerebello-medullaris magna (Abb. 30) von Wichtigkeit sind. Diese Zisternen stehen unter normalen Bedingungen mit dem übrigen Subarachnoidealraum in offener Verbindung; bei entzündlichen Reizzuständen im Bereiche der weichen Hirnhäute (sog. Meningitis serosa) kann es aber leicht dazu kommen, daß die Verbindungen dieser Räume mit dem übrigen Subarachnoidealraum verkleben und auf diese Weise abgegrenzte Hohlräume entstehen, in denen bei Weiterbestehen des entzündlichen Reizzustandes die Flüssigkeit vermehrt wird. Die in einer abgeschlossenen Zisterne angesammelte, bzw. hier vermehrte Flüssigkeit kann einen Druck auf das umgebende nervöse Gewebe ausüben und so die Erscheinungen eines Tumors hervorrufen, die bei bloßer Eröffnung der Zisterne und Ablassen der Flüssigkeit zur

Rückbildung gebracht werden können (z. B. im Bereiche des Kleinhirnbrückenwinkels).

Der in den Ventrikeln entstehende, vom Plexus chorioideus immer wieder neu produzierte Liquor, der, wie wir ausgeführt haben, die spinalen und cerebralen Subarachnoidealräume und Zisternen erfüllt und hier durch weitere Zuflüsse vermehrt werden kann, muß schließlich resorbiert werden. Diese *Resorption* erfolgt teils in das Venensystem, teils in Lymphbahnen. Der erstgenannte Weg kommt vor allem im Bereiche des Schädels in Betracht, wo das subarachnoideale Gewebe Fortsätze in die Sinus durae matris, besonders in den Sinus sagittalis superior und die ihm lateral anliegenden, zu Lacunen erweiterten Mündungsstellen der Hirnvenen entsendet, Fortsätze, die nur durch eine endotheliale Haut vom Venenstrom begrenzt sind. In diesen Arachnoidealzotten (Pacchionische Granulationen), die während des Lebens immer mehr in den Knochen eindringen, vermag also leicht ein Übertritt von Flüssigkeit durch die genannte Endothelhaut hindurch aus dem Subarachnoidealraum in das Venensystem zu erfolgen (wobei die zwischen beiden Gebieten meist herrschende, wenn auch geringgradige Druckdifferenz zugunsten der das Hirn umspülenden Flüssigkeit [Weed[1]] den Übertritt derselben in das Blutgefäßsystem begünstigen dürfte). Neben diesem Mechanismus kommt die Resorption in die die austretenden Nerven (besonders den Opticus) begleitenden Lymphscheiden im Bereiche des Schädels wohl erst in zweiter Linie in Betracht, dürfte dagegen im Bereiche des Wirbelkanals von größerer Bedeutung sein. Für uns ist bemerkenswert, daß im Subarachnoidealraum kreisende Stoffe in den perilymphatischen Raum des Ohrlabyrinths und die Perichorioidealräume eindringen können (Key-Retzius).

Anhangsweise sei auch erwähnt, daß in den Subarachnoidealraum injizierte Farbstoffe in die adventitiellen Lymphscheiden der Hirngefäße übertreten können, wobei aber ein Transport durch phagocytäre Elemente die Hauptrolle zu spielen scheint. Unter pathologischen Bedingungen kann auch das Plexusepithel Stoffe aus dem Ventrikelliquor (z. B. Hämosiderin) aufnehmen, was aber nicht dagegen angeführt werden kann, daß der Plexus chorioideus normalerweise die Hauptrolle bei der Liquorproduktion spielt.

Wenn man sich den angedeuteten *Weg des Liquors* vor Augen hält, so muß also beispielsweise der in einem Seitenventrikel entstehende Liquor zunächst durch das Foramen Monroi in den 3. Ventrikel, von diesem unter Hinzutritt der hier gebildeten Flüssigkeit durch den Aquaeductus Sylvii hindurch in den 4. Ventrikel fließen; erst von hier aus vermag sich der gesamte intraventrikuläre Liquor durch die Foramina Luschka und Magendie in den Subarachnoidealraum zu ergießen, um hier herabsinkend resp. zu den Sinus aufsteigend schließlich ins Gefäßsystem aufgenommen werden zu können. Daß dieser Weg tatsächlich von der Liquorströmung benutzt wird und eine Diffusion des Ventrikelliquors durch Spalträume der Hirnsubstanz hindurch in den Subarachnoidealraum, wie sie von Monakow vermutet wurde, praktisch kaum in Betracht kommt, geht wohl am besten daraus hervor, daß eine *Absperrung* des geschilderten Weges an irgendeiner Stelle zu pathologischer Flüssigkeitsvermehrung (*Hydrocephalus*) in dem abgesperrten Gebiet führt.

[1] Physiologic. Rev. 2, 171 (1922).

Diese Tatsache ist besonders *diagnostisch* von Bedeutung geworden, seitdem man gelernt hat, die Ventrikel röntgenologisch darzustellen (*Encephalographie* resp. *Ventrikulographie*), wobei neben der Füllung mit Luft die mit Jodölverbindungen (Jodipin, Lipojodol) Verwendung gefunden hat. Bei subarachnoidaler Injektion einer Lipojodollösung, die ein geringeres spezifisches Gewicht hat als Wasser, vermag die schattengebende Flüssigkeit nicht nur bis zur Cisterna chiasmatis zu gelangen, sondern auch in die Ventrikel selbst einzudringen (vgl. SGALITZER). Die röntgenologische Darstellung der Ventrikel ist vor allem dort von Bedeutung, wo es sich um die oft so schwierige Differentialdiagnose von Hirntumoren handelt. So können, wie erwähnt, die Erscheinungen eines Kleinhirntumors leicht durch eine Geschwulst des Stirnhirns vorgetäuscht werden. Hier wird nun eine Ventriculographie in manchen Fällen wertvolle Dienste leisten können, indem der Kleinhirntumor durch Druck auf den 4. Ventrikel bzw. den Aquaeductus Sylvii zu einem Hydrocephalus beider Seitenventrikel und des 3. Ventrikels führen kann, der Stirnhirntumor die Vorderhörner der Seitenventrikel in der Gegenrichtung verdrängen oder durch asymmetrische Kompression der Foramina Monroi einen einseitigen Hydrocephalus eines Seitenventrikels oder wenigstens Differenzen in der Ausdehnung der beiden Seitenventrikel erzeugen kann. Bei Verdacht auf Temporallappentumor kann es wieder wertvoll sein, wenn sich Verdrängungserscheinungen nachweisen lassen, resp. das Unterhorn der betreffenden Seite ungefüllt bleibt.

Die Gewinnung von Liquor zu diagnostischen Zwecken erfolgt noch immer in der Mehrzahl der Fälle durch *Lumbalpunktion*, nachdem dieser Eingriff doch ein geringeres Risiko bedeutet als die sog. *Zisternenpunktion*, id est die Punktion der Cisterna cerebellomedullaris durch medianen Einstich im Nacken durch die Membrana atlanto-occipitalis posterior hindurch. Denn, wenn auch diese Zisterne beim Menschen etwa $1^1/_2$ cm tief ist, so ist doch eine gründliche Übung des Eingriffes an der Leiche erforderlich und man wird diese Punktion nur in einzelnen Fällen ausführen, z. B. wo es sich darum handelt, lokale Verschiedenheiten des Liquors in der Gegend der Hirnbasis und im spinalen Subarachnoidealraum oder eine beginnende meningeale Infektion bei Ohr- oder Nebenhöhleneiterung festzustellen, weiters bei Verklebung des spinalen Subarachnoidealraumes, schließlich zu gewissen therapeutischen Zwecken, z. B. wenn man Substanzen möglichst direkt an den Hirnstamm heranbringen (Lufteinblasung bei tabischer Opticusatrophie) oder eine Druckentlastung trotz meningealer Verklebungen im spinalen Arachnoidealraum erzielen will[1]. Eine gewisse Rolle mag der Zisternenpunktion auch in Fällen von Hirndrucksteigerung in der Fossa cranii posterior zukommen; in diesen Fällen ist ja die Lumbalpunktion für den Patienten nicht ungefährlich und wird am besten unterlassen, da sie durch die Herabsetzung des Druckes im spinalen Subarachnoidealraum dazu führen kann, daß das Kleinhirn, vor allem dessen Tonsille, in das Foramen occipitale magnum

---

[1] Auch zum Zwecke der Luftfüllung der Ventrikel behufs röntgenologischer Darstellung wird manchmal statt der Lumbalpunktion die Zisternenpunktion geübt; bei Verschluß der Foramina Magendie und Luschka („cerebraler Block") vermag die in die Zisterne injizierte Luft nicht in die Ventrikel einzudringen (ESKUCHEN). Es kann aber auch die Zisterne selbst (durch Entzündungsprodukte, Kleinhirnanteile) verlegt sein, so daß wenig oder kein Liquor von ihr gewonnen wird („Zisternenblock", z. B. bei Kleinhirntumor).

hineingepreßt, die Medulla oblongata komprimiert wird und es so zum Tod durch Atemlähmung kommt.

Meist wird man aber wohl mit der Lumbalpunktion auskommen, die oberhalb oder unterhalb des vierten Lendenwirbels ausgeführt wird und hier nur kleinere Gefäße[1] sowie die Wurzeln der Cauda equina treffen kann, welch letztere beim sich vornüberneigenden Patienten seitlich auseinanderweichen, während das Rückenmark schon in der Höhe des ersten oder zweiten Lendenwirbels ein Ende findet. (Der Duralsack und mit ihm der Arachnoidealraum reichen, wie schon erwähnt, bis in die Höhe des zweiten oder dritten Kreuzbeinwirbels.)

Wir verwenden in Fällen, in welchen eine Druckmessung auszuführen ist, die PAPPENHEIMsche Lumbalnadel, die gestattet, an ihren seitlichen Ansatz ein schmales (3 mm lichte Weite), 30 cm langes, als Manometer dienendes Glasröhrchen mittels eines Schlauches anzufügen. Sonst hat sich in den letzten Jahren besonders bei der Diagnose luetischer Erkrankungen die von ANTONI angegebene, von WECHSELMANN und DATTNER modifizierte Doppelnadel bewährt, die aus zwei Hohlnadeln besteht, einer äußeren, dickeren, kürzeren, welche die Weichteile bis zur Dura durchsticht, und einer längeren, ganz dünnen, welche die Dura selbst durchsetzt. Bei Anwendung dieser Nadel kann man bei einiger Übung dadurch, daß der Liquor nur ganz langsam, in einzelnen Tropfen abfließt und die Duralücke sehr eng ist, so daß nur wenig Liquor durch die Punktionsöffnung nachströmen kann, auch die ambulatorische Lumbalpunktion wagen.

Die Lumbalpunktion ist in der Regel am liegenden Patienten auszuführen. Wenn dies Schwierigkeiten macht, so empfiehlt es sich, den Einstich selbst am sitzenden Patienten vorzunehmen, wobei man leichter in der Sagittalen bleibt, und den Patienten sofort, wenn man die ersten Tropfen Liquor abfließen sieht, in Seitenlage zu bringen. Immer ist es wichtig, den Liquor möglichst langsam abfließen zu lassen und sich mit geringen Mengen Liquor (5—6 ccm, die für die wichtigsten diagnostischen Untersuchungen ausreichen) zu begnügen, falls nicht der spezielle Fall (z. B. Meningitis) ein Ablassen größerer Liquormengen ratsam erscheinen läßt. Denn, wenn es auch noch umstritten ist, ob die Herabsetzung des Liquordruckes durch die Lumbalpunktion direkt oder erst die ihr folgende, durch die Druckdifferenz ausgelöste Vermehrung der Liquorproduktion und damit Erhöhung der Liquorspannung die subjektiven Beschwerden (Kopfschmerzen, Nausea, Nackensteifigkeit, „Meningismus“) nach Lumbalpunktion hervorruft, so ist jedenfalls soviel sicher, daß die durch Ablassen größerer Flüssigkeitsmengen bedingten Druckänderungen das ursächliche Moment darstellen, so daß man solche Druckschwankungen nach Möglichkeit vermeiden soll.

Der normale Liquor ist bekanntlich *farblos*. Die Unterscheidung einer frischen *Blutbeimengung* von einer längere Zeit bestehenden gelingt leicht, nachdem bei längerem Verweilen der roten Blutkörperchen im Liquor der Blutfarbstoff ausgelaugt wird. Zentrifugiert man daher den bluthaltigen Liquor, so wird sich

---

[1] Bei Anstechen von Gefäßen ist meist der anfangs abtropfende Liquor bluthaltig, während er bei weiterem Abtropfen klar wird. Es empfiehlt sich in solchen Fällen, den Liquor ganz langsam abtropfen zu lassen und seine einzelnen Portionen in verschiedenen Eprouvetten aufzufangen, um auf diese Weise schließlich einen klaren Liquor zu erhalten. Manchmal allerdings ist die Blutung so stark, daß dieses Hilfsmittel nicht ausreicht und die Lumbalpunktion an einem der nächsten Tage wiederholt werden muß.

n Falle einer frischen Blutung ein klarer, farbloser Liquor über dem Zentrifugat bsetzen, während im Falle einer älteren Blutung die über dem Sediment stehende lüssigkeit rötlich tingiert bleibt.

Sonst ist vor allem die Gelbfärbung (*Xanthochromie*) des Liquors von Wichtigeit, die nicht nur bei Ikterus resp. bei älteren Blutungen in den Subarachnoidealaum (infolge Umwandlung des Blutfarbstoffes), sondern auch bei manchen Ieningitiden, vor allem aber bei Rückenmarkstumoren, aber auch bei Tuoren höherer Hirnabschnitte resp. eventuell bei Paralyse vorkommen kann vgl. PAPPENHEIM).

Trübung des (normalerweise klaren) Liquors weist auf abnormen Zellgehalt Blutbeimengung; bei eitriger Meningitis oft milchige Trübung; bei tbc. Meningitis nanchmal „sonnenstäubchenartige" Trübung) oder ist auch auf *Fibringerinnsel* zuückzuführen. Die letzteren entwickeln sich aber meist erst nach längerem Stehen les Liquors durch mehrere Stunden bis zu einem Tag, und zwar in einem ursprüngich klaren Liquor zu einem „spinngewebeartigen" Gerinnsel bei tuberkulöser Ieningitis, in einem a priori getrübten Liquor zu dichteren Gerinnseln verchiedener Form (kegel-, säulenartige Bildungen) bei eitriger Meningitis.

Die absoluten Werte des *Liquordruckes*, die einfach am liegenden Patienten ladurch gewonnen werden, daß man abliest, wie hoch über der Punktionsöffnung sich der Liquor in dem vertikal gehaltenen Manometerrohr einstellt, las an dem seitlichen Ansatz der Pappenheimnadel befestigt wird, haben relativ wenig Wert, da der Liquordruck beim normalen Menschen recht verschiedene Werte (50—200 mm, manchmal noch mehr) haben kann. So sind erst exzessive Steigerungen, wie sie z. B. bei Meningitis oder Urämie vorkommen, verwertbar, lie aber für den Geübten schon durch die Schnelligkeit des Ausflusses erkennbar sind. Wichtiger ist es, den QUECKENSTEDTschen Versuch anzustellen, d. h. die Jugularvene zu komprimieren und zu beobachten, ob dadurch eine Drucksteigeung im Manometer erzielt wird. Normalerweise gelingt dies („negativer Queckentedt"), nachdem die durch die Jugulariskompression ausgelöste Venenstauung sich uf die Sinus durae matris resp. auf die Hirnvenen überträgt und damit zu einem Steigen des Liquordrucks führt, das bei freier Kommunikation der Subrachnoidealräume von Gehirn und Rückenmark im Manometer nachweisbar ist. Für unsere Zwecke hat der QUECKENSTEDTsche Versuch weniger seinen ursprüngichen Zweck zu erfüllen, nämlich die freie Kommunikation im Subarachnoidealaum, resp. bei positivem Ausfall (Ausbleiben der Drucksteigerung im Manometer) die Verlegung des spinalen Subarachnoidealraums oberhalb der Punkionsstelle durch Tumoren oder meningeale Verklebungen nachzuweisen. Er wird vielmehr eine gewisse Hilfe bei der Diagnose der Sinusthrombose bilden können, indem er bei Druck auf die Jugularis auf der Seite der normalen Kommunikation der Jugularvene mit den Sinus, resp. des offenen Sinus sigmoideus negativ, auf der Seite der Thrombose dieses Sinus positiv ausfallen kann (KINDLER).

Die Hauptbedeutung der Lumbalpunktion für die Oto- und Ophthalmologie liegt aber in einer anderen Richtung, in der Erkennung akuter und chronischer *entzündlicher Veränderungen* im Subarachnoidealraum bei Augen- und Ohrenerkrankungen. Die wichtigste Veränderung, welche eine entzündliche Reaktion der Arachnoidea anzeigt, ist die Vermehrung der Zellen, die *Pleocytose*, wobei 1—5 Zellen im Kubikmillimeter als normaler Befund, 6—10 Zellen als Grenzfälle und mehr als 10 Zellen als sichere Zellvermehrung anzusprechen sind[1]. Diese Pleocytose kann bei akuten Erkrankungen sowohl durch polynucleäre Leukocyten als auch durch mononucleäre Zellen (letzteres z. B. bei tuberkulöser Meningitis) bedingt sein, während es sich bei chronischen Fällen in der Regel um kleine und große mononucleäre Zellen handelt[2].

Gruppieren wir im Anschluß vor allem an PAPPENHEIM die verschiedenen Formen *akut entzündlicher Erkrankungen der Meningen* nach ihrer Schwere, so hätten wir die leichtesten, prognostisch daher ziemlich günstig zu beurteilenden Veränderungen beim sog. *Meningismus* vor uns: hier fehlen trotz klinischer Meningitissymptome Liquorveränderungen überhaupt oder es findet sich höchstens eine leichte Vermehrung der Liquorproduktion.

Diese letztere Gruppe leitet schon über zur sog. *Meningitis serosa*, bei der der Liquor ebenfalls klar und farblos ist (evtl. sich ganz feine Gerinnsel bilden), der Druck sich vermehrt erweist, eine Pleocytose in ganz geringem Ausmaß (vorwiegend im Sinne einer Vermehrung der mononucleären Zellen) nachweisbar ist, der Eiweißgehalt höchstens ganz geringfügig erhöht ist.

Bei Vorhandensein eines eitrigen Entzündungsprozesses im Subarachnoidealraum kommt es außer der Drucksteigerung, Eiweißvermehrung vor allem zu enormer Zunahme der polynucleären Zellen im Lumbalpunktat und damit zur Trübung des Liquors. Derselbe kann aber noch immer bakterienfrei sein. Es liegt dann eine *aseptische eitrige Meningitis* vor, ein Befund, der noch immer prognostisch relativ günstig zu beurteilen ist, gegenüber der mit positivem Bakterienbefund einhergehenden *infektiösen eitrigen Meningitis*. Ebenso läßt sich auch bei der vorwiegend mit Vermehrung der mononucleären Zellen einhergehenden, nur zu ganz feiner Gerinnselbildung (s. oben) führenden *tuberkulösen Meningitis* der Erreger im Liquor nachweisen.

Sehen wir von der zuletzt erwähnten Meningitis tbc. ab, so haben wir es in den verschiedenen, gerade aufgezählten Gruppen mit einer Reihe zu tun, deren einzelne Glieder fließend ineinander übergehen können. Damit ist auch begreiflich, daß wohl die beiden Endglieder der Reihe: der Meningismus einerseits, die

[1] Die Ausführung der *Zellzählung* erfolgt derart, daß, umgekehrt wie bei der Zählung der weißen Blutkörperchen im Blute, in einen für den letzteren Zweck bestimmten Melangeur die Zählflüssigkeit bis zur Marke 1 und weiter Liquor bis zur Marke 11 aufgesogen wird. Nach gutem Durchschütteln wird, in ähnlicher Weise wie bei Zellzählung im Blute, ein Tropfen der Mischung in eine Zählkammer gebracht. Als Zählflüssigkeit empfiehlt PAPPENHEIM eine Lösung von 0,1 g Methylviolett in 30—50 ccm einer 10proz. Essigsäurelösung. Als Zählkammer eignet sich am besten die FUCHS-ROSENTHALsche, bei deren Verwendung die Summe der im Bereiche der gesamten Einteilung gefundenen kernhaltigen Zellen, durch 3 dividiert, die Zellzahl in Kubikmillimeter angibt. Bei Mangel einer solchen Kammer kann man auch eine für Blutkörperchenzählung dienende verwenden, beispielsweise die BÜRKERsche Kammer. Hier ist die im Bereiche von 9 mm² gefundene Zellzahl, durch 1,2 dividiert, annähernd gleich dem Zellgehalt eines Kubikmillimeters Liquor.

[2] Neben diesen Elementen und den bei chronischen, besonders spätluetischen Meningitiden anzutreffenden Plasmazellen treten Freßzellen (Makrophagen), die beispielsweise mit Blutfarbstoff oder Fett gefüllt sein können, oder Tumorzellen gewöhnlich in den Hintergrund. Die *Darstellung* dieser *zelligen Elemente* erfolgt in der Weise, daß nach Zentrifugieren des Liquors, evtl. nach Zusatz einiger Tropfen Formol nach FISCHER das Sediment auf einigen Deckgläschen verteilt und nach Trocknen fixiert (z. B. mit Methylalkohol), schließlich ähnlich wie ein Blutpräparat (z. B. mit Hämatoxylin-Eosin, mit May-Grünwald- und Giemsalösung) gefärbt wird.

Meningitis purulenta infectiosa andererseits leicht zu deuten sind, daß aber für die Mittelglieder dieser Reihe die Deutung um so schwerer fallen kann. Hier ist vor allem darauf hinzuweisen, daß das Bild der Meningitis serosa nicht nur ein Zwischenstadium bei Ausbildung oder Rückgang einer purulenten Meningitis, resp. Ausdruck einer umschriebenen, meningealen Infektion sein kann, sondern auch durch entzündliche Prozesse hervorgerufen werden kann, die in engerer oder weiterer Nachbarschaft der Meningen liegen, anscheinend dadurch, daß Toxine resorbiert werden und einen Reizzustand der Arachnoidea auslösen. So hat man, was für uns besonders wichtig ist, nicht nur bei Hirnabsceß, Sinusthrombose, entzündlichen Mittelohrprozessen[1], sondern auch bei Eiterungen im Bereich der Nebenhöhlen der Nase oder orbitalen Entzündungsprozessen das Bild der Meningitis serosa oder auch Übergänge zum Bilde der aseptischen, eiterigen Meningitis gefunden. Man hat diese, die genannten Erkrankungen begleitenden meningealen Veränderungen auch als *Meningitis sympathica* oder *comitans* bezeichnet. Wenn sie auch prognostisch günstiger zu werten sind als die Fälle, in welchen der positive Bacillennachweis schon die allgemeine Infektion der Meningen anzeigt, so muß doch das Auftreten einer Pleocytose im Liquor als Komplikation, beispielsweise einer Labyrinthitis, uns einen wichtigen Hinweis auf die drohende Gefahr und die Notwendigkeit eines chirurgischen Eingriffes darstellen (vgl. u. a. FREMEL[2]).

Die chronische Zellvermehrung im Liquor hat vor allem Bedeutung für die Erkennung *luetischer* Erkrankungen, z. B. bei Affektionen des Opticus, der Augenmuskelnerven oder des Nervus octavus; denn eine mononucleäre Pleocytose gehört zu den häufigsten Begleiterscheinungen luetischer Erkrankungen des Zentralnervensystems. Sie kann schon wenige Monate nach der Infektion auftreten, auch ohne daß es noch zu klinisch manifesten Erscheinungen von seiten des Nervensystems zu kommen braucht (vgl. KÖNIGSTEIN und SPIEGEL).

Neben der Zellzählung sind vor allem die Methoden, welche über den *Proteingehalt* des Liquors Aufschluß geben, und zwar die Bestimmung der *Globuline nach* NONNE-APELT und eine Orientierung über den Gesamteiweißgehalt des Liquors von Bedeutung. Nachdem man nur geringe Liquormengen bei der diagnostischen Lumbalpunktion ablassen soll (vgl. oben), muß man trachten, bei diesen Bestimmungen mit möglichst kleinen Mengen der zu untersuchenden Flüssigkeit auszukommen. Dies gelingt bei folgender Anordnung, die sich in der Hauptsache an die von PAPPENHEIM gegebenen Vorschriften hält, dieselben nur etwas vereinfacht. Es wird zunächst in einem kleinen, schmalen Reagensrohr mit einer in Zehntelkubikzentimeter eingeteilten Pipette 0,4 ccm Liquor mit der gleichen Menge heißgesättigter Ammoniumsulfatlösung unterschichtet und nach 3 Minuten untersucht (am besten gegen einen dunklen Hintergrund), ob sich ein weißer Ring an der Begrenzungsfläche der beiden Flüssigkeiten gebildet hat (Reaktion von ROSS-JONES). Hierauf werden die Flüssigkeiten ge. schüttelt und es wird wieder gegen einen dunklen Hintergrund auf eine evtl.

[1] ALEXANDER rät ähnlich wie KÖRNER in Fällen otitischer, seröser Meningitis zu Beseitigung des Eiterherdes, Freilegung der Dura; die Eröffnung derselben soll aber nur bei Vorhandensein tiefgreifender, entzündlicher Veränderungen an derselben erfolgen.

[2] Mschr. Ohrenheilk. **1922**.

entstehende Trübung der Flüssigkeiten geprüft (NONNE-APELT). Die Ringbildung bzw. Trübung wird als positiver Ausfall der ROSS-JONESschen, resp. der NONNE-APELTschen Reaktion, als ein Zeichen pathologisch erhöhten Globulingehalts angesehen[1].

Man kann das Liquor-Ammoniumsulfat-Gemisch weiterhin nach PAPPENHEIM zur Bestimmung des *Gesamteiweißes* benutzen, indem man dasselbe (0,8 ccm) mit 1,2 ccm physiologischer NaCl-Lösung auf 2,0 ccm Flüssigkeit ergänzt. Durch diese Verdünnung des Liquors (ursprünglich 0,4 ccm) auf das Fünffache geht die bei positivem Nonne-Apelt entstandene Trübung wieder in Lösung. Es wird nun weiterhin diese fünffache Liquorverdünnung in vier Röhrchen verteilt (in jedes Röhrchen kommt also 0,5 ccm fünffach verdünnten Liquors). Durch Zusatz von 0,5, 1,0, 1,5 ccm physiologischer NaCl-Lösung zum zweiten, dritten, resp. vierten Röhrchen wird in diesen eine 10-, 15- und 20fache Liquorverdünnung erzeugt. Nach Unterschichtung dieser 5- bis 20fachen Liquorverdünnungen in den vier Röhrchen mit konzentrierter Salpetersäure wartet man wieder 3 Minuten und beobachtet das Auftreten von Ringbildung. Normalerweise erfolgt diese nur im ersten Röhrchen, resp. auch bei der 10fachen, höchstens ganz schwach ausgesprochen bei der 15fachen Verdünnung. Eine deutliche Ringbildung auch im vierten Röhrchen (im 20fach verdünnten Liquor) ist mit Sicherheit als pathologisch zu betrachten; sie zeigt ein Vorhandensein von etwa 0,05% Eiweißgehalt des Liquors (resp. darüber) an. Die normale Grenze wird von verschiedenen Autoren etwas verschieden angegeben, sie liegt bei 0,03 bis 0,05%, so daß jedenfalls Werte von 0,05% und darüber als pathologisch zu betrachten sind.

Die Bedeutung einer *pathologischen Eiweißvermehrung* im Liquor liegt weniger in der Erkennung akut entzündlicher Prozesse, da diese in der Regel ja auch mit Zellvermehrung einhergehen, als vor allem in der Erkennung leichter, chronischer, umschriebener, meningealer Veränderungen, bei denen manchmal eine Zellvermehrung bei Lumbalpunktion vermißt werden kann (obwohl sich histologisch in höheren Abschnitten des Nervensystems, beispielsweise über Teilen des Hirnstamms meningeale Infiltrate zeigen können). So ist ja der positive Ausfall der NONNE-APELTschen Reaktion mit ein wichtiges Hilfsmittel zur Erkennung luetischer Erkrankungen und es kann sich beispielsweise bei der Paralyse eine Globulinvermehrung trotz normalen Gesamteiweißgehalts finden. In der Regel geht allerdings positiver Nonne-Apelt auch mit Erhöhung der Gesamtproteine einher, wie man es z. B. außer bei entzündlichen Prozessen bei Hirntumoren oder in manchen Fällen von multipler Sklerose beobachten kann. Die für die Differentialdiagnose spinaler Erkrankungen wichtige Tatsache, daß es besonders bei Verschluß des spinalen Arachnoidealraumes, z. B. durch meningeale Adhäsionen oder durch Kompressivprozesse, zu einer beträchtlichen Eiweißvermehrung trotz normalen Zellgehalts kommen kann, soll hier, als abseits von unserem Thema liegend, nur ganz kurz erwähnt werden.

Für die Erkennung luetischer Erkrankungen ist besonders die Anstellung der *Wassermannreaktion* im Liquor von Wichtigkeit, da diese auch dann, wenn

[1] Sehr einfach und empfindlich ist auch die PÁNDYsche Reaktion: ein Tropfen Liquor, zu einer in einem Uhrschälchen befindlichen, konzentrierten Carbolsäurelösung gebracht, erzeugt in dieser bei Globulinvermehrung eine mehr oder minder deutliche Trübung.

das Serum eine negative Reaktion ergibt, im Liquor positiv ausfallen kann. Sie ist besonders bei Paralyse im Liquor in der Regel stark positiv. Mit Hilfe der Zellzählung, der NONNE-APELTschen Reaktion und der WASSERMANNschen Reaktion wird man in der Regel imstande sein, luetische Infektionen des Zentralnervensystems zu erkennen, wobei man es sich aber zur Regel machen muß, nur dem positiven Ausfall, insbesondere der Kombination mehrerer dieser Reaktionen Bedeutung zuzuschreiben, da gelegentlich auch trotz histologisch nachweisbarer luetischer Erkrankung in höheren Teilen des Nervensystems diese Reaktionen ausnahmsweise ganz negativ ausfallen können.

Eine gewisse Ergänzung gibt die LANGEsche *Goldsolreaktion*, die darauf beruht, daß im Gegensatz zum normalen der pathologische Liquor, besonders bei luetischen Erkrankungen des Nervensystems, die Fähigkeit verliert, eine Goldsollösung (rotgefärbt) vor der Farbänderung (in Violett, Blau, Weißblau), resp. der Ausflockung (Weißfärbung) durch NaCl-Lösung zu schützen. Hierbei ist es vor allem von Wichtigkeit, bei welchen Liquorverdünnungen diese Änderungen der Goldsollösungen erfolgen. Es werden daher 0,2 ccm Liquor in einer Serie von 15 Reagensgläschen derart verteilt, daß der Liquor im ersten Röhrchen mit 0,4proz. Kochsalzlösung auf 2,0 ccm gebracht, also 10fach verdünnt wird und weiterhin aus dem ersten Röhrchen 1 ccm in das zweite übertragen und hier mit der NaCl-Lösung auf das Doppelte verdünnt wird, eine Prozedur, die fortlaufend bis zum 15. Röhrchen fortgesetzt wird, dessen Inhalt schließlich durch Fortgießen von 1 ccm ebenfalls auf 1 ccm reduziert wird. Zu diesen 10-, 20-, 40-, 80- usw. fachen Liquorverdünnungen wird je 5 ccm Goldsollösung gebracht und nach Schütteln die Veränderung der Lösung nach einigen Minuten, einer Stunde und einem Tag beobachtet.

Am charakteristischsten ist die Veränderung bei Paralyse, eine weiße Verfärbung der ersten 5—7 Röhrchen, während schon Tabes und Lues cerebri keine scharfen Differenzen ergeben, indem es bei beiden Erkrankungen bei der zweiten bis vierten Verdünnung zu einem Farbumschlag über Violett bis zu Weißblau kommen kann. Bei nicht nervöser Lues tritt die Veränderung auch in diesem Verdünnungsbereich ein, ist aber geringer (Umschlag bis violett oder blau, sog. Lueszacke). Nichtluetische Meningitiden weisen einen Farbenumschlag erst bei etwas höheren Verdünnungen auf („Rechtsverschiebung", Meningitiskurve). Es muß aber hervorgehoben werden, daß die einzelnen Erkrankungen keineswegs immer einen charakteristischen Goldsolbefund[1] ergeben. Diese Reaktion allein gestattet auch keine scharfe Unterscheidung der verschiedenen luetischen Erkrankungen, zumal sogar die bei Paralyse angegebenen Veränderungen beispielsweise bei multipler Sklerose gelegentlich beobachtet wurden. So wird man denn die Ergebnisse der Lumbalpunktion und insbesonders der Goldsolreaktion nur im Zusammenhang mit den übrigen klinischen Untersuchungen verwerten können.

Eine übersichtliche Zusammenstellung der Liquorbefunde bei den verschiedenen uns hier interessierenden Erkrankungen ist in der folgenden Tabelle versucht.

---

[1] Ähnliches gilt auch für die mit *Mastixsol* erhaltenen Kurven.

Liquor-

Krankheit	Aussehen, Farbe und Gerinnsel	Druck	Zellen	Globuline (NONNE-APELT-PÁNDY)
Meningismus	klar	normal oder leicht erhöht	normal	—
Meningitis sympathica serosa (bei Hirnabscessen, Orbitalphlegmone, Sinusthrombose, Extraduralabsceß, Erkrankungen der Nasennebenhöhlen)	klar (höchstens minimale Gerinnselbildung)	erhöht	geringe Vermehrung (vorwiegend mononucleäre)	+
Meningitis sympathica purulenta (aseptica) (z. B. otogener Schläfelappenabsceß)	stark getrübt, Gerinnselbildung	erhöht	bis zu mehreren 1000 (gemischte Pleocytose)	++
Meningitis purulenta circumscripta	klar bis leicht getrübt	erhöht	bis zu 1000	++
Meningitis purulenta diffusa	stark getrübt, Gerinnselbildung	stark erhöht	bedeutend vermehrt	++++
Meningitis tuberculosa	klar oder sonnenstäubchenartig getrübt, Spinnwebengerinnsel	erhöht	vermehrt (vorwiegend mononucleäre Zellen)	++
Metastatischer Hirnabsceß	klar bis trüb, evtl. Gerinnselbildung	erhöht	etwa 20—1000 (Leukocytose)	— bis +++
Encephalitis non purulenta	meist klar	evtl. mäßig erhöht	evtl. vermehrt bis zu etwa 100	evtl. +
Hirnblutung (intracerebral)	klar, rötlich oder Gelbfärbung	evtl. erhöht	vermehrt	+
Meningeale Blutung (Pachymeningitis haemorrh. int., Trauma)	hämorrhagisch, auch nach Zentrifugieren rötlich od. xanthochrom	evtl. erhöht	vermehrt	+
Tumor cerebri	klar, evtl. Gelbfärbung	evtl. erhöht	selten vermehrt, evtl. Tumorzellen	gering vermehrt
Sclerosis multiplex	klar	normal	selten vermehrt (mononucleäre Zellen)	evtl. +
Lues II ohne klinische Nervensymptome	klar	meist normal, manchmal leicht erhöht	manchmal vermehrt (mononucleäre Zellen)	evtl. +

tabelle.

Gesamt-Eiweiß-vermehrung	WaR. (MEINICKE)	Goldsol	Bakterien	Anmerkung
—	—	normal	—	Klinisch meningeale Symptome
+	meist negativ	Meningitiskurve	—	Relativ gute Prognose
++	„	„	—	Prognose sehr zweifelhaft
++	„	„	—	Bei Verklebungen relativ gute Prognose
++++	„	„	positiv	Prognose infaust
+++	„	„ oder geringe Zacke bei höheren Verdünnungen	ziemlich selten pos. Befund (ZIEHL-NIELSEN)	„
bis +++	„	mitunter Zacke (Verschiebung nach rechts)	—	Bei starker Trübung und starker Leukocytose Prognose sehr zweifelhaft
evtl. +	„	evtl. Zacke ähnlich der Lueszacke	—	—
+	„	—	—	Blutpigment (Hämosiderin) bei längerem Bestand
+	—	evtl. Zacke (Rechtsverschiebg.)	—	Blutpigment (Hämosiderin), ausgelaugte Erythrocyten
gering	meist negativ	evtl. Zacke	—	Gelbfärbung bei durchblut. Tumoren
evtl. gering	in seltenen Fällen positiv	evtl. Zacke ähnlich der Lues	—	—
evtl. +	bis zu etwa 10% der Fälle +	Lueszacke	durch Überimpfung (Kaninchenhoden) Spirochätennachweis gelungen	—

Liquortabelle

Krankheit	Aussehen, Farbe und Gerinnsel	Druck	Zellen	Globuline (NONNE-APELT-PÁNDY)
Endarteritis luetica	klar	—	mäßig vermehrt	evtl. +
Meningoencephalitis luetica	klar bis leicht getrübt	manchmal stark erhöht	Pleocytose bis etwa 500	+(+)
Gumma cerebri	klar	evtl. erhöht	geringe Lymphocytose	+
Tabes	klar	—	vermehrt	+(+)
Paralysis progressiva	klar	manchmal erhöht	vermehrt (bis mehrere 100)	+++
Lues congenita	klar	selten erhöht	mitunter Pleocytose	+

III. Die optischen Bahnen und Zentren und ihre Symptomatologie.

a) Die Netzhaut und die corticopetale Erregungsleitung aus derselben[1].

Nach Durchsetzung der normalerweise durchsichtigen *Netzhaut* erregt der Lichtstrahl die Stäbchen und Zapfen (vgl. Abb. 31), die an das Pigmentepithel der Retina angrenzenden ersten Neurone, deren Kerne die sog. äußere Körnerschichte bilden und die in der folgenden äußeren plexiformen Schichte in einem Kügelchen resp. einem Zapfenfuße endigen. Um diese breiten sich die Verzweigungen der bipolaren Zellen aus, die das zweite Neuron darstellen und deren Kerne in der inneren Körnerschichte gelegen sind. Der zentralwärts gerichtete Ausläufer der bipolaren Zellen splittert sich in der inneren plexiformen Schichte um die Dendriten der Ganglienzellen auf, mit welchen das dritte Neuron beginnt. Die Achsenzylinder dieser Ganglienzellen liegen in der Nervenfaserschichte, in der sie sich radiär zur Papille anordnen, um in dieser, medial vom hinteren Pol des Augapfels, den Beginn des Nervus opticus zu formen, der in der Lamina cribrosa sclerae die Lederhaut durchsetzt.

[1] HENSCHEN, Intrakranielle Sehbahnaffektionen. Handb. d. Neur. v. LEWANDOWSKY **2**, 751 (1912) — Zentrale Sehstörungen. Ebenda **1**, 891 (1910). — LENZ, Kriegsverletzungen der zentralen Sehbahn. Ebenda Erg.-Bd. **1**, 668 (1924). — MONAKOW, Lokalisation im Großhirn. Wiesbaden 1914. — PFEIFER, Myelogenetisch-anatomische Untersuchungen über den zentralen Abschnitt der Sehleitung. Berlin: Julius Springer 1925. — SALZMANN, Anatomie und Histologie des menschlichen Augapfels. 1912. — WILBRAND-SÄNGER, Anatomie und Physiologie der optischen Bahnen und Zentren. Neur. d. Auges **3** (1904).

(Fortsetzung).

Gesamt-Eiweiß-vermehrung	WaR. (MEINICKE)	Goldsol	Bakterien	Anmerkung
+	etwa Hälfte der Fälle +	oft negativ	—	—
++(+)	fast immer +	Farbenumschlag im 2.—5. Röhrchen	bei frühluetischer Meningitis Spirochäten gefunden	—
+	in etwa $^3/_4$ der Fälle positiv bei Auswertung mit hohen Dosen	„		—
+(+)	desgl.	„	Spirochätennachweis durch Überimpfung (Kaninchenhoden) gelungen	—
+++	fast immer +	Ausflockung in den ersten Röhrchen	desgl.	—
mäßig	meist +	Lueszacke	—	—

Die Stelle des schärfsten Sehens liegt ziemlich im hinteren Augenpol, also temporal von der Papille des Sehnerven in der *Macula lutea*, resp. in deren Zentrum, der Fovea centralis. In der Macula verdünnen sich die Schichten der Retina gegen die Fovea immer mehr, so daß wir in dieser schließlich nur Zapfen und wenige Kerne antreffen. Die von der Macula ausstrahlenden Nervenfasern, die das deutliche Sehen vermitteln, liegen in der Netzhaut und im Sehnerven als abgrenzbares Bündel eng beisammen, das sog. *papillomaculäre Bündel* bildend. Die Frage, ob die Nervenfasern, die von weiter peripheren Netzhautanteilen stammen, in den Randteilen oder mehr im Zentrum der Papille in den Sehnerv eintreten, ist bisher nicht eindeutig entschieden; das letztere Verhalten ist wahrscheinlicher.

Durch das Sehnervenloch verläßt der Nervus opticus den Bulbus und zieht gegen die Spitze der Orbita in S-förmiger Krümmung, so daß Bulbusbewegungen in ziemlichem Ausmaße ohne Dehnung des Opticus möglich sind. An der Orbitalspitze tritt der Sehnerv in das Foramen opticum ein, durch das unterhalb des Nerven die Arteria ophthalmica durchzieht. Er kreuzt die Carotis interna dorsal und tritt ins Chiasma ein.

Der Opticus ist von einer Pialscheide, einer Fortsetzung der Pia des Gehirns, umhüllt, die nahe der Lamina cribrosa endet, resp. sich mit deren Fasern in Verbindung setzt. Auch die anderen *Scheiden* des Gehirns, die Arachnoidea und die Dura, setzen sich durch den Canalis opticus fort und umgeben den Sehnerven, um schließlich in die Sklera überzugehen. Der Arachnoidealraum endet am Eintritt des Sehnerven in den Bulbus, steht aber vielleicht nach Ansicht mancher mit dem Chorioidalraum durch die Lamina cribrosa in Verbindung. Die Dura geht in die Sklera über. Dieses anatomische Verhalten erklärt, daß bei Steigerung des intrakraniellen Druckes die Duralscheide des Opticus ampullenartig aufgetrieben sein und es durch Stauung zur Schwellung

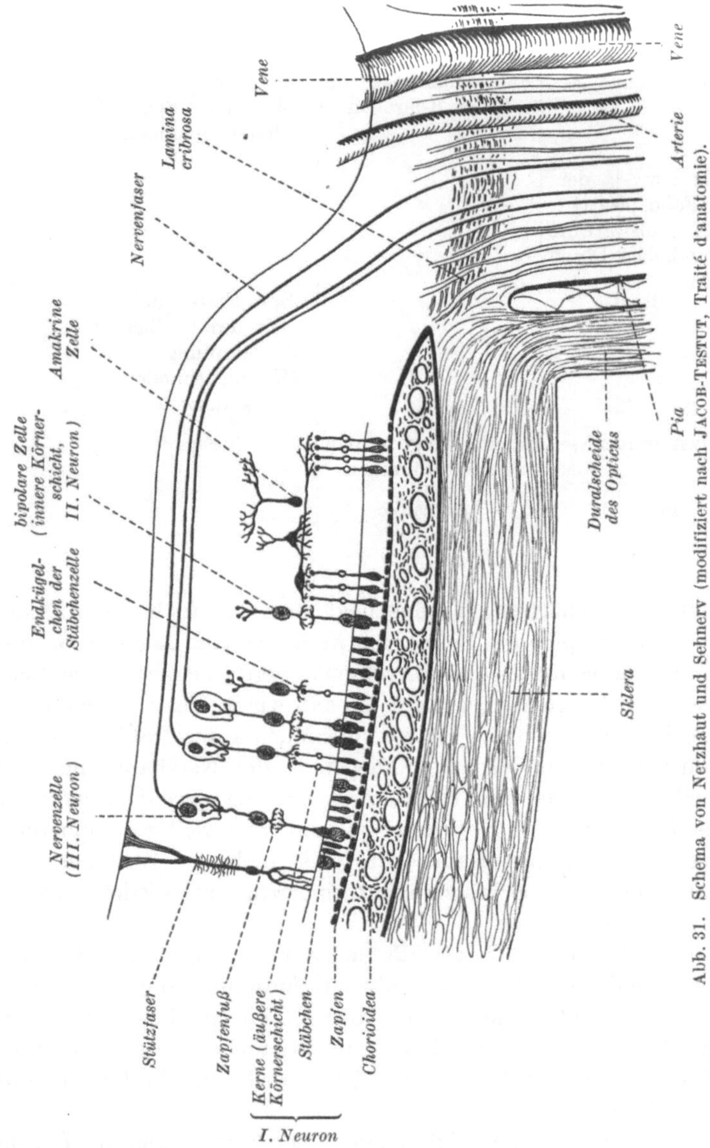

Abb. 31. Schema von Netzhaut und Sehnerv (modifiziert nach JACOB-TESTUT, Traité d'anatomie).

in der Papille kommen kann (vgl. S. 132). Entzündliche Veränderungen der Hirnhäute können sich natürlich auf die Scheiden des Opticus fortsetzen.

Das *Blut* gelangt ins Augeninnere durch die *Arteria centralis retinae,* einen Ast der Arteria ophthalmica, die aus der Carotis interna entspringt, und verläßt es durch die *Vena centralis retinae,* um in die Vena ophthalmica superior und weiter in den Sinus cavernosus abzufließen. Ein Teil des venösen Blutes gelangt durch die supraorbitalen Venen in die Vena angularis und damit in die Venen des Gesichts, ein anderer auf dem Wege der Vena ophthalmica inferior durch die Fissura orbitalis inferior in den Plexus pterygoideus. Dieses Verhalten erklärt, daß es bei Stauungen in den Hirnsinus nicht immer zu Stauungserscheinungen am Auge kommen muß.

Arteria und Vena centralis retinae treten in der Orbita etwa 15 mm hinter dem Bulbus in den Sehnerven ein, verlaufen in dessen Achse bulbuswärts und kommen in der sog. physiologischen Exkavation im Zentrum der Papille (im Gefäßtrichter) zum Vorschein, worauf sie sich unmittelbar in je zwei Äste für die obere und untere Netzhauthälfte teilen, die wieder einen temporalen und nasalen Ast bilden. Ihre Verzweigungen finden sich in den inneren Netzhautschichten.

Die den Nervus opticus bildenden Axone, die in der Nervenfaserschichte der Retina resp. in der Papille meist noch marklos sind, erhalten beim Durchtritt durch die Lamina cribrosa eine Markscheide. Der Nervus opticus, der die zentripetalen Impulse aus der Retina zum Gehirn leitet, und ebenso das Chiasma, das durch den Zusammentritt der beiden Optici entsteht, schließlich auch der vom Chiasma abgehende, um den Pedunculus cerebri sich schlingende Tractus opticus unterscheiden sich prinzipiell von den aus Mittel- und Rautenhirn entspringenden Hirnnerven. Denn während diese letzteren ganz ähnlich gebaut sind wie Rückenmarksnerven, stellen Nervus opticus, Chiasma und Tractus opticus, deren Axone, wie erwähnt, ihr trophisches Zentrum in der Retina haben, schon gleich nach dem Ursprung aus dem Bulbus eine zentrale Bahn dar und unterscheiden sich von den peripheren Gehirn- und Rückenmarksnerven durch den Mangel an SCHWANNschen Scheiden; an Stelle derselben finden sich hier zwischen den einzelnen markhaltigen Nervenfasern Gliazellen. Diese Tatsache ist besonders vom pathologischen Gesichtspunkt von Interesse, da sie erklärt, warum der Opticus bei Läsionen ganz ähnlich reagiert wie das Zentralnervensystem selbst. Denn auch im Opticus kommen bei Verletzung desselben höchstens Ansätze einer Regeneration vor, was mit der großen Bedeutung, welche die SCHWANNschen Scheidenzellen neben den auswachsenden Axonen für die Regeneration haben, zusammenhängen mag. Der Versuch, eine zur Wiederherstellung normaler Funktion ausreichende Regeneration des Nervus opticus zu beweisen, muß aber vorderhand als mißlungen bezeichnet werden.

Die Fasern des Sehnerven liegen zu Bündeln gruppiert, zwischen denen gefäßführende Bindegewebssepten liegen. Das *papillomaculäre Bündel* verläuft im Sehnerven nahe dem Bulbus zuerst am temporalen unteren Rande und rückt im weiteren Verlaufe zentralwärts immer weiter gegen die Mitte des Sehnerven (Abb. 32). Es liegt auch im Chiasma in dessen zentraler Partie, ebenso im Tractus opticus. Die sich kreuzenden Fasern dieses Bündels liegen im Chiasma medial, die nichtkreuzenden lateral. Es findet also auch eine Semidecussation der aus der Macula stammenden Fasern statt. Die sonstigen nichtkreuzenden Bündel liegen im Sehnerven nahe dem Bulbus in zwei Gruppen angeordnet, einer dorsalen und einer ventralen; dieselben nähern sich einander im weiteren Verlaufe des Sehnerven, liegen dann in dessen lateraler Hälfte und treten in die laterale Partie des Chiasmas ein. Das kreuzende Bündel liegt während seines ganzen Verlaufes geschlossen an der medialen Seite des Sehnerven und tritt in die zentrale Partie des Chiasmas ein[1].

Die Tatsache, daß im Chiasma eine Semidecussation der Opticusfasern stattfindet, derart, daß die aus der temporalen Retinahälfte kommenden Fasern in den gleichseitigen Tractus opticus, die aus der nasalen Hälfte stammenden in den gekreuzten Tractus opticus übertreten, kann heute wohl als gesichert betrachtet werden (Abb. 33). Durchtrennung des Nervus opticus wird also zu Amaurose des entsprechenden Auges, Zerstörung der im Chiasma kreuzenden Opticusfasern zu Blindheit der nasalen Retinaabschnitte (vgl. nächsten Abschnitt), also bitemporaler Hemianopsie führen (vgl. S. 108), während Läsion lateraler Abschnitte des Chiasmas temporale Anteile der zugehörigen Retina beeinträchtigt, also einen nasalen Gesichtsfelddefekt zur Folge hat. Erwähnenswert ist noch, daß die aus den nasalen Retinaabschnitten stammenden Fasern nach ihrer Kreuzung im Chiasma oft nicht direkt in den gegenseitigen Tractus opticus übertreten, sondern in der innersten Partie des gegenseitigen Nervus opticus, knapp an dessen Übergangsstelle zum Chiasma, eine Schlinge bilden können. So kann es kommen, daß Läsion des Sehnerven am Übergang desselben zum Chiasma nicht nur zu Amaurose des gleichseitigen, sondern auch zu temporaler Hemianopsie des gegenseitigen Auges führt.

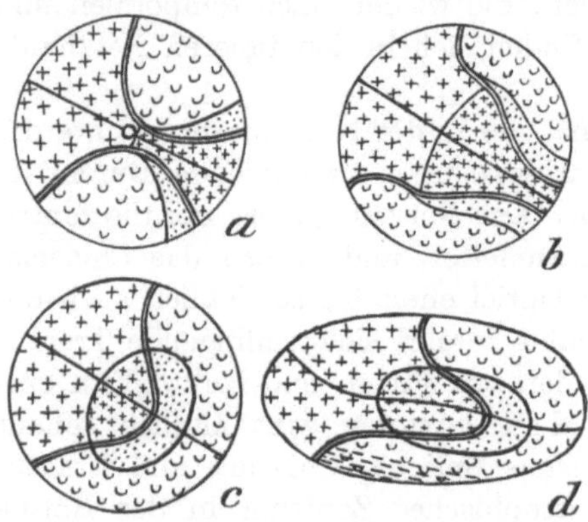

Abb. 32. Schematische Querschnitte durch den Sehnerven (nach HENSCHEN). *a—d*: Schnitte von vorn (*a* nahe der Pupille) nach rückwärts (*d* nahe dem Chiasma).
Halbringe: Fasern aus der lateralen Retinahälfte (ungekreuzt); größere Kreuze: Fasern aus der medialen Retinahälfte (gekreuzt); Punkte: Fasern aus der lateralen Maculahälfte (ungekreuzt); kleinere Kreuze: Fasern aus der medialen Maculahälfte (gekreuzt).

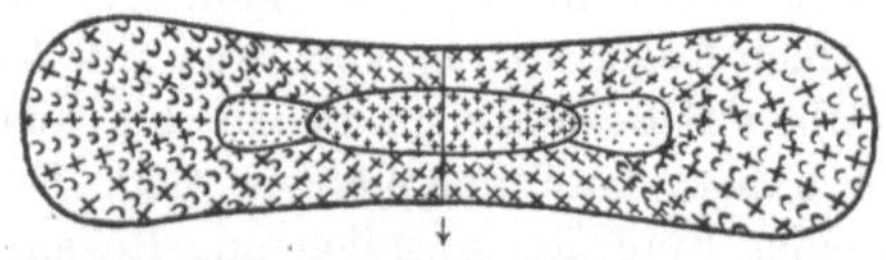

Schematischer Querschnitt durch das Chiasma (nach HENSCHEN).
Zeichen wie in der vorigen Abbildung.

In den Tractus opticus strahlen die Fasern aus den gleichseitigen Retinahälften beider Augen ein (temporale Retinahälfte des gleichseitigen, nasale Retinahälfte des gegenseitigen Auges); Tractusläsion führt also zu Hemianopsie der kontralateralen Gesichtsfeldhälfte auf beiden Augen. Ähnliches gilt für Läsion der optischen Bahn zentral vom Tractus; denn vom Tractus opticus angefangen erfährt der dem Cortex zustrebende Teil der optischen Bahnen, mit Ausnahme der aus der Macula stammenden, keine Kreuzung mehr. Die Gesamtheit dieser Fasern strahlt zunächst in das Corpus geniculatum laterale ein, aus dem schließlich das letzte corticopetale, optische Neuron entspringt. Dieses

[1] Nur kurz sei darauf hingewiesen, daß sich im Chiasma auch Commissurenfasern finden, so die GUDDENsche Commissur (Verbindung des Corp. genic. med. einer Seite teils mit dem der Gegenseite, teils mit dem Glob. pallidus) und die MEYNERTsche Commissur (nach SPITZER und KARPLUS z. T. Fasern aus den ventralen Thalamuskernen zum gegenseitigen Linsenkern).

lagert sich caudal an die innere Kapsel an und bildet einen Teil der makroskopisch sichtbaren sog. GRATIOLETschen Sehstrahlung, die, einen nach außen konvexen Bogen bildend, die laterale Wand des Unterhorns resp. Hinterhorns bilden hilft[1]. Die Endstätte der corticopetalen optischen Fasern wird schließlich durch ein Rindenareal dargestellt, das die Fissura calcarina des Occipitallappens bekleidet und am Querschnitt durch einen parallel der Oberfläche die Rinde durchsetzenden Streifen schon am makroskopischen Präparat charakterisiert ist, weshalb dieses Areal auch Area striata genannt wird.

Einer besonderen Besprechung bedarf der Teil der Sehstrahlung, der Erregungen aus dem *Macula*bereich zentripetal leitet. LENZ nimmt ähnlich wie HEINE an, daß die Maculafaserung bis zum Corpus geniculatum laterale das Schicksal der übrigen Retinafasern teilt, also auch deren Semidecussation mitmacht, dagegen weiterhin ein Teil der

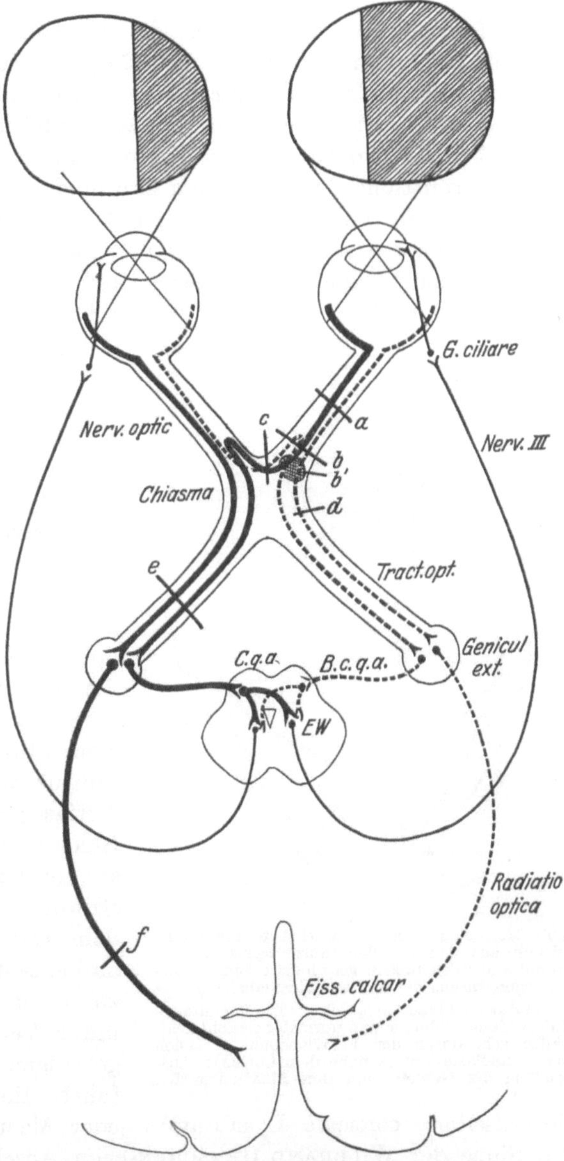

Abb. 33. Schema des Verlaufs der corticopetalen Leitung aus der Retina und des Lichtreflexes der Pupille.

B. c. q. a. = Brachium corp. quadrigemini anter. *C. q. a.* = Corp. quadrigeminum anterius; *E. W.* = EDINGER-WESTPHALscher Kern; *a* = Querdurchtrennung des rechten *Nerv. opticus* (Blindheit des rechten Auges, von der rechten Retina kein optischer Pupillenreflex auslösbar, von der linken Retina aus kann Kontraktion der Pupillen beiderseits, auch am blinden Auge hervorgerufen werden; *b* = Durchtrennung, *b'* = Läsion des rechten *Nerv. opticus am Übergang ins Chiasma* (Blindheit des rechten Auges und temporale Hemianopsie des linken); *c* = Durchtrennung der im *Chiasma kreuzenden* Fasern (bitemporale Hemianopsie); *d* = Durchtrennung der *ungekreuzten Chiasmafasern* aus dem rechten Auge (nasale Hemianopsie desselben); *e* = Durchtrennung des linken *Tract. opticus* (beiderseits rechtsseitige Hemianopsie mit hemianopischer Pupillenstarre); *f* = Durchtrennung der linken *Radiatio optica* (beiderseits rechtsseitige Hemianopsie, Lichtreflex intakt); Erregungsleitung aus den linken Hälften beider Retinae dick ausgezogen, aus den rechten Retinahälften gestrichelt.

[1] Die corticopetale optische Faserung ist hier von der Wand des Unter- resp. Hinterhorns durch verschiedene Fasern, zunächst durch corticofugale Bahnen aus dem Occipitallappen, weiter innen durch Balkenfasern getrennt. Man hat also in der lateralen Ventrikelwand ein Strat. sagittale externum (corticopetale optische Fasern, z. T. auch Assoziationsfasern), ein Strat. sagittale internum (vorwiegend corticofugale Fasern) und schließlich hart an der Ventrikelwand Balkenfasern zu unterscheiden.

Maculafaserung ein zweites Mal die Mittellinie überschreitet, und zwar vermutlich im hintersten Anteil des Corpus callosum (vgl. Abb. 34). In den Tractus opticus einer Seite strahlen also Erregungen nur aus den gleichseitigen Maculahälften jeder Seite ein, in der Radiatio optica gesellen sich dagegen vermutlich zu den Erregungen aus den gleichseitigen Hälften beider Maculae durch Vermittlung der im Balken kreuzenden Fasern auch Impulse aus beiden kontralateralen Maculahälften, so daß jeder Occipitallappen Erregungen aus beiden Maculae empfängt, wie wir dies ähnlich auch für die Cochlearisbahnen sehen werden. Diese Anschauungen sind allerdings noch nicht allgemein anerkannt (vgl. unten S. 111), haben aber durch anatomische Befunde Pfeifers eine gewisse Stütze erhalten.

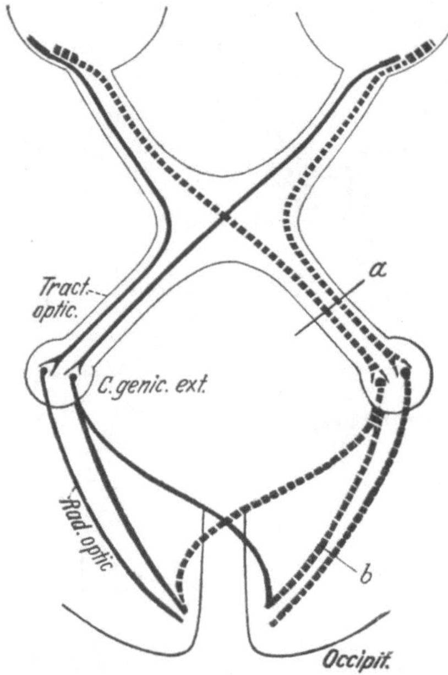

Abb. 34. Schema der vermutlichen Erregungsleitung aus den Maculae (ausgezogene Linien: Impulse aus den linken, gestrichelte Linien: Erregungen aus den rechten Maculahälften). Läsion bei *a* (Tractus opticus): Die Trennungslinie zwischen blinder und normaler Gesichtsfeldhälfte geht durch den Fixationspunkt; Läsion bei *b* (Radiatio optica nahe dem Cortex): Aussparung des Gebietes um den Fixationspunkt.

Die Untersuchungen der letzten Jahre haben gezeigt, daß bestimmten Punkten der Retina nicht nur bestimmte Abschnitte der Hirnrinde im Bereich der Area striata entsprechen, sondern daß ihnen auch bestimmte Zellgruppen des Corpus geniculatum externum und damit auch bestimmte Abschnitte der Radiatio optica zugeordnet sind. Was zunächst die *corticale* Lokalisation der Macula anlangt, so ist die Monakowsche Lehre einer diffusen Vertretung der Macula im Cuneus von den meisten zugunsten der Auffassung von Wilbrand, Henschen, Lenz verlassen, daß das Maculazentrum an einer umschriebenen Stelle der Area striata, und zwar wahrscheinlich nahe dem Occipitalpole liegt. Die Tatsache, daß einseitige Zerstörung der Area striata zu einer Hemianopsie der Gegenseite unter Verschonung des der Macula zugehörigen Gebietes des Fixationspunktes führt, findet durch die obenerwähnte doppelseitige, corticale Lokalisation jeder Macula eine genügende Erklärung. Im Sinne der Wilbrand-Henschenschen Anschauung spricht vor allem die Tatsache, daß beiderseitige Occipitalpolverletzungen, beispielsweise durch Tangentialschüsse des Hinterhauptes, zentrale bzw. parazentrale Skotome zur Folge haben, wie besonders Kriegserfahrungen — Inouye, Pötzl-Fuchs — gezeigt haben.

Die Oberlippe der Fissura calcarina ist dem oberen Abschnitt der Retina zugehörig, so daß bei ihrer einseitigen Zerstörung eine homonyme Hemianopsie in den unteren Quadranten der Gegenseite entsteht. In die Unterlippe der Fissura calcarina strahlen die Erregungen aus den unteren Retinahälften ein, was begreiflich macht, daß Affektionen dieser Unterlippe eine gegenseitige Hemianopsie in den oberen Quadranten im Gefolge haben (Abb. 35).

Der Grund der Fissura calcarina entspricht dem horizontalen Meridian der zugehörigen Retinahälften; es wird also bei Läsion des Bodens dieser Fissur gegenseitig zu einem horizontalen Skotom kommen. Jener Rest des Gesichtsfelds, der übrigbleibt, wenn man die Gesichtsfelder beider Augen derart übereinanderlegt, daß sich die Fixationspunkte decken, die sog. temporale Sichel des binokularen Gesichtsfelds (vgl. S. 102) wird in den oralen Abschnitt der Fissura calcarina verlegt; die im binokularen Gesichtsfeld sich deckenden homonymen Gesichtsfeldhälften werden in den mittleren Abschnitt der Fissura calcarina projiziert, die vertikale Trennungslinie beider Gesichtsfeldhälften soll der äußeren Grenze des corticalen Sehareals (Wilbrand) entsprechen.

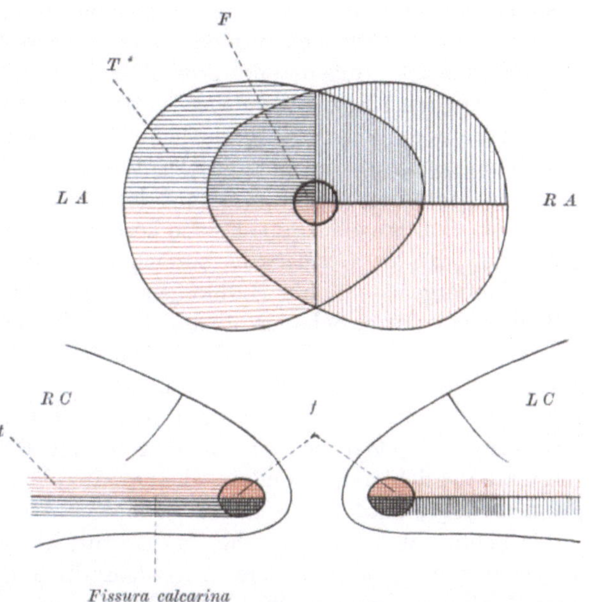

Abb. 35. Schema der Anschauungen besonders von Wilbrand und Henschen über die Beziehungen der einzelnen Gesichtsfeldteile zum Cortex.

Oben das binoculäre Gesichtsfeld mit den beim binoculären Schauen sich teilweise überdeckenden Gesichtsfeldern des rechten (*R A*) und linken Auges (*L A*). Unten der linke (*L C*) und rechte Cuneus (*R C*). *F* = Gebiet um den Fixationspunkt; *T* = „Temporaler Halbmond" des Gesichtsfeldes (vom betreffenden Auge allein wahrgenommen); *f* = vermutliche corticale Projektion von *F*; *t* = vermutliche corticale Projektion von *T*. Schwarze Schraffierung: obere Gesichtsfeldhälften; rote Schraffierung: untere Gesichtsfeldhälften; horizontale Schraffierung: linke Gesichtsfeldhälften beider Augen; vertikale Schraffierung: rechte Gesichtsfeldhälften beider Augen. Die den einzelnen Gesichtsfeldanteilen zugehörigen Cortexareale sind in der entsprechenden Schraffierung gehalten.

Die aus klinischen Beobachtungen (Quadrantenhemianopsie bei Herden im Corp. geniculat. extern., s. unten) abgeleitete Vermutung Henschens, daß schon in den *Corpora geniculata* eine Zuordnung bestimmter Zellgruppen zu bestimmten Retinaabschnitten besteht, fand durch Experimente Brouwers, der die Degeneration der Sehnervenfasern nach kleinsten Läsionen verschiedener Retinaabschnitte untersuchte, eine experimentelle Begründung. So müssen wir denn annehmen, daß in allen Teilen der Sehbahn von der Retina bis zur Hirnrinde eine strenge Ordnung der den einzelnen Retinaabschnitten zugehörigen Faserbündel bzw. Zellgruppen besteht.

Für die Annahme, daß spezielle Opticusfasern dem Pupillenreflex dienen, hat dagegen kein sicherer Beweis erbracht werden können.

In der Radiatio optica sind auch *corticofugale*, aus dem Occipitalhirn stammende Fasern enthalten (vgl. S. 113 und Abb. 25). Ein Teil von ihnen strahlt, wie besonders neuerdings Brouwer[1] und Mitarbeiter gezeigt haben, in das Corpus geniculatum laterale ein. Er vermutet, daß diese corticofugalen Impulse die Erregbarkeit einzelner Zellen des C. genic. externum zu dämpfen, die anderer

[1] Brouwer, B., Dtsch. Z. Nervenheilk. **105**, 9 (1928) — Proc. Kon. Akad. Wetensch. Amsterdam **31**, Nr 6 (1928).

Zellen wieder zu erhöhen vermögen, was beim Hinlenken der Aufmerksamkeit auf bestimmte optische Reize von Bedeutung sein könnte.

b) Die Bestimmung des Gesichtsfeldes[1].

Wenn wir einen Gegenstand fixieren, also ein möglichst scharfes Bild von diesem oder von einer Reihe von Gegenständen, die nahe beisammen sind, auf die Stelle des deutlichsten Sehens, die Macula lutea, fällt, so bemerken wir trotzdem mehr minder deutlich mit der Netzhautperipherie weiter abseits liegende (besonders bewegte) Gegenstände, wenn auch ihr Bild unscharf ist und nicht mehr so stark in unserem Bewußtsein wie das des fixierten Objekts haftet. Die Summe aller Punkte oder aller Objekte, die beim Blick in eine bestimmte Richtung gleichzeitig, wenn auch mit verschiedener Deutlichkeit wahrgenommen werden können, ergibt den Sehraum. Man vereinfacht denselben für klinische Zwecke und greift aus ihm eine halbkugelförmige Fläche heraus, deren Pol dem Fixationspunkt entspricht und die als *Gesichtsfeld* bezeichnet wird. Erst unendlich viele solche hintereinandergelegte hohle Halbkugeln würden den Sehraum ergeben.

Beim binokulären Schauen überdecken sich das Sehfeld des rechten und das des linken Auges, indem die nasale Gesichtsfeldhälfte des einen Auges die temporale des anderen zum großen Teil überlagert; es bleibt nur ein „temporaler Halbmond" (BEHR) übrig, der vom Auge der betreffenden Seite allein wahrgenommen wird. Wir bestimmen aber in der Klinik in der Regel nicht das binokuläre Gesichtsfeld, sondern das monokuläre, weil dadurch Defekte des einzelnen Auges und der Sehbahn jeder Seite eher zum Vorschein kommen.

Wir können uns für klinische Zwecke mit einer Hohlkugel begnügen, deren Pol wir uns in $^1/_3$ m vor dem Auge befindlich denken. Wir lassen den Pol dieser Hohlkugel fixieren und beobachten zunächst, in welchem meridionalen Abstand auf derselben bewegte Gegenstände noch gesehen werden. Bei grober Prüfung hält der Arzt vor den Untersuchten, während das nichtgeprüfte Auge geschlossen gehalten wird, eine Fingerspitze; während der Patient diese mit dem offen gehaltenen Auge fixiert, bewegt der Arzt in etwa $^1/_3$ m Abstand vom untersuchten Auge einen oder mehrere Finger seiner anderen Hand auf einer gedachten Halbkugel gegen den Fixationspunkt und fordert den Untersuchten auf, jedesmal sofort anzugeben, wenn er zum erstenmal den bewegten Finger bemerkt.

Diese grobe Methode können wir durch einen einfachen Handapparat verfeinern (z. B. nach SCHWEIGGER). Derselbe besteht aus einem Gestell (vgl. Abb. 36), das der Patient an einem Handgriffe hält und an dessen einem Ende er den unteren Orbitalrand des zu untersuchenden Auges aufstützt, während das andere Ende einen kleinen Spiegel trägt, der mit diesem Auge fixiert werden soll. Außerdem hat der Apparat einen mit einer Gradeinteilung versehenen Bogen, der um eine Achse drehbar ist, die durch die Verbindungslinie von Auge und Fixationspunkt dargestellt wird. Man bringt nun durch die Drehung um diese Achse den Bogen in verschiedene Stellungen, so daß schließlich eine Halbkugel be-

---

[1] BEHR, Dtsch. Z. Nervenheilk. **46**, 106. — HEINE, Graefes Arch. **51** (1900). — IGERSHEIMER, Syphilis und Auge. 1918. — LENZ, Graefes Arch. **72** — Handb. d. Neurol. (LEWANDOWSKY) Erg.-Bd. I, 668 (1924). — WILBRAND-SAENGER, Die Erkrankungen des Chiasmas. Neur. d. Auges **6** (1915) — Die Erkrankungen der Sehbahn vom Tractus bis in den Cortex. Ebenda **7** (1917).

schrieben wird. Auf dem Bogen verschieben wir bei jeder neuen Stellung, die an einem an der Rückseite des Apparates befindlichen Transporteur abgelesen werden kann, kleinere oder größere, weiße oder farbige Marken von außen her gegen den Fixationspunkt und notieren an einem Schema, wann der Patient das Auftreten der Marken zuerst bemerkt. Wir bestimmen also zunächst nur die Außengrenzen des Gesichtsfeldes. Diese entsprechen (in der Projektion) den Grenzen jenes Teils der Netzhaut, der wenigstens noch unbestimmte Bilder von Gegenständen, am ehesten noch ihre Bewegung wahrnehmen kann.

An Stelle des geschilderten Handapparates kann man den Foersterschen Apparat verwenden, der auf dem gleichen Prinzip beruht. Ein Viertel- oder halber Bogen ist um den Fixationspunkt drehbar. Auf dem Bogen kann ein Wagen mittels Rollenzuges bewegt werden; auf diesem Wagen können Marken verschiedener Größe und Farbe eingestellt werden. Jeder Punkt des Bogens kann durch eine automatische Vorrichtung sofort auf der entsprechenden Stelle eines Gesichtsfeldschemas markiert werden, so daß wir seine Lage im Gesichtsfeld sofort ablesen können.

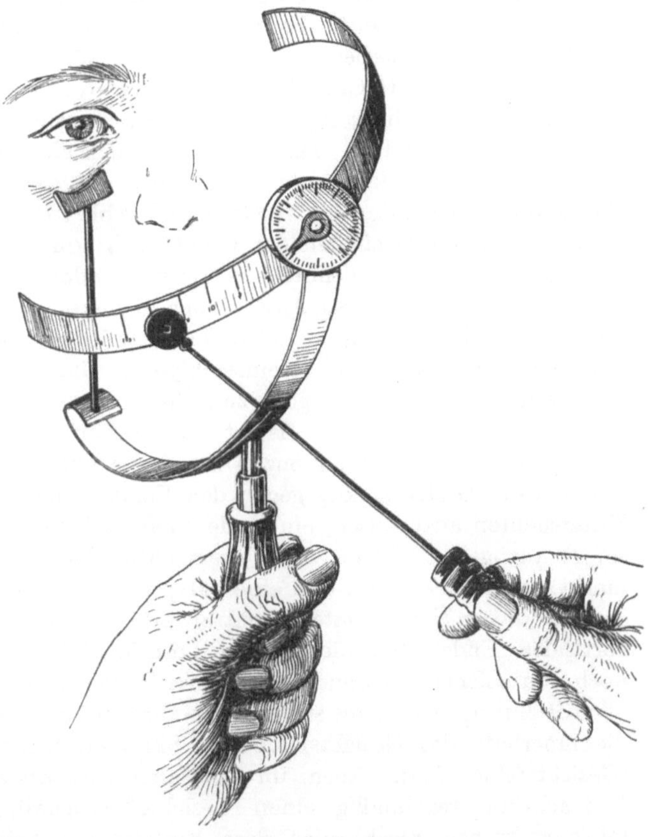

Abb. 36. Handperimeter.

Der Foerstersche Apparat ist durch die Anordnung von Guist etwas abgeändert, der an Stelle der Führung mittels Wagens ein Eisenplättchen durch einen Magnet bewegt, der an der Hinterfläche des Bogens verschoben wird, was den Vorteil mit sich bringt, daß ausschließlich die Verschiebung der Marken und nicht eines die Marken führenden Wagens beobachtet wird. Lauber verwendet bei seinem Normalperimeter einen Halbbogen, mit dem sich eine fix befestigte Lampe mitdreht, so daß gleichmäßige Beleuchtung der Marken in jeder Bogenstellung gegeben ist; die Marken werden auf dem Bogen mittels Magneten verschoben. Schließlich sei noch erwähnt, daß man auch versucht hat, am Perimeter durchsichtige Marken anzubringen, die von rückwärts durch eine Glühlampe beleuchtet werden, so daß es sich um die Wahrnehmung von weißem oder farbigem Licht im Gesichtsfeld handelt.

Wenn wir die Größe des Gesichtsfeldes mit der Ausdehnung der Netzhaut, die ja auch eine Kugelfläche darstellt, vergleichen, so finden wir schon normalerweise nasal und oben eine Einschränkung des Gesichtsfeldes, welche durch die vorspringende Nase und den oberen Orbitalrand veranlaßt wird. Dies spielt indes praktisch schon deshalb keine Rolle, da beim Menschen (bei dem die Augen nach vorn gerichtet sind), wie erwähnt, die Gesichtsfelder beider Augen einander zum großen Teil decken; auch ist zu berücksichtigen, daß es beim aufrechten Gang vor allem auf die Beobachtung von Hindernissen auf dem Boden, resp. von der Seite kommender Gegenstände ankommt.

Das Gesichtsfeld, das auf einer Halbkugel aufgenommen wird, projizieren wir in den üblichen Schemata auf eine Fläche, die wir uns als Tangentialfläche durch den Pol der Halbkugel gelegt denken. Diese Fläche wird durch konzentrische Kreise unterteilt, die je 10 Grad voneinander entfernte Parallelkreise der Halbkugel darstellen, und durch ihren Mittelpunkt (den Fixationspunkt) werden von 15 zu 15 Grad Radien gezogen, die den Meridianen der gedachten Halbkugel entsprechen; so können wir die einzelnen Punkte der Halbkugel auf dieser Fläche darstellen. Das normale Gesichtsfeld reicht nach temporal über 90 Grad vom Fixationspunkt, nach oben bis etwa 50—60 Grad, nach nasal ebensoweit, nach unten bis 70 Grad (vgl. Abb. 37).

Die Größe des Gesichtsfeldes hängt auch von der Größe der Marken ab, die wir zur Untersuchung benutzen. Wir verwenden im allgemeinen quadratische Marken von 10 mm^2. Bei Anwendung kleinerer Marken wird die Gesichtsfeldaußengrenze kleiner. In manchen Fällen tritt ein Defekt erst bei Verwendung von kleineren Marken auf (Hemiamblyopie, Glaukom usw.).

Aus dem Geschilderten geht zunächst nur die Bestimmung der Außengrenze des Gesichtsfeldes hervor. Es ist nun weiter zur Feststellung von Defekten innerhalb der Gesichtsfeldgrenzen wichtig, Marken verschiedener Größe von den Grenzen des Gesichtsfeldes gegen den Fixationspunkt zu verschieben und den Untersuchten anzuweisen, ein Undeutlichwerden oder Verschwinden der Marken sofort anzugeben. Wenn der Untersuchte plötzlich dieselben nicht mehr bemerkt, so bedeutet dies, daß eine entsprechende Netzhautstelle blind ist, resp. die von dieser Netzhautstelle zentralwärts ziehenden Nervenbahnen oder ihre corticalen Endstätten nicht mehr funktionsfähig sind. Wir verschieben auch noch von solchen als blind gefundenen Stellen des Gesichtsfeldes Marken nach allen Richtungen hin, bis sie wieder wahrgenommen werden. Die ganze Fläche, die innerhalb des Gesichtsfeldes als blind erscheint, nennen wir ein *Skotom* (Gesichtsfeldausfall). Auch im normalen Gesichtsfeld finden wir bei guter Beobachtung regelmäßig einen Gesichtsfeldausfall, den sog. blinden Fleck (MARIOTTEschen Fleck), der dem Eintritt des Sehnerven durch die Sklera entspricht, eine Stelle, die keine Netzhautelemente besitzt. Die nasale Grenze des blinden Fleckes, dessen Ausdehnung etwa 5—7° beträgt, liegt etwa 15 Grad vom Fixationspunkte temporal entfernt, fast auf dem horizontalen Meridiane.

Im allgemeinen werden weiter peripher gelegene Objekte undeutlicher gesehen; je näher sie dem Punkte des schärfsten Sehens liegen, um so deutlicher treten sie hervor. So werden am weitesten peripher bloß Bewegungen bemerkt, weiter zentral Form und Farbe. Das Gesichtsfeld für Weiß ist am größten, dann folgen in der Größe abnehmend die Gesichtsfelder für Blau, Rot und Grün. Je mehr sich die farbentragende Marke dem Fixationspunkt nähert, um so deutlicher wird die betreffende Farbe bemerkt. Unter pathologischen Bedingungen kann bei sonst normalem Gesichtsfeld für Bewegungen, resp. für Weiß dasselbe bloß für einzelne Farben eingeschränkt sein[1].

Wenn an einer Stelle des Gesichtsfeldes weder Licht noch Bewegungen noch Farbe bemerkt werden, so nennt man diese Stelle total (Fehlen der Farbenempfindung) und absolut (Fehlen der Lichtempfindung) blind. Diese Nomenklatur ist aber nicht einheitlich, da man wohl von totaler Farbenblindheit spricht, aber von einem absoluten Farbenskotom, wenn die Farbwahrnehmung an dieser Gesichtsfeldstelle vollkommen ausgelöscht ist. Demgegenüber spricht man von relativem Farbenskotom, wenn die Farbenempfindung nur herabgesetzt ist, d. h. die Farbe entweder viel dunkler gesehen wird, z. B. Weiß als Grau, oder erst bei Verwendung größerer Marken. Die Bezeichnung „komplette" oder „inkomplette" Hemianopsie bezieht sich darauf, ob eine Gesichtsfeldhälfte in toto oder nur partiell ausgefallen ist (s. unten).

Es ist hervorzuheben, daß die Bestimmung der Defekte nicht nur von der richtigen und ruhigen Kopfhaltung, von der unverwandten Fixation abhängig ist, sondern daß auch mit der raschen Ermüdung der Untersuchten zu rechnen ist, die besonders leicht eintritt, wenn wir es mit Patienten zu tun haben, die an schweren organischen Erkrankungen leiden.

Die Verschiebung der Marken auf dem Bogen des Foersterschen Apparates erfolgt radiär zum Fixationspunkt, dem auf der Netzhaut die Fovea centralis entspricht. In der Netzhaut verlaufen die Nervenfasern radiär zur Papille, welche der Fovea benachbart ist. Diese Methode untersucht daher die Wahrnehmungsfähigkeit der Netzhaut ziemlich in der Verlaufsrichtung der Nervenfasern. Ein eventueller kleiner Ausfall kommt bei Verschiebung senkrecht zur Verlaufsrichtung der Nervenfasern eher zum Vorschein, als bei Verschiebung in ihrer Längsrichtung. Dies ist der Vorteil des Apparates von Elliot. Hier kommt eine große schwarze Scheibe in Anwendung, die man 1,2 m vom Patienten entfernt aufstellt und die sich um ihren Mittelpunkt, der den Fixationspunkt darstellt, drehen läßt. Jedesmal in einer anderen Entfernung vom Fixationspunkt wird eine weiße oder farbige Marke angebracht; während der Patient den Mittelpunkt der Scheibe als Fixationspunkt betrachtet, dreht man dieselbe, so daß die Marke einen Kreis beschreibt. Man verzeichnet den evtl. ausfallenden (nicht gesehenen) Bogenanteil auf einem Schema und erhält damit den Gesichtsfelddefekt registriert.

Die Elliotsche Methode eignet sich aber lediglich für einen Bereich von höchstens 26 Grad um den Fixationspunkt (Erklärung weiter unten). Sie leistet Vorzügliches zur Bestimmung von zentralen und parazentralen Skotomen resp. ihrer Beziehungen zum blinden Fleck und ist geeignet zur Untersuchung von Glaukom oder retrobulbärer Neuritis. Bei Erkrankungen der zentralen Sehbahn spielt sie eine geringe Rolle, vielleicht am ehesten noch zur Bestimmung von hemianopischen Skotomen, die nahe dem blinden Fleck und dem Fixationspunkt liegen (vgl. Igersheimer).

Ähnliches läßt sich auch über die Methode von Bjerrum sagen, bei der wir das Gesichtsfeld direkt auf eine schwarze Fläche projizieren. Auf einer schwarzen

[1] In Fällen von Syringomyelie soll z. B. bei normalem sonstigem Gesichtsfeld die Grenze für Grün auffallend eingeschränkt sein, wofür noch eine plausible Erklärung aussteht [Frey, Z. Neur. **21** (1914)].

Tafel z. B. markieren wir einen Punkt als Fixationspunkt. Wir verschieben nun weiße oder farbige Marken radiär gegen den Fixationspunkt oder in beliebiger Richtung und bestimmen durch direktes Aufzeichnen die Stellen, wo die Marken entweder nicht oder undeutlich wahrgenommen werden. Auf diese Weise können wir noch in vielen Fällen Skotome festhalten, die bei der Methode nach FOERSTER nicht zum Vorschein kommen. Ähnlich der Methode von ELLIOT ist auch die von BJERRUM eine Projektion des halbkugeligen Gesichtsfeldes auf eine Tangentialfläche, die durch den Pol der Halbkugel senkrecht zur Fixationslinie (Verbindungslinie von Macula und Fixationspunkt) gelegt ist. Damit ist schon gesagt, daß wir mit dieser Methode nur die zentral gelegenen Netzhautteile absuchen können. Denn projizieren wir beispielsweise Netzhautpunkte, die längs eines Meridianabstandes von je 10 Grad angeordnet sind, auf die erwähnte Tangentialfläche des Gesichtsfeldes, so werden die Abstände dieser Projektionen immer mehr zunehmen, je peripherer gelegene Netzhautpunkte sie betreffen.

Aus dem Gesagten ergibt sich, daß für die neurologische Untersuchung des Auges die Untersuchung mit dem Apparat von FOERSTER die wichtigste ist (Untersuchung von Peripherie und Zentrum des Gesichtsfeldes) und nur in speziellen Fällen (zentral gelegene Skotome) evtl. die Methode von BJERRUM oder ELLIOT heranzuziehen ist.

c) Pathologische Gesichtsfeldbefunde und ihre differentialdiagnostische Bedeutung[1].

Erkrankungen der Netzhaut, der Papille, evtl. der Aderhaut mit sekundärer Affektion der darüberliegenden Netzhautteile resp. der Papille führen, korrespondierend den ophthalmoskopisch sichtbaren Veränderungen, zu Defekten im Gesichtsfeld. Uns interessieren hier aber vor allem die Gesichtsfeldstörungen bei Erkrankungen der zentripetalen Bahnen aus der Retina, bei denen in der Regel der ophthalmoskopische Befund den Defekt nicht erklärt.

Von den verschiedenen, vom neurologischen Standpunkte aus wichtigen Gesichtsfeldstörungen wollen wir zunächst die *konzentrische Einengung* des Gesichtsfeldes betrachten, die verschiedene Form und Ursache haben kann. Eine geringe konzentrische Einengung kann evtl. ein Beobachtungsfehler sein, besonders wenn wir weniger intelligente Leute zum erstenmal untersuchen und sie nicht mit der nötigen Aufmerksamkeit unserer Untersuchung folgen. Eine wiederholte Untersuchung gibt in einem solchen Falle Klarheit. Wir sind nur dann sicher, daß es sich bei der konzentrischen Einschränkung um einen pathologischen Befund handelt, wenn die Einschränkung einen höheren Grad erreicht und die Gesichtsfeldgrenzen bei jeder neuerlichen Prüfung immer an denselben Punkten angegeben werden.

Die konzentrische Gesichtsfeldeinengung ohne entsprechenden, resp. mit nur minimalem Befund im ophthalmoskopischen Bild können wir zunächst bei *degenerativen Erkrankungen der Netzhaut* vorfinden, die der Retinitis pigmentosa nahestehen, der sog. *Retinitis pigmentosa sine pigmento* (vgl. S. 136). Hierbei finden wir gleichzeitig Nachtblindheit. In solchen Fällen erscheinen besonders die Grenzen für Blau stark eingeschränkt. Auch können im Beginne dieser Erkrankungen Ringskotome auftreten.

[1] Literatur siehe beim vorigen Abschnitt.

Wir finden die konzentrische Gesichtsfeldeinschränkung aber auch bei organischen *Prozessen im Nervus opticus*, besonders dann, wenn *periphere Anteile* des Nervenquerschnittes von einer Läsion ergriffen sind (z. B. bei Lues, IGERSHEIMER).

Häufig müssen wir die konzentrische Gesichtsfeldeinengung als „*funktionell*" bezeichnen, als Ausdruck der leichteren Ermüdbarkeit der nervösen Elemente (Hysterie). Dieser Verdacht wird besonders dann rege, wenn die Gesichtsfeldgrenze im Anfang der Untersuchung zuerst ziemlich weit ist und bald zusammenschrumpft, so daß wir schließlich einen spiraligen Verlauf der Gesichtsfeldgrenze vor uns haben. Indes beweist dieses Symptom allein noch nicht mit Sicherheit die rein funktionelle Natur der Erkrankung, da es sich auch bei organischer Hirnschädigung (Trauma) finden kann (vgl. GOLDSTEIN).

Des weiteren interessiert uns die *Vergrößerung des blinden Flecks*. Wir finden eine solche bei sichtbaren Veränderungen des Sehnervenkopfes (Neuritis nervi optici, Stauungspapille, Glaukom). Besonders kann sie aber auch bei normalem Spiegelbefund als erstes Zeichen einer Neuritis retrobulbaris vorhanden sein (VAN DER HOEVE).

Daß völlige *Durchtrennung des Nervus opticus* einer Seite zu Amaurose des betreffenden Auges führt, braucht nicht näher erörtert zu werden.

Bei Erkrankungen des *Chiasmas* und von da ab zentralwärts (Tractus opticus, Corpus geniculatum laterale, Radiatio optica, Fissura calcarina) kommt es zur Ausbildung verschiedener Formen von *Hemianopsie*, welche als Defekt einer Gesichtsfeldhälfte, eines Gesichtsfeldquadranten oder in Form von Skotomen in Erscheinung treten kann. Der Befund einer Hemianopsie deutet in der Regel auf eine organische Erkrankung im Nervensystem, es ist ein Lokalsymptom, das sich aus einer bloß funktionellen Erkrankung in der Regel nicht erklären läßt.

Die Hemianopsie, die wir bei der Gesichtsfeldaufnahme bestimmen, kann in dem gefundenen Ausmaß dauernd konstant sein (tatsächliche Unterbrechung der Sehstrahlung), sie kann aber evtl. zu- oder abnehmen, besonders wenn es sich um Fernwirkung von Tumoren handelt, z. B. aus einer kompletten in eine inkomplette (s. unten) übergehen, sie kann evtl. eine Farbenhemianopsie darstellen, d. h. das Gesichtsfeld für Weiß hat normale Grenzen, für Farben ist es indes halbseitig eingeschränkt.

Fällt eine ganze Hälfte des Gesichtsfeldes aus, geht demnach die Trennungslinie zwischen sehendem und blindem Gesichtsfeldteil durch den vertikalen Meridian resp. den Fixationspunkt, so spricht man von *kompletter Hemianopsie*, sonst von einer *inkompletten* (z. B. bei Quadrantenhemianopsie oder überschüssigem Gesichtsfeld[1] oder wenn auf derselben Seite einzelne Teile des Gesichtsfeldes blind, andere erhalten sind oder wenn absolute Skotome mit relativen abwechseln). Fehlt jede Empfindung von Licht und Farben in der blinden Gesichtsfeldhälfte, so spricht man von absoluter und totaler Hemianopsie, fehlt bloß die Empfindung von Farbe, von totaler Hemianopsie.

Bei Erkrankungen des *Chiasmas* kommt es zu heteronymer Hemianopsie, d. h. der Gesichtsfelddefekt des rechten und des linken Auges liegen auf ver-

[1] Die blinde Gesichtsfeldhälfte reicht nicht bis zum vertikalen Meridian, vielmehr reicht das sehende Gesichtsfeld mehr weniger weit über diesen hinüber (besonders Aussparung der Umgebung des Fixationspunktes).

schiedenen Seiten des Körpers. Typisch für Erkrankung des Chiasmas ist die *bitemporale* Hemianopsie. Es sind beide temporalen Gesichtsfeldhälften, für das rechte Auge daher die rechte, für das linke die linke Gesichtsfeldhälfte blind (Abb. 37).

Die bitemporale Hemianopsie findet sich als charakteristisches Symptom bei Tumoren der Hypophyse, gutartigen wie bösartigen, infolge des Druckes des aufwärts wachsenden Tumors. Es werden durch den in der Sagittallinie emporwachsenden Tumor vor allem die sich in der Mitte kreuzenden Fasern im Chiasma geschädigt, die die nasalen Netzhauthälften versorgen, also jene, die von den temporalen Gesichtsfeldteilen Erregungen empfangen.

Abgesehen von der bitemporalen Hemianopsie können *Hypophysentumoren* auch noch zu anderen Gesichtsfeldausfällen führen. So können alle Fasern des Chiasmas bis auf die ungekreuzten einer Seite betroffen sein, so daß ein Auge blind ist, im anderen sich eine temporale Hemianopsie findet. Im Beginn kann

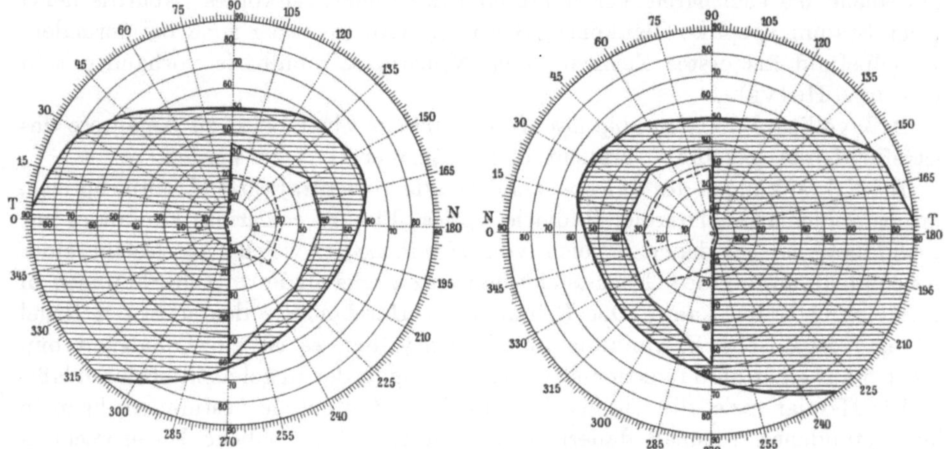

Abb. 37. Bitemporale Hemianopsie bei Hypophysentumor. Gesichtsfeld für Weiß (Grenzlinie ausgezogen) und Rot (Grenzlinie gestrichelt).

der von ventral her gegen das Chiasma vorwachsende Tumor nur die von der unteren Retinahälfte kommenden Fasern affizieren, so daß es initial zu Ausfall bloß im oberen Teil des Gesichtsfeldes kommen kann (in Form einer Quadrantenhemianopsie oder einer Hemianopsia superior, evtl. nur für Farben [Cushing, Marburg u. a.]); auch kann sich bloß ein zentrales Skotom, in seltenen Fällen auch das Bild der Tractushemianopsie finden.

Der *Fundus* zeigt bei diesen Tumoren relativ selten das Bild der Stauungspapille, häufig einfache Atrophie des durch den Druck geschädigten Opticus. Die sonst Tumoren begleitenden *Allgemeinsymptome* sind bei Hypophysengeschwülsten wenig charakteristisch, erwähnenswert erscheint die relative Häufigkeit epileptiformer Anfälle. Was die Folgen der *Funktionsstörung der Drüse selbst* anlangt, so kommt es bei Tumoren (Adenomen des Vorderlappens) vor allem zum Bild der Akromegalie, einer Vergrößerung resp. Verbreiterung nicht nur der Extremitätenenden, sondern auch der Nase, des Unterkiefers, der Zunge; ja auch die Eingeweide können an der Vergrößerung teilnehmen (Splanchnomegalie). Wachstumsstörungen im Sinne des Zwergwuchses (Nanosomia pituitaria, Paltaufscher Zwerg) sind auf frühinfantile resp. fetale Schädigungen der Hypophyse zurückzuführen, kommen also für die Diagnose von Hypophysentumoren kaum in Betracht; eher kann schon die bei Patienten mittleren Lebensalters zu beobachtende Simmondsche Kachexie (progrediente Abmagerung, vorzeitiges Altern mit Ergrauen, Haarverlust, Zahnausfall, Aufhören der sexuellen Funktionen) durch einen Tumor hervorgerufen sein; meist handelt es sich bei der letztgenannten Erkrankung aber um vasculäre Prozesse (Embolien).

Besonders bei Bestehen des Fröhlichschen Syndroms der *Dystrophia adiposogenitalis* (Fettsucht in abnormer Verteilung ähnlich wie bei Eunuchen, Rückbildung der Genitalien und der sekundären Geschlechtsmerkmale, Auftreten von Impotenz beim Mann, Aufhören der Menses beim Weibe[1]) sowie eines *Diabetes insipidus* (Polyurie, abnorm gesteigerte Wasserdiurese bei unterdrückter Molendiurese, Polydipsie) ist nicht nur an die Hypophyse, sondern auch an das benachbarte Tuber cinereum als Sitz der Erkrankung zu denken, wie schon früher erwähnt wurde. In solchen Fällen kann der Tumor noch andere Thalamussymptome (z. B. Schlafsucht) resp. auch Mittelhirnsymptome hervorrufen (Webersches Syndrom, gekreuzte Extremitätenlähmung, kombiniert mit gleichseitiger III. Lähmung, vgl. S. 51). Von den im Sinus cavernosus resp. in dessen Wand verlaufenden Nerven pflegt vor allem der Oculomotorius befallen zu werden, aber auch Paresen im Gebiet der übrigen Augenmuskelnerven resp. Affektion des ersten Trigeminusastes (Schmerzen im Auge!) sind zu beobachten. Schließlich kann es auch durch Störung der Zirkulation im Sinus cavernosus und damit des Abflusses aus der Orbita zu Exophthalmus kommen.

Bei nach vorn gerichtetem Wachstum des Tumors kann Anosmie beobachtet werden. Schließlich ist nicht zu vergessen, daß ein chronischer Hydrocephalus resp. Tumoren der verschiedensten Hirnteile (z. B. des Cerebellum) mit sekundärem Hydrocephalus und Druckwirkung auf die Zwischenhirnbasis ebenfalls ähnliche Bilder hervorrufen können.

Die Entscheidung, ob ein intrasellarer oder suprasellarer Tumor vorliegt, ermöglicht vor allem der Röntgenbefund (frühzeitige Erweiterung des Zugangs zur Sella im letzteren Fall Schüller). Neuerdings hat man auch die Lipojodolfüllung für diese Differentialdiagnose herangezogen (Sgalitzer). Durch Injektion von ascendierendem Lipojodol in den Subarachnoidalraum kann auch die Cisterna chiasmatis gefüllt werden; das Lipojodol wird hier über einem intrasellaren Tumor liegen, durch einen suprasellaren Tumor oder sekundären Hydrocephalus dagegen nach unten zu disloziert werden.

Die Entscheidung, ob ein intra- oder suprasellarer Tumor vorliegt, ist vor allem für die *Therapie* von Bedeutung, da bei Versagen einer zunächst zu versuchenden Röntgenbestrahlung im ersteren Fall Operation von der Nase aus (endonasale Methode von Hirsch, kombiniert mit Radiumbestrahlung verbleibender Tumorteile), im letzteren intrakranielles Vorgehen (Aufklappung des Stirnbeins) zu empfehlen ist.

Erkrankt das Chiasma einseitig in seinem vorderen Teil, wo der Nervus opticus einstrahlt, so ergeben sich evtl. ähnliche Bilder im Gesichtsfelde, wie bei der retrobulbären Neuritis (s. S. 117) mit zentralem oder peripherem Skotom.

In seltenen Fällen kommt es bei Erkrankung im Chiasma zur *binasalen Hemianopsie*, wenn nämlich die lateralen Teile des Chiasmas, die die ungekreuzten Fasern aus den temporalen Netzhauthälften enthalten, geschädigt werden. Dies kann (selten) durch einen Hypophysentumor veranlaßt sein, der um das Chiasma herumwächst. Es kann eher durch Gefäßprozesse, Erkrankungen der Carotis interna oder Übergreifen von meningealer Entzündung (Lues) verursacht sein, wobei im Beginn eventuell nur das nasale Gesichtsfeld einer Seite betroffen ist.

Bei schweren Erkrankungen des Chiasmas kann eine der jetzt beschriebenen Hemianopsieformen in *einseitige Amaurose bei temporalen resp. nasalen Defekten des Gesichtsfeldes des anderen Auges* übergehen. Dies sehen wir z. B. bei Tumoren der Hypophyse, die nach einer Seite hin rascher wachsen. Es werden dann die gekreuzten und ungekreuzten Fasern dieser Seite im Chiasma zerstört, damit wird das Auge dieser Seite blind, während auf der anderen Seite, je nach der

[1] Besonders auch ophthalmologisch interessant sind die Fälle von Dystrophia adiposogenitalis, bei denen sich Retinitis pigmentosa, ferner Mißbildungen an den Extremitäten (Polydaktylie, Knochendefekte), Schädeldeformitäten, geistiges Zurückbleiben finden (Biedl u. a.).

Zerstörung der kreuzenden oder ungekreuzten Fasern, temporale oder nasale Hemianopsie besteht.

Selbstverständlich kann es bei Erkrankungen im Chiasma auch zur Ausbildung von *hemianopischen, heteronymen Skotomen* kommen, die entweder in der Peripherie des Gesichtsfeldes oder nahe dem Zentrum liegen, evtl. mit dem blinden Fleck in Verbindung stehen.

Die Trennungslinie zwischen sehendem und blindem Gesichtsfeldteil verläuft oft bei den verschiedenen Formen der heteronymen Hemianopsie durch den vertikalen Meridian resp. durch den Fixationspunkt (besonders bei der bitemporalen Hemianopsie). Mitunter kann aber auch eine maculäre Aussparung vorhanden sein, evtl. reicht der sehende Teil über die Vertikallinie weit in die kranke Gesichtsfeldhälfte hinüber (besonders bei binasaler Hemianopsie). Der Gesichtsfelddefekt des einen Auges kann in solchen Fällen in bezug auf Größe, Form und auch Lage im Verhältnis zur Macula recht verschieden von dem des anderen Auges sein, so daß beide Augen auch recht verschiedene Sehschärfen aufweisen können.

Man muß darauf achten, wenn man Fälle von Hemianopsie untersucht, daß der Untersuchte den Kopf aufrecht, geradeaus gerichtet hält, da bei schiefer Kopfhaltung der vertikale Netzhautmeridian, welcher sehende und blinde Netzhauthälften begrenzt, in eine schräge Stellung kommt, die der Kopfneigung entgegengesetzte Raddrehung der Augen (vgl. S. 294) die Schrägstellung des Kopfes nicht ganz kompensiert und dadurch eine schräge Begrenzungslinie zwischen sehender und blinder Gesichtsfeldhälfte in der Projektion vorgetäuscht werden kann. Selten ist (von vornherein bereits) tatsächlich eine *schräge Begrenzungslinie* zwischen sehenden und blinden Netzhauthälften gegeben, wenn nämlich die Begrenzung des den gekreuzten und des den ungekreuzten Sehnervenfasern zugehörigen Netzhautareals im Auge selbst auch bei aufrechter Kopfhaltung in einem schräg stehenden Meridian verläuft.

Während die Erkrankung des Chiasmas eine heteronyme Hemianopsie erzeugt, kommt es bei Veränderungen in der zentralen Sehbahn rindenwärts vom Chiasma zur *homonymen Hemianopsie*, d. h. eine Gesichtsfeldhälfte oder Teile dieser sind auf der gleichen Seite in jedem Gesichtsfeld geschädigt (Abb. 38).

Die Fasern, die von der temporalen Netzhauthälfte herkommen, verlaufen, wie erwähnt, ungekreuzt im Tract. opticus und weiter im Gehirn auf derselben Seite, die von der nasalen Netzhauthälfte aber gekreuzt auf der gegenüberliegenden. Dies macht es verständlich, daß Defekte in der Sehbahn zentral vom Chiasma einen Ausfall der gegenüberliegenden Gesichtsfeldhälften für beide Augen hervorrufen. So bewirkt eine Läsion im rechten Tract. opticus oder der rechten Radiatio optica eine linksseitige, homonyme Hemianopsie.

Der homonymen Hemianopsie liegt in der Regel eine einseitige zentrale Erkrankung zugrunde. Nur in seltenen Fällen greift eine homonyme Hemianopsie auch auf die Gegenseite über. Dies kann dann eintreten, wenn die Erkrankung von einem Tractus opticus auf den anderen oder auf das Chiasma übergreift oder von einem Hinterhautlappen resp. Cuneus auf den gegenseitigen (Druckwirkung eines Tumors). Auch die homonyme Hemianopsie kann komplett oder inkomplett, absolut (fehlende Lichtempfindung) oder eine Hemiamblyopie sein (Perzeption von Licht und Farben halbseitig bloß herabgesetzt) oder eine Farbenhemianopsie (halbseitig bloß die Farbenwahrnehmung fehlend). Die Hemiamblyopie und die Farbenhemianopsie sind häufig Drucksymptome bei Erkrankungen in der Nähe der Sehbahn, des Tractus oder der Radiatio optica (Tumor, Blutung), mitunter Ausdruck einer zurückgehenden absoluten Hemianopsie.

Bei der kompletten, absoluten Hemianopsie geht die Trennungslinie zwischen sehendem und blindem Gesichtsfeld durch den Fixationspunkt. Dies finden wir bei Erkrankungen im Tractus opticus, im Corpus geniculatum laterale und im Anfangsteil der Radiatio optica (Heine, Lenz). Es gibt aber auch Fälle von Tractushemianopsie, wo sich bei der Gesichtsfeldaufnahme eine Aussparung der Macula vorfindet, also eine inkomplette Hemianopsie vorhanden ist.

Zur Sicherstellung dieses Befundes sind sehr zeitraubende, ermüdende Untersuchungen nötig. Man muß mit kleinen Marken (weiß oder farbig) bei intensiver Aufmerksamkeit der Versuchsperson untersuchen, es können sich Fehler von seiten des Untersuchers und des

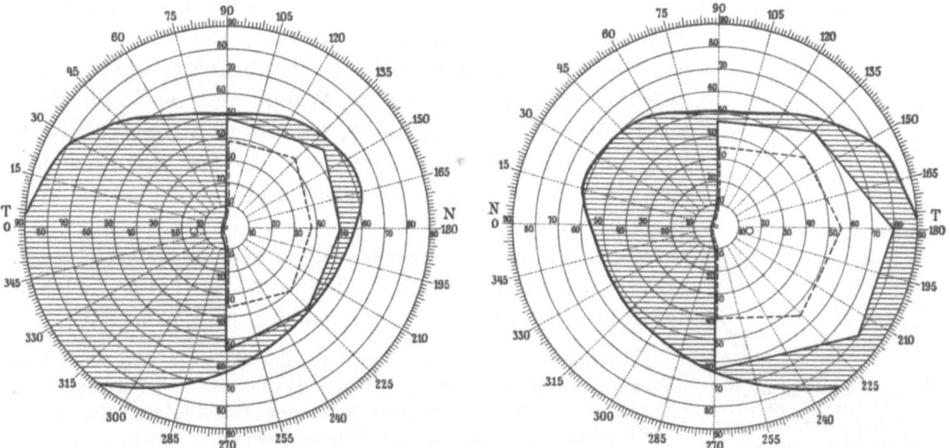

Abb. 38. Homonyme linksseitige Hemianopsie (bei Encephalomalacie). Gesichtsfelder für Weiß und Rot. (Grenzen des letzteren gestrichelt.)

Untersuchten ereignen und man erhält nur dann ein sicheres Resultat, wenn die Grenze für Bewegung, Weiß und Farben durch dieselbe Linie geht. Auch ändern Kopfneigung oder geringe Bulbusbewegungen infolge Verschiebung des Fixationspunktes, resp. des vertikalen Meridians die Gesichtsfeldaufnahme.

Immerhin ist nicht zu leugnen, daß auch in Fällen von Tractushemianopsie eine maculäre Aussparung vorhanden sein kann (Henschen, Wilbrand-Saenger). Dafür spricht auch, daß selbst bei Tractushemianopsie die Sehschärfe, die von der Intaktheit der Macula abhängt, normal sein kann.

Je nachdem, ob sich die Autoren mehr der Meinung anschließen, daß die Trennungslinie bei Erkrankungen des Tractus mitten durch den Fixationspunkt geht, also auch die Macula bei einer Tractushemianopsie in eine blinde und eine sehende Hälfte zerfällt, oder meinen, daß auch bei Tractuserkrankungen stets eine Aussparung der Macula vorhanden ist, sind auch die Anschauungen über den Verlauf und die Ausbreitung der Fasern aus der Macula in der Sehbahn verschieden. Nach Wilbrand-Saenger soll von jedem Zapfen der Macula im Nervus opticus eine Nervenfaser abgehen, die sich im Chiasma dichotomisch teilt; demnach soll also jede Macula schon in jedem Tractus opticus vertreten sein, so daß bei einseitiger Tractusverletzung eine Hemianopsie mit Aussparung des Fixationspunktes besteht. Jedoch soll bei manchen eine solche beiderseitige Repräsentation der Macula fehlen, so daß bei Auftreten einer Hemianopsie die Trennungslinie durch den Fixationspunkt verläuft. Nach LENZ soll im Tractus noch keine Doppelvertretung der Macula bestehen, denn eine typische Macula-aussparung ist nach ihm erst bei Erkrankung des zentralen Teiles der Sehbahn (rindenwärts von der inneren Kapsel) zu beobachten. Dies wird von ihm darauf zurückgeführt, daß eine partielle Kreuzung der Fasern aus der Macula im Balken stattfinde (vgl. Abb. 34), eine Anschauung, zu der auch HEINE bei Analyse des stereoskopischen Sehens gelangte[1].

Bei einer homonymen Hemianopsie, welche durch Erkrankungen im Tractus opticus und Corpus geniculatum laterale hervorgerufen ist, kann (vgl. S. 179) *hemianopische Pupillenstarre* (Fehlen der Pupillenreaktion bei Beleuchtung der blinden Netzhauthälften, Vorhandensein derselben bei Beleuchtung der sehenden Netzhauthälften) beobachtet werden. Bei Erkrankungen der Radiatio optica und der Sehrinde fehlt dagegen eine Störung der Pupillenreaktion. Wie an anderer Stelle näher ausgeführt wird (vgl. S. 180), spricht wohl der Nachweis einer hemianopischen Pupillenstarre für Tractushemianopsie, das Fehlen dieses Befundes schließt sie aber nicht aus.

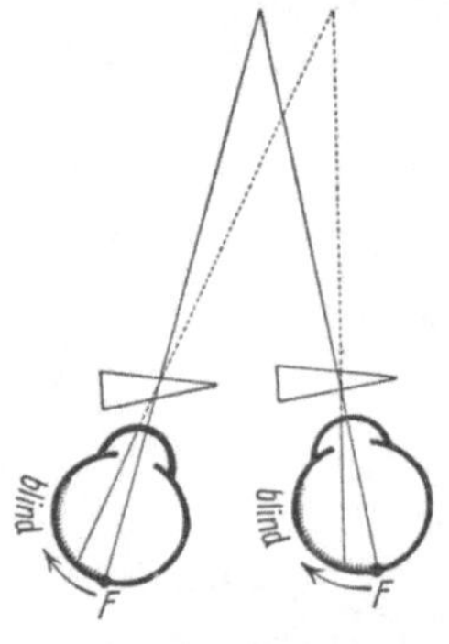

Abb. 39. Prismenversuch nach WILBRAND. Einstellungsbewegung der Augen in der Pfeilrichtung.

Von WILBRAND wurde der *Prismenversuch* herangezogen, um eine Tractushemianopsie von einer solchen der Radiatio optica zu unterscheiden (vgl. Abb. 39).

Schieben wir von der Seite vor jedes Auge je ein stark brechendes Prisma, die beide mit der Basis zur gleichen Seite gerichtet sind, so werden entsprechend der Verschiebung der Bilder der Objekte beide Augen eine Einstellbewegung machen. Da die Bilder gegen die Spitze des Prismas verschoben werden, erfolgt auch eine Einstellbewegung der Augen gegen die Spitze.

WILBRAND nimmt eine subcorticale Reflexbahn für die Fusions-[2] und unbewußten Einstellbewegungen der Augen vom primären optischen Zentrum (Corpus geniculat. laterale) zu den Augenmuskelkernen an. Der zentripetale Schenkel dieser Bahn soll bei Tractusläsion unterbrochen, bei Läsion zentral vom Corpus geniculatum laterale noch erhalten sein.

Wenn wir bei einer Hemianopsie von der blinden Gesichtsfeldhälfte her die Prismen so vor den Fixationspunkt bringen, daß dessen Bild auf die blinde Netzhauthälfte fällt, so erfolgt also noch eine Bewegung der Augen gegen die blinde Gesichtsfeldhälfte, wenn die Läsion zwischen dem Corpus geniculatum laterale und der Sehrinde liegt, weil dann noch die Bahn der reflektorischen Augenbewegungen, die vom Tractus opticus über das Corpus geniculatum laterale zu den Bewegungszentren der Bulbi gehen soll, verschont geblieben ist; dagegen aber bleibt diese Bewegung der Bulbi aus, wenn die Störung zwischen Chiasma und Corpus geniculatum laterale liegt.

---

[1] B. KLOSSOWSKY [Arch. f. Psychiatr. **91**, H. 1 (1930)] vermutet neuerdings, daß in den Tract. optici eine die beiden äußeren Kniehöcker verbindende Commiss. intratractalis verlaufe, auf welche er die doppelseitige corticale Vertretung jeder Macula zurückführt. Die Existenz einer solchen Bahn ist beim Menschen aber noch nicht erwiesen.

[2] Unter *Fusionsbewegungen* verstehen wir Augenbewegungen im Interesse der Vereinigung von Doppelbildern; so macht z. B. ein Auge, vor das wir ein Prisma mit der Spitze nasenwärts setzen, bei fixierendem anderem Auge eine Bewegung nasenwärts so weit, daß das Bild in diesem Auge wieder auf der Macula abgebildet ist und somit nur ein Bild gesehen wird.

Indes konnten andere Autoren (so Bielschowsky, Koellner u. a.) diesen Versuch nicht bestätigen und Best[1] erklärt direkt, daß die Calcarinarinde das Zentrum reflektorischer Blickbewegungen auf Sehreize darstelle und daß auch die Einstellbewegung beim Wilbrandschen Prismenversuch eine Blickbewegung sei, die über das Sehzentrum in der Calcarina gehe.

Eher ist vielleicht die Untersuchung mit dem *optischen Drehschirm* (Auslösung eines optischen Nystagmus S. 169) zur Unterscheidung einer Läsion des Tractus opticus und einer der Radiatio optica anwendbar. Nach Cords[2] ist trotz Läsion des Tractus opticus meist typischer optischer Nystagmus nach beiden Seiten hin auslösbar. Hingegen kommt es bei Erkrankungen der Radiatio optica in einer Reihe von Fällen vor, daß der Nystagmus zur Seite des hemianopischen Gesichtsfelddefektes nicht hervorgerufen werden kann oder an Zahl und Größe der Ausschläge gegenüber dem Nystagmus zur Gegenseite zurücksteht, wenn nämlich die optisch-motorische Bahn geschädigt ist, die von der lateralen Fläche des Hinterhauptlappens ausgehend, an der medialen Seite der corticopetalen optischen Fasern zentrifugal zieht. Demnach spräche das Ausbleiben des Nystagmus zur Seite der Hemianopsie für einen Herd, der die in der Radiatio optica gelegenen zentrifugalen Fasern, resp. ihre Ursprungsgebiete im Occipitallappen einbezieht, während die Auslösbarkeit des optischen Nystagmus eher für Sitz der Läsion im Tractus, resp. bloß im zentripetalen Abschnitt der Radiatio optica spricht.

Ein sehr einfaches, orientierendes Hilfsmittel zur Erkennung einer Hemianopsie nach Läsion der Radiatio optica, das sich bisweilen, z. B. in Fällen von Hirnblutung, brauchbar erweist, ist die Prüfung des *Drohreflexes* im Vergleich zum *Blinzelreflex*. Während letzterer (Lidschluß bei plötzlicher Belichtung) subcortical zustande kommen soll (Levinsohn[3]), scheint der Drohreflex (Orbicularis-kontraktion bei plötzlichem Erscheinen eines Gegenstandes im Gesichtsfeld) an die Unversehrtheit der corticopetalen Fasern der Radiatio optica, resp. ihrer corticalen Endstätten gebunden zu sein. Während also bei Tractushemianopsie Blinzel- und Drohreflex von der hemianopischen Gesichtsfeldhälfte nicht auslösbar sind, fehlt im Falle der Läsion der Radiatio optica nur die letztere Reaktion.

Für die *Annahme einer Tractusläsion* können wir also bei homonymer Hemianopsie den Nachweis verwerten, daß die Trennungslinie zwischen sehender und blinder Gesichtsfeldhälfte durch den Fixationspunkt geht, weiter das Bestehen einer hemianopischen Pupillenreaktion, sowie evtl. den Ausfall der Prüfung des optomotorischen (experimentellen optischen) Nystagmus und des Drohreflexes im Vergleich zum Blinzelreflex. Ferner können wir mit großer Wahrscheinlichkeit eine Tractushemianopsie annehmen, wenn sich klinisch Anzeichen für den *Übergang* der Erkrankung *auf das Chiasma* ergeben, wenn z. B. im weiteren Verlaufe einer homonymen Hemianopsie Erblindung des der Tractusläsion gleichseitigen Auges auftritt und das andere einen temporalen Gesichtsfelddefekt aufweist. Bei Tractushemianopsie ist die *Pupille* auf der Seite des Gesichtsfeldausfalles (also herdkontralateral) weiter (Behr) (z. B. bei rechtsseitiger homonymer Hemianopsie die rechte Pupille weiter als die linke). Behr erklärt dies damit, daß die im Tractus opticus zentripetal geleiteten Erregungen in größerer Menge zum gegenseitigen Sphincterkern gelangen (vgl. S. 180).

---

[1] Best, Graefes Arch. **93**, 92 (1917).
[2] Cords, Graefes Arch. **117**, 58. [3] Z. Neur. **20**.

Veränderungen im *Augenhintergrund* sind relativ selten, besteht aber eine Abblassung der Papille, so spricht diese für einen Sitz im Chiasma, resp. zwischen diesem und den primären Opticuszentren, da nur bei dieser Lokalisation eine absteigende Degeneration in Erscheinung tritt, nicht aber bei Sitz der Erkrankung zwischen primären Zentren und der Hirnrinde. Im rotfreien Lichte ist auch bei Tractusläsion nicht selten Schwund der Sehnervenfasern an der Papille zu sehen (vgl. LAUBER[1]). Mitunter gibt die Untersuchung des Augenhintergrundes Anhaltspunkte für die Ätiologie des Leidens, so das Vorhandensein einer Stauungspapille, Neuritis n. optici, von Gefäßveränderungen.

Tractushemianopsie ist bei Erkrankungen der Schädelbasis (gleichzeitig Symptome von seiten des Pedunculus, der Augenmuskelnerven, des Trigeminus, der Hypophyse und des Hypothalamus) zu finden, kann ferner bei Mittelhirn- oder Thalamusherden angetroffen werden und schließlich ein Fernsymptom bei Großhirn-, besonders Temporallappentumoren oder -abscessen darstellen.

Ist die Sehstrahlung im *retrolentikulären Feld* der inneren Kapsel affiziert, so kommt es bei größeren Herden (meist Apoplexien) durch Mitläsion des hinteren Schenkels der Kapsel zu kontralateraler Hemianästhesie und evtl. auch Hemiplegie, mitunter auch zu leichten, vorwiegend kontralateralen Hörstörungen infolge Erkrankung der hier verlaufenden Hörbahn.

Ist die *Radiatio optica* oder die Sehrinde ergriffen, so finden wir hauptsächlich inkomplette, homonyme Gesichtsfelddefekte, da sich in diesen Abschnitten die Fasern auf ein größeres Areal verteilen. Es fehlt eine hemianopische Störung der Pupillenreaktion. Bei Erkrankungen der *Sehrinde* finden sich häufig Gesichtshalluzinationen, Photopsien in den kontralateralen Gesichtsfeldhälften (bezüglich der Orientierungsstörungen, Störungen des Ortsgedächtnisses und des Raumsinnes vgl. Kap. I).

Zu den Funktionsstörungen der corticalen Endstätten der retinalen Erregungen gehören wohl auch die manche Migräneanfälle einleitenden optischen Symptome. In diesen Fällen von *Migraine ophthalmique* wird der Anfall dadurch eingeleitet, daß im Gesichtsfeld leuchtende, evtl. bunte Punkte auftreten, die in eine Zickzackfigur übergehen und von Sehstörungen in Form eines Skotoms (Scotoma scintillans), resp. einer Hemianopsie begleitet sind. Während es sich in der Regel hier nur um anfallsweise auftretende, rasch vorübergehende Erscheinungen handelt, wurden vereinzelte Fälle beobachtet, in welchen sich nach wiederholten Anfällen im Laufe der Jahre auch intervallär dauernde Gesichtsfelddefekte ausbildeten. Diese Beobachtungen werden am einfachsten durch jene Theorien gedeutet, welche den Migräneanfall auf Gefäßkrämpfe im Bereiche des Gehirns zurückführen. Die durch die Anämie bedingte, vorübergehende Ernährungsstörung äußert sich an der Sehrinde in den geschilderten Reiz- und Ausfallserscheinungen. Die letzteren können zu dauernden werden, wenn es im Gefolge wiederholter Spasmen zu Thrombosierung kommt, worauf auch einzelne Autopsiebefunde (vgl. OPPENHEIM[2]) hinweisen.

Geht eine beiderseitige Hemianopsie (vgl. weiter unten) in einseitige homonyme über, so ist eine Affektion des *Occipitallappens* (z. B. Rückgang der Druckwirkung einer Blutung) wahrscheinlich. Daß es bei pathologischen Veränderungen im *Schläfenlappen* (Absceß oder Tumor) leicht zur Mitbeteiligung der Radiatio optica kommt, aber auch eine Druckwirkung, resp. ein Übergreifen auf den

---

[1] LAUBER, Ber. d. ophthalm. Ges. **1927**.

[2] OPPENHEIM, Lehrb. d. Nervenkrankh., 7. Aufl., **2** (1923). — Es sei noch hinzugefügt, daß in manchen Fällen von Hemikranie *Hirndrucksteigerung*, auf welche zuerst A. SPITZER (Migräne. Jena: Fischer 1901) hingewiesen hat, eine pathogenetische Rolle spielen mag.

Tractus opticus möglich ist, wurde schon früher erwähnt. Erkrankungen des *Parietallappens* veranlassen eine Hemianopsie meist als Fernsymptom, es sei denn, daß ein Tumor wächst und die Radiatio optica direkt in Mitleidenschaft zieht.

Auch bei Hemianopsien mit vertikaler Trennungslinie können sich im blinden Gesichtsfeld sehende Reste vorfinden. Da die nasale Gesichtsfeldhälfte kleiner ist als die temporale, so kann es sich bei einer homonymen Hemianopsie ereignen, daß die nasale Hälfte vollkommen blind ist, die temporale in eben derselben Ausdehnung ebenfalls, aber in ihren peripheren Teilen (die im binokulären Gesichtsfeld von der nasalen Gesichtsfeldhälfte des anderen Auges nicht überdeckt sind, vgl. Abb. 35) eine sehende Sichel erhalten ist.

Die Nervenfasern, die Erregungen von korrespondierenden Netzhautbezirken leiten, laufen vermutlich bündelweise aneinander gruppiert in der zentralen Sehbahn (vgl. WILBRAND-SAENGER), so auch z. B. die Fasern, die von der äußersten Netzhautperipherie der tempo-

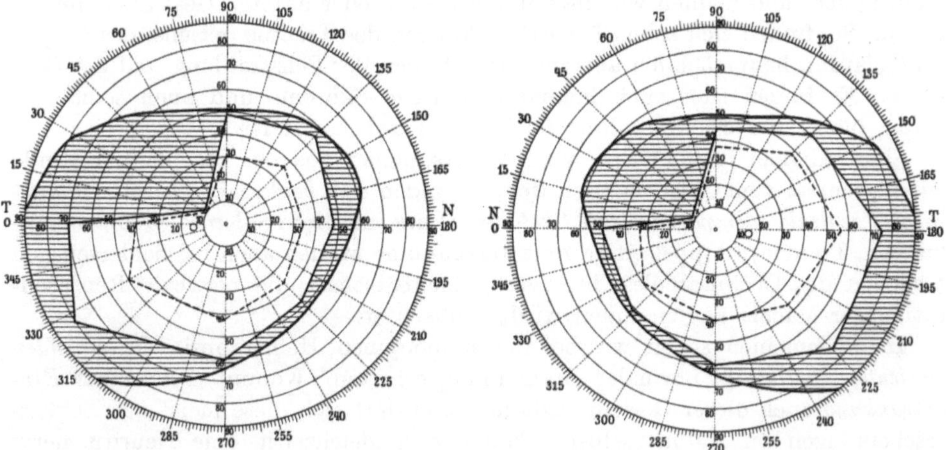

Abb. 40. Homonyme linksseitige Quadrantenhemianopsie (Schläfenlappenabszeß). Gesichtsfelder für Weiß und Rot.

ralen und nasalen Netzhauthälfte derselben Körperseite Impulse leiten. Nun aber erstreckt sich der sehende Anteil der Netzhaut nasal weiter nach vorne als temporal. Der sich weiter nach vorne erstreckende Abschnitt des sehenden Anteils der Retina, resp. die zugehörigen Sehnervenfasern entsprechen der temporalen Sichel des binokulären Gesichtsfeldes (Abb. 35). Verschont nun ein Herd in der zentralen Sehbahn die der temporalen Sichel entsprechenden Fasern, so bleibt bei Entstehung der homonymen Hemianopsie dieser Gesichtsfeldanteil erhalten.

Des weiteren kann lediglich ein *Quadrant*, der obere oder untere, ergriffen sein (vgl. Abb. 40). Dies ereignet sich z. B. bei Erkrankungen der Radiatio optica, wenn nur deren obere oder untere Hälfte betroffen ist, nachdem deren oberer resp. unterer Teil, wie bereits ausgeführt wurde, der oberen resp. unteren Netzhauthälfte zugehörig ist. Ähnliches kann bei Erkrankungen in der Fissura calcarina auftreten. Auch kleine Herde in einem Corpus geniculatum laterale vermögen eine Quadrantenhemianopsie zu erzeugen.

In einer Reihe von Fällen finden sich auch *hemianopische Skotome*. Sie zeigen zumeist beiderseits die gleiche Größe und Lage, mitunter sind sie entsprechend der größeren Ausdehnung des temporalen Gesichtsfeldes in diesem größer. Die Defekte sind manchmal einander kongruent, oft aber einander nur ähnlich.

Dies wird folgenderweise erklärt (vgl. WILBRAND-SAENGER): Die Nervenfasern, die von korrespondierenden Netzhautarealen Erregungen leiten, sollen, wie oben ausgeführt, in der Radiatio optica in Bündeln nahe beisammen liegen, aber nicht so, daß neben je einer Faser aus einem Netzhautpunkte *unmittelbar* eine Faser des korrespondierenden Netzhautpunktes des anderen Auges liegt[1]. Ein Herd in der Radiatio optica kann daher eben die Fasern, die von den Punkten A und B der Netzhaut des einen Auges kommen, schädigen, während die entsprechenden aus den Punkten A' und B' der Netzhaut des anderen Auges *zum Teil wenigstens* noch leitungsfähig sind (z. B. die Fasern aus A').

Die hemianopischen Skotome zeigen zumeist die Form eines Dreiecks, dessen Spitze gegen den Fixationspunkt oder gegen den blinden Fleck hin gerichtet ist. Auch in solchen Fällen, wo die Spitze gegen den Fixationspunkt hin liegt, kann man doch deutlich eine maculäre Aussparung mit Rundung der Spitze konstatieren. Diese Skotome leiten, wenn sie größer werden, zur Quadrantenhemianopsie über und können wie diese in der oberen oder unteren Gesichtsfeldhälfte liegen. Sie finden sich schon bei Erkrankungen des Tractus opticus, des Corpus geniculatum, hauptsächlich aber bei Affektionen der Sehstrahlung und der Sehrinde. Es finden sich auch hemiamblyopische Skotome und auch solche, in denen bloß die Farbempfindung fehlt oder herabgesetzt ist.

Sind lediglich jene Fasern, welche Erregungen aus der Macula zur Rinde leiten, zentral vom Chiasma betroffen, so finden sich *beiderseits* (meist *hemianopische*) *zentrale oder parazentrale Skotome*[2] (Lues, multiple Sklerose, Gefäßerkrankungen, Trauma); doppelseitige zentrale Skotome werden auch bei beiderseitigen Läsionen des Occipitalpoles, in dessen Nachbarschaft die corticale Repräsentation der Macula angenommen wird, beobachtet.

Im allgemeinen sehen wir bei der homonymen Hemianopsie die *sehenden Gesichtsfeldhälften* in normaler Ausdehnung erhalten. Kommt es zu einer *Einschränkung* auch dieser Gesichtsfeldteile, so erklärt sich diese meist aus Begleiterscheinungen im Bulbus selbst. Finden sich gleichzeitig eine Neuritis nervi optici, eine Stauungspapille, Erkrankungen der Retina und Chorioidea, so wird diesen entsprechend auch die sehende Gesichtsfeldhälfte Defekte aufweisen. Schließlich kann es auch bei Kombination von organischen und funktionellen Leiden zur Einschränkung der sehenden Gesichtsfeldhälfte kommen.

Wenn die zentrale Sehbahn beider Hemisphären geschädigt ist, kommt es zur *doppelseitigen Hemianopsie.* Diese kann verschiedene Formen annehmen.

Die doppelseitige, komplette, absolute Hemianopsie mit totaler Erblindung bei erhaltener Pupillenreaktion kommt infolge Erkrankung beider Sehrinden zustande, z. B. durch Apoplexien, bei Verletzungen, Lues, Tumoren, Intoxikationen (Urämie), schließlich auch bei Hysterie. Der totalen Erblindung kann eine homonyme Hemianopsie vorangegangen sein, umgekehrt kann, wie erwähnt, bei Abnahme der Druckwirkung einer Occipitallappenblutung auf die gegenseitige Hemisphäre eine doppelseitige in eine einseitige Hemianopsie übergehen.

Häufig bleibt infolge der Vertretung jeder Macula in beiden Areae striatae bei doppelseitigen, aber inkompletten Läsionen des Occipitallappens die zentrale

[1] Zur Vereinfachung der Darstellung ist hier statt „Faser, die Erregungen aus einem bestimmten Netzhautpunkt leitet“, immer „Faser aus diesem Netzhautpunkt“ gesagt.

[2] Bezüglich der zentralen Skotome vgl. S. 105 und nächsten Abschnitt.

Vertretung der Maculae auf einer Seite erhalten, so daß bei erhaltenem Fixationspunkt und normaler Sehschärfe das ganze übrige Gesichtsfeld vollkommen blind ist. Da solche Patienten infolge des höchstgradig eingeschränkten Gesichtsfeldes nur schwer einen Gegenstand finden oder fixieren können, kann ihr Zustand Blindheit vortäuschen.

Bei der sog. *Hemianopsia superior* oder *inferior* fallen in beiden Gesichtsfeldern deren obere oder untere Hälften vollkommen aus oder weisen Defekte auf, ein Vorkommnis, das sich meist bei Trauma des Hinterhauptes durch Sturz oder bei Querschüssen ereignet, wobei beide Unter- oder Oberlippen der Fissurae calcarinae betroffen werden.

d) Neuritis retrobulbaris[1].

Ein Großteil der Erkrankungen des Opticus zwischen Papille und Chiasma wird unter dem Begriffe der retrobulbären Neuritis zusammengefaßt. Es kann sich dabei tatsächlich um entzündliche Veränderungen handeln, es können aber bloß degenerative Veränderungen vorliegen, es kann der Nerv auch von seiner Umgebung her durch Druck oder Ödem geschädigt sein.

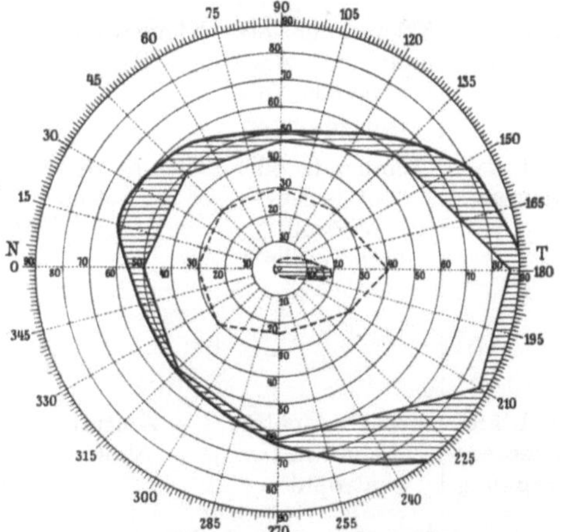

Abb. 41. Gesichtsfeld des rechten Auges. Zentralskotom bei retrobulbärer Neuritis.

Die Erkrankung des Opticusstammes kann dessen innerste Bündel befallen, wobei vor allem das papillomaculäre Bündel ergriffen ist (Neuritis axialis), ferner kann sich die Entzündung hauptsächlich in der Piascheide des Sehnerven, den Septen und angrenzenden Nervenfasern abspielen (Neuritis interstitialis, peripherica, Perineuritis); schließlich kann der Sehnerv in seinem ganzen Querschnitt erkranken (Neuritis transversa).

Als charakteristisch für die retrobulbäre Neuritis, die akut auftritt oder auch schleichend verläuft, wird vor allem das Auftreten eines *zentralen Skotoms* im Gesichtsfeld dieses Auges bei ophthalmoskopisch intakter Macula angesehen (vgl. Abb. 41). Indessen gehören auch Fälle mit parazentralem Skotom, mit Skotomen in der Peripherie des Gesichtsfeldes, mit großem halbseitigem oder unregelmäßigem Defekt im Gesichtsfeld hierher, auch Fälle, in denen nur der blinde Fleck vergrößert ist (VAN DER HOEVE). Die Lage und Ausdehnung des Gesichtsfelddefektes ist ja lediglich der Ausdruck davon, welche, resp. wieviele Fasern des Sehnerven geschädigt sind. Wenn am Querschnitt alle Fasern betroffen sind, so tritt einseitige Erblindung auf; bleiben

[1] FORSCHNER u. SOMMER, Ohren- und Nasenbefunde bei akuter und chronischer Neuritis retrobulbaris. Mschr. Ohrenheilk. **62**, 1 (1928). — HERRENSCHWAND, Über gehäuftes Auftreten von Neuritis retrobulbaris und deren Behandlung mit Daueranämisierung. Z. Augenheilk. **57**, 78 (1925). — HERZOG, Pathogenese der rhinogenen Neuritis optica. Passow-Schaefers Beitr. **21**, 45 (1924). — MELLER u. HIRSCH, Über die rhinogene Neuritis retrobulbaris. Abh. Augenheilk. **2** (Berlin: Karger 1926). — RUTTIN, Ophth. Ges. Wien **1921**. — WILBRAND-SAENGER, Erkrankungen des Opticusstammes. Neur. d. Aug. **5** (1913).

Retrobulbäre

Ätiologie	Augenhintergrund	Gesichtsfeld	Beginn	Schmerzen im Auge	Nase
Nasen-(Neben-höhlen-)erkrankung	negativ oder Ödem, Stauung, Neuritis	Großes Zentralskotom, periphere Skotome, große Gesichtsfeld-defekte	akut	bei Bulbus-bewegungen, bei Druck auf den Bulbus	meist positiver, mitunter negativer rhinoskopischer Befund
Infektions-krankheiten	meist negativ	Zentrales Skotom, Ringskotom, periphere Skotome	chronisch, mitunter akut	keine	meist negativ, mitunter positiver Befund
Intoxika-tionen	eventuell temporale Abblassung	Kleines zentrales Skotom	chronisch, selten akut	keine	negativ, in manchen Fällen Ödem, Polypen
Arterio-sklerose	Sklerose der Netzhaut und Aderhautgefäße, Netzhautblutungen	Kleines zentrales Skotom	chronisch	keine	negativ, evtl. Stauung
Multiple Sklerose	Temporale oder totale Abblassung der Papille	Kleines zentrales Skotom	meist chronisch, seltener akut	keine	negativ
hereditäre Sehnerven-erkrankung	negativ, später Sehnerven-atrophie	Zentrales Skotom	chronisch	keine	negativ

leitungsfähige Fasern erhalten, so verbleibt ein meist exzentrisch gelegener Gesichtsfeldrest. Als gegen Schädigungen besonders empfindlich wird das papillomaculäre Bündel angesehen, jene Gruppe von Nervenfasern, die aus der Macula kommen, in die Papille einstrahlen und weiter als abgrenzbares Bündel im Sehnerven verlaufen. Erkrankt dieses Bündel, so entsteht im Zentrum des Gesichtsfeldes, das der Macula, der Stelle des schärfsten Sehens, entspricht, ein Skotom, das der Patient als positives bemerkt, als dunklen Fleck im Gesichtsfelde. Die Skotome treten entweder als absolute auf (Verlust der Empfindung für Bewegung, Licht, Weiß und Farben) oder als relative (nur Herabsetzung der Empfindung, Farben erscheinen dunkel, weiß als grau usw.), schließlich als Farbenskotome, wenn in ihrem Bereiche die Empfindung für Bewegung und Weiß bestehen bleibt, während Farben nicht erkannt werden.

Die *Diagnose* läßt sich leicht stellen, falls bei negativem ophthalmoskopischem[1] Befunde im Gesichtsfeld ein zentrales Skotom zu finden ist. Doch ist auch bei einem derartigen Befund Vorsicht am Platze; es muß zuerst nachgeprüft werden, ob nicht auch ein gleichartiges Skotom am anderen Auge, ein

[1] Durch ophthalmoskopische Untersuchung (besonders im rotfreien Licht) ist eine Erkrankung der Retina in der Gegend der Macula natürlich auszuschließen.

Neuritis.

Ohr	Sonstige Nerven	Sonstige Befunde	Seite	Ausgang
negativ	negativ (evtl. Augenmuskelstörungen)	negativ	meist einseitig	Heilung, evtl. Atrophie (einfache od. neuritische) des Sehnerven
Cochlearis manchmal affiziert, seltener Vestibularis	manchmal neuralgiforme Schmerzen	Zeichen d. Infektion, evtl. WaR. positiv od. posit. Tuberkulinprobe	meist doppelseitig	Heilung oder Bestehenbleiben der Skotome
Cochlearis und evtl. Vestibularis affiziert	evtl. Polyneuritis	negativ oder Intoxikationserscheinungen anderer Organe	meist doppelseitig	Heilung od. Sehnervenatrophie (Abblassung der Papille)
Cochlearis, selten Vestibularis affiziert	negativ oder Symptome der Gefäßerkrankung des Zentralnervensystems	Zeichen der Arteriosklerose	meist doppelseitig	stationär; Netzhautblutungen, Sehnervenatrophie
evtl. Cochlearis und Vestibularis affiziert	multiple Symptome, spastische Paresen, Nystagmus, einseitiger Verlust d. Bauchdeckenreflexe, Beginn bei relativ jungen Personen, intermittierender Verlauf	negativ	einseitig oder doppelseitig	Remissionen, Sehnervenatrophie
fraglich	negativ	negativ	meist doppelseitig	stationär

hemianopisches Skotom besteht, das auf eine Erkrankung der zentralen Sehbahn weisen würde. Liegt eine doppelseitige retrobulbäre Neuritis vor, so wird der Befund an beiden Augen meist nicht derart übereinstimmend sein, daß sich in Lage und Ausdehnung weitgehend ähnliche Skotome derselben Gesichtsfeldhälfte ergeben, wie bei der Erkrankung der zentralen Sehbahn. Eine Erkrankung im Chiasma kann allerdings im Beginn ein einseitiges Skotom hervorrufen oder es kann eine Inkongruenz der Gesichtsfelddefekte der beiden Augen vorliegen; auch ein Hypophysentumor kann unter dem Bild der retrobulbären Neuritis beginnen.

Wichtig ist die Differentialdiagnose der *verschiedenen Arten* der retrobulbären Neuritis, resp. das Aufsuchen des ätiologischen Moments, da davon auch das therapeutische Vorgehen abhängt.

Viele Fälle von retrobulbärer Neuritis werden auf eine Erkrankung der Nasennebenhöhlen zurückgeführt. Der klinische Befund einer retrobulbären Neuritis kann aber auch bei akuten und chronischen Infektionskrankheiten (Influenza, Typhus, Encephalitis, Meningitis, Tuberkulose, Lues), bei Intoxikationen (Alkohol, Tabak, Blei, Diabetes, maligne Tumoren, Gravidität), bei Arteriosklerose, multipler Sklerose auftreten und schließlich findet sich eine hereditäre Form der retrobulbären Neuritis.

Die *rhinogene* retrobulbäre Neuritis zeichnet sich durch ihren akuten Beginn aus, die Amblyopie nimmt rasch zu, im Beginn kann eine Vergrößerung des blinden Flecks bestehen, es tritt rasch ein großes zentrales Skotom für Weiß und Farben auf, nicht selten entstehen auch große Gesichtsfelddefekte; der Patient empfindet Schmerzen in der Orbita bei Bewegungen des Bulbus, beim Druck auf denselben treten ebenfalls stärkere Schmerzen auf. Die Erkrankung ist meist einseitig, kann aber auch doppelseitig vorkommen. Relativ häufig bestehen gleichzeitig endobulbäre Veränderungen (Stauung in den Gefäßen, Ödem, Neuritis nervi optici); rhinoskopisch können Zeichen einer Nebenhöhlenerkrankung zu finden sein (Ödeme, Schwellungen, Polypen, Eiter, Krusten, umschriebene Atrophien); der Nasenbefund ist aber manchmal bei bloßer Inspektion negativ. Es ist nun wichtig, daß auch bei anscheinend negativem Nasenbefund die Nebenhöhlen ergriffen sein können; man findet in solchen Fällen, z. B. positiven Röntgenbefund, nach Eröffnung des Siebbeins in diesem schleimiges Sekret und polypöse Veränderungen der Schleimhaut. Man kann auch histologisch Infiltrationen der Schleimhaut und der Markstraßen finden (Herzog), die die periostale Bekleidung der Orbita mit der Schleimhaut der betreffenden Nebenhöhle verbinden (Siebbein; Keilbeinhöhle, der Orbitalspitze benachbart). Auf diesem Wege und auf dem der Vasa ethmoidalia, die durch das Foramen ethmoidale anterius und posterius aus der Orbita in die Nase leiten, kann sich eine Entzündung weiterleiten. Eitrige Nebenhöhlenentzündungen können auch zu Knochenfisteln führen, die den Weg der Überleitung auf die Orbita darstellen. So kann auf verschiedene Weise ein kollaterales Ödem, resp. eine Entzündung in der Orbita entstehen, wobei der Sehnerv teils direkt betroffen, teils durch Toxine geschädigt werden mag.

Bei akuten und chronischen *Infektionskrankheiten* können ebenfalls akute retrobulbäre Neuritiden in Erscheinung treten, die den rhinogenen ähnlich verlaufen; meist entwickelt sich indes eine chronische Form. Es findet sich häufig doppelseitig ein kleines absolutes oder relatives zentrales Skotom; seltener sind periphere Skotome, konzentrische Gesichtsfeldeinengung. Der Befund im Augenhintergrund ist zumeist negativ. Die Erkrankung verläuft schmerzlos. Der rhinoskopische Befund ist negativ, mitunter finden sich Veränderungen, wie entzündliche Erkrankungen der Nase, entsprechend der Infektionskrankheit. Diese kann auch eine gleichzeitige Erkrankung des Cochlearis und Vestibularis zur Folge haben.

Ähnliches findet sich bei *Intoxikationen* (Amblyopia toxica). Auch hier können durch toxische Veränderungen der Gefäße Veränderungen der Nasenschleimhaut in Erscheinung treten (Ödem durch Stauung, Polypen, auch Erkrankung der Nebenhöhlenschleimhaut infolge der Gefäßschädigung). Häufig ist auch der Cochlearis und mitunter auch der Vestibularis miterkrankt (Neuritis toxica). Mitunter sind zahlreiche Nerven des Körpers ergriffen (Polyneuritis). Bei längerer Dauer der Affektion setzt eine Degeneration der Nervenfasern ein und wir sehen dies im ophthalmoskopischen Bild als temporale Abblassung oder als Abblassung der ganzen Papille (deszendierende Atrophie).

Auch die *Arteriosklerose* kann ähnliche Veränderungen erzeugen, wenn die veränderte Zentralarterie oder die erkrankte Carotis interna den Nerven mechanisch durch Druck oder durch Ernährungsstörung schädigen. In diesem Fall kommt es frühzeitig zur Atrophie des Sehnerven. Im Augenhintergrund findet man außerdem die deutliche Sklerose der Blutgefäße. Infolge der Gefäßveränderungen können auch Erkrankungszustände in der Nase vorgefunden werden. Häufig ist wieder der Cochlearis, seltener der Vestibularis miterkrankt.

Die *multiple Sklerose* beginnt nicht selten unter dem Bilde einer retrobulbären Neuritis, resp. die letztere kann den übrigen Symptomen längere Zeit voraneilen. Man findet ein- oder doppelseitig ein relatives oder absolutes Zentralskotom für Farben, auch für Weiß und Farben, meist nicht sehr ausgedehnt. Der Befund im Augenhintergrund kann negativ sein, entzündliche Veränderungen an der Papille sind sehr selten, eher findet man temporale oder totale Abblassung der Papille. Charakteristisch ist die Flüchtigkeit und Veränderlichkeit der Skotome, analog den spontanen Besserungen dieser Krankheit. Der Nasenbefund ist meist negativ, es kann aber vorkommen, daß eine Nebenhöhlenerkrankung im Sehnerven einen Locus minoris resistentiae schafft, so daß es hier eher zur Manifestation einer latenten multiplen Sklerose kommen kann, wie besonders MELLER ausführt. Von seiten des Cochlearis und Vestibularis können sich gleichzeitig Störungen vorfinden.

Die *hereditäre Form* (LEBER) der retrobulbären Neuritis befällt meist die männlichen Mitglieder der betroffenen Familie. Um das 20. Lebensjahr treten zentrale Skotome an beiden Augen auf, das Leiden nimmt in kurzer Zeit zu und bleibt auf einer gewissen Stufe stationär. Der Nasenbefund ist negativ. Der Augenhintergrund ist normal oder es entwickelt sich eine einfache Atrophie der Papille.

Wir sehen, daß sich die verschiedenen Formen der retrobulbären Erkrankung des Nervus opticus nach den Begleitsymptomen und ihrem Ablaufe häufig unterscheiden lassen. Die Form und der Sitz der Skotome, die Beobachtung des Krankheitsverlaufes, begleitender Schmerzen in der Orbita, der Befund im Augenhintergrund, in der Nase und von seiten des Ohres verhelfen zur Differentialdiagnose. Wir müssen besonders auf den positiven Ohrbefund aufmerksam machen, der es häufig erlaubt, zwischen rhinogener und nicht rhinogener retrobulbärer Neuritis zu unterscheiden (RUTTIN, FORSCHNER und SOMMER). Bei der rhinogenen Form ist der Ohrbefund meist negativ, während er bei der nicht rhinogenen Form häufig positiv ist, da die Krankheitsnoxe, die die retrobulbäre Neuritis hervorruft, auch den Hörnerven schädigen kann.

Ist die Ätiologie erkannt, so ist auch der Weg der *Behandlung* vorgezeichnet. Ausschaltung der Intoxikation, Behandlung einer Lues, eines Diabetes, einer evtl. bestehenden Arteriosklerose führen häufig zu einer raschen Besserung oder Heilung. Bei der rhinogenen retrobulbären Neuritis kommt die konservative oder operative Behandlung der Nebenhöhlen in Frage. Häufig genügt eine langdauernde Tamponade der Nasengänge mit Cocain-Adrenalin (3 Teile einer 10—20proz. Cocainlösung mit 1 Teil Adrenalin 1:1000, 2mal täglich 2 Stunden, HERRENSCHWAND); die dadurch hervorgerufene Abschwellung der Nasenschleimhaut und evtl. Lüftung der nasalen Öffnungen der Nebenhöhlen führt zur raschen Besserung, nicht selten auch bei retrobulbären Neuritiden, die nicht von der Nase herrühren. Mitunter ist bei der rhinogenen Form die Abtragung des vorderen Endes der mittleren Muschel oder die operative Eröffnung des Siebbeines oder auch der Keilbeinhöhle nötig. In Fällen mit unsicherer Ätiologie pflegt man auch eine Schwitzkur zu versuchen (0,5—1 g Aspirin, 1—2 g Natr.

salicyl. täglich oder jeden zweiten Tag vor dem Schlafengehen in heißem Tee; Heißluftbäder). Mit gutem Erfolge verwendet man auch Kopflichtbäder (BRÜNINGS). Bei Fehlen einer Ätiologie und Erfolglosigkeit der anderen Behandlungsmethoden ist die Nebenhöhleneröffnung zu empfehlen (MELLER). Bestehen schon irreparable Veränderungen im Sehnerven, so ist die Therapie diesen gegenüber natürlich machtlos.

Eine sicher wirksame Behandlung der *multiplen Sklerose* gibt es vorderhand noch nicht. Möglichste Vermeidung von körperlicher Überanstrengung ist anzuraten, eine wochenlange Liegekur pflegt an sich schon manchmal den Eintritt der Besserung zu beschleunigen. Von der Annahme einer infektiösen Genese dieser Erkrankung ausgehend, hat man Silbersalvarsan in kleinen Dosen versucht (0,05—0,1 intravenös jeden 5. bis 6. Tag, insgesamt gegen 10 Injektionen), ferner Antimonpräparate (Antimosan 5proz., von 2 bis 5 ccm steigend, 2 Injektionen wöchentlich durch etwa 6 Wochen, höhere Dosierung ist nicht ungefährlich). Wie bei anderen entzündlichen Erkrankungen des Zentralnervensystems hat man auch bei der multiplen Sklerose die Fieberbehandlung versucht, angeregt durch die Erfolge derselben bei der Paralysebehandlung (WAGNER-JAUREGG und seine Schule). Man injiziert z. B. den BESREDKAschen Typhusimpfstoff, von 5 Millionen Keimen intravenös beginnend (der Impfstoff enthält 250 Millionen Keime im ccm, muß natürlich mit physiologischer NaCl-Lösung verdünnt werden). Die Steigerung der Dosis richtet sich nach dem Fieber, das man hier nicht so hoch hinaufzutreiben sucht wie bei der Paralyse. Man kann das nächste Mal die doppelte Dosis geben, wenn die Temperatur unter 37° blieb, die anderthalbfache, wenn die Temperatur bis zu 38° anstieg, während man bei höheren Temperaturen die alte Dosis wiederholt. Durch 6 Wochen wird zweimal wöchentlich eine Injektion verabreicht (höchste Dosis 1 ccm unverdünnter Impfstoff = 250 Millionen Keime). Bei Anwendung einer Malariabehandlung der multiplen Sklerose ist Vorsicht am Platz; es ist zweckmäßig, zu hohe Temperaturen zu vermeiden, bzw. zu coupieren. Die Serumbehandlung (STEWART) ist noch im Versuchsstadium.

IV. Der Augenhintergrund bei Krankheiten des Nervensystems und des Ohres[1].

Retina und Sehnerv, entwicklungsgeschichtlich Teile des Gehirns, nehmen an vielen Erkrankungen desselben sekundär teil. Veränderungen im Augenhintergrund können aber auch, der Gehirnerkrankung parallel gehend, aus der gleichen Ursache wie diese entstehen. Ob die Veränderung im Augenhintergrund nun sekundär oder konkomitierend mit dem Gehirnleiden auftritt, auf jeden Fall gibt die Fundusuntersuchung in vielen Fällen Aufschluß über die Art und Ursache der Erkrankung des Zentralnervensystems. Veränderungen im Augen-

[1] DIMMER, Der Augenspiegel (1921). — OELLER, Atlas normaler und pathologischer (seltener) Netzhautbilder. Bergmann, Wiesbaden. 1899—1905. — LEBER, Krankheiten der Netzhaut. Handb. d. Augenheilk. 7 (1915). — SIDLER-HUGUENIN, Über die hereditärsyphilitischen Veränderungen. Deutschmanns Beitr. 6 (1904). — WILBRAND-SAENGER, Die Pathologie der Netzhaut. Neur. d. Aug. 4 — Die Erkrankungen des Sehnervenkopfes. Ebenda. — Kurzes Handb. d. Opthalmologie von SCHIECK u. BRÜCKNER, 5 (1930) (F. SCHIECK, Erkrankung der Netzhaut. — H. RÖNNE, Erkrankung der Papille).

hintergrunde finden wir auch bei otogenen und rhinogenen intrakraniellen Komplikationen, sie gehen aber auch bei gleicher Ätiologie (Gefäßerkrankungen, entzündliche Prozesse) Erkrankungen des Innenohres parallel[1].

1. Entzündliche Veränderungen in Netzhaut und Aderhaut und ihre Folgezustände.

Diese Veränderungen werden als Retinitis beschrieben, wenn nur die Netzhaut erkrankt, als Chorioiditis, wenn die Aderhaut allein der Sitz der Erkrankung ist, als Retinochorioiditis, wenn sowohl Aderhaut als auch Netzhaut, aber vorzugsweise die erstere, in Mitleidenschaft gezogen ist, und als Chorioretinitis,

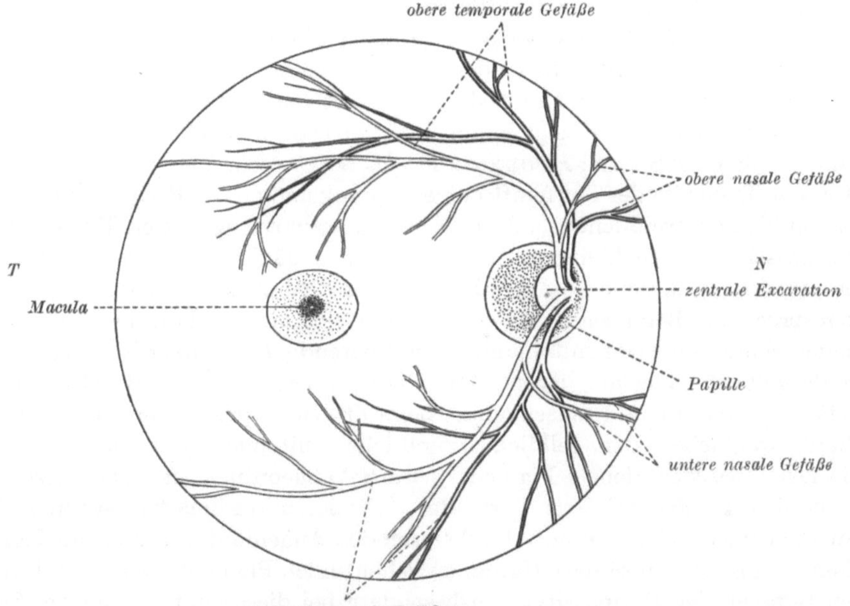

Abb. 42. Schema des Augenhintergrundes des rechten Auges im aufrechten Bilde. *N = nasal, T = temporal.*

wenn das Umgekehrte der Fall ist. In solchen Fällen ist die Papille ziemlich unverändert. Besteht neben der Retinitis noch Entzündung des Sehnervenkopfes, so spricht man von Neuroretinitis. Die Unterteilung dieser Formen erfolgt zumeist nach ätiologischen Gesichtspunkten. Von all den vielen Arten dieser Gruppe wollen wir nur die erwähnen, die im Zusammenhang mit Erkrankungen des Zentralnervensystems oder des Innenohres vorkommen.

Retinitis (Chorioiditis, Chorioretinitis) syphilitica.

Sie kann zunächst als *diffuse Retinitis* auftreten. Charakteristisch für dieselbe ist die diffuse Trübung der Netzhaut, die im Zentrum am stärksten ist und gegen die Peripherie abnimmt. Der Augenhintergrund erscheint graurot, alle

[1]) Für viele Fälle ist es angezeigt, womöglich auch im rotfreien Lichte zu untersuchen, in welchem die Sehnervenfasern rund um die Papille und das Gelb der Macula lutea deutlich zum Vorschein kommen, ferner auch feinste Blutungen, retinitische Flecke, Gefäßerkrankungen leichter gefunden werden.

Details sind verwaschen. Der Glaskörper ist von feinen, staubförmigen Trübungen durchsetzt.

Die *disseminierte Chorioiditis* bei Lues zeigt sich dem Untersucher meist in einem späteren Stadium. Eine *frische* Chorioiditis, die gelbrote Herde mit darüber hinwegziehenden Netzhautgefäßen aufweist, von Ödem der darüberliegenden Netzhautschichten (Schwellung derselben) und Glaskörpertrübungen begleitet ist, wird selten beobachtet. Meist sieht man zerstreut im Augenhintergrund liegend ältere, weiße oder gelblich-weiße, kleinere und größere, meist rundliche Flecken, über die die Netzhautgefäße unverändert hinwegziehen und die bei längerem Bestehen der Erkrankung von Pigment umlagert sind. Diese Herde haben wenig Neigung zur Konfluenz.

Die *Chorioiditis disseminata peripherica* ist ziemlich charakteristisch für Lues. Man sieht meist kleine, rundliche oder längliche, weiße oder gelbliche Flecken mit Pigment im Zentrum oder am Rande derselben verstreut in der Peripherie des Fundus.

Die *kongenitale Lues* zeigt häufig recht charakteristische Formen der *Chorioretinitis*, die nach Sidler-Huguenin in *vier verschiedene Typen* unterteilt werden. Der *erste* Typus ist der der feinfleckigen Sprenkelung. Die Peripherie des Fundus ist von kleinen, weißlichen und gelblichen, unscharf begrenzten Fleckchen übersät, zwischen denen kleinere, dunklere Pigmentpünktchen liegen. Dieser weißschwarz feinstgesprenkelte Augenhintergrund wird als „*Pfeffer-und-Salz-Fundus*" angesprochen. Beim *zweiten* Typus finden sich in der Peripherie des Fundus kleine, runde, teilweise miteinander konfluierende *Pigmentherde*, zwischen denen runde gelbliche Flecken liegen. Das Pigment liegt meist in der Retina, deren Gefäße es bedeckt und umscheidet. Beim *dritten* Typus finden sich in der Peripherie weißliche oder gelbliche, rundliche, miteinander auch konfluierende Flecken, zwischen denen Pigment *netzartig* angeordnet ist. Der *vierte* Typus stellt sich als *disseminierte* Form dar. Große, unregelmäßig begrenzte Herde mit Pigment in Klumpenform durchsetzen den Augenhintergrund; daneben liegen kleinere, pigmentumsäumte Herde, zwischen ihnen Pigment, welches teilweise an den Gefäßen der Retina sitzt. Insbesondere bei dieser Form kann der Sehnerv unverändert sein, die Papille kann aber auch abgeblaßt, schmutzig grau, unscharf begrenzt sein. Die Gefäße sind meist unverändert, doch findet man auch die Arterien als dunkle, reflexlose Streifen, mitunter verdünnt, mitunter von weißen Begleitstreifen eingescheidet, teilweise in weiße Streifen verwandelt (*Endarteriitis luetica*; Heubner, Haab). Vielfach sieht man Mischformen dieser vier verschiedenen Typen in einem Augenhintergrund, dessen verschiedene Abschnitte verschiedene Typen aufweisen können.

Chorioiditis tuberculosa.

Bei der *Miliartuberkulose* der Chorioidea lassen sich in der Nähe der Macula und Papille, aber auch in der Peripherie des Fundus verwaschene, rundliche, prominierende, gelbliche Flecken nachweisen. Mitunter ist auch die Papille entzündlich verändert.

Bei der *chronischen Tuberkulose* findet sich relativ häufig eine disseminierte Chorioiditis mit ausgedehnten weißen und gelblichen Herden, mit Pigment in ihnen und an ihren Rändern sowie Neigung zur Konfluenz.

Tuberkulose der Retina ist sehr selten.

Die Retinitis (Neuroretinitis) albuminurica.

Es ist die Frage, ob es sich bei diesen Augenhintergrundserkrankungen um eine echte Entzündung handelt oder ob nicht vielmehr bloß eine Gefäßschädigung durch die Nierenerkrankung vorliegt, weshalb man auch von Angiopathie spricht.

Die Netzhaut erscheint graurötlich, ödematös, nahe der Papille liegen längs den Gefäßen streifige Blutungen, in der Maculagegend sind dieselben meist kleiner und punktförmig. Die Papille ist von weißen und gelblichweißen, in der Netzhaut liegenden Flecken verschiedener Größe umgeben, die in der Macula meist kleiner sind und hier mitunter eine typische Sternfigur, radiäre, gegen die Fovea centralis ziehende Streifen bilden, die sich aus weißen, glänzenden Fleckchen zusammensetzen; doch kann diese Figur auch nur teilweise ausgebildet sein. Die weißen Flecken werden als Quellungserscheinungen[1] der Nervenfasern oder als Infiltration der Netzhaut mit Fetttröpfchen und Fettkörnchenzellen gedeutet. Ist die Papille mitbeteiligt, so erscheint sie verwaschen, rötlich; die auf ihr liegenden Gefäße sind eingescheidet, sie kann auch mehr weniger geschwellt sein, sie kann Blutungen und Exsudation aufweisen. Bei Rückbildung des Prozesses wird die Netzhaut atrophisch, der Fundus ist unregelmäßig gesprenkelt, in der Macula sind feine, glitzernde Pünktchen sichtbar, die Papille ist unscharf begrenzt, abgeblaßt, die Gefäße sind verengt, von weißen Begleitstreifen umsäumt oder in weiße Streifen umgewandelt. In einigen Fällen kommt es im Laufe dieser Netzhauterkrankung auch durch subretinalen Flüssigkeitserguß zur Netzhautabhebung. Wir finden die Retinitis albuminurica besonders in Fällen erhöhten Blutdrucks, die auch zu Apoplexie führen können (Schrumpfniere); doch ist gelegentlich auch bei anderen Erkrankungen, z. B. Tumor cerebri, ein ähnliches Bild beobachtet worden.

Die Retinitis diabetica.

Die Papille und die Gefäße zeigen keine oder geringe Veränderungen. Typisch ist das Auftreten von weißen, kleinen und größeren, mitunter glitzernden, teilweise konfluierenden Flecken, die meist in einem Oval die Macula umgeben. Die Flecken liegen größtenteils hinter den Netzhautgefäßen, werden demnach von diesen gekreuzt. Zwischen diesen Flecken sieht man manchmal kleinere, selten stärkere Blutungen. Komplikationen von seiten des Nervensystems können mitunter mit dem Befund der Retinitis diabetica vergesellschaftet sein.

Die Retinitis septica (metastatica).

In der Netzhaut resp. hinter ihr, vielleicht auch schon in der Chorioidea, liegen große, gelbliche Herde, die häufig gegen den Glaskörper zu prominieren und von Blutungen umgeben sind. Die Herde konfluieren im weiteren Verlauf, es bilden sich dichte, gelbliche Trübungen im Glaskörper, es kommt schließlich noch eine Iridocyclitis mit Schwartenbildung in der Pupille hinzu, so daß der Einblick in den Fundus bald unmöglich wird und wir bei seitlicher Beleuchtung nur mehr einen gelben Reflex aus der Pupille erhalten. Denselben Befund kann man bei Pyämie erheben, z. B. bei Thrombosen der Hirnsinus.

---

[1] Man spricht auch von „ganglioformer Degeneration".

2. Erkrankungen der Gefäße im Augeninnern.

Die Blutgefäße des Augenhintergrunds nehmen oft an allgemeinen Erkrankungen des *Blutgefäßsystems*, ebenso an Erkrankungen der Gefäße des Gehirns teil. Sie erscheinen *blaß* bei Anämie, Leukämie, Lipämie. Die Netzhautarterien werden durch Krämpfe *vorübergehend eng* bei Migräne, Hypertonie, bei Intoxikationen (Chinin, Blei), wobei evtl. auch gleichzeitig Krämpfe der Arterien des Zentralnervensystems bestehen können. Die Netzhautgefäße können aber auch *dauernd dünn* und blaß bleiben und zu Anämie oder Ischämie der Netzhaut führen. Dies sehen wir bei Arteriosklerose, wenn die Zentralarterien oder einer ihrer Äste verstopft sind, ferner als Endausgang von Entzündungsvorgängen in der Papille und in der Netzhaut, weiters bei Chininintoxikation, verminderter Blutzufuhr zum Kopf infolge von Herzschwäche, bei Prozessen, die den Opticus und damit die Zentralarterie komprimieren.

Zu bedeutender *Verbreiterung* der Gefäße kann es bei *Leukämie* kommen, bei der infolge der großen Zahl der weißen Blutkörperchen die Gefäße hell erscheinen, evtl. auch geschlängelt sind. Der ganze Augenhintergrund erhält schließlich eine gelbliche Färbung, die Papille wird verwaschen und schwillt an, es finden sich im Fundus zerstreut Blutungen und weiße Herde, die mitunter prominieren, von roten Säumen umgeben sind und aus Leukocytenanhäufungen bestehen. Ist das Bild so ausgeprägt, so spricht man von *Retinitis leucaemica.*

Eine Verbreiterung und Schlängelung der Venen stellt sich bei *Stauung* im Bereiche der Vena ophthalmica ein, wie sie mitunter bei Meningitis, bei Thrombosen der Hirnsinus, der Zentralvene oder einer ihrer Äste auftritt. Damit geht auch Hyperämie der Netzhaut einher.

Ein immerhin seltenes Vorkommnis bilden *Aneurysmen* der Arterien des Augenhintergrundes, die zugleich mit solchen der Gehirngefäße bestehen können.

Einen wichtigeren Befund an den Gefäßen des Augenhintergrundes stellt die *Arteriosklerose* dar, die häufig gleichzeitig an den Gefäßen des Gehirns angetroffen wird; wenn auch kein unbedingt gesetzmäßiger Zusammenhang besteht, stellt meist vorgeschrittene Sklerose der Netzhautgefäße Teilerscheinung einer Sklerose der Gehirngefäße dar und zwingt, eine ernste Prognose zu stellen (vgl. GEIS[1]). In den leichteren Fällen sehen wir die Arterien verengt, blaß, sie pulsieren eventuell, in vorgeschritteneren Fällen zeigen sich rosenkranzförmige Unregelmäßigkeiten des Kalibers. Die Arterien sind streckenweise sehr dünn, werden dann auf Strecken wieder breiter; ihre Reflexstreifen werden schmal und hell, die Venen sind an den Kreuzungsstellen mit den Arterien scheinbar verengt, weil die verdickte Arterienwand die Vene teilweise verdeckt. Die Arterien zeigen Begleitstreifen, gehen mitunter in weiße Streifen über (Endo-, Perivasculitis).

Infolge Arteriosklerose kann es auch zu Atrophie des Pigmentepithels und Sklerose der Aderhautgefäße kommen, die man im getäfelten Fundus als weißes Netzwerk sieht. Ferner können *Netzhautblutungen* auftreten, und zwar längliche, spindelige in der Nervenfaserschicht der Netzhaut, streifenförmige neben den Gefäßen und in den Gefäßscheiden, rundliche in den äußeren und mittleren Netzhautschichten. Dementsprechend sieht man die Blutungen über den Gefäßen oder die letzteren über sie hinwegziehen. Ergießt sich die Blutung vor

[1] GEIS, Klin. Mbl. Augenheilk. **49**, 1 (1911).

die Nervenfaserschichte, so wird sie nur durch die Membrana limitans interna vom Glaskörper getrennt und hat ein charakteristisches Aussehen; man sieht sie als Halbkreis mit einer horizontalen Begrenzung nach oben (*präretinale Hämorrhagie*). Die Blutung kann aber auch in den Glaskörper und unter die Netzhaut erfolgen. Bei der *Glaskörperblutung* kann man den Augenhintergrund oft nicht mehr sehen, man erhält nur rötliche Reflexe bei seitlicher Beleuchtung (Hämophthalmus) oder man sieht neben dem rötlichen Reflex beim Spiegeln dichte, klumpige und strangartige, flottierende und fixe Flocken im Glaskörper. Die *subretinale Hämorrhagie* breitet sich wie eine Lache unter der Netzhaut aus und erscheint meist schiefergrau.

Ist die Netzhaut von Blutungen bedeckt, getrübt und finden sich weißliche Flecken infolge Verfettung oder ganglioformer Degeneration zerstreut im Fundus, so spricht man von *Retinitis haemorrhagica* (arteriosclerotica), die häufig dem Bilde der Thrombose der Zentralvene gleicht.

Netzhautblutungen finden sich, abgesehen von Arteriosklerose, lokalen Gefäßerkrankungen, Thrombose besonders der V. centralis (s. u.), auch bei zahlreichen sonstigen Erkrankungen, und zwar bei Traumen nebst Ödem der Netzhaut (BERLINsche Trübung), bei allgemeiner venöser Stauung, z. B. nach epileptischen Anfällen oder während der Geburt, bei Intoxikationen und Stoffwechselstörungen (Phosphor, Alkohol, Blei, Kohlenoxyd, Nephritis, Diabetes, Verbrennungen), bei Lues, Tuberkulose (juvenile Glaskörperblutung MANZ), bei hämorrhagischer Diathese (Purpura, MÖLLER-BARLOW), bei anämischen und kachektischen Zuständen (nach Blutverlust, bei Chlorose, perniziöser Anämie, Leukämie, Carcinom).

Als Folgezustand von Glaskörper- und Netzhautblutungen kann es zur Entwicklung der *Retinitis proliferans* kommen. Es bilden sich weißliche Bindegewebsstränge, die über die Papille und die Netzhautgefäße ziehen und in den Glaskörper hineinreichen; auch sieht man zahlreiche neugebildete Gefäße.

Die Embolie und die Thrombose der Zentralarterie.

Diese beiden Erkrankungen führen zu dem gleichen ophthalmoskopischen Bilde. Die Arterien sind infolge der Zirkulationsstörung hochgradig verdünnt und lassen sich nur auf kurze Strecken von der Papille in den Fundus verfolgen. Auch die Venen sind, besonders auf der Papille, mehr minder verdünnt. Die Arterien erscheinen blaß, die Reflexstreifen schmal. Die Netzhaut ist infolge Ödems der inneren Schichten (durch Ernährungsstörung) hauptsächlich in der Umgebung der Papille und in der Maculagegend weißlich getrübt. Die Papillengrenze ist aus demselben Grunde undeutlich. Als besonders charakteristisch erscheint die Fovea auf diesem weißlichen Grund als roter Fleck, da hier infolge Fehlens der inneren Netzhautschichten das Ödem ausbleibt und dadurch die rote Farbe des Fundus hervortreten kann.

Es kann auch ein einzelner Ast der Zentralarterie auf der Retina durch einen Embolus verstopft sein, den man dann mitunter als kurze, weiße Unterbrechung im betreffenden Gefäße sieht. Zentral von diesem Embolus ist die Arterie stark gefüllt, peripherwärts stark verdünnt. Der von dem betreffenden Gefäß versorgte Netzhautbezirk erscheint durch Ödem grauweiß getrübt. In der Umgebung des Embolus sieht man streifen- und fleckenförmige Blutungen.

Ist die Zentralarterie selbst verstopft, so tritt plötzliche Erblindung ein; ist der nach oben oder unten abgehende Hauptast betroffen, so besteht Erblindung der unteren oder oberen Gesichtsfeldhälfte dieses Auges allein, ist ein kleinerer Ast befallen, ein diesem Netzhautbezirk entsprechendes Skotom.

Besteht eine Embolie schon längere Zeit, so sieht man eine ziemlich gut begrenzte, abgeblaßte Papille mit sehr verdünnten Gefäßen, die Netzhaut zeigt einen graugelben Farbton.

Neben Embolie führen Endarteriitis resp. Thrombose zu Verschluß der Zentralarterie, z. B. bei Arteriosklerose, Herzfehlern, bei Infektionskrankheiten resp. bei Entzündungen der Orbita und der Nasennebenhöhlen.

Die Thrombose der Zentralvene.

Die Papille ist geschwellt, ihre Grenzen sind kaum zu erkennen, die Arterien sind eng, die Venen stark erweitert und geschlängelt. Die Retina erscheint transparent ödematös oder stärker getrübt und charakteristischerweise finden sich Netzhautblutungen in großer Zahl, die zumeist in radiären Streifen um die Papille angeordnet sind, daneben aber auch eine flächenhafte Ausdehnung oder nur punktförmige Gestalt haben können. Neben den Blutungen liegen inkonstant weiße Herde (Exsudate, resp. Quellungserscheinungen oder Fettkörnchenzellen).

Ist ein Ast der Zentralvene thrombosiert, so findet man ähnliche Veränderungen, aber nur längs des betroffenen Zweiges. Mitunter kann die Stelle der Thrombose in der Vene beobachtet werden, die zentralwärts von diesem stark verdünnt, peripherwärts von ihm hochgradig gestaut ist. Die Thrombose der Zentralvene kann zu Sekundärglaukom führen. Sie findet sich bei Arteriosklerose, Infektionen (Erysipel), Stauungen infolge lokaler Ursachen (orbitale Entzündungen) oder Herzfehlern.

3. Die Erkrankungen der Papille.

Die Beobachtung des Sehnerveneintritts in den Augenhintergrund ist sehr wichtig, da sich eine Reihe von Veränderungen im Zentralnervensystem an dieser Stelle kundgeben.

Die Papillitis (Neuritis nervi optici).

Bei der Untersuchung mit dem Augenspiegel können wir nur dann Zeichen einer Entzündung des Sehnerven finden, wenn der Sehnervenkopf mitergriffen ist. Ist der Nervenstamm allein befallen, so erscheint der Sehnerveneintritt meist normal (retrobulbäre Neuritis, vgl. voriges Kapitel) und er verändert sich erst dann, wenn die Entzündung oder Atrophie deszendiert und die Papille erreicht. Die Entzündung der Papille gibt sich durch bedeutende Hyperämie kund, die Grenzen der Papille sind verwischt, sie ist leicht erhaben, die Arterien sind verengt, an der Papillengrenze verschleiert, von Begleitstreifen (perivasculäre Infiltrate, Verdickung der Gefäßwand) eingesäumt, die Venen sind stärker gefüllt, geschlängelt, eingescheidet. Auf der Papille liegt Exsudat in Form weißer Scheiben und Punkte, besonders am Rande derselben finden sich punktförmige und streifige Hämorrhagien.

Die Entzündung des Sehnervenkopfes kann die verschiedensten Grade aufweisen, beginnend mit Hyperämie, übergehend zu Exsudation und Schwellung der Papille. Wichtig ist stets die Berücksichtigung des Gesichtsfeldes. Die Außengrenzen desselben können eventuell eingeschränkt sein oder man kann zentrale Skotome verschiedener Größe finden; die Sehschärfe des Auges ist meist herabgesetzt.

Die Neuritis kann sich wieder vollkommen zurückbilden, ohne Spuren zu hinterlassen, oder nur zu geringen bleibenden Veränderungen (Einscheidung der Gefäße, Bindegewebe auf der Papille) führen, wie sie auch an normalen Augen gesehen werden können. War die Erkrankung eine schwere, so kann es zur *postneuritischen Atrophie* der Papille kommen (vgl. weiter unten).

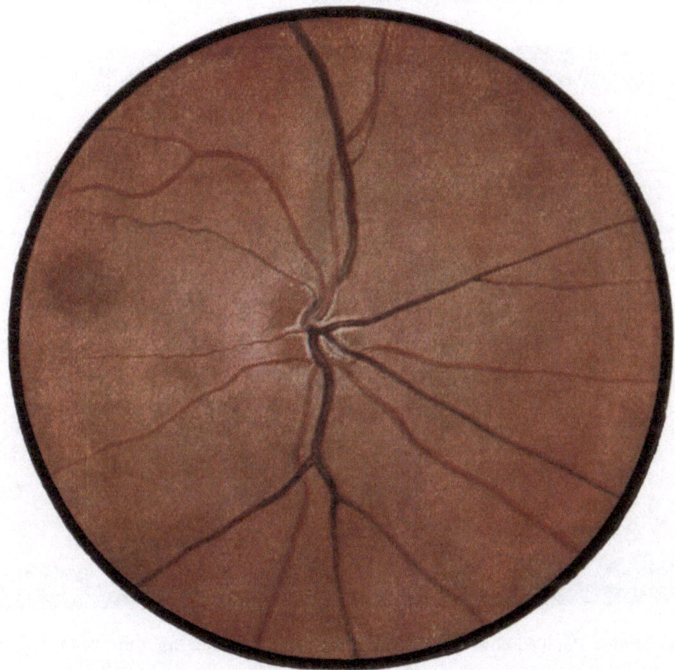

Abb. 43. Neuritis optica (bei Lues). Grauer circumpapillärer Ring. (Aus BIRCH-HIRSCHFELD, Erg. Chir. **9**, 60. Nach ADAM, Ophthalmoskop. Diagnostik.)

Die Neuritis nervi optici muß von der sog. *Pseudoneuritis* unterschieden werden, die man besonders an Augen mit höherer Hypermetropie oder Astigmatismus findet; die Papille ist eleviert, unscharf begrenzt, rötlich gefärbt, die Gefäße sind evtl. eingescheidet (angeborenes Bindegewebe), doch haben sie normale Breite, auf der Papille liegt Bindegewebe, doch sind Blutungen nie vorhanden. Die Pseudoneuritis ist eine angeborene Anomalie, worauf auch andere, manchmal gleichzeitig anzutreffende Anomalien, wie abnorme Gefäßverteilung hinweisen. Das Gesichtsfeld ist normal. Auch gibt die längere Beobachtung die Differentialdiagnose, da sich die Pseudoneuritis nicht ändert, die Neuritis aber in ihrem Verlauf verschiedenen Wandlungen unterliegt.

Die Neuritis begleitet häufig intrakranielle Erkrankungen, so Meningitis, Hirnabsceß, ferner akute und chronische Infektionskrankheiten (Lues!), Intoxikationen (Alkohol, Blei), Menstruationsstörungen, die Lactation. Einseitige

Neuritis spricht mehr für einen lokalen, orbitalen oder intraokularen Prozeß, sie ist mitunter der Ausdruck einer Geschwulst der Papille.

Die Stauungspapille.

Die Papille erscheint erhaben, ihr Durchmesser vergrößert, sie prominiert in den Glaskörper, ihre Grenzen sind verwischt, mitunter unkenntlich, ihre Farbe ist graurot oder rot; die Gefäße steigen von der Papille in stärkerer Biegung auf die Netzhaut herab, sie sind auf der Papille streckenweise verschleiert. Die Arterien sind verdünnt, mitunter kaum kenntlich, die Venen stärker gefüllt und geschlängelt, mitunter eingescheidet.

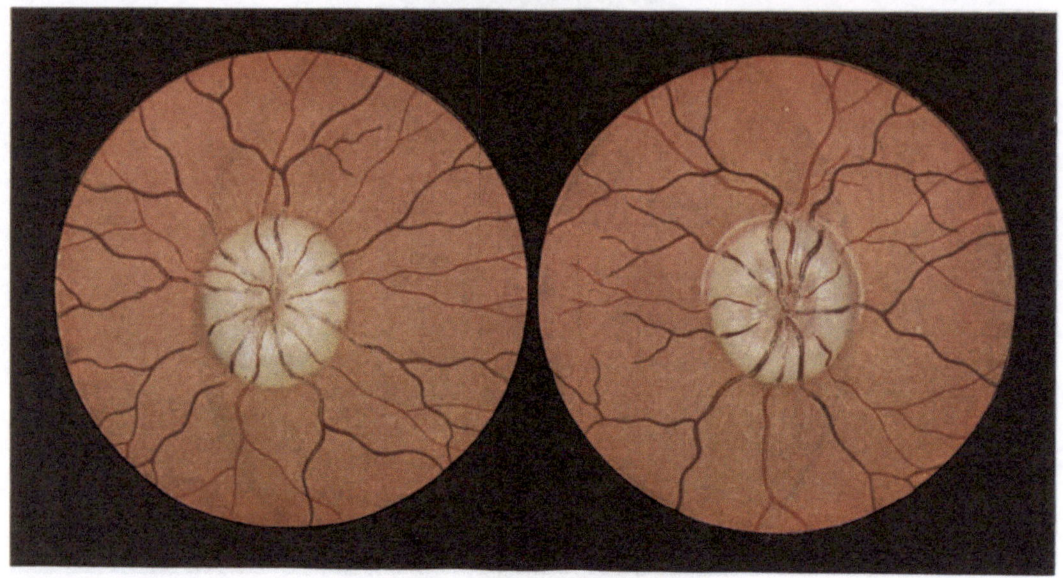

Abb. 44. Pilzhutförmige Papillenschwellung. (Aus BIRCH-HIRSCHFELD, Erg. Chir. 9, 79 Abb. 12, nach HAAB, Ophthalmosk. Atlas.)

Man kann zweierlei Arten resp. Stadien der Stauungspapille antreffen. Die *eine* zeigt nur *Stauung* mit *seröser Durchtränkung* der Papille. Dieselbe ist graurötlich, ihre Außengrenzen sind verwischt, aber kenntlich, die Arterien sind verengt, die Venen erweitert und geschlängelt, die Gefäße stellenweise leicht verschleiert. Sie biegen über den Rand der Schwellung in die Tiefe, sind eine Strecke weit verschwunden und erscheinen dann wieder auf der Netzhaut; der Durchschnitt durch die Papille ergibt die Form eines Pilzes. Bei der *zweiten* Form überwiegen mehr die *entzündlichen* Veränderungen. Die Außengrenzen der geschwellten Papille sind nicht mehr zu erkennen, sie fällt allenthalben *allmählich gegen die Netzhaut* ab, ist stark hyperämisch, ihre Arterien sind stark verengt, die Venen dunkel, geschlängelt, strotzend gefüllt; die Gefäße verschwinden streckenweise, sie sind eingescheidet (Exsudat, perivasculäre Infiltrate); auf der Papille liegen weiße Flecken verschiedener Größe, die als Quellungserscheinung der marklosen Nervenfasern gedeutet werden, längs der Gefäße sieht man streifige Blutungen, die man in die Netzhaut mitunter verfolgen kann.

Die Netzhaut ist meist unverändert, manchmal finden sich zwischen Macula und Papille oder in der Macula selbst Blutungen und kleine weiße Flecken.

Mitunter ist die Unterscheidung schwer, ob das Bild im Augenhintergrund einer *Neuritis nervi optici* („Entzündungspapille" nach BEHR) oder einer *Stauungspapille* entspricht. Im ophthalmoskopischen Bilde kann das Verhalten der Papillengrenzen, der Gefäße, der Exsudation in beiden Fällen ganz ähnlich sein. Das wichtigste Unterscheidungsmerkmal ist die Prominenz der Papille, die bei Stauungspapille höhere Grade erreicht als bei der Neuritis. Doch ist auch die Schwellung im Beginne der Stauungspapille gering. So kann es sich in

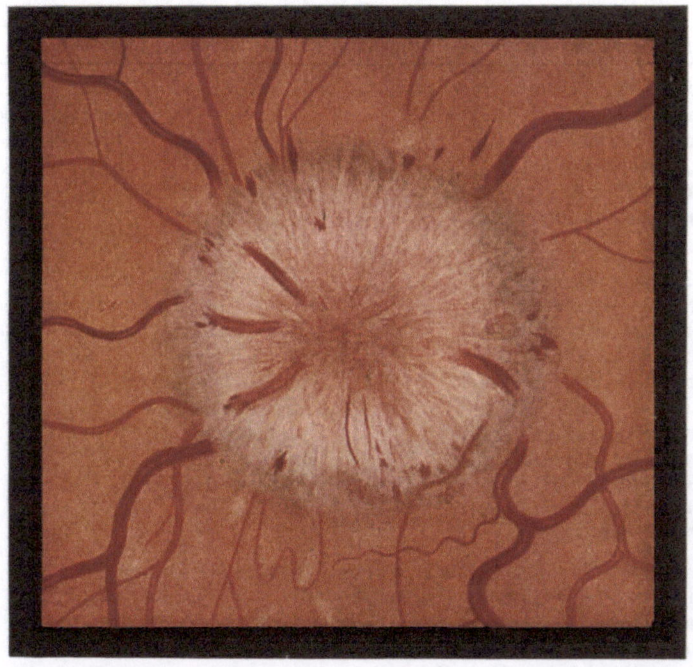

Abb. 45. Stauungspapille im frischen Stadium (Original von N. HÖEG) aus Kurzes Handb. d. Ophthalmol. 5. Bd.

einem bestimmten Falle um die Frage: Neuritis mit starker Schwellung oder Stauungspapille mit geringer Schwellung, handeln. Man hat als unterste Grenze für die Diagnose einer Stauungspapille 2 D (DIMMER, UHTHOFF) angenommen; nach BEHR[1] bleibt bei der Stauungspapille der Gefäßtrichter (die Durchtrittsstelle der Gefäße in der Tiefe der physiologischen Exkavation) lange erhalten, ebenso die Begrenzung der Papille und die Lamina cribrosa lange sichtbar, während SCHIECK[2] und KOEPPE[3] behaupten, daß die Verschleierung gerade in der Papillenmitte (durch Abhebung der Lamina limitans interna) zustande kommt. Nach BEHR ist bei der Stauungspapille die Dunkeladaptation stets normal, bei der Neuritis regelmäßig und frühzeitig hochgradig herabgesetzt. Sehr oft zeigt die Untersuchung des Gesichtsfeldes den richtigen Weg (vgl. Tabelle).

[1] BEHR, Klin. Mbl. Augenheilk. **57**, 468 (1916).
[2] SCHIECK, Arch. f. Ophthalm. **78**, 1 (1910).
[3] KOEPPE, Arch. f. Ophthalm. **99**, 134 (1919).

Während man bei der Neuritis bald ein zentrales Skotom nachweisen kann, ist bei der Stauungspapille wenigstens im Beginn das Gesichtsfeld bis auf eine Vergrößerung des blinden Flecks normal, auch die Sehschärfe eine gute. Erst bei längerem Bestand und weiterer Entwicklung der Stauungspapille kommt es zur konzentrischen Einengung des Gesichtsfeldes ohne zentrales Skotom und zu vorübergehenden Verdunkelungen, die nach BEHR auf eine Kompression des Opticus in seinen Scheiden, besonders im Canalis opticus zurückzuführen sind. Ist zugleich mit dem Auftreten der Stauungspapille die zentrale Sehbahn ergriffen, so kommt es zu Gesichtsfeldstörungen in Form von Hemianopsien, evtl. zur Erblindung (Tumoren im Chiasma, Temporal- und Hinterhauptslappen).

	Ophthalmoskopisches Bild	Schwellung	Gesichtsfeld	Sehschärfe	Ausgang
Neuritis nervi optici	Grenze der Papille verwaschen, Venen erweitert, Arterien eng. Gefäßeinscheidungen. Weiße Flecken auf der Papille, Hämorrhagien	1—2 D	Frühzeitig Zentralskotom, periphere Skotome, mäßig vergrößerter blinder Fleck	herabgesetzt	Heilung oder postneuritische Atrophie
Stauungspapille	Papille vergrößert, Grenze verschleiert, erkennbar oder nicht sichtbar. Venen stark erweitert, geschlängelt, stellenweise ohne Reflexstreifen, Arterien sehr eng, evtl. unsichtbar. Gefäßeinscheidungen. Weiße Flecken, Hämorrhagien	2—8 D	Vergrößerter blinder Fleck, Gesichtsfeldaußengrenzen normal (evtl. Hemianopsie), später konzentrische Einengung	normal, später herabgesetzt	Heilung oder postneuritische Atrophie
Pseudoneuritis	Unscharf begrenzte Papille, Gefäße von normaler Weite, eingescheidet, geschlängelt. Keine Exsudation, keine Hämorrhagien	Meist geringe, mitunter aber auch stärkere Schwellung	Normal	normal oder Refraktionsanomalien	unverändert

Eine Stauungspapille kann sich so weit zurückbilden, daß die Papille wieder normal wird oder nur geringe Veränderungen aufweist. Meist findet man aber nachher das Bild der *postneuritischen Atrophie.*

Die Stauungspapille ist Ausdruck einer Drucksteigerung in der Schädelhöhle, sie ist oft eine der frühesten Erscheinungen einer intrakraniellen Erkrankung.

Unter den *Erklärungsversuchen* der Stauungspapille haben bis heute die *mechanischen Theorien* die Oberhand behalten.

GRAEFE glaubte, daß die Stauung durch Kompression des Sinus cavernosus infolge des erhöhten Drucks im Schädelinnern herbeigeführt werde, wodurch die Entleerung der in den Sinus cavernosus einmündenden Vena ophthalmica erschwert sei (*Kompressionstheorie*). Gut fundiert ist die *Transporttheorie* von SCHMIDT-RIMPLER, MANZ; darnach soll die Cerebrospinalflüssigkeit vom subarachnoidealen Raum des Gehirns in die Opticusscheide (subvaginaler Raum) gepreßt werden, so daß sich eine Stauung der komprimierten Opticus-Venen und dadurch ein Ödem, besonders der Papille, und eine Inkarceration derselben entwickelt. Ähnlich ist die *Rückstauungstheorie* von KNIES, nach der bei erhöhtem intrakraniellen Drucke der Abfluß der Lymphflüssigkeit aus der Opticusscheide in den subarachnoidealen Raum gehemmt wird.

Im Gegensatz zu diesen mechanischen Theorien steht die Theorie der *entzündlichen* Genese der Stauungspapille (Leber-Deutschmann), daß von den Hirntumoren Toxine geliefert werden, die eine Entzündung des Opticus und seiner Scheiden mit folgendem Ödem der Papille hervorrufen sollen. Doch ist die Annahme solcher Toxine hypothetischer Natur.

Widersprechend sind auch die Angaben über die histologischen Untersuchungen der Stauungspapille, indem die einen ausschließlich Ödem der Papille fanden (so bezeichnet besonders Schmidt-Rimpler den Beginn der Stauungspapille als endobulbäres Ödem des Sehnerven), die anderen entzündliche Vorgänge an der Papille und der angrenzenden Retina

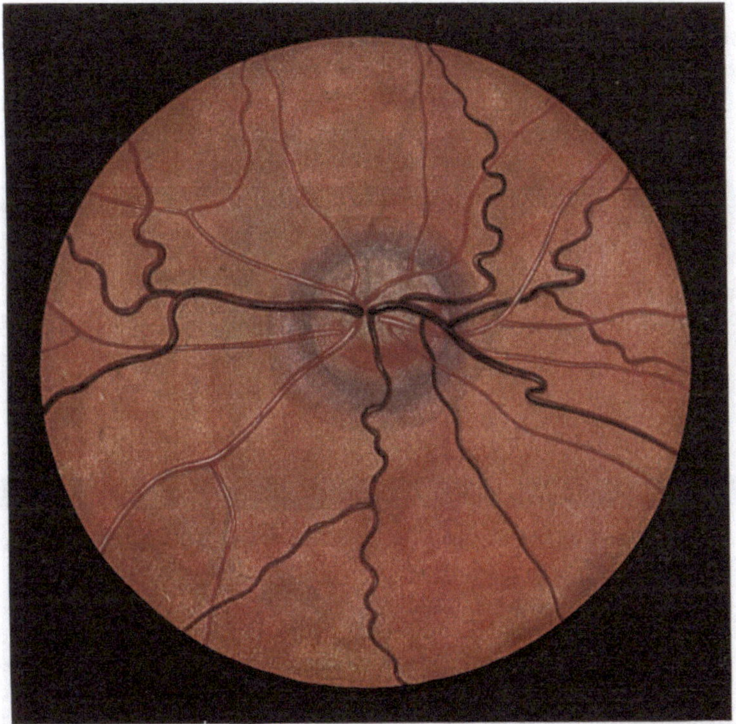

Abb. 46. Pseudoneuritis nervi optici (nach L. Heine). (Aus Handb. d. Ophthalmol. V.)

resp. Chorioidea mit nachfolgender ödematöser Vorquellung des Sehnervenkopfes beschreiben (vgl. Elschnig).

Geringere Bedeutung erlangte die Theorie von Schieck, daß das Primäre ein Ödem des axialen Stranges des Sehnerven sei, in dem die zentralen Gefäße verlaufen, die Vorstellung von Parinaud-Sourdille, daß die Stauungspapille das Resultat eines vom Gehirn in den Sehnerven absteigenden Ödems sei, schließlich die Anschauung, daß die Stauungspapille durch trophische Störungen entstehe, indem z. B. die die Gefäße der Papille versorgenden Sympathicusfasern zuerst erkranken und damit vasomotorische und Ernährungsstörungen auftreten sollen (Benedikt, Adamkiewicz).

Die Stauungspapille sieht man in erster Linie bei Tumoren des Gehirns (besonders von seiten der hinteren Schädelgrube), bei Pseudotumor (z. B. infolge Hirnschwellung), Hydrocephalus, dann beim Hirnabsceß (so vor allem beim otogenen, aber auch beim traumatischen). Ferner tritt sie beim Turmschädel auf, besonders wenn der Canalis opticus sehr eng ist (Ponfick), bei Schädelbasisfrakturen, wenn es zu einer Blutung in die Opticusscheide kommt, bei Thrombose der Sinus des Hirns, seltener bei den verschiedenen Formen der Meningitis, relativ am häufigsten bei der gummösen Basalmeningitis, weniger häufig bei der epidemischen, der sekundären (von Eiterungen der Umgebung fortgeleiteten) und der tuberkulösen Meningitis; in manchen dieser Fälle dürfte der begleitende Hydrocephalus die Ursache der Stauungspapille sein.

Seltener kommt es zur Stauungspapille bei Aneurysmen der Hirnarterien, Gehirnblutungen und großen Erweichungsherden, selten auch bei Encephalitis nach Infektionskrankheiten, bei Leukämie infolge Infiltration im Opticus, bei Intoxikationen (Blei, Chinin), Nephritis und perniziöser Anämie infolge Erkrankung der Blutgefäße.

In den meisten Fällen ist die Stauungspapille beiderseitig, oft auf jener Seite stärker ausgebildet, die der Seite der intrakraniellen Affektion entspricht.

Eine Stauungspapille kann auch *einseitig* auftreten, zumeist bei orbitalen Affektionen, wie bei Tumoren des Sehnerven und der Orbita, Verletzungen und

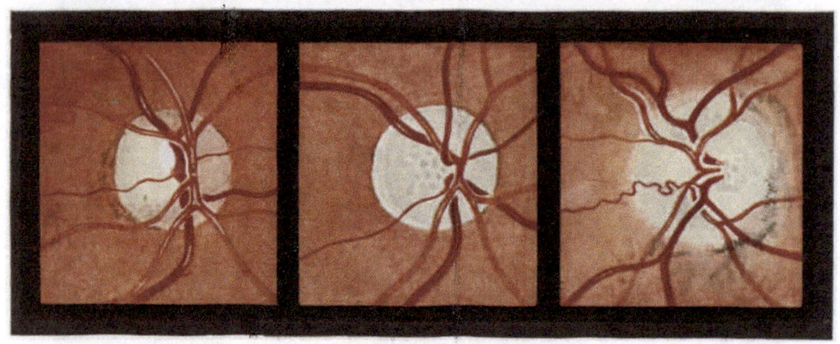

Abb. 47 a. Atrophia temporalis papillae. Abb. 47 b. Atrophia nervi optici tabetica. Abb. 47 c. Atrophia papillae neuritica.
(Aus RÖNNE, Handb. d. Ophthalmol. V.)

entzündlichen Vorgängen mit Kompression des Opticus oder wenn ein Tumor an der Schädelbasis in die Orbita hineinwächst. Oft besteht zugleich Exophthalmus und Beweglichkeitseinschränkung des Bulbus der erkrankten Seite. Seltener tritt einseitige Stauungspapille bei intrakraniellen Tumoren und Hirnabscessen, resp. otogenem Extraduralabscesse auf. Auch bei anderen intrakraniellen Erkrankungen kann sich eine einseitige Stauungspapille entwickeln, so bei Aneurysma der Carotis, Traumen mit Blutung in die Sehnervenscheiden.

Die genuine Atrophie des Sehnerven.

Die Papille erscheint weiß oder bläulich-weiß, ihre Grenzen sind scharf, die größeren Gefäße unverändert, nur die kleinsten Gefäße der Papille verschwinden, die Tüpfel der Lamina cribrosa sind sehr deutlich. Durch diese Merkmale unterscheidet sich die genuine Atrophie unverkennbar von der postneuritischen. Sie findet sich besonders bei Tabes dorsalis, Taboparalyse, ferner bei absteigender Degeneration des Sehnerven, in Fällen von Neuritis retrobulbaris und toxischer Amblyopie, bei denen es auch zu einer partiellen Abblassung kommen kann, wie z. B. zur temporalen Abblassung bei multipler Sklerose. Bei Hirntumoren sieht man sehr selten einfache Atrophie des Sehnerven (am ehesten beim Hypophysentumor, bei dem es zu einer absteigenden Degeneration des Sehnerven kommen kann), eher findet man neuritische Atrophie als Ausgang einer Stauungspapille.

Die neuritische (postneuritische) Atrophie des Sehnerven.

Die Papille ist grauweiß, bläulichweiß oder schmutziggelb verfärbt, ihre Grenzen sind verwaschen, die Gefäße pathologisch verändert, die Arterien eng. Arterien und Venen zeigen Einscheidungen, die auch über die Papille in die Netzhaut verfolgt werden können, sie sind häufig geschlängelt, mitunter sind die Arterien in weiße Stränge verwandelt (Perivasculitis, Gefäßwandverdickung). Manchmal ist die Papille leicht eleviert, von abnormem Pigment umgeben, auf ihr liegt zu Bindegewebe organisiertes Exsudat. Die neuritische (postneuritische) Atrophie ist zumeist der Ausgang einer Stauungspapille, einer Neuritis nervi optici oder Neuroretinitis.

4. Der Augenhintergrund bei degenerativen Erkrankungen und Mißbildungen.

Es können Veränderungen des Augenhintergrundes, die wir in die Reihe der degenerativen zählen, neben solchen des Ohres und des Gehirns resp. neben Psychosen bestehen.

Die Trübung der Macula bei familiärer amaurotischer Idiotie.

Der Augenhintergrund ist hier sehr charakteristisch. Die Gegend der Macula ist grauweiß getrübt, in ihrem Zentrum liegt (ähnlich wie bei der Embolie der Art. centralis retinae) ein kirschroter Fleck; er wird als die Foveola gedeutet, in der infolge der Dünne der Netzhaut die Chorioidea durchscheint und im Kontrast zur getrübten Umgebung dunkelrot erscheint. Besteht die Erkrankung längere Zeit, so kommt es auch zu einer Abblassung der Papille. Die geschilderten Veränderungen des Fundus finden sich vor allem bei der *infantilen* Form (Tay-Sachs) der amaurotischen Idiotie. Das Leiden befällt vor allem Familien von Ostjuden, tritt im ersten Lebensjahr unter zunehmender Sehstörung, Lähmungserscheinungen (anfangs von schlaffem Typus, später Spasmen), geistigem Verfall auf. Die Kinder verfallen rasch auch körperlich, so daß es gegen Ende des zweiten Lebensjahres zum Tode kommt.

Bei der von Vogt und Spielmeyer beschriebenen *juvenilen* Form der amaurotischen Idiotie (meist in der zweiten Hälfte des ersten Jahrzehnts beginnend) sind die Fundusveränderungen viel weniger typisch (manchmal normaler Befund, einigemal Retinitis pigmentosa, einigemal Sehnervenatrophie). Auch sonst sind die Symptome dieser mehr schleichend (über 10—20 Jahre) verlaufenden Form viel weniger charakteristisch; es werden von ihr nicht wie bei der erstgenannten Form vor allem jüdische Familien befallen. Neben der Sehstörung (die gelegentlich aber nur gering ist), fällt vor allem der geistige Verfall der Kinder auf: epileptische Anfälle, weiter ataktische und Lähmungssymptome vervollständigen das Bild. Die Zusammengehörigkeit beider Formen wird besonders durch den histologischen Befund nahegelegt, der bei der infantilen Form nur stärker ausgeprägt ist. Die Ganglienzellen zeigen (im Zentralnervensystem wie in der Netzhaut) eine ballonartige Blähung ihres Leibes und der Dendriten, bedingt durch Einlagerung lipoider Abbauprodukte, ihre Fibrillen sind dadurch auseinandergedrängt, resp. in Zerfall begriffen (bes. Schaffer). Unter den verschiedenen Formen von

Heredodegeneration der Macula,

bei denen helle Flecken in der Maculagegend auftreten (vgl. STARGARDT, BEHR[1]), ist jene progressive, familiäre Form für uns von Interesse, die mit Verblödung einhergeht. Es finden sich Übergänge zur Retinitis pigmentosa, ähnlich wie bei dieser auch öfters Blutsverwandtschaft der Eltern.

Die Retinitis pigmentosa.

Die Papille erscheint gelblich, ihre Grenzen sind verwaschen, die Netzhautgefäße auffallend verdünnt und gleichen dunklen, reflexlosen Streifen. In einiger Entfernung von der Papille liegt in der Netzhaut entlang den Gefäßen, diese teilweise deckend, Pigment, in der Form Knochenkörperchen nahekommend; die Pigmentklümpchen können auch miteinander anastomosieren und die Gestalt von Sternchen annehmen. Diese Veränderungen der Netzhaut ergeben sich aus dem Schwinden des Pigmentepithels der Retina, dessen Pigment zu den Gefäßen in den inneren Schichten der Retina hinwandert. Aber auch die übrigen Netzhautschichten, resp. die Papille, werden atrophisch. Die sklerotischen Aderhautgefäße werden deutlich sichtbar. Die hintere Linsencorticalis ist speichenförmig getrübt, am hinteren Linsenpol liegt eine punkt- oder scheibenförmige Trübung. Es besteht Nachtnebel und das Gesichtsfeld ist (anfangs bloß bei herabgesetzter Beleuchtung, später auch bei normalem Licht) hochgradig konzentrisch eingeengt; nach jahrelangem Verlauf kann es zu Erblindung kommen. Die Erkrankung tritt häufig familiär auf, ist von Imbezillität, Ataxie, Taubheit und Mißbildungen verschiedenster Organe begleitet.

In diese Gruppe gehört noch eine Reihe anderer Erkrankungen des Augenhintergrundes, die ebenfalls mit Nachtnebel und konzentrischer Einengung des Gesichtsfeldes einhergehen, wie die *Retinitis pigmentosa sine pigmento*, die die oben erwähnte Veränderung der Papille mit Verengerung der Netzhautgefäße und mit Auftreten von kleinsten, abwechselnd dunklen und hellen Fleckchen in der Äquatorgegend des Augenhintergrundes zeigt, ferner die *diffuse Netzhauttrübung*, die *Retinitis punctata albescens*, bei der kleine gelbe Flecken über die Netzhaut verstreut liegen. Wir finden bei diesen Formen mitunter okulären Nystagmus.

Das Kolobom am Sehnerveneintritt.

An Stelle der Papille sehen wir eine vertiefte, weiße Partie, die mehrmals so groß wie die Papille sein und an verschiedenen Teilen unregelmäßige Vertiefungen aufweisen kann. Mitunter ist sie von einem Pigmentring umschlossen. Die Gefäße der Netzhaut nehmen einen verschiedenen Ursprung im Kolobom. Sie können unregelmäßig an seinem unteren Rande entspringen, in der Mitte hervortreten oder überall am Rande gleichmäßig verteilt erscheinen.

Das Kolobom der Chorioidea.

Es liegt typisch nach unten von der Papille und hat die Form eines Ovals oder eines großen, weißen Dreiecks, dessen Basis gegen den Äquator des Auges gerichtet ist und dessen Spitze in der Papillengegend liegt. Mitunter ist die Papille ins Kolobom einbezogen. Man sieht in diesem Kolobom allenthalben die

---

[1] Klin. Mbl. Augenheilk. **65**.

weiße Sklera durch; in ihm liegen einzelne Gefäße der Chorioidea, die an seinem Rand verschwinden, einzelne Netzhautgefäße ziehen über das Kolobom hinweg. In ihm und besonders an seinem Rande liegt Pigment. Mitunter besteht gleichzeitig ein Kolobom der Iris nach unten. Selten liegt das Kolobom der Chorioidea in der Maculagegend. Solche Augen zeigen oft auch okulären Nystagmus.

Der Konus inferior.

Die Papille ist klein und hat unregelmäßige, eckige Gestalt, sie ist an ihrem unteren Rande, wo der Konus an sie anschließt, geradlinig begrenzt. Der Konus selbst erscheint als halbmondförmige, grauweiße Platte. Die Netzhautgefäße weichen meist demselben aus, man sieht auch verkehrte Gefäßverteilung, indem sich die Gefäße nicht wie normal gleich temporal, sondern zunächst nach nasal wenden und erst, nachdem sie die Papille verlassen haben, nach temporal umbiegen. Auch der Konus inferior wurde als degeneratives Stigma aufgefaßt und häufig bei Psychosen gefunden.

Die Lebersche Sehnervenatrophie.

Sie ähnelt dem Bild der genuinen Atrophie, tritt familiär auf und entwickelt sich meist in der Zeit der Pubertät.

Bei der von Behr beschriebenen Form, die schon im frühen Kindesalter zur Entwicklung kommen kann, finden sich außer der Opticuserkrankung leichte Imbezillität, spastisch-ataktische Phänomene und Incontinenz.

Die Arteria hyaloidea persistens.

Aus der Papille erhebt sich ein weit in den Glaskörper hineinreichender Strang, der gegen den hinteren Linsenpol zieht. Auf der Papille und in ihrer Umgebung findet man Stränge und Platten von Bindegewebe.

Wir können auch exzessive Formen von (in mäßigem Ausmaße bereits physiologisch vorkommenden) Zuständen finden, so den *albinotischen Augenhintergrund*, bei dem wir infolge Fehlens des Retinalpigmentes die Chorioidealgefäße sehen, weiters massige, bindegewebige Auflagerungen auf der Papille, weithin in den Fundus hineinreichende, markhaltige Nervenfasern, sehr stark ausgeprägte Schlängelung der Gefäße *(Tortuositas vasorum congenita)*.

5. Tumoren der Netzhaut und des Sehnervenkopfes.

Die genetischen Beziehungen zwischen Auge und Zentralnervensystem offenbaren sich auch bei manchen Geschwulstformen.

Hier interessiert uns zunächst eine teils als Mißbildung, teils als blastomatöse Erkrankung der Neuroglia aufgefaßte Erkrankung, die *tuberöse Hirnsklerose*.

Dieselbe äußert sich *klinisch* in der Regel schon in der Kindheit und zeigt ein typisches Syndrom: epileptiforme Anfälle, gepaart mit Idiotie und Naevus- resp. Geschwulstbildungen an der Haut; besonders das Adenoma sebaceum Pringle (Bildung graugelblicher bis kupferroter Knötchen in der Gegend der Nasolabialfalten) wird als charakteristisch betrachtet. *Pathologisch-anatomisch* finden sich vor allem in der Hirnrinde derbe, tumorartige Knoten, die durch Bildung eines dichten Gliafaserfilzes und Riesenzellen, teils vom Ganglienzelltypus, teils mehr Gliazellen ähnelnd (Bielschowsky[1]) charakterisiert sind.

[1] Bielschowsky und Gallus, J. Psychol. u. Neur. **20**, Erg.-H. 1.

Außer in der Haut und den inneren Organen (Nieren, Herz) wurden tumorartige Bildungen auch in der Netzhaut und im Sehnerven nachgewiesen, die sich ophthalmoskopisch als multiple rundliche, graugelbliche, über das Niveau der Netzhaut wenig prominente Knoten darstellen, über die die Netzhautgefäße hinwegziehen oder unter denen sie untertauchen, resp. die sich über der Papille als pilzförmige gelblich-weiße Tumoren erheben. Histologisch bestehen diese tumorartigen Gebilde vor allem aus Gliagewebe; es kommen in ihnen Cysten und Blutungen vor (VAN DER HOEVE[1]).

Auch bei der *Neurofibromatose* (RECKLINGHAUSEN) konnte der obengenannte Autor Tumoren in der Netzhaut und an der Papille nachweisen; bei dieser Erkrankung kann auch der Octavus befallen sein.

Besonders mit Tumoren resp. Cysten des Kleinhirns pflegt die sog. HIPPEL-CZERMAKsche Netzhauterkrankung einherzugehen. Die ophthalmoskopische Untersuchung zeigt hier eine sehr starke Schlängelung und Erweiterung der Netzhautgefäße und gelbrote, mit den Netzhautgefäßen in Verbindung stehende, knotenartige Gebilde neben rötlichen und weißen Herden, die in den äußeren Netzhautschichten gelegen sind, schließlich Netzhautblutungen in spärlicher Zahl; im Verlaufe der Erkrankung kommt es zur Netzhautablösung.

Die mit den Netzhautgefäßen in Verbindung stehenden Knoten werden als kapillare Angiome angesprochen, wozu auch der Befund LINDAUS[2] paßt, daß sich in den begleitenden Cysten des Kleinhirns angiomatöse Bildungen finden. Die gliösen Wucherungen und Exsudationen der Netzhaut werden von manchen als sekundär angesehen. MELLER und MARBURG[3] sind dagegen der Ansicht, daß es sich bei dieser Netzhauterkrankung um eine Geschwulstbildung der gliösen Elemente der Retina handle, und sprechen von Glioblastoma retinae teleangiectodes.

Das *Glioma retinae* ist fast ausschließlich eine Erkrankung des frühen Kindesalters und befällt sehr häufig beide Augen. Es entwickeln sich in seinen ersten Stadien in der Netzhaut weißliche, verschieden große Knoten, über die die Netzhautgefäße teilweise hinwegziehen, in denen sie teilweise verschwinden, und auf denen mitunter weiße höckerige Auflagerungen sichtbar sind. Die Netzhautgeschwulst, die ihren Ursprung in der Nervenfaser-Ganglienzellenschicht der Netzhaut nimmt, wächst entweder in den Glaskörper hinein (Glioma endophytum) oder durchbricht die Netzhaut und die elastische Grenzmembran und wuchert in die Chorioidea (Glioma exophytum), wodurch es auch zur Netzhautablösung kommen kann. Der wuchernde Tumor kann den Glaskörperraum einnehmen und man sieht in solchen Fällen bei seitlicher Beleuchtung einen weißgelblichen Reflex aus der Pupille (amaurotisches Katzenauge); dann ist die ophthalmoskopische Untersuchung nicht mehr möglich. Die Tumormassen können auch in die Papille einwuchern und entlang dem Sehnerven in die Schädelhöhle einbrechen.

Während sich das Gliom des Gehirns als Wucherung der verschiedenen Typen von Gliazellen, resp. als Faserfilz darstellt, besteht das Netzhautgliom aus regellos aneinandergereihten Strängen zylindrischer Zellen mit Blutgefäßen in deren Zentrum; dazwischen liegen die sog. Rosetten, die Drüsentubuli ähneln, indem kegelförmige Zellen um ein kreisförmiges Lumen angeordnet sind. Auch im Netzhautgliom können Spinnenzellen zur Darstellung gebracht werden.

---

[1] VAN DER HOEVE, Arch. f. Ophth. **111**, 1. 1923.
[2] LINDAU, Acta path. scand. (København.) **1926**. [3] Z. Augenheilk. **66**. 1928.

Anhangsweise sei noch das Auftreten von *Cysticercusblasen* des Augenhintergrundes erwähnt, die sich klinisch bei subretinalem Sitze als Blasen repräsentieren, die die darüberliegende, getrübte, unebene, grauweiße Netzhaut vorwölben, bei Durchbruch durch die Netzhaut oder bei primärem Sitze im Glaskörper als rundliche, blasenförmige Gebilde mit Auflagerungen und schleierartigen Glaskörpertrübungen zu erkennen sind. Das Charakteristische dieser Blasen ist die sichtbare, peristaltische Bewegung des Cysticercus in der Blase. Die Feststellung solcher Blasen kann evtl. die Natur gleichzeitiger Symptome von seiten des Zentralnervensystems klarstellen.

Tumoren des Sehnervenkopfes geben sich als eine in den Glaskörperraum weit vorragende Anschwellung über der Papille kund. So wurden Gummen, Solitärtuberkel, metastatische oder aus der Orbita resp. dem Opticusstamme in die Papille hineinwuchernde Neoplasmen beobachtet.

V. Die Augenbewegungen und ihre Störungen.

1. Die äußeren Augenmuskeln[1].

Von den sechs äußeren Augenmuskeln (Abb. 48 u. 57), die alle bis auf den Musculus obliquus inferior in der Umgebung des Foramen opticum entspringen, setzt an der nasalen und temporalen Bulbushälfte seitlich je ein Muskel an, der *Musculus rectus internus* und *externus*, die ihrem Verlauf und Ansatz entsprechend das Auge bei aufrechter Kopfhaltung in der Horizontalen (von rechts nach links und umgekehrt) bewegen. Die anderen · Augenmuskeln haben zum Unterschied von diesen beiden je nach der Stellung des Auges eine verschiedene Wirkung.

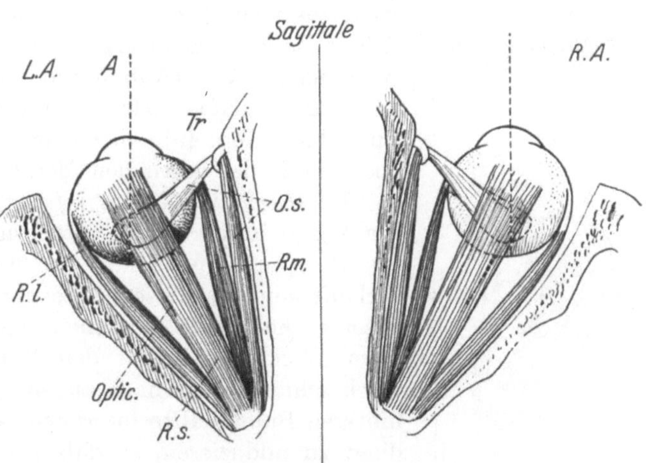

Abb. 48. Schema der Augenmuskeln beim Blicke geradeaus, von oben gesehen.
A. = Augenachse. *R.s.* = Rectus superior, *O.s.* = Obliquus superior, *R.l.* = Rectus lateralis, *R.m.* = Rectus medialis, *Tr.* = Trochlea.

Der *M. rectus superior* verläuft nach vorne außen und setzt am vorderen, oberen, temporalen Abschnitt des Bulbus an; dementsprechend hebt er das Auge, wenn es schläfenwärts gewendet ist, also die Längsachse des Muskels mit der des Auges (Mitte der Hornhaut-Macula) zusammen-

[1] Bernheimer, Die Wurzelgebiete der Augennerven. Handb. d. Augenheilk. **1**, 6. Kap. (1900). — Bielschowsky, Die Bedeutung der Bewegungsstörungen der Augen. Erg. Chir. **9** (1916). — Bing, Compendium der topischen Diagnostik (1921). — Graefe, Motilitätsstörungen. Handb. d. Augenheilk. **6** IV (1880). — Oppenheim, Zur Symptomatologie der Pseudobulbärparalyse. Fortschr. Med. **13**, 1 (1895). — Uhthoff, Über die Augensymptome bei den Erkrankungen des Nervensystems. Handb. d. Augenheilk. **11** II (1915). — Wilbrand-Saenger, Die Bewegungsstörungen der Augenmuskeln. Neur. d. Aug. **8** (1921).

fällt (Abb. 49). Wird das Auge nach innen gedreht, so daß nun seine Längsachse auf der des Muskels senkrecht steht (Abb. 50), so rollt derselbe bei seiner Kontraktion den Bulbus nach innen (in bezug auf das obere Ende des vertikalen Meridians).

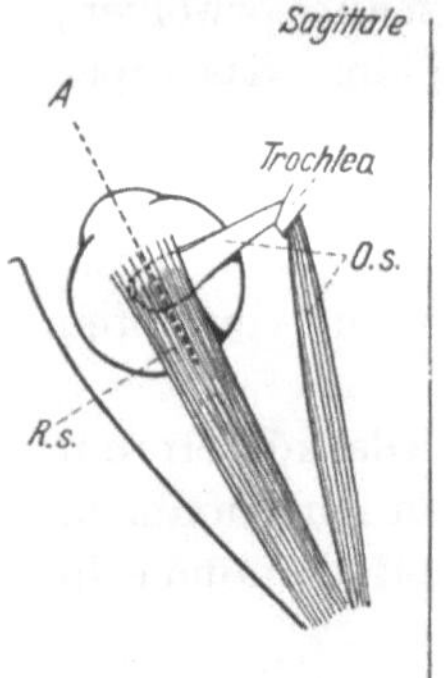

Abb. 49. Augenmuskeln beim Blicke schläfenwärts.
A. = Augenachse,
O. s. = Obliquus superior,
R. s. = Rectus superior.

Der *M. rectus inferior*, der parallel dem Rectus superior, also ebenfalls in der Richtung nach vorne außen unter dem Bulbus verläuft und im vorderen, unteren, temporalen Abschnitt inseriert, ist der Antagonist des Rect. sup. in den entsprechenden Stellungen als Senker (Blick schläfenwärts), bzw. Außenroller des Auges (Blick nasenwärts). Beide Recti sind aber zufolge ihres schräg nach vorn und temporal gerichteten Verlaufs zum vorderen Bulbusabschnitt zum Teil Synergisten, indem sie die Tendenz haben, diesen Bulbusabschnitt nasenwärts zu ziehen, also das Auge zu adduzieren.

Der *Musculus obliquus superior* verläuft im mediodorsalen Winkel der Orbita zu der dorsomedial von der vorderen Bulbushälfte gelegenen Trochlea, nach deren Umschlingung sich die Sehne nach hinten und lateral wendet, um sich am hinteren oberen Bulbusabschnitt anzusetzen. Steht die Längsachse des Auges der Sehne des Muskels gleichgerichtet, so zieht er das Auge abwärts, er ist demnach beim Blick nasenwärts (Abb. 50) ein Senker des Auges. Sieht das Auge schläfenwärts (Längsachse des Auges senkrecht zur Sehne (Abb. 49), so rollt er das Auge in bezug auf das obere Ende des vertikalen Meridians nach innen.

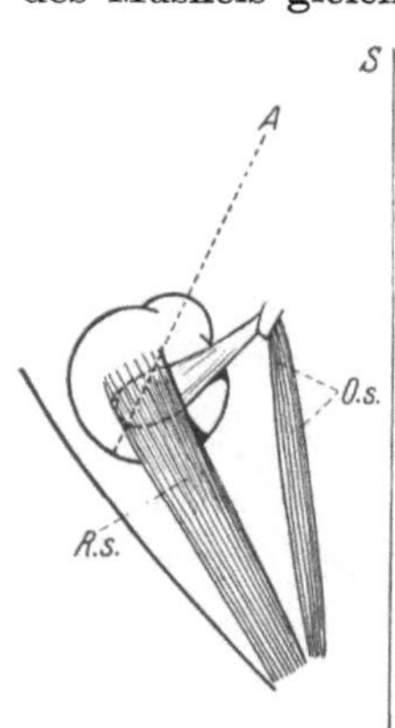

Abb. 50. Augenmuskeln beim Blicke nasenwärts.
A. = Augenachse,
O. s. = Obliquus superior.
R. s. = Rectus superior.

Der *Musculus obliquus inferior*, der, vom medialen Teil des Margo infraorbitalis entspringend, parallel zur Sehne des Obliquus superior an der unteren Fläche des Auges verläuft und an dessen Lateralseite hinter dem Äquator ansetzt, hebt als Antagonist des letztgenannten Muskels beim Blick nasenwärts den Bulbus und rollt ihn beim Blick schläfenwärts nach außen. Da beide Obliqui an der hinteren Bulbushälfte inserieren, so haben sie die Tendenz, diese zu adduzieren, so daß also das Auge in bezug auf den vorderen Anteil des Bulbus abduziert wird.

Bei den willkürlichen Blickbewegungen kommt es zur Hebung und Senkung des Auges, resp. zum Blicken nach rechts und links. Rollung der Augen sehen wir nur bei reflektorischen Augenbewegungen, z. B. beim labyrinthären Nystagmus oder bei Augenmuskellähmungen.

2. Kerne und Wurzeln der Augenmuskelnerven.

Die Kerne der Augenmuskelnerven finden sich, wie erwähnt (vgl. S. 20), dem Fasciculus longitudinalis posterior dorsal angelagert, der den Hirnstamm in sagittaler Richtung durchsetzt, knapp unter dem Boden der Rautengrube bzw. dem Aquaeductus Sylvii liegt. Am weitesten rückwärts befindet sich in caudalen Abschnitten der Brücke der Ursprungskern des sechsten Hirnnerven, des *Nervus abducens*, der den Musculus rectus lateralis innerviert. Die Fasern des genannten Nerven durchsetzen die Brücke in dorso-ventraler Richtung, sie verlaufen hierbei außen vom Lemniscus medialis, bzw. durchkreuzen die Pyramidenbahn. Nachdem er die Basis des Gehirns am caudalen Rande der Brücke verlassen hat, kreuzt der N. abducens in seinem sagittal gerichteten Verlauf die Spitze der Schläfenbeinpyramide, tritt in den Sinus cavernosus ein und liegt latero-ventral der Arteria carotis interna an. Er übersetzt den dorsalsten Teil der Fossa pterygopalatina dorsolateral vom Ganglion sphenopalatinum, tritt durch die Fissura orbitalis superior in die Orbita und hier zum Rectus lateralis.

Der Kern des vierten Hirnnerven, des den Musculus obliquus superior innervierenden *Nervus trochlearis*, findet sich an der Grenze von vorderem und hinterem Vierhügel. Die Wurzeln dieses Nerven beschreiben einen Bogen um den Aquaeductus Sylvii, wobei sie vom Ursprungskern an einen caudal und dorsal gerichteten Verlauf haben (vgl. Abb. 6 u. 20), so daß sie schließlich in den hinteren Abschnitten des Corpus quadrigeminum posterius dorsal vom Aquaeductus Sylvii anzutreffen sind. An der caudalen Grenze des hinteren Vierhügels kreuzen einander schließlich dorsal vom Aquaeduct die Trochlearisbündel beider Seiten, knapp bevor sie aus dem Hirn austreten. Der dünne Nerv muß weiterhin das Mittelhirn bzw. den Pedunculus cerebri außen umschlingen, um die Hirnbasis zu erreichen.

Der Nervus trochlearis tritt in die Außenwand des Sinus cavernosus ein und zieht in dieser bis zur Fissura orbitalis superior, nach deren Durchquerung er über den Musculus levator palpebrae superioris hinweg zum Musculus obliquus superior gelangt.

In den vorderen Abschnitten des Corpus quadrigeminum anticum findet man schließlich den Kern des dritten Hirnnerven, des *Nervus oculomotorius*. Man unterscheidet an diesem Kern einen großzelligen *lateralen Hauptkern* zu beiden Seiten der Mittellinie und in der Mittellinie selbst den *großzelligen Mediankern* (Zentralkern, *Perlia*kern). Diesem Kerngebiet dorsal angelagert findet man den aus kleinen Zellen bestehenden Edinger-Westphalschen Kern, dessen Zellen einen ähnlichen Charakter haben wie Ursprungszellen vegetativer Fasern. Der vorderste Abschnitt des letztgenannten Kerns gewinnt beim Menschen eine relative Selbständigkeit und wird auch als *Nucleus medianus anterior* bezeichnet.

Eine feinere Lokalisation der einzelnen Augenmuskeln in dem beschriebenen Kerngebiet ist vor allem auf Grund der experimentellen Untersuchungen Bernheimers an Affen möglich.

Exstirpiert man einen Muskel, so zerstört man natürlich gleichzeitig die Endigungen des motorischen Nerven in demselben; die diesen Fasern zugehörigen Zellen erleiden reaktive Veränderungen (sog. axonale Degeneration, Rundwerden des sonst polygonalen Zelleibs, Wanderung des Kerns an die Peripherie, Schwund des Tigroids im Zentrum der Zelle). Während bei erwachsenen Menschen oder Tieren die geschilderten Veränderungen der Ursprungszellen nur vorübergehend sind, kann es zu dauernder Zellschädigung (Atrophie) kommen, wenn man die Operation bei jungen Tieren ausführt.

Mittels der geschilderten Methode der Exstirpation einzelner Augenmuskeln konnte Bernheimer analysieren, in welchen Kernabschnitten die reaktiven Zellveränderungen eintreten, also wo die Zentren der einzelnen Muskeln liegen. Seine Resultate, die auch gut mit klinischen Beobachtungen übereinstimmen (vgl.

Zusammenstellung bei BROUWER[1]), sind in Abb. 51, einem schematischen Horizontalschnitt durch das Oculomotoriuskerngebiet, etwas modifiziert dargestellt. Die dort wiedergegebene Lokalisation der einzelnen Augenmuskeln wird leichter begreiflich bzw. merkbar, wenn man sich vor Augen hält, daß in der Regel Muskeln, die zusammen wirken, eher einander benachbart sind als Muskeln, die voneinander relativ unabhängig sind[2]. So sehen wir, daß im vordersten Kernabschnitt des lateralen Hauptkerns der Musculus levator palpebrae superioris und daran caudal anschließend der Musculus rectus superior gelagert sind, also Muskeln, welche beim Blick nach oben in der Regel gleichzeitig innerviert werden. In caudalen Abschnitten des lateralen Hauptkerns finden sich dagegen zwei Muskeln, welche mit dem Musculus obliquus superior in der Regel zusammenwirken, dessen Zentrum ja caudal an den lateralen Hauptkern anschließt. So finden wir kranial vom Trochleariskern zunächst den Musculus rectus inferior, der dem Musculus obliquus superior beim Blick nach abwärts synergetisch ist, und kranial anschließend den Musculus obliquus inferior lokalisiert, dessen Funktion der des Musculus obliquus superior wenigstens insofern verwandt ist, als er auch Abduction des Auges zu bewirken vermag (vgl. S. 140). Schließlich finden wir ziemlich in der Mitte des lateralen Hauptkerns den Musculus rectus internus lokalisiert, dessen Zentrum mit dem Zentralkern zusammenhängt. BROUWER[1] hat darauf hingewiesen, daß man in der Raphe gelegene Zellgruppen nur bei solchen Tieren gut entwickelt findet, bei welchen die Augen im Kopfe vorne stehen, so daß die Gesichtsfelder beider Augen einander zum Teil überdecken, also die Fixation eines Punktes durch eine Konvergenzbewegung der Augen möglich ist. Als phylogenetisch jüngster Anteil dieser Zellgruppen sei der Zentralkern (Perliakern) aufzufassen, der sich eng benachbart dem EDINGER-WESTPHALschen Kern, also dem Akkommodations- und Pupillenzentrum entwickelt. Diese Tatsachen stützen die Vermutung, daß in der Raphe gelegene Zellgruppen, vor allem der *Zentralkern*, als *Konvergenzzentrum* anzusprechen seien. Die enge Nachbarschaft des die Konvergenz innervierenden Kerns und des dorsal

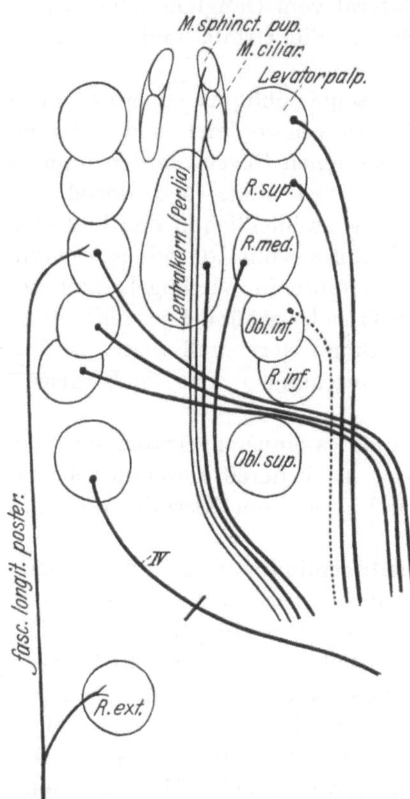

Abb. 51. Schematischer Horizontalschnitt durch die Augenmuskelkerne. (Oculomotoriusgebiet modifiziert nach BERNHEIMER und OBERSTEINER.)

[1] Z. Neur. **40**, 152 (1918).

[2] Diese Regel hat natürlich, wie jede, Ausnahmen bzw. kann durch andere Arten gesetzmäßiger Beziehungen durchbrochen werden; sie soll uns hier nur als mnemotechnisches Hilfsmittel dienen.

vom Oculomotoriushauptkern gelagerten Zentrums der Binnenmuskulatur des Auges, des EDINGER-WESTPHALschen Kerns (vgl. S. 172), illustriert wieder das Aneinanderrücken der Zentren assoziierter Funktionen (Konvergenz, Akkommodation, Pupillenverengerung).

Während die aus den oralen Kernabschnitten entspringenden Fasern (zur inneren Augenmuskulatur, dem M. levator palpebrae super. und zum M. rectus super.) die betreffenden Muskeln der gleichen Seite innervieren, kreuzen die Fasern aus den caudalen Kernabschnitten (zum M. obliquus inferior größtenteils und zum M. rectus inferior total), ähnlich wie die caudal anschließenden aus dem Trochleariskern. Das Kerngebiet des M. rectus medialis entsendet sowohl ungekreuzte als auch kreuzende Fasern. Die genannten Verhältnisse erklären es, warum auch bei einseitiger Kernaffektion im Nucl. oculomotorius beiderseitige Augenmuskellähmungen auftreten können.

Die Bündel des Oculomotorius, die aus den genannten Kernabschnitten entspringen, durchsetzen in leicht geschwungenem, dorso-ventral gerichtetem Verlauf das Haubengebiet des Mittelhirns, in dem sie etwas lockerer angeordnet sind, während sie medial vom Pedunculus, also knapp vor ihrem Austritt, schon viel dichter aneinander gelagert erscheinen, so daß sie hier schon leicht in ihrer Totalität von einem Herd betroffen werden können.

Nachdem der Oculomotorius den Pedunculus cerebri an der medialen Grenze des Hirnschenkelfußes, im Sulcus nervi oculomotorii, verlassen hat, erreicht er, am Processus clinoideus posterior vorbeiziehend, die Duradecke des Sinus cavernosus; er tritt in verschieden nahe Beziehung zur Keilbeinhöhle, kann von ihr entweder durch dicken Knochen getrennt sein oder in einer Rinne im Knochen liegen, die in der Keilbeinhöhle als Vorwölbung sichtbar ist, schließlich (selten) sich in einer Dehiszenz des Knochens der Keilbeinhöhle befinden. Er wendet sich bald lateral der Carotis interna, an der medialen Seite des ersten Trigeminusastes zur Fissura orbitalis superior. In der Orbita teilt er sich in einen oberen Ast für den Levator palpebrae superioris und Rectus superior und in einen unteren Ast für den Rectus medialis, Rectus inferior und Obliquus inferior. Der zum letztgenannten Muskel ziehende Zweig gibt die Radix brevis zum G. ciliare ab.

3. Augenmuskellähmung.

a) Symptome und Diagnose.

Meist führt uns der Patient durch die Angabe, daß er doppelt sehe, darauf, daß eine Augenmuskellähmung vorliege. Doch stehen uns nicht nur die subjektiven Angaben über *Doppelbilder* zur Verfügung, deren Prüfung die wichtigste Untersuchungsmethode zur Auffindung einer Augenmuskellähmung darstellt; eine Reihe objektiver Symptome kann uns im gegebenen Falle nicht nur zur Diagnose verhelfen, daß ein Augenmuskel gelähmt ist, sondern auch zur genaueren Bestimmung des gelähmten Muskels. Zumeist hat der Patient mit Augenmuskellähmung eine typische *Kopfhaltung*. Ferner finden wir, wenn wir ihn in verschiedene Richtungen blicken lassen, die eine oder andere Stellung, in der das *Auge*, dessen Muskel paretisch ist, gegenüber dem anderen *zurückbleibt*. Auch kann der *Tastversuch* nach GRAEFE über die Lähmung Auskunft geben und schließlich kann noch die Prüfung des *Blickfeldes* ein brauchbares Resultat liefern. Mitunter deutet ein *Nystagmus* in der Endstellung des Auges auf Parese eines Augenmuskels hin.

Die Kenntnis der Funktion der äußeren Augenmuskeln (vgl. folgende Tabelle und S. 139) bildet die Grundlage bei der Diagnose einer Lähmung.

Funktion der Augenmuskeln.

Muskel	Zugwirkung
Rectus externus	Abduction
Rectus internus	Adduction
Rectus superior	1. Hebung des abduzierten Auges 2. Innenrollung des adduzierten Auges 3. Adduction
Rectus inferior	1. Senkung des abduzierten Auges 2. Außenrollung des adduzierten Auges 3. Adduction
Obliquus superior	1. Senkung des adduzierten Auges 2. Innenrollung des abduzierten Auges 3. Abduction
Obliquus inferior	1. Hebung des adduzierten Auges 2. Außenrollung des abduzierten Auges 3. Abduction

α) Prüfung auf Doppelbilder. Wir prüfen auf Doppelbilder derart, daß wir vor ein Auge des zu Untersuchenden ein farbiges Glas setzen und ihn auf ein Kerzenlicht oder auf einen elektrisch beleuchteten Spalt blicken lassen. Man hält diesen bei Prüfung der Augenbewegungen in seitlicher Richtung vertikal, bei Prüfung der Auf- und Abwärtsbewegungen horizontal. Er wird in einem Abstand von 1—2 m vom Patienten auf einer gedachten Kugeloberfläche vor demselben bewegt. Die Prüfung mittels eines beleuchteten Spaltes ist deshalb vorzuziehen, weil der Spalt abwechselnd horizontal und vertikal gehalten werden kann, wodurch der Patient leichter die Neigung und den Höhenabstand des Scheinbildes beurteilen kann. Wir bringen den Spalt oder das Licht am besten in neun verschiedene Stellungen; wir lassen es, ohne daß der Untersuchte den Kopf mitdrehen darf, beim Blick geradeaus, nach rechts und links, beim Blick gerade nach oben, nach links oben, nach rechts oben, beim Blick gerade nach abwärts, nach rechts abwärts und nach links abwärts beobachten und notieren die Angaben des Patienten in diesen Stellungen. Es ist nun wichtig, darauf zu achten, ob in einer dieser Stellungen Doppelbilder auftreten, welches der Bilder weiter entfernt vom Untersuchten ist und ob ihr gegenseitiger Abstand in irgendeiner Richtung hin größer wird.

Das Auftreten von Doppelbildern bei Lähmung eines Augenmuskels wird folgendermaßen erklärt. Das von einem Objekt auf der rechten und das auf der linken Netzhaut entworfene Bild rufen nur dann die Empfindung eines einzigen Gegenstandes hervor, wenn sie auf korrespondierenden Netzhautbezirken entstehen, z. B. beiderseits in der Macula oder auf entsprechenden Stellen temporal auf der Netzhaut des einen und nasal auf der Netzhaut des anderen Auges oder umgekehrt. Fällt z. B. im normalen Auge das Bild des Objekts auf die Macula, im anderen infolge dessen abnormer Stellung auf eine periphere Netzhautstelle, so sieht der Betroffene doppelt, und zwar sieht er das Objekt mit dem Auge, in dem das Bild in der Macula liegt, an seiner richtigen Stelle. Von der falschen Stellung des anderen Auges weiß er dagegen nichts. Er reagiert, als ob es sich an seiner richtigen Stelle befände, also das Bild des fixierten Gegenstandes ebenfalls auf die Macula fiele. Das tatsächlich auf der Netzhaut (nasal oder temporal) entstandene Bild wird einem zweiten Objekt (Scheinbild) zugeschrieben, das entsprechend temporal oder nasal vom fixierten Objekt im Gesichtsfeld des betreffenden Auges angenommen wird. Dieses Scheinbild ist in der Regel undeutlicher als das Objekt selbst, da es nicht wie dieses durch Erregungen aus der Fovea centralis zustandekommt.

Ist z. B. der rechte Rectus externus gelähmt (vgl. Abb. 52), so wird beim Blick nach rechts das rechte Auge zurückbleiben; während das Objekt im linken Auge in der Macula abgebildet wird, wird das Bild im rechten Auge auf der nasalen Netzhauthälfte entworfen; da die hier abgebildeten Objekte nach außen in die temporale Gesichtsfeldhälfte projiziert werden, erscheint das Scheinbild rechts vom Objekt. Bei Lähmung des Rectus externus tritt also infolge Störung der Abduction pathologische Konvergenz auf und dieser entsprechend kommt es zu gleichnamigen Doppelbildern, d. h. das Scheinbild entsteht vom Patienten aus gerechnet auf der Seite des Auges mit dem gelähmten Muskel (Abb. 53). Bei Divergenz infolge Lähmung eines Rectus internus entsteht das Gegenteil: die Doppelbilder sind gekreuzt, das Scheinbild liegt auf der Seite des normal bewegten Auges. Ist ein Heber gelähmt, so bleibt das Auge beim Blick aufwärts zurück, das Objekt bildet sich auf einem Bezirk der unteren Netzhauthälfte ab und wird entsprechend nach oben projiziert, das Scheinbild steht höher. Umgekehrt liegt es tiefer, wenn ein Senker gelähmt ist. Ist ein Roller gelähmt, so ist das Bild nach der Seite geneigt, nach der der gelähmte Muskel das Auge normalerweise rollt. Man kann also die allgemeine Regel aufstellen, daß das *Scheinbild in jener Richtung auftritt, in welche der gelähmte Muskel das Auge ziehen sollte.*

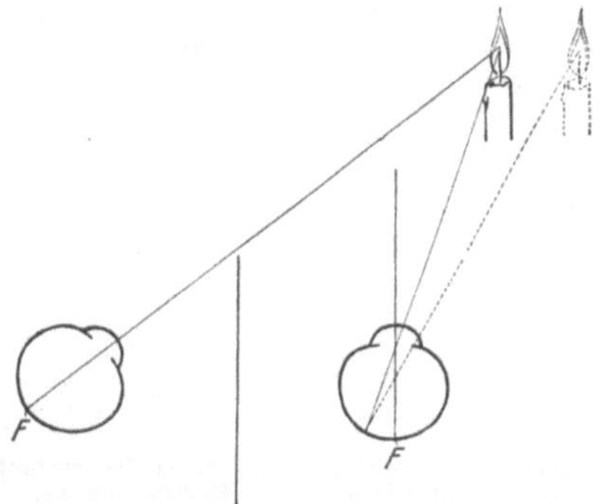

Abb. 52. Lähmung des rechten Rectus externus; Blick nach rechts; gleichnamiges Scheinbild.

Aus dem bisher Ausgeführten ergibt sich leicht der *Gang der Untersuchung auf Doppelbilder.* Werden solche angegeben, so müssen wir uns zunächst fragen, ob sie vielleicht *monokulär* verursacht sind (Akkommodationslähmung[1], Katarakt, subluxierte Linse, Hysterie, in einzelnen Fällen aber auch bei zentraler, organischer Erkrankung[2]). Wenn trotz Zudeckens eines Auges die Doppelbilder bestehen bleiben, so sind sie monokulär, verschwindet beim Zudecken eines

[1] Bei Akkommodationsstörung werden von einem nahen Gegenstand unscharfe Bilder auf der Netzhaut entstehen, resp. von jedem Punkte ein Zerstreuungskreis; es entstehen demnach von einem Objekt viele ineinandergeschobene, verschwommene Bilder auf der Netzhaut; die Randbilder treten am deutlichsten hervor und können als Doppelbilder erscheinen.

[2] Z. B. bei Endstellungsnystagmus infolge isolierter Apperzeption der Bilder in den beiden extremen Lagen des Bulbus, ferner in manchen Fällen von Konvergenzparese (Gerstmann und Kestenbaum, Z. Neur. **128**, 42. 1930).

Auges ein Bild, so sind sie durch Störung im Zusammenwirken beider Augen bedingt (binokulär).

Handelt es sich um binokuläre Doppelbilder, so tritt an uns die weitere Frage heran, ob sie durch *Lähmung* eines oder mehrerer Augenmuskel oder durch *abnorme Stellung* der Bulbi bedingt sind (Verdrängung eines Auges durch entzündliche Vorgänge oder Geschwülste, Heterophorie[1], Strabismus concomitans).

Bei der Augenmuskellähmung wird beim Blick in die Zugrichtung des gelähmten Muskels der Abstand zwischen Bild und Scheinbild[2] immer größer, denn je weiter der Patient die Augen in der Richtung des gelähmten Muskels bewegt, desto größer wird der Abstand der Augen und damit auch die Distanz der Bilder. Bei der Heterophorie und beim Strabismus

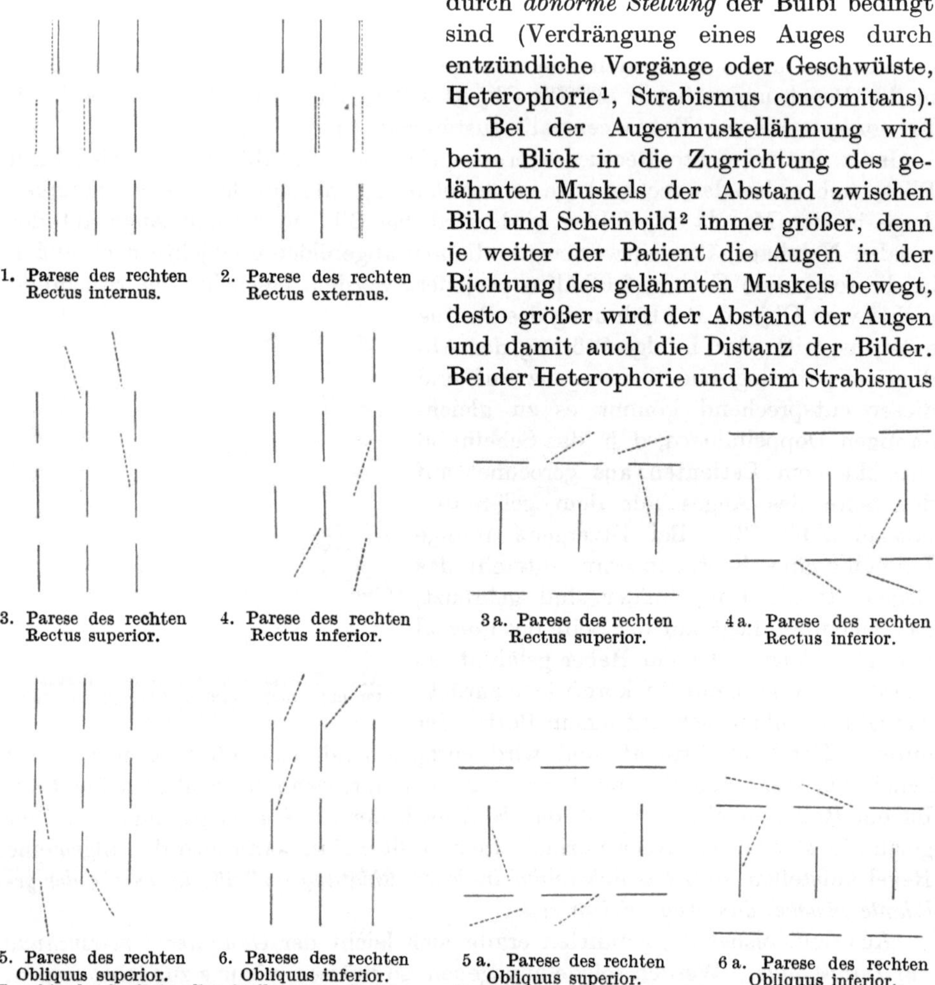

1. Parese des rechten Rectus internus. 2. Parese des rechten Rectus externus.

3. Parese des rechten Rectus superior. 4. Parese des rechten Rectus inferior. 3a. Parese des rechten Rectus superior. 4a. Parese des rechten Rectus inferior.

5. Parese des rechten Obliquus superior. 6. Parese des rechten Obliquus inferior. Leuchtender Spalt in allen Stellungen aufrecht. 5a. Parese des rechten Obliquus superior. 6a. Parese des rechten Obliquus inferior. Leuchtender Spalt beim Blick aufwärts und abwärts horizontal.

Abb. 53. Doppelbilder bei Augenmuskellähmungen (nur die wichtigsten Doppelbilder eingezeichnet). Scheinbild gestrichelt.

concomitans bleibt der Abstand der Bilder in allen Blickrichtungen gleich, da es sich um eine fixierte gegenseitige Augenstellung handelt, bei mechanischer

---

[1] Latente Störung des Muskelgleichgewichts, z. B. latente Konvergenz (Esophorie) bei Hypermetropen (infolge vermehrter Akkommodationsimpulse und damit verbundener erhöhter Konvergenztendenz) oder latente Divergenz (Exophorie) bei Myopen (infolge Verringerung der Akkommodations- und damit auch der Konvergenzimpulse).

[2] Das *Scheinbild* ist nicht nur undeutlicher, sondern auch meist vom Patienten weiter entfernt. Beim Versuch nach demselben zu greifen, greift der Patient am Objekt selbst vorbei (vgl. unten).

Verdrängung des Auges kann das gleiche der Fall sein, es kann aber auch in der einen oder anderen Richtung ein ähnliches Verhalten zu konstatieren sein wie bei einer Augenmuskellähmung, besonders, wenn der Patient aufgefordert wird, in die Richtung des mechanischen Hindernisses zu blicken.

Unter Beachtung der angeführten Regeln und unter Berücksichtigung der Anatomie und Zugrichtung der äußeren Augenmuskeln können wir schließen, welcher Augenmuskel gelähmt ist.

Wir geben z. B. vor das rechte Auge ein rotes Glas, fordern den Patienten auf, nach verschiedenen Richtungen zu blicken, und hören nun, daß er beim Blick nach rechts zwei Bilder sieht, ein rotes links, ein weißes rechts; es ist also ein Rechtswender gelähmt. Hier kommt der rechte Rectus externus oder der linke Rectus internus in Betracht. Die Tatsache, daß das weiße Bild, also das des linken Auges, mehr außen liegt, also vom Untersuchten weiter entfernt, mithin das Scheinbild ist[1], weist darauf hin, daß der Rectus internus der gelähmte Muskel ist. In einem anderen Falle steht beim Blick nach aufwärts resp. rechts aufwärts das rote Bild höher (rotes Glas wieder vor dem rechten Auge), also ist ein Heber des rechten Auges gelähmt; dieser kann nur der Rectus superior dieses Auges sein, der beim Blick nach rechts hebt. Da der Rectus superior aber gleichzeitig ein Adductor ist und bei seiner Lähmung eine geringe Divergenz auftritt, so ist das Scheinbild in diesem Falle nicht nur höher, sondern auch links vom reellen Bilde. Sind mehrere Muskeln gleichzeitig gelähmt, so ergeben sich Doppelbilder der eben geschilderten Art in verschiedenen Stellungen oder Kombinationen (vgl. Abb. 53 und 54).

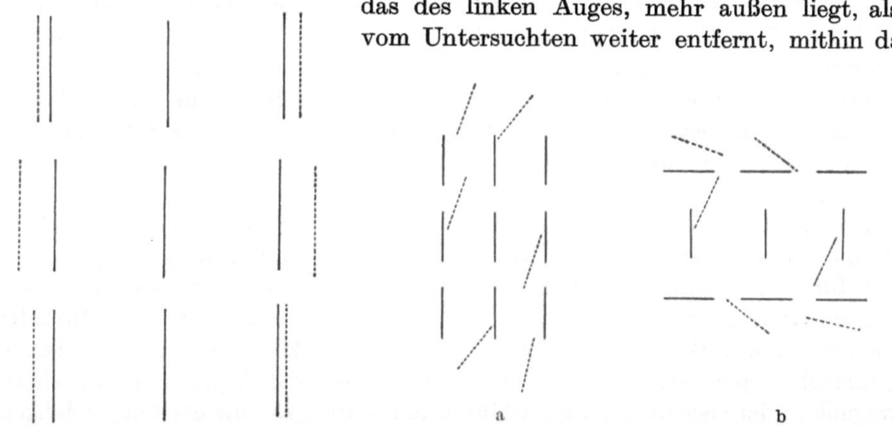

1. Parese des rechten Rectus externus und internus.

2. Parese des rechten Rectus inferior und Obliquus inferior.
a) Spalt in allen Stellungen aufrecht.
b) Spalt beim Blick aufwärts und abwärts horizontal.

Abb. 54. Schema der Doppelbilder in Fällen von Lähmung mehrerer Augenmuskeln.

Zu bedenken ist immerhin, daß in einzelnen Fällen die Stellung der Doppelbilder bezüglich Höhendifferenz, Schrägstellung oder seitlicher Verschiebung aus diesem Gesetze allein nicht abgeleitet werden kann, wenn beispielweise eine Heterophorie besteht und dieser latente Zustand bei einer Augenmuskellähmung manifest wird. Ist z. B. der rechte Rectus superior gelähmt, so steht beim Blick nach rechts aufwärts das Scheinbild höher, nasalwärts geneigt und links vom Objekt. Besteht gleichzeitig Esophorie (latente Konvergenz), die nun manifest wird, so kann das Scheinbild zwar höher und nasalwärts geneigt, aber rechts vom Objekt stehen.

[1] Siehe Anm. 2 auf S. 146.

Besteht eine Augenmuskellähmung längere Zeit, so wird die Angabe der Doppelbilder unsicher, da das Bestreben besteht, das Scheinbild zu unterdrücken.

Wir können den Abstand der Doppelbilder auf der *Tangentenskala* messen. Auf einem Stabe sind zu beiden Seiten eines Nullpunktes die Tangenten der einzelnen Winkelgrade eingezeichnet (Abstand des Untersuchten vom Nullpunkt 5 m). Die Skala kann horizontal oder vertikal aufgestellt werden. Im Nullpunkt brennt eine Flamme. Das normale (z. B. rechte) Auge wird mit einem dunkelroten Glase bewaffnet, so daß es damit nur ein rotes Licht, aber nicht die Skala ausnehmen kann. Der Patient hat die Aufgabe, die Flamme zu fixieren, was nur mit dem normalen (rechten) Auge gelingt, während auf die Fovea des gelähmten (linken) Auges eine der Ziffern der Skala fallen wird. Das rote Bild der Flamme in der rechten Fovea und das der Ziffer in der linken Fovea werden im Zentrum vereinigt (corticale Doppelvertretung jeder Macula!), so daß der Patient die Ziffer rot sieht. Im gelähmten Auge entsteht nun aber nicht nur in der Fovea das Bild einer Ziffer, sondern es wird auf die Retina dieses Auges die Flamme extrafoveal abgebildet (nasal, temporal, über oder unter der Fovea je nach der Stellung des Auges). Dieses extrafoveale Bild der Flamme wird entsprechend nach außen projiziert, so daß bei Konvergenzstellung des gelähmten (linken) Auges die Flamme links von der farbigen Ziffer erscheint, bei Divergenzstellung rechts von derselben. Die rot erscheinende Ziffer zeigt die Winkelgrade der Schielablenkung des gelähmten Auges an.

β) Die Kopfhaltung. Bei Lähmung eines äußeren Augenmuskels stellt sich häufig eine abnorme Kopfstellung ein, die jeweils für die Lähmung eines bestimmten Augenmuskels charakteristisch ist. Der Kopf wird in die Zugrichtung des gelähmten Augenmuskels gedreht, wodurch erreicht wird, daß die Augen eine assoziierte Bewegung in der Gegenrichtung ausführen und damit in eine Stellung gelangen, in der Doppelbilder fehlen oder nur im geringsten Abstand voneinander entfernt sind, wenn der Patient geradeaus (in der sagittalen Richtung des Körpers) blickt. Ist z. B. der rechte Rectus externus paretisch, so hält der Patient oft den Kopf nach rechts gedreht, die nach links gewendeten Augen blicken in dieser Kopfstellung „geradeaus“ (in der sagittalen Richtung des Körpers). Bei Parese des rechten Obliquus superior ist der Kopf oft gesenkt und nach links gedreht, resp. gegen die linke Schulter geneigt. Die Augen sind nach rechts gerollt und gehoben, blicken also bei dieser Kopfstellung „geradeaus“. Wir können uns also die Kopfstellung für jeden paretischen Muskel derart konstruieren, daß wir uns einen Zug in der Richtung des paretischen Augenmuskels auf den Kopf angreifend denken.

γ) Das paretische Schielen. Der Parese eines Augenmuskels entspricht im allgemeinen auch schon beim Blick geradeaus ein Einwärts-, Auswärts- oder Höhenschielen. Blickt der Untersuchte nun in der Richtung des paretischen Muskels (d. h. in der Richtung, in der dieser Muskel den Bulbus bewegen soll), so nimmt das Schielen zu. Wir sehen deutlich, wie das paretische Auge immer mehr zurückbleibt oder, wie man es auch ausdrückt, die (primäre) Schielablenkung[1] immer größer wird. Bei Berücksichtigung der Wirkung der einzelnen

[1] *Schielablenkung* ist der Winkel, den die Gesichtslinie des betreffenden Auges (gezogen durch dessen Fovea und Knotenpunkt) mit einer Geraden einschließt, die vom zu fixierenden Objekt durch den Knotenpunkt dieses Auges gezogen wird. — Bezüglich der Unterscheidung zwischen primärer und sekundärer Schielablenkung s. S. 151.

Augenmuskeln kann man wieder aus der Richtung, in der das Auge zurückbleibt, auf den Muskel, der paretisch ist, schließen. Ist z. B. der rechte Rectus superior gelähmt, so bleibt beim Blick nach rechts oben das rechte Auge zurück. Diese Untersuchung ist überaus wichtig, da sie uns auch dann ein eindeutiges Resultat liefern kann, wenn der Patient keine Doppelbilder angibt, wenn z. B. das gelähmte Auge höhergradig amblyop oder amaurotisch ist, die Doppelbilder unterdrückt werden oder die Kopfhaltung nicht charakteristisch ist.

Den *Schielwinkel*[1] können wir am Perimeterbogen messen, den wir in der Ebene der Schielablenkung einstellen, indem wir mit dem normalen Auge genau über den Perimeternullpunkt hinweg in die Ferne blicken lassen und eine Kerze am Bogen so weit verschieben, bis sie sich in der Mitte der Pupille (resp. der Hornhaut bei zentrischer Lage der Pupille) des schielenden Auges abbildet. Wir lesen nun am Perimeterbogen den Winkelgrad ab, bei welchem die Flamme steht, die sich in der Hornhautmitte des schielenden Auges abbildet. Dieser Winkel gibt aber noch nicht genau den Schielwinkel an. Es ist nämlich zu berücksichtigen, daß wir durch Messung des Flammenbildes auf der Hornhautmitte die anatomische Achse (Verbindungslinie zwischen hinterem Augenpol und Hornhautmitte), aber nicht die Gesichtslinie (Verbindung von Fovea und Knotenpunkt) bestimmen. Die Gesichtslinie schließt mit der anatomischen Achse gewöhnlich einen Winkel von etwa 4° ein (sog. Winkel γ); sie passiert die Hornhaut nasal von ihrer Mitte. Konvergiert das schielende Auge, so müssen wir zu dem am Perimeterbogen abgelesenen Wert 4° hinzuzählen, bei Divergenz hiervon subtrahieren, um den tatsächlichen Schielwinkel zu erlangen.

δ) Der Tastversuch von Graefe. Sofern der Muskelapparat des Auges nicht gestört ist und dessen Visus noch das Ausnehmen von Gegenständen gestattet, wird die Versuchsperson, die man nach der Fixation eines Gegenstandes das Auge schließen läßt, den Gegenstand durch Hinzeigen richtig treffen. Wir nehmen diese Untersuchung gewöhnlich so vor, daß wir uns zunächst überzeugen, daß der Untersuchte nicht ataktisch ist, lassen ihn dann ein Auge schließen und einen Gegenstand mit dem offen belassenen Auge fixieren. Dann verdecken wir schnell auch das fixierende Auge und fordern den Untersuchten auf, rasch nach dem Gegenstand hinzuzeigen. Wir führen diese Probe beim Blick geradeaus, beim Blick nach rechts und links, nach oben und unten, resp. rechts und links oben, rechts und links unten aus. Ist ein Augenmuskel paretisch, so sehen wir, daß der Untersuchte, falls er in der Zugrichtung des gelähmten Muskels mit dem zu diesem Muskel gehörigen Auge blickt, *in der Richtung des Scheinbildes vorbeizeigt.* Ist z. B. der rechte Rectus externus paretisch, so zeigt der Untersuchte nach Blick mit dem rechten Auge nach rechts von dem fixierten Gegenstand nach rechts vorbei. Ist der rechte Rectus superior paretisch, so zeigt der Untersuchte nach Blick mit dem rechten Auge nach rechts oben am fixierten Gegenstand rechts oben vorbei. Solche Befunde erhalten

[1] Diese Bestimmung ist nicht nur für den primären, sondern auch für den sekundären Schielwinkel (s. S. 151) möglich. Zur Messung des letzteren verschließt man zunächst das normale Auge, so daß der Patient mit dem schielenden fixiert. Öffnet man nun das normale Auge, so genügt oft die kurze Zeit, bevor dieses die Fixation übernimmt, um dessen (sekundären) Schielwinkel zu messen.

wir im allgemeinen nur bei frischen Lähmungen, da der Patient bald lernt, die falsche Lokalisation, die auf dieselben Momente wie die Entstehung des Scheinbildes zurückzuführen ist, zu korrigieren.

ε) Die Bestimmung des Blickfeldes. Wenn der Untersuchte bei fixiertem Kopf und Offenhalten bloß des untersuchten Auges in alle Richtungen zu blicken versucht, wobei er stets das vorgehaltene Objekt zu fixieren trachtet, so bekommen wir das Blickfeld, dessen Außengrenzen die Summe der entferntesten Punkte darstellt, die bei fixer Kopfhaltung noch auf der Macula abgebildet werden.

Zur Prüfung des Blickfeldes verschiebt man am Perimeter einen größeren Buchstaben als Marke und fordert den Patienten auf, diesem Buchstaben bei fixiertem Kopfe mit dem zu prüfenden, im Mittelpunkte des Bogens befindlichen Auge bei geschlossenem zweiten zu folgen, solange er ihn noch scharf sieht. Die Stelle, wo er angibt, daß das Objekt undeutlich wird, ist die Grenze des Blickfeldes. Oder man verschiebt, während man in diese Richtung blicken läßt, von der Peripherie des Bogens zentralwärts, bis der Buchstabe erkannt wird. Das Blickfeld ähnelt in seiner Form dem Gesichtsfeld und zeigt, entsprechend der vorspringenden Nase, nasal eine Einbuchtung. Ist nun ein Augenmuskel gelähmt, so erhält man, der Funktion des paretischen Augenmuskels entsprechend, einen Einschnitt im Blickfeld, da in der Richtung, in der der paretische Augenmuskel wirkt, das Auge und damit die Macula nicht so weit wie normalerweise gebracht werden kann und daher das zu fixierende Objekt früher als normal unserer Fixation entschwindet. Die Einschränkung des Blickfeldes bei Augenmuskellähmung können wir auch am *Koordinatensystem* nach W. R. Hess messen, das acht rote Marken an den Ecken und in der Mitte der Seiten eines Quadrates enthält. Der Untersuchte ist $^1/_2$ m von dieser Tafel entfernt und trägt eine Brille mit einem roten und einem grünen Glase; er soll die roten Punkte mit einem grünen Pfeile berühren. Da er die roten Marken nur mit dem Auge, das mit dem roten Glase bewaffnet ist, sehen kann, den grünen Pfeil aber nur mit dem Auge, vor dem das grüne Glas sitzt, wird er stets mit dem Pfeile in die Richtung der Gesichtslinie dieses letzteren Auges zeigen. Sitzt das grüne Glas vor dem Auge, dessen Augenmuskel gelähmt ist, während das gesunde Auge mit dem roten Glase die roten Marken fixiert, so zeigt die Lage der Pfeilspitze im Vergleich zu den roten Marken das Zurückbleiben des gelähmten Auges in der Zugrichtung des gelähmten Muskels.

ζ) Der muskelparetische Nystagmus; dissoziierter Nystagmus bei Labyrinthreizung. Auch wenn die Parese schon lange im Rückgang begriffen ist, kann bei Blick in die Richtung des paretischen Augenmuskels als Symptom leichter Ermüdbarkeit desselben in der Endstellung der Bulbi Nystagmus auftreten, den wir als muskelparetischen Nystagmus bezeichnen. Derselbe ist dissoziiert, d. h. die Ausschläge des paretischen Auges sind größer als die des anderen oder sind nur am Auge mit dem gelähmten Muskel nachweisbar (vgl. S. 265).

Hiervon zu unterscheiden ist jene Form von dissoziiertem Nystagmus, die nach experimenteller Labyrinthreizung bei Augenmuskellähmung zu beobachten ist: In der Zugrichtung der gelähmten Muskeln werden die Zuckungen des betreffenden Auges geringer sein (vgl. S. 241). Man kann daher die Labyrinthreizung zur Feststellung von Augenmuskellähmungen heranziehen, besonders wenn der Patient auf die Aufforderung, in eine bestimmte Richtung zu blicken, nicht gehörig reagiert (Schwachsinnige, Säuglinge, Bewußtlose). Im letztgenannten Fall erhält man bei Vestibularisreizung statt des Nystagmus oft nur eine konjugierte Deviation der Augen (z. B. nach Drehung in der Drehrichtung, nach Kaltspülung zum gespülten Ohr).

η) **Differentialdiagnose zwischen paretischem (Augenmuskellähmung) und konkomitierendem Schielen.** Von großer Bedeutung ist die *Unterscheidung einer Augenmuskellähmung vom konkomitierenden Schielen.* Auch beim Strabismus concomitans können mitunter *Doppelbilder* auftreten (am ehesten bei alternierendem Schielen), doch sind diese, wie bereits ausgeführt, in allen Stellungen der Bulbi von gleicher Lage zueinander. In sehr vielen Fällen, in denen spontan nicht doppelt gesehen wird, kann durch Vorsetzen eines roten Glases oder eines Maddoxstabes[1] vor ein Auge Doppeltsehen manifest gemacht werden. Es kann sich aber auch hier in einzelnen Fällen eine *abnorme Kopfhaltung* entwickeln, z. B. bei Amblyopie eine Kopfdrehung zur besseren Ausnutzung des verfügbaren Gesichtsfeldes oder Erzielung einer besseren Sehschärfe, resp. bei okulärem Nystagmus eine Bevorzugung jener Stellung, in der der Nystagmus am geringsten ist. Ferner wird bei einer Augenmuskellähmung die *Schielablenkung* beim Blick im Wirkungsbereich des gelähmten Muskels größer, während sie beim konkomitierenden Schielen in allen Augenstellungen unverändert bleibt. Wird beim konkomitierenden Schielen das normal fixierende Auge mit einem Schirm verdeckt, so macht das schielende eine Einstellbewegung, um nun selbst das Objekt zu fixieren; das normale Auge bewegt sich hinter dem Schirm in gleichem Ausmaß und in gleicher Richtung, es zeigt nun hinter dem Schirm die sog. *sekundäre Schielablenkung*, die der primären des schielenden Auges gleich groß ist; beim Aufdecken springen die Bulbi in die frühere Stellung zurück, wobei der Winkel, den die Sehachsen beider Augen miteinander einschließen, stets der gleiche bleibt. Wird beim paretischen Schielen das normal fixierende Auge verdeckt, so macht das Auge mit dem gelähmten Augenmuskel so weit als möglich eine Einstellungsbewegung, um nun selbst das Objekt zu fixieren. Es bedarf hiezu aber eines möglichst starken Impulses zum paretischen Muskel. Da wir aber nie einen Muskel allein, sondern immer nur konjugierte Bewegungen beider Augen innervieren können, wird durch diesen starken Impuls das normale Auge weiter in der intendierten Richtung bewegt, als der (primären) Schielablenkung des Auges mit dem gelähmten Muskel entspricht. Das *normale Auge* hinter dem Schirm zeigt nun eine *sekundäre Schielablenkung*, welche *bedeutend größer ist als die* frühere *primäre* Schielablenkung *des gelähmten Auges* war, was man auch nach Aufdecken des normalen Auges feststellen kann.

Schielt z. B. das rechte Auge nach innen, so fixiert nach dem Verdecken des linken Auges das rechte, das eine Bewegung nach rechts macht. Nach dem Aufdecken machen beide Augen eine ruckartige Bewegung nach links, so daß das linke Auge wieder die Führung übernimmt, wobei wir einen Augenblick sehen, daß das linke, verdeckt gewesene Auge nach einwärts schielte.

---

[1] Der von MADDOX angegebene Stab besteht aus einem oder einer Reihe nebeneinander liegender, farbloser oder gefärbter Glasstäbe. Schaut man auf eine Kerzenflamme, elektrische Lampe oder einen leuchtenden Punkt, so wird deren Bild in dem Auge, vor das ein Maddoxstab gesetzt wird, in einen geraden Strich ausgezogen. Bei Vorsetzen des Stabes bloß vor ein Auge entstehen also auf der Netzhaut beider Augen zwei verschiedene Bilder; dadurch werden oft Doppelbilder noch dort manifest, wo sie bei gleichen, nur verschieden gefärbten Bildern noch unterdrückt werden.

Beim *Tastversuch* nach GRAEFE zeigt ein Patient mit konkomitierendem Schielen stets richtig, ebenso weist das *Blickfeld* des schielenden Auges keinen für Augenmuskellähmung typischen Einschnitt auf und er zeigt keinen mit dem Schielen in Zusammenhang zu bringenden Nystagmus in den Endstellungen der Bulbi. Wichtig ist, daß eine Augenmuskellähmung später in konkomitierendes Schielen übergehen kann (BIELSCHOWSKY). In einem solchen Falle sind indes die Doppelbilder meist ähnlich wie bei Augenmuskellähmung, auch bleibt das Auge oft in der Richtung des gelähmten Muskels zurück.

b) Feststellung des Sitzes der Läsion.

Nach Feststellung einer Augenmuskellähmung ergibt sich sogleich die Frage nach dem *Sitz der Läsion*, wobei die Art des Auftretens der Lähmung, die Kombination der Parese verschiedener Augenmuskeln, das Mitbefallensein anderer Hirnnerven oder Faserzüge wertvolle Hinweise geben.

Bei Lähmung der vom *Oculomotorius* versorgten Muskeln spricht im allgemeinen die Parese einzelner Muskeln an beiden Augen für eine *nucleäre* Erkrankung, resp. weist in der Regel auf das Gebiet des Tectum des Mittelhirns, d. h. die Region dorsal vom Aquaeductus Sylvii bzw. um denselben, nachdem beide Oculomotorii am ehesten im Bereiche ihrer Ursprungskerne gleichzeitig betroffen werden können. Sicher ist der Kern affiziert, wenn der Obliquus inferior und Rectus inf. der einen und der Rectus sup. und evtl. auch der Levator palpebrae sup. der anderen Seite gelähmt sind, da die Nervenfasern für die beiden letztgenannten Muskeln aus dem Oculomotoriuskern derselben Seite hervorgehen, für den Obliquus inf. und Rectus inf. hingegen die Seite kreuzen (vgl. S. 143). Auch soll für Kernlähmung sprechen, wenn bei Progredienz des Prozesses die Ptose des Oberlides zuletzt auftritt (vgl. BING). Bei Kernlähmungen können Störungen im inneren Oculomotorius ein- oder beiderseitig auftreten oder auch fehlen.

Entzündliche Erkrankungen in dieser Region oder ein von dorsal auf das Kerngebiet durch einen Tumor ausgeübter Druck können zu *Blickkrämpfen* führen. So wurden in den letzten Jahren besonders Blickkrämpfe nach aufwärts bei der epidemischen Encephalitis beobachtet, die bei evtl. bestehender Parese einzelner Augenmuskeln anfallsweise auftraten.

Bezüglich des bei raumbeschränkenden Affektionen im Vierhügeldach zu beobachtenden NOTHNAGELschen Syndroms (doppelseitige, meist inkomplette Oculomotoriusparese, kombiniert mit cerebellarer Ataxie) sei auf die Ausführungen in Kapitel I (S. 50) verwiesen. In einzelnen Fällen von Tumoren dieser Region hat man einen *Nystagmus retractorius* (unwillkürliche Retraktionsbewegungen der Augen) beobachtet (ELSCHNIG[1] bei Tumoren des Aquaeductus Sylvii, BÁRÁNY bei Vierhügeltumoren); man erklärt ihn durch Druck auf die beiden hinteren Längsbündel und Überwiegen des Tonus der die Augen einwärtsziehenden Mm. recti. Erwähnt sei noch, daß bei Vierhügeltumor eine Ventrikulographie evtl. einen Hydrocephalus der beiden Seitenventrikel und des dritten Ventrikels aufdecken kann, nachdem diese Hirnhöhlen dann durch die Kompression des Aquaeductus Sylvii von der Kommunikation mit dem Subarachnoidealraum abgeschlossen sind.

[1] Med. Klin. **1918**, 8.

Bezüglich des ebenfalls schon erwähnten Benediktschen Symptoms der Mittelhirnhaube (homolaterale Oculomotoriuslähmung, kombiniert mit kontralateralem Tremor, choreatisch-athetotischen Bewegungen und Hemianästhesie der Gegenseite) und des Weberschen Syndroms des Pes pedunculi (homolaterale Oculomotoriuslähmung, kontralaterale Parese des Mundfacialis, des Nerv. XII und der Extremitäten) sei nur hervorgehoben, daß im ersteren Fall die Oculomotoriuslähmung inkomplett sein kann, im letzteren dagegen alle zu den äußeren Augenmuskeln ziehenden Oculomotoriusfasern betroffen zu sein pflegen. Die Unvollkommenheit der herdgleichseitigen Oculomotoriusparese bei kleinen Haubenherden wird durch die Tatsache begreiflich, daß die Oculomotoriuswurzeln das Tegmentum in einem ziemlich großen Areal durchsetzen. Im Pes pedunculi liegen die Oculomotoriusfasern medial vom Pedunculus knapp vor ihrem Austritt zu einem Bündel vereinigt und können daher leicht in ihrer Totalität getroffen werden; nur die inneren Augenmuskeln bleiben oft frei, da die zugehörigen Fasern nahe der Mittellinie des Gehirns absteigen und sich zum Nervenstamm später hinzugesellen.

Endlich muß hervorgehoben werden, daß manchmal die Kombination von Augenmuskellähmung der einen Seite mit gekreuzten Pyramidensymptomen auch bei drucksteigernden Prozessen im Bereich der Großhirnhemisphären (Abscesse, Tumoren) vorkommen kann, wenn nämlich der betreffende Hirnnerv mitsamt dem Pedunculus durch den von dorsal her (z. B. vom Temporalhirn) ausgeübten Druck getroffen werden (vgl. Kap. Temporallappen). Besonders der M. levator palpebrae superioris und der Sphincter pupillae werden beim Schläfenlappenabsceß leicht auf der Herdseite betroffen. Aber auch beim Kleinhirnabsceß begegnet man nicht selten Ptosis und Mydriasis.

Sitzt die Läsion an der Gehirnbasis im *Nervenstamm*, so ist nicht selten der innere Oculomotorius mitinbegriffen, in manchen Fällen ist er initial allein affiziert. Bei *totaler Lähmung des Nervus oculomotorius* findet sich Ptosis, das Auge steht in Abduction, es kann nur noch etwas weiter abduziert werden, resp. es kann durch den Zug des vom Nervus trochlearis innervierten M. obliquus superior nach außen unten gebracht werden, wobei es durch die Wirkung des genannten Muskels bei fehlender Innervation des antagonistischen M. obliquus inferior nach innen gerollt wird; die Pupille ist maximal weit und starr, auch die Akkommodation gelähmt. Ausnahmsweise kann eine basale Erkrankung (z. B. ein in der Fossa interpeduncularis liegender Tumor) auch zu doppelseitiger Oculomotoriuslähmung führen.

Ist der Prozeß an der Gehirnbasis progredient, so beginnt nicht selten die Oculomotoriusparese mit *Ptose* des oberen Lides und es folgen die übrigen Augenmuskeln (vgl. Bing).

Bei *Lähmung des M. levator palpebrae superioris* ist die Deckfalte des Oberlides verstrichen, dasselbe hängt mehr oder weniger tief herab und verdeckt die Pupille teilweise oder ganz. Dies wird, besonders bei beiderseitiger Ptosis, meist so korrigiert, daß der Betroffene den Kopf nach rückwärts gebeugt hält, wodurch als gegensinnige Bewegung die Augen abwärts rücken.

Differentialdiagnostisch ist bei *isolierter Ptosis* zunächst *Ptosis pseudoparalytica* auszuschließen, die durch Krampf des Musc. orbicularis oculi (Blepharospasmus) bedingt sein kann.

Wir sehen dies bei mit Lichtscheu verbundenen Erkrankungen des Auges, bei Bindehauterkrankungen, Keratitis, Fremdkörper, Iritis, Glaukom usw. Bei Ptosis durch Lähmung können wir das Auge ohne Widerstand öffnen, beim Spasmus des Orbicularis spüren wir bei diesem Versuch mehr minder starken Widerstand; bei ersterer ist der Stirnmuskel in quere Falten gelegt und die Augenbraue gehoben, wodurch der Patient das Herabhängen des Lides zu korrigieren versucht, bei Orbiculariskrampf finden wir die Stirnhaut in vertikale Falten gelegt und die Augenbraue eher tiefer gezogen.

Die *hysterische Ptosis* ist meist mit anderen hysterischen Symptomen auch am Auge vergesellschaftet (Erblindung, Gesichtsfeldeinschränkung); sie kann in manchen Fällen durch Lähmung des Hebers des Oberlides, in anderen durch Spasmus des Musc. orbicularis oculi bedingt sein.

Leicht abzugrenzen ist auch die Ptose, die durch *Parese des* vom *Halssympathicus* innervierten, glattmuskeligen *Musc. tarsalis* bedingt ist. Wir finden hiebei meist gleichzeitig Miosis (Lähmung des M. dilatator pupillae), evtl. auch Enophthalmus und sonstige Zeichen der Halssympathicuslähmung (vgl. S. 194). Die willkürliche Hebung des Oberlids ist bei dieser Form der Ptose im Gegensatz zur Levatorlähmung erhalten. Zur Prüfung dieser Funktion empfiehlt es sich, die Braue mit der Hand gegen den Orbitalrand niederzudrücken, um die Wirkung des Stirnmuskels auszuschalten. Bei Aufforderung zum Öffnen der Augen bleibt nun bei Levatorlähmung das Oberlid unbeweglich, während es bei Lähmung des Sympathicus noch gehoben wird. Auf gleiche Weise können wir auch Ptose infolge *Verdickung* resp. Gewichtszunahme *des oberen Lids* (Entzündungen, besonders Trachom, Ekzem, Neoplasmen des Oberlids) von der Levatorparese abgrenzen. In diesen Fällen mag allerdings zum Teil auch der Levator von der Erkrankung direkt betroffen sein. Rein *muskuläre* Erkrankung haben wir bei traumatischer Durchtrennung oder Zerreißung des Levator vor uns, ferner bei Ptose als Teilerscheinung einer *myasthenischen Paralyse* (s. unten). Die letztgenannte Form zeigt im Verlaufe der Erkrankung Schwankungen, da der Muskel rasch erschöpfbar ist. Bei dieser in der Regel doppelseitigen Form ist meist eine tiefe, eingesunkene Furche zwischen oberem Orbitalrand und Bulbus sichtbar. Auch in manchen Fällen *angeborener Ptose* (ein- und doppelseitig) liegt eine Muskelaffektion (Schwäche oder Aplasie des Levator) vor, die auch den M. rectus superior betreffen kann; in anderen Fällen handelt es sich um Aplasie der zugehörigen Kernabschnitte. Haben wir die genannten Möglichkeiten ausgeschlossen, so können wir Affektion der den Levator versorgenden Oculomotoriusanteile annehmen. Als differentialdiagnostisch nicht unwichtig sei noch erwähnt, daß die Levatorparese in eine Kontraktur dieses Muskels übergehen kann; aus der Ptose entwickelt sich dann das sog. *Pseudo-Graefesche Symptom*: beim Blick nach unten bleibt das Oberlid zurück, so daß zwischen diesem und der Cornea die Sklera sichtbar wird.

Aus dem Zusammentreffen der Oculomotoriusparese mit Schmerzen und Lähmungserscheinungen im Bereiche des Trigeminus, besonders des 1. Astes, schließen wir auf den Sitz des Prozesses nahe der *Duradecke des Sinus cavernosus*, in der der Oculomotorius eingebettet verläuft[1]. In diesem Fall ist oft auch der innere Oculomotorius gelähmt (die Pupille reagiert weder auf Licht noch auf Konvergenz, die Akkommodation ist gelähmt); die Pupille ist aber in diesen

[1] Doch ist nicht zu vergessen, daß es auch bei sog. rheumatischer Erkrankung zu gleichzeitigen Affektionen des dritten und fünften Hirnnerven kommen kann (Polyneuritis),

Fällen meist nur mittelweit, weil auch die die Art. carot. interna begleitenden Sympathicusfasern affiziert sind, deren tonische Innervation sonst die Pupille ad maximum erweitert halten würde. Besteht neben der Parese des Oculomotorius noch Trochlearis- oder Abducensparese, so kommt der Sinus cavernosus oder die *Fissura orbitalis superior* in Frage, wo alle diese Nerven nahe beisammenliegen.

Relativ häufig wird der Nervus oculomotorius bei Tumoren der Hypophyse betroffen, meist in Gemeinschaft mit anderen Augenmuskelnerven oder dem Nervus opticus.

Bei der *periodischen Oculomotoriuslähmung* kommt es in mehr minder regelmäßigen Abständen zu migräneähnlichen Anfällen (halbseitiger Stirnkopfschmerz resp. Augenschmerz, Unwohlsein, Erbrechen), die eine auf der Seite des Schmerzes sich entwickelnde, meist vollkommene Oculomotoriuslähmung einleiten. Diese Lähmung überdauert den Schmerzanfall, kann selbst wochenlang anhalten, ihre Rückbildung in der anfallsfreien Zeit ist in manchen Fällen vollkommen, in anderen nur partiell; es können schließlich nach wiederholten Attacken die Lähmungserscheinungen zum Teil wenigstens bestehen bleiben. Affektion des 1. oder 2. Trigeminusastes (im Sinne der Reizung oder der Hypästhesie) kann das Bild komplizieren. Während eine Anzahl von Autoren im Anschluß an CHARCOT das Leiden als eine besondere Migräneform *(Migraine opthalmoplégique)* betrachten, sondert z. B. MOEBIUS Fälle von Hemikranie mit Augenmuskellähmung (OPPENHEIM) von der periodischen Oculomotoriuslähmung, wofür Atypien im Verlauf des die letztere begleitenden Kopfschmerzes (lange Dauer desselben) gegenüber der eigentlichen Migräne sprechen. Auch wurden in den zur Autopsie gelangten Fällen (z. B. THOMSEN-RICHTER, KARPLUS, SHIONOYA) organische Affektionen des Oculomotorius an der Hirnbasis (Tumoren, entzündliche Prozesse) aufgedeckt. Selten ist das rezidivierende Auftreten einer Abducens- oder Trochlearislähmung (z. B. Fall von A. FUCHS) zusammen mit Migräne.

Ob sich bei isolierter Parese des bloß den Musculus obliquus sup. innervierenden *Trochlearis* die Läsion im Kern, in seinen Nervenfasern bis zu seinem Austritt oder im weiteren Verlaufe des Nerven befindet, ist in den meisten Fällen schwer zu ermitteln. Schließt sich der Parese des Trochlearis eine Lähmung des M. rectus inf. oder des M. obliquus inf. an, so spricht dies wohl am ehesten für eine Kernlähmung, da die letztgenannten Muskeln von Abschnitten des Oculomotoriuskerns innerviert werden, welche dem Trochleariskern benachbart liegen (vgl. Abb. 51). Sind beide Trochleares gelähmt, so ist der Sitz der Läsion in der Nähe der Kreuzung der beiderseitigen Wurzeln über dem Aquaeductus Sylvii vor ihrem Austritt aus dem Gehirn zu vermuten (z. B. Druckwirkung benachbarter Tumoren). Besteht neben der Trochlearislähmung gekreuzte Extremitätenlähmung, so ist der Nerv an der Gehirnbasis ergriffen. Begleitet die Trochlearisparese eine Affektion des Trigeminus derselben Seite, so spricht dies für den Sitz der Erkrankung im Sinus cavernosus. Ist neben dem Trochlearis der Oculomotorius oder Abducens paretisch, so haben wir wohl die Störung im Sinus cavernosus oder in der Fissura orbitalis superior zu suchen.

Was den *N. abducens* anlangt, so ist die Affektion seines Kerns in der Regel mit der des ihn umschlingenden Facialisknies und des hinteren Längsbündels vergesellschaftet, so daß die Abducensparese mit homolateraler Facialisparese und

Blicklähmung resp. Déviation conjuguée nach der Gegenseite (vgl. S. 26) vergesellschaftet ist; Herde, welche die Abducenswurzeln einbeziehen, werden kombiniert mit der homolateralen Augenmuskellähmung gegenseitig halbseitige Pyramidenzeichen resp. Störungen der Tiefensensibilität hervorrufen (Affektion der Pyramidenbahn resp. des Lemniscus medialis, vgl. S. 25).

In seinem peripheren, intrakraniellen Verlaufe wird der N. abducens sehr leicht nicht nur bei Affektionen an der Schädelbasis (Trauma!) geschädigt, sondern auch bei fernabliegenden Prozessen, besonders bei Steigerung des intrakraniellen Druckes; so findet sich denn eine Abducensparese nicht nur bei Kleinhirntumoren (oder -abscessen) und Brückenwinkeltumoren, sondern auch bei Großhirntumoren verschiedenster Lokalisation, resp. auch beim otitischen Hirnabsceß und ist hier bloß als Zeichen der Drucksteigerung aufzufassen. Abducenslähmung bei Otitis media suppurativa (Gradenigos Symptom) ist wahrscheinlich auf eine circumscripte Meningitis nahe der Felsenbeinspitze zurückzuführen.

Findet sich neben der Parese des Abducens eine des zweiten Trigeminusastes, so ist der Sitz der Läsion in der Kuppe der *Fossa pterygopalatina* zu vermuten (s. Behr[1]). Gesellt sich zur Lähmung des Abducens eine solche des Oculomotorius oder Trochlearis, sowie eine Neuralgie des ersten Trigeminusastes (evtl. Hypästhesie dieses Astes), so ist der Sitz der Erkrankung der *Sinus cavernosus* oder die *Fissura orbitalis superior*. Sinusthrombose, Eiterungen im Sinus sphenoidalis, aber auch von der Hypophyse oder dem Temporallappen vordringende Tumoren kommen hier in Betracht. Bei Tumoren der Fissura orbitalis superior kann infolge Übergreifens auf den benachbarten Opticus leicht Amaurose hinzukommen.

c) Ursachen der Augenmuskellähmungen.

Eine *traumatische* Schädigung der Augenmuskelnerven erfolgt vor allem bei Schädelbasisfrakturen. Sie können hierbei gezerrt, zerrissen oder von Blutungen durchsetzt werden, sie werden an der Schädelbasis besonders bei ihrem Durchtritt durch den Knochen (Fissura orbitalis superior) verletzt, können ferner in der Orbita durch eine von außen her einwirkende Gewalt beschädigt werden.

Von *vasculären* Prozessen, wie Arteriosklerose der basalen Hirngefäße (zum Teil Kompressionswirkung), Blutungen und Erweichungen verschiedener Lokalisation, Aneurysmen an der Schädelbasis abgesehen, kommen sowohl an den peripheren Nerven wie auch im Kerngebiete vor allem *toxisch-degenerative* (Alkohol, Nicotin, Diabetes, Bleiintoxikation, Fisch- und Fleischvergiftung[2]) und *infektiös-entzündliche* Prozesse in Betracht (Neuritis rheumatica, Lues[3], Diphtherie[4], Sinusthrombose, Herpes zoster ophthalmicus, Polioencephalitis haemor-

---

[1] Behr, Z. Augenheilk. **55**, 293 (1925).

[2] Bei *Botulismus* sind meist zunächst die inneren Augenmuskeln beiderseits betroffen.

[3] Bei *Lues* spielen nicht nur Infiltrationen der Nerven, sondern auch *Periostitis der Schädelbasis* eine Rolle. Die nach *Salvarsaninjektionen* zu beobachtenden Augenmuskellähmungen dürften als Folge einer Aktivierung des luetischen Prozesses durch kleine Salvarsandosen zu betrachten sein (Herxheimer-Reaktion). Die nach *Lumbalpunktion* zu beobachtenden Augenmuskellähmungen sind vielleicht Folgen kleiner Blutungen pathologisch veränderter Gefäße (besonders bei Luetikern).

[4] Die *postdiphtherische Lähmung* betrifft zwar meist den Ciliarmuskel, manchmal aber auch äußere Augenmuskeln.

rhagica superior[1], epidemische Encephalitis). Auch die *multiple Sklerose* kann Herde im Bereiche der Augenmuskelkerne und ihrer Wurzeln setzen. Bei *Meningitis* der verschiedensten Ursache erkranken die von der Infiltration umscheideten oder durchsetzten Wurzelbündel. Häufig sehen wir, daß die *luetische Basalmeningitis* zu Erkrankungen des Oculomotorius bei seinem Austritt aus dem Gehirn führt. Die flüchtigen Doppelbilder der Tabiker sind teils auf vorübergehende Kernaffektionen, teils auf leichte meningeale Infiltrate zurückzuführen, welche die Wurzelbündel in Mitleidenschaft ziehen.

Erkrankungen der *Nasennebenhöhlen* (Keilbeinhöhle und hinteres Siebbein), sowohl entzündlicher Natur als auch von hier ausgehende Tumoren können die Augenmuskelnerven affizieren. Bei eitriger Mittelohrentzündung findet man bisweilen eine Abducenslähmung der gleichen Seite infolge Erkrankung der Pyramidenspitze, resp. umschriebener Meningitis in deren Nachbarschaft (GRADENIGO).

Häufig sind *Tumoren* die Ursache für das Zustandekommen einer Augenmuskellähmung, wobei ein direktes Ergriffenwerden der Kerne und Wurzeln durch Hirntumoren, wie auch ein Druck auf die Nerven, resp. ein Umwachsenwerden derselben besonders bei Sitz an der Hirn- oder Schädelbasis (Sinus cavernosus, Fissura orbitalis superior, Nasennebenhöhlen) in Betracht kommt. Aber schon die *Drucksteigerung* im Schädelinnern durch einen von der Schädelbasis entfernt gelegenen Tumor oder Absceß genügt, daß ein Augenmuskelnerv, hauptsächlich der Abducens, geschädigt wird.

Abgesehen von diesen erworbenen Augenmuskellähmungen kennen wir auch *angeborene* (z. B. Lähmung des Rectus sup., kombiniert mit Ptose), die teils auf Entwicklungsstörungen der betreffenden Muskeln, teils auf Kernaplasie zurückzuführen sind. Auch familiäres Auftreten von Augenmuskellähmungen wurde beschrieben.

Eine kongenitale Disposition dürfte in jenen Fällen von Ptose resp. Lähmung äußerer Augenmuskeln eine Rolle spielen, bei welchen diese Symptome Teilerscheinung einer *myasthenischen Paralyse*[2] (Myasthenia gravis pseudoparalytica) darstellen.

Lagophthalmus, Diplegia facialis, Kaumuskelschwäche, dysarthrische und dysphagische Störungen, Schwäche der Nacken-, Rumpf-, Extremitätenmuskulatur können mit den Augensymptomen kombiniert sein; doch können diese lange Zeit im Vordergrund der Erscheinungen stehen (z. B. Beobachtung von KARPLUS). Charakteristisch für diese Erkrankung ist das Fehlen von Atrophie und Entartungsreaktion der betroffenen Muskeln. Diese sind aber abnorm ermüdbar, was sich auch meist bei faradischer Reizung derselben in regelmäßigen Abständen durch die rasche Abnahme, resp. das Erlöschen der Kontraktion zeigt (myasthenische Reaktion). Die Lähmung kann sich rückbilden, um nach Jahren erst wiederzukehren, so daß die Erkrankung evtl. über Jahrzehnte sich erstreckend, einen remittierenden Verlauf zeigt, wobei psychische Traumen, Ermüdung, Infektionskrankheiten einen neuerlichen Rückfall auslösen können. Für die Bedeutung des dispositionellen Faktors bei der Entstehung dieses Leidens spricht der Befund eines Thymus persistens; sonst findet man

[1] Nach neueren Untersuchungen (GAMPER) scheint bei dieser auf *chronischen Alkoholismus* zurückgeführten Form die entzündliche und hämorrhagische Komponente gegenüber proliferativen Vorgängen am Gefäßapparate und der Glia in den Hintergrund zu treten. Die inneren Augenmuskeln sind bei dieser Erkrankung meist verschont. Schwere Allgemeinerscheinungen (Bewußtseinsstörungen) beherrschen das Bild.

[2] H. OPPENHEIM, Myasthenische Paralyse, Berlin 1901.

anatomisch vor allem mononucleäre Muskelinfiltrate, die vielleicht auf die Bedeutung von Toxinen (Stoffwechselgifte?, innersekretorische Störungen?) bei der Genese dieses unklaren Leidens hinweisen.

Bei *Hysterie* kommt es meist zu Krampfzuständen einzelner Augenmuskeln, die Lähmungen der Antagonisten vortäuschen können; das Vorkommen echter Lähmungen der Augenmuskeln wird von erfahrenen Autoren, wie Oppenheim, skeptisch beurteilt.

d) Therapie.

Die Behandlung der Augenmuskellähmung ist vor allem eine ätiologische.

Bei Schädelbasisfraktur lagern wir den Patienten ruhig. Bei Lues wird Jod in größeren Dosen verordnet (Natrium jodatum 2—3 g täglich), weiters sind die üblichen antiluetischen Kuren angezeigt (Quecksilber- resp. Wismutinjektionen, kombiniert mit Neosalvarsan), evtl. auch andere Arsenpräparate (Spirozid jeden 2. Tag 3—4mal täglich 0,25 g durch 4 Wochen). Bei Arteriosklerose geben wir Diuretin (2—3mal 0,5 g täglich), evtl. kombiniert mit Luminal (0,06—0,1 g täglich), Jodpräparate (z. B. täglich 1—2 g Natr. jodat.), gegebenenfalls ist ein Aderlaß vorzunehmen (Ablassen von 250—500 ccm Blut). Die Verordnung von kohlehydratfreier Kost, evtl. Insulin bei Diabetes kann hier nur kurz erwähnt werden. Bei Hirntumor kommt Freilegung und Exstirpation desselben resp. eine Palliativtrepanation (Cushing) oder Röntgenbestrahlung bei Inoperabilität in Betracht. Bei Encephalitis kommen Schwitzkuren, parenterale Eiweißtherapie in Frage (Omnadin, Vaccineurin, Milchinjektionen). Im Falle einer Nebenhöhleneiterung bringen wir die geschwollenen Nasenmuscheln durch 10 bis 20% Cocainlösung, gemischt mit einigen Tropfen einer 1promill. Adrenalinlösung, zur Abschwellung und öffnen so die Ausführungsgänge der Nebenhöhlen, damit deren Sekret abfließen kann; unterstützend wirken Kopflichtbäder; evtl. müssen Teile der mittleren Muscheln reseziert, die mittlere Muschel disloziert, resp. die erkrankten Nebenhöhlen operativ eröffnet werden, um dem Eiter Abfluß zu verschaffen.

Als allgemeine Hilfsmittel dienen in der Behandlung Schwitzkuren (Salicylpräparate, Pilocarpininjektionen), Jodnatrium (1—1,5 g täglich), ferner kann Galvanisation versucht werden, indem man eine gut angefeuchtete flache Elektrode auf die Lider, die zweite auf den Nacken aufsetzt und den Strom (1—2 MA) einige Male unterbricht.

Sehr wichtig ist es, die *Doppelbilder* auszuschalten, die häufig dem Patienten jegliches Arbeiten und selbst das Herumgehen unmöglich machen. Wir erreichen dies durch Verschluß (Verbinden) eines Auges (meist des Auges mit dem gelähmten Muskel, evtl. des normal beweglichen Auges, wenn das andere die bessere Sehschärfe aufweist). Man kann auch eine Brille mit einem mattierten Glas verordnen, evtl. nur den Teil des Glases mattieren, der im Wirkungsbereich des gelähmten Muskels liegt; mitunter wirken dunkle Gläser, von denen das auf der Seite des kranken Auges viel dunkler ist, kosmetisch besser.

Bei geringen Paresen können Prismen in entsprechender Lage die Doppelbilder beseitigen, doch können kaum mehr als 6—8° ertragen werden.

In seltenen Fällen kann, wenn eine Augenmuskellähmung durch Jahre besteht und bereits eine fixierte Schielstellung vorhanden ist, eine Schieloperation in Frage kommen (Vorlagerung des gelähmten Muskels oder zweckmäßiger Rücklagerung des Antagonisten).

Besteht eine *Ptose* des Oberlides, so kommen in Betracht: die Operation nach Hess, bei der die Lidhaut von der Unterlage losgelöst und durch Nähte gehoben wird, die von der Stirne bis zum Lidrande gelegt werden, ferner die Vorlagerung des Levator palpebrae superioris, falls dieser noch funktionstüchtig ist. Seine Sehne wird mit mehreren Nähten gefaßt, vom Tarsus abgeschnitten und weit vorgenäht; weiters kann ein Teil des M. rectus superior in die Sehne des Levator palpebrae superioris eingenäht werden (MOTAIS).

4. Augenmuskelkrämpfe.

Krampfzustände einzelner Augenmuskeln sind selten, eher sind Krämpfe assoziiert wirkender Muskeln zu beobachten (s. Blickkrämpfe); immerhin ist die Kenntnis des Vorkommens von Augenmuskelkrämpfen notwendig, da diese ähnliche Symptome erzeugen können wie die Lähmung eines (zum Teil wenigstens) synergistischen Muskels des nichtbetroffenen Auges. So wird z. B. die Symptomatologie eines Krampfes des rechten Rectus superior der Parese des linken Obliquus inferior bezüglich des Schielens und der Stellung der Doppelbilder z. T. ähnlich sein. Krämpfe einzelner Augenmuskeln wurden bei Chorea, Athetose, Epilepsie, Migräne beobachtet.

5. Die assoziierten Augenbewegungen und ihre Störungen.

Willkürlich und reflektorisch können normalerweise lediglich assoziierte Bewegungen, d. h. Bewegungen beider Augen in gleicher Richtung, gleichem Ausmaß und gleicher Geschwindigkeit ausgeführt werden.

a) Die corticale Innervation der Augenbewegungen und die Blickbahn.

Während in den Kernen der Augenmuskelnerven einzelne Augenmuskeln vertreten sind, also bei Reizung oder Zerstörung einzelner Kernabschnitte mehr minder isolierte Kontraktion resp. Lähmung einzelner Augenmuskeln die Folge ist, sind in der Rinde, ähnlich wie für die Skeletmuskulatur, nicht einzelne Augenmuskeln, sondern bestimmte Bewegungen der Augen lokalisiert, an denen meist mehrere Muskeln teilhaben. Normalerweise werden bei Rindenreizung ebenso wie bei willkürlicher Augenbewegung immer beide Augen in gleicher Richtung bewegt, es kommt zu konjugierter Deviation beider Augen. Solche konjugierte Augenbewegungen lassen sich von zwei Arealen aus hervorrufen, von der *zweiten Stirnwindung* und vom Occipitalhirn, besonders dem an der Grenze von Scheitel- und Hinterhauptslappen gelegenen, das caudale Ende der ersten Temporalfurche umschlingenden *Gyrus angularis*[1]. Vom frontalen Zentrum (FERRIER, MOTT und SCHAEFER u. a.) lassen sich nicht nur horizontale, zur Gegenseite gerichtete Augenbewegungen, kombiniert mit gleichgerichteten Kopfbewegungen, sondern auch vertikale und Konvergenzbewegungen, Öffnen der Lider, Pupillenerweiterung auslösen.

Vom *Occipitalhirn* kann man im Tierversuch gewöhnlich erst mit stärkeren Strömen als vom Stirnhirn her Augenbewegungen hervorrufen, die meist wieder in einer konjugierten Deviation zur Gegenseite bestehen; aber auch Vertikalbewegungen, Konvergenz, Pupillenerweiterung können auftreten (FERRIER, LUCIANI und TAMBURINI, MINKOWSKI u. a.). Die Reizeffekte sind aber nicht bloß auf den Gyr. angularis zu beziehen, lassen sich vielmehr von einem relativ

[1] FERRIER, Functions of the brain. London 1876 u. 1886. — LUCIANI u. TAMBURINI, Riv. sper. Freniatr. **1879**. — SCHAEFER, E. A., Brain **11**, 1 (1888). — MINKOWSKI, Pflügers Arch. **141**, 171 (1911). — BÁRÁNY, C., u. O. VOGT, J. Psychol. u. Neur. **30** (1923). — Weitere Literatur besonders bei CORDS, Graefes Arch. **117**, 58 (1926).

großen Gebiet der occipitalen Konvexität resp. auch von der Medialfläche des Hinterhauptslappens auslösen. Sie sind nicht an die Existenz des frontalen Augenbewegungszentrums geknüpft (SCHAEFER und DANILLO). Während das frontale Zentrum vor allem für die Auslösung willkürlicher Augenbewegungen zu dienen scheint, dürfte das occipitale in erster Linie reflektorische Blickbewegungen auf optische Reize vermitteln. Neuerdings haben besonders BÁRÁNY, C. und O. VOGT Unterschiede zwischen dem Effekt frontaler und occipitaler Reizung nachgewiesen (im ersteren Falle Auslösung schnellerer Augenzuckungen, im letzteren langsame, ruckweise Bewegungen; auch wird ein Kaltwassernystagmus von beiden Stellen gegensätzlich beeinflußt). Auch beim Menschen konnte Augendeviation nach der Gegenseite nebst Photopsien und optischen Halluzinationen von der occipitalen Konvexität ausgelöst werden (FOERSTER).

Die corticalen Zentren beider Seiten sind wenigstens bezüglich der horizontalen Augenbewegungen einander antagonistisch, indem Reizung der frontalen oder occipitalen Zentren einer Seite, wie erwähnt, eine Augenablenkung zur Gegenseite bewirkt. Es scheint, daß auch im sog. Ruhezustand von den genannten Zentren Dauerimpulse zur Peripherie fließen; denn man kann beobachten, daß Zerstörung einer der genannten Stellen wenigstens vorübergehend ähnlich wirkt wie eine Reizung der Gegenseite, also den Einfluß des antagonistischen, kontralateralen Rindenzentrums hervortreten läßt. Bei Erkrankungen, bei welchen ein zunehmender Druck auf die Rinde einer Seite ausgeübt wird, wie beispielsweise bei einer extraduralen Blutung über dem Stirnhirn infolge Zerreißung der Arteria meningea media, kann man die Aufeinanderfolge von Reiz- und Lähmungserscheinungen, also zunächst Deviation beider Augen nach der gesunden Hemisphäre, weiterhin konjugierte Deviation zur Seite der Erkrankung beobachten. Doch vermag der Ausfall besonders der occipitalen Zentren in bezug auf die willkürliche Seitenwendung der Augen ziemlich rasch kompensiert zu werden.

Die *zentrifugalen Bahnen* aus dem Stirnhirn treten in die innere Kapsel ein. Die corticofugale Faserung aus dem Occipitallappen, speziell aus der die Area striata umgebenden „optisch-motorischen“ Zone, scheint sich zur Radiatio optica zu begeben; hierbei scheint ein beträchtlicher Faserteil unter dem Gyr. angularis vorbeizuziehen und dadurch bei Reizung oder Zerstörung dieser Stelle leicht betroffen werden zu können, was das Auftreten von Déviation conjuguée gerade bei Affektion dieser Stelle erklärt. In der lateralen Wand des Hinter- resp. Unterhorns liegt diese Faserung als Strat. sagittale internum innen von der corticopetalen optischen Faserung. Sie findet sich weiter im hintersten Teil der inneren Kapsel und endet teils im Pulvinar, teils im Dach der vorderen Vierhügel und im äußeren Kniehöcker; inwiefern diese Ganglien mit der Übertragung der Impulse zu den Augenmuskeln zu tun haben, ist noch unklar; die Vierhügel sind hiezu jedenfalls nicht notwendig (BERNHEIMER, NIESSL VON MAYENDORF), ebensowenig die Intaktheit der hinteren Commissur (KEN TAGA[1]).

Der weitere Verlauf der Blickbahn ist, wenigstens für die Faserung aus dem Frontalhirn, im Pedunculus cerebri zu suchen. Für den bisher geschilderten Teil der Blickbahn gilt ebenfalls, daß Reizung zu Deviation nach der Gegenseite, Ausschaltung zu konjugierter Augenbewegung nach der gleichen Seite

[1] Pflügers Arch. **223**, 116 (1929).

führt. Im Mittelhirn bzw. im vordersten Abschnitte der Brücke dürfte die Blickbahn die Mittellinie überschreiten.

Vom Rautenhirn an scheint der Weg der Blickbahn mit dem der vestibulären Reflexe auf die Augen gemeinsam zu sein, bzw. es scheint hier der corticale Impuls die Bahn des vestibulären Reflexes zu benützen, um die Augenmuskeln zu erreichen. Es hat vor allem A. SPITZER[1] darauf hingewiesen, daß bei Zerstörung des hinteren Längsbündels Blicklähmung eintritt, wobei die Regel aufgestellt werden kann, daß Reizung eines hinteren Längsbündels Deviation der Augen zur gleichen Seite, Ausschaltung eines Fascicul. longitud. poster. Blicklähmung nach dieser Seite, resp. Deviation zur Gegenseite hervorruft (vgl. auch MUSKENS[2]). Für das Zustandekommen konjugierter Augenbewegungen nach Cortexreizung erwies sich in Versuchen von SPIEGEL und TOKAY[3] die Intaktheit des hinteren Längsbündels sogar wichtiger als für die Entstehung labyrinthär ausgelöster; die Zerstörung des genannten Bündels konnte in bezug auf die erstere Funktion schwerer kompensiert werden, als in bezug auf die letztere.

Was den Eintritt der corticofugalen Bahn in das hintere Längsbündel anlangt, so scheint dieser, wenigstens für die frontalen Impulse, durch Vermittlung der Neurone der Vestibulariskerne zu erfolgen, bzw. es ist anzunehmen, daß die im hinteren Längsbündel verlaufenden Fasern aus den Vestibulariskernen zu den Augenmuskeln der Vermittlung sowohl labyrinthärer als auch corticaler Erregungen auf die Augenmuskelkerne dienen, soweit wenigstens die horizontalen Augenbewegungen in Betracht kommen. Zerstört man nämlich beiderseitig die Vestibulariskerne und vergleicht man die Wirkung einer Reizung der frontalen Augenmuskelzentren vor und nach dieser Läsion, so zeigt sich, daß die Vestibulariskernverletzung diesen Reizeffekt wesentlich verändert. An Stelle der normalen, vorwiegend horizontalen, konjugierten Deviation sind nun besonders Vertikalbewegungen (manchmal bei inkompletter Vestibulariskernverletzung horizontale oder rotatorische Bewegungen zur Reizseite) zu beobachten (SPIEGEL und TESCHLER[4]). Es kommt damit zu einer Wirkung ähnlich jener, wie sie auch nach Durchschneidung des hinteren Längsbündels im vordersten Teil der Brücke beobachtet werden kann. Insbesondere für die horizontalen Augenbewegungen scheinen also die corticalen Impulse erst durch Vermittlung von Neuronen der Vestibulariskerne in das hintere Längsbündel einzutreten.

Dies macht es begreiflich, wieso es auch bei Reizung der corticalen Augenzentren zu einem Wirksamwerden des Gesetzes der *reziproken Hemmung der Antagonisten* kommt (SHERRINGTON[5]). Reizt man die corticalen Augenzentren der linken Hemisphäre, so wird nicht nur eine Kontraktion der Rechtswender beider Augen ausgelöst (M. rect. ext. dext. und M. rect. int. sin.), sondern es kommt auch zu einer Erschlaffung der Linkswender beider Augen (M. rect. ext. sin. und M. rect. int. dext.), was am besten daraus hervorgeht, daß auch trotz der Lähmung oder Durchschneidung der Rechtswender die Reizung der betreffenden Rindenzentren noch immer eine Rechtswendung der Augen, wenigstens bis

[1] SPITZER, A., Obersteiners Arb. **6**, 1 (1899); **25**, 423 (1924).
[2] MUSKENS, L., Mschr. Psychiatr. **76**, 268 (1930).
[3] SPIEGEL, E., u. L. TOKAY, Arb. neur. Inst. Wien **32**, 138 (1930).
[4] Pflügers Arch. **222**, 359 (1929).
[5] SHERRINGTON, C. S., Proc. Roy. Soc. Lond. **53**, 407 (1893).

zur Mittellinie, auszulösen vermag. Nachdem jedes hintere Längsbündel, wie oben erwähnt, Erregungen für eine konjugierte Deviation beider Augen zu seiner Seite leitet, muß es also bei Innervation der linksseitigen Rindenzentren gleichzeitig zur Erregung des rechten hinteren Längsbündels und zur Hemmung des linken kommen. Dies wird durch die oben angeführten Befunde begreiflich, welche darauf hinweisen, daß die corticale Blickbahn erst nach Umschaltung in den Vestibulariskernen den Weg ins hintere Längsbündel findet, nachdem die Vestibulariskerne Fasern ins gekreuzte und ins gleichseitige hintere Längsbündel entsenden. Man kann sich vorstellen, daß die corticofugalen Erregungen im Bereiche der Vestibulariskerne dieselben Mechanismen benutzen wie die vestibuläre Erregung (vgl. S. 240).

Die sonst übliche Vorstellung über das Zustandekommen reflektorischer Hemmungen geht dahin, daß eine Erregung so weit abgeschwächt zu der betreffenden Zellgruppe geleitet wird, daß sie dieselbe nicht mehr erreichen kann, daß sie aber wohl eine Refraktärperiode in der durchlaufenen Strecke hinterläßt und damit die betreffenden Zellen von den sie sonst erregenden Impulsen blockiert (vgl. zusammenfassende Darstellung bei Spiegel[1]). Wenden wir diese Vorstellung auf unseren Fall an und nennen wir jene Zellen des Vestibulariskerngebietes, die Fasern in das linke hintere Längsbündel senden, L-Zellen, jene, die Fasern in das rechte hintere Längsbündel abgeben, R-Zellen, so wird also eine labyrinthäre Erregung bei Auslösung einer Augendeviation nach rechts zu den R-Zellen ziemlich ungeschwächt gelangen, vor Erreichen der L-Zellen (etwa durch erhöhte Widerstände in den betreffenden Kollateralen) stark abgeschwächt werden. Die in den Fasern des linken hinteren Längsbündels geleiteten Erregungen werden dadurch die Synapsen zu den zugehörigen motorischen Zellen (Zentren des M. rect. ext. sin. und M. rect. int. dext.) nicht mehr zu durchsetzen vermögen; sie werden aber wohl in der durchlaufenen Strecke ein Refraktärstadium hinterlassen und dadurch die genannten Augenmuskelkerne von den sie normalerweise erregenden Impulsen mehr minder absperren.

In Abb. 55 ist dieser Mechanismus schematisch so dargestellt, daß eine Rechtsdeviation auslösende Vestibularisfaser *r* einfach der R-Zelle die periphere Erregung zuleitet; um eine L-Zelle zu erreichen, muß dagegen der von *r* zugeleitete Impuls eine Kollaterale der R-Zelle benutzen und erreicht erst mittels dieser die L-Zelle, was eine Abschwächung bedingt. Nachdem Augendeviation von jedem Labyrinth aus nach beiden Seiten (durch verschieden gerichtete Endolymphbewegungen, Wärme- oder Kältereizung) ausgelöst werden kann, muß man annehmen, daß auf jeder Seite sowohl die R- als auch die L-Zellen von ungeschwächten, wie auch von abgeschwächten Erregungen betroffen werden können.

Diesen Mechanismus dürfte nun auch die corticale Erregung benutzen, nachdem die Versuche von Spiegel und Teschler die Bedeutung der Vestibulariskerne für das Zustandekommen konjugierter, horizontaler Augenbewegungen nach Stirnhirnreizung dartun. Man kann sich einfach vorstellen, daß die Blickbahn beispielsweise aus dem linken Cortex die R-Zellen des rechtsseitigen Vestibulariskerns erregt und daß nun unter Benutzung des geschilderten Mechanismus die Erregungsumschaltung in den rechtsseitigen Vestibulariskernen so er-

[1] Vgl. E. Spiegel, Experimentelle Neurologie. I. Teil. Berlin: Karger 1928.

folgt, daß erregende Impulse ins rechte, abgeschwächte und daher hemmend wirkende ins linke hintere Längsbündel gelangen und so eine Erregung der Rechtswender und Hemmung der Linkswender beider Augen bewirkt wird.

Inwiefern die Blickbahn vom Cortex zu den Vestibulariskernen direkt verläuft oder ob sie eine Unterbrechung in subcorticalen Ganglienmassen erleidet, ist noch als unentschieden zu bezeichnen. Jedenfalls aber entbehren Hypothesen, welche ein Blickzentrum im Thalamus, im Vierhügeldach, in Kernen der Brückenhaube annehmen, vorderhand einer sicheren experimentellen oder pathologisch-anatomischen Begründung.

Die corticale Innervation *vertikaler Augenbewegungen* ist noch recht wenig erforscht. Zum Teil wenigstens dürften sie auch ohne Vermittlung der Vestibulariskerne resp. des hinteren Längsbündels zustande kommen können, nachdem

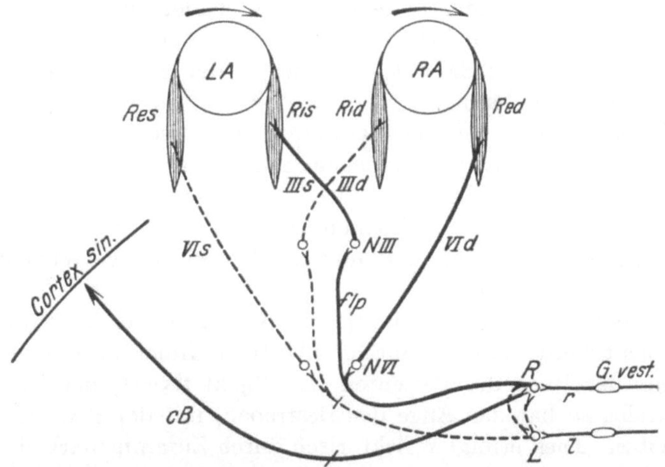

Abb. 55. Corticale Innervation der Rechtswendung beider Augen.
cB = corticale Blickbahn; *flp* = fasc. longitudinal. post.; *L* = Vestibulariskernzellen mit Fasern zum linken *flp*; *R* = Vestibulariskernzellen mit Fasern zum rechten *flp*; *Red* (*Res*) = Rect. ext. dext. (sin.); *Rid* (*Ris*) = Rect. int. dext. (sin.); *l* (*r*) = Linkswendung (Rechtswendung) der Augen innervierende Vestibularisfasern. Die Hemmung der Linkswender der Augen kommt mittels der punktierten Bahnen zustande.

— wie oben erwähnt — Durchschneidung dieses Bündels im vorderen Teil der Brücke bei Rindenreizung vertikale Augenbewegungen hervortreten läßt. Immerhin erscheint es aber nicht unmöglich, daß Abschnitte der Vestibulariskerne in einen Teil der corticalen Bahn für vertikale Augenbewegungen eingeschaltet sind, denn es weisen Beobachtungen von PÖTZL und SITTIG[1] auf Beziehungen von Läsionen des ventro-caudalen Deiters resp. der absteigenden Vestibulariswurzel zur HERTWIG-MAGENDIEschen Schielstellung (Vertikaldeviation: Auge der Herdseite nach unten und etwas nach innen, der Gegenseite nach oben außen deviiert); ferner hat MARBURG[2] auf Grund eines Falles die Vermutung ausgesprochen, daß vertikale Blickbewegung nach aufwärts durch Vermittlung des linken hinteren Längsbündels zustandekomme, das gegenseitige hintere Längsbündel den Blick nach abwärts innerviere. Es ist zu erhoffen, daß weitere Untersuchungen, besonders histologisch genau kontrollierter Fälle, in diesen Fragen zu einer endgültigen Klarstellung führen werden.

[1] Z. Neur. **95**, 701 (1925). [2] Z. Augenheilk. **58**, 253 (1926).

b) Blicklähmung und Déviation conjuguée.

Bei Blicklähmung können beide Augen, meist im gleichen Ausmaß, nicht in einer bestimmten Richtung bewegt werden, seltener erfolgt die Störung der Augenbewegung ungleichmäßig, so daß z. B. das ab- oder adduzierte Auge weiter gegen den Lidwinkel hin bewegt werden kann.

Man kann sowohl eine Störung der Seitenbewegung der Augen (seitliche Blicklähmung) als auch eine solche der Auf- und Abwärtsbewegung derselben (vertikale Blicklähmung) beobachten. Mit der Blicklähmung kann eine konjugierte Deviation (PRÉVOST[1]) der Bulbi verbunden sein, indem dieselben durch den Zug der Antagonisten der betroffenen Muskeln entgegengesetzt der Richtung der Blicklähmung zwangsweise abgelenkt werden; so sind z. B. bei Blicklähmung nach rechts beide Augen oft nach links gewendet und können aus dieser Stellung in der Horizontalen nicht mehr bewegt werden, sondern nur auf- oder abwärts. Mit der Deviation der Augen kann aber auch eine solche des Kopfes vergesellschaftet sein, der nach der Seite der Deviation oder auch nach der entgegengesetzten gewendet sein kann.

Bei der Blicklähmung, die eine Lähmung einer assoziierten Bewegung darstellt, fällt im Gegensatz zur Augenmuskellähmung nur eine bestimmte Funktion der betroffenen Augenmuskeln aus, während dieselben Muskeln für eine andere Funktion noch in Aktion treten können. So kann z. B. die Innervation eines M. rect. internus bei Seitenwendung unmöglich, bei Konvergenzbewegung erhalten sein.

Die Bulbi können evtl. reflektorisch in Stellungen auf der Seite der Blicklähmung gebracht werden, die sie durch willkürliche Innervation nicht erreichen. Wird, während der Blick des Patienten ein Objekt fixiert, der Kopf ruckartig zur Seite gedreht, so hat das Auge das Bestreben, mit der Fixation am Objekt haften zu bleiben. Dies erfolgt reflektorisch durch Zusammenarbeit des von der Macula ausgehenden Fixationsreflexes und von Impulsen, die vom Vestibularapparat ausgelöst werden. Besteht nun eine seitliche Blicklähmung (z. B. nach links) und wird der Kopf mit einem Ruck passiv zur Gegenseite gedreht (also nach rechts), so wandern die Bulbi durch Wirkung dieser Reflexe in den Lidwinkel, den sie durch willkürliche Innervation nicht erreichen können (ROTH-BIELSCHOWSKY).

Trotz Blicklähmung nach einer Seite können die Patienten manchmal doch in der Richtung der Lähmung einem *vorgehaltenen Gegenstande nachblicken* (OPPENHEIM). Läßt man einen derartigen Patienten bei fixiertem Kopf einem Gegenstand *langsam* nachblicken, so kann er mitunter auch eine ausgiebige Augenbewegung in die Richtung machen, in die er ohne vorgehaltenen Gegenstand nicht willkürlich blicken kann. Bei langsamen Bewegungen eines Gegenstandes soll (BIELSCHOWSKY), sobald dessen Bild auf einer paramaculären Netzhautstelle abgebildet wird, ein reflektorisches Nachschauen ausgelöst werden, das wahrscheinlich über die Rinde des Occipitallappens zustande kommt. Infolge der langsamen Bewegung des Gegenstandes ist nur ein minimaler Bewegungsimpuls nötig, um die Augen in die neue Stellung zu bringen, in der sie wieder fixieren können. Dieser kleine Bewegungszuwachs kann noch geleistet werden,

---

[1] PRÉVOST, De la déviation conjuguée. Thèse Paris 1868.

eine schnelle willkürliche Bewegung in größerem Ausmaße dagegen nicht. Bewegt sich der Gegenstand noch weiter, so kann entsprechend der neuerlichen Verschiebung wieder der geringe Bewegungszuwachs zur gelähmten Seite reflektorisch zustande kommen.

Die *horizontale* Blicklähmung tritt sowohl bei Herden im *Großhirn* (im Stirnhirn, in der Gegend des Gyrus angularis oder in der inneren Kapsel[1]) als auch bei Herden im Rautenhirn (speziell in der Brücke) auf, die meist das hintere Längsbündel oder dessen Nachbarschaft (vorwiegend in der Gegend des Abducenskerns) betreffen. Die vertikale Blicklähmung findet sich meist bei Affektionen in der Umgebung des Aquaeductus Sylvii. Zur Unterscheidung der cerebralen und der pontinen Form der horizontalen Blicklähmung sind eine Reihe von Momenten zu beobachten (vgl. Tabelle).

Horizontale Blicklähmung[2].

Symptome	Hemisphärenläsion	Läsion des Rautenhirns
Richtung der Lähmung	herdkontralateral	zur Herdseite
Augendeviation (sofern vorhanden)	zur Herdseite, flüchtig	zur Gegenseite des Herdes, von Dauer
Kopfdeviation	zur Herdseite (sofern vorhanden)	zur Herd- oder Gegenseite,
Fixation eines langsam in der Lähmungsrichtung bewegten Gegenstandes (OPPENHEIM)	möglich	nicht möglich, wenn die Augenmuskelkerne mitergriffen sind
Augenbewegung in der Lähmungsrichtung durch Kopfdrehung (BIELSCHOWSKY)	möglich	nicht möglich, wenn die Augenmuskelkerne miterkranken
Vestibulariserregung	Nystagmus meist normal auslösbar	Störungen in der Auslösbarkeit des labyrinthären Nystagmus
Hirnnervensymptome	evtl. herdkontralateral Parese im Mundast des Facialis	evtl. herdgleichseitig M. rect. ext. (VI) stärker betroffen (Doppelbilder!); evtl. herdgleichseitig Facialisparese in allen Ästen (Facialisknie betroffen); evtl. Übergreifen auf das Mittelhirn (N. III)
Extremitätenlähmung	herdkontralateral (bei Übergreifen auf die motorische Region meist Monoplegie, bei Affektion der inneren Kapsel Hemiplegie)	herdkontralateral (bei Übergreifen auf die Pyramidenbahn, meist Hemiplegie)
Doppelseitige Läsion	alle Augenbewegungen beschränkt (Cycloplegie)	horizontale Blicklähmung nach beiden Seiten, Vertikalbewegungen möglich

Ist bei *Hemisphärenläsion* die motorische Region resp. deren Faserung befallen, so kann man horizontale Blicklähmung nach der Gegenseite, kombiniert mit

[1] Durch Fernwirkung (bes. Druckwirkung) kann es manchmal auch bei Herden in anderen Cortexabschnitten resp. in den Stammganglien zu seitlicher Blicklähmung kommen.

[2] Vgl. BIELSCHOWSKY, Erg. Chir. **9** (1916).

kontralateraler, inkompletter Facialisparese (Mundast, vgl. S. 344) und Extremitätenlähmung (Monoplegie bei corticalem Sitz, Hemiplegie bei Kapselherd) beobachten. Da die Kopf- und Augenwender im Stirnhirn nahe beieinander lokalisiert sind, kann der Patient manchmal auch den Kopf nicht zur Gegenseite hinwenden; so sind bei corticaler Blicklähmung mitunter Auge und Kopf gleichzeitig zur Herdseite abgewichen. Eine Rückbildung der Blicklähmung infolge kompensatorischen Eintretens der noch funktionierenden Rindenzentren erfolgt relativ bald, so daß dann der Patient nur eine Erschwerung der Augenbewegungen nach der herdkontralateralen Seite, resp. Nystagmus beim Blick in dieser Richtung (blickparetischer Nystagmus, vgl. S. 265) aufweist.

Bei Herden im Occipitallappen kann es ebenfalls, aber nur wenn sie eine größere Ausdehnung haben, wahrscheinlich zum großen Teil durch Fernwirkung, zu Blicklähmung zur Gegenseite und zur konjugierten Deviation zur Herdseite kommen. Meist ist der corticopetale Anteil der GRATIOLETschen Sehstrahlung mitbetroffen, was sich in kontralateraler, homonymer Hemianopsie äußert.

Nur bei doppelseitiger Hemisphärenläsion ist die durch dieselbe hervorgerufene Blicklähmung (Pseudoophthalmoplegia externa, WERNICKE) dauernd. Bei beiderseitigen Herden im Gyr. angularis kann wohl das willkürliche Blicken auf einen bestimmten Punkt, resp. auch das optisch ausgelöste Schauen geschädigt sein, während sich durch Schallreize noch konjugierte Augenbewegungen hervorrufen lassen.

Bei der *pontinen, seitlichen Blicklähmung* ist im Gegensatz zu der durch Hemisphärenläsion bedingten die Seitwärtsbewegung am linken und am rechten Auge oft nicht im gleichen Ausmaße geschädigt. Mitunter ist nämlich infolge Übergreifens auf den Nucl. VI der Rect. externus der einen Seite stärker beeinträchtigt als der Internus der anderen. Damit ist auch das Auftreten von *Doppelbildern* bei dieser Art der Blicklähmung verständlich. Die pontine Blicklähmung betrifft, da die corticofugale Bahn der Seitenwendung weiter kranial die Seite kreuzt und jedes hintere Längsbündel die Impulse für die Blickbewegung zu seiner Seite führt, die Blickbewegung zur Seite des Herdes. Auch hier kann es zu *Deviation der Bulbi*, und zwar zur Gegenseite des Herdes, kommen. Deviiert auch der *Kopf*, so erfolgt dessen Deviation, ähnlich wie bei Augenmuskellähmungen, oft zur Seite der Blicklähmung, also zur Herdseite; dadurch bewegen sich die Bulbi zur entgegengesetzten Seite und der Patient kann mit geringer Muskelanstrengung und ohne doppelt zu sehen, schauen. Augen- und Kopfdeviation erfolgen also hier, im Gegensatz zur Blicklähmung infolge Großhirnerkrankung, nicht in derselben Richtung; doch erfolgt die Kopfdrehung mitunter entgegen der Seite der Blicklähmung, demnach zur selben Seite, nach der die Augen deviiert sind, wenn nämlich durch den pontinen Herd gleichzeitig die Willkürbahn zum Accessorius und zu den obersten motorischen Halsnerven nach ihrer im vorderen Teil der Brücke erfolgenden Kreuzung gelähmt ist (UHTHOFF).

Mittels des Versuchs von OPPENHEIM (der Patient schaut einem langsam bewegten Objekte nach) und des Versuchs von ROTH-BIELSCHOWSKY (Zurückbleiben der Augen bei ruckartigen Bewegungen des Kopfes) läßt sich nicht sicher eine Blicklähmung bei Erkrankung des Großhirns von einer solchen der Brücke unterscheiden, da auch bei letzterer die Augen evtl. noch einem langsam bewegten Objekt folgen oder bei ruckartigen Kopfbewegungen entgegen der Richtung der Lähmung zurückbleiben können. Greift indes ein supranucleärer Herd auf die Kerne der betroffenen Augenmuskeln über, dann tritt der Verlust der reflektorischen Erregbarkeit derselben auf und es kann in der entsprechenden Richtung kein Nachschauen und kein Zurückbleiben der Bulbi bei ruckartigen Kopfbewegungen eintreten[1].

Infolge der Lage des Herdes im Bereiche des labyrinthären Reflexbogens zu den Augenmuskelkernen kommt es bei der pontinen Blicklähmung häufig auch zu Störungen in der *Auslösbarkeit von Nystagmus* bei der Drehprüfung und beim Spülen des Ohres. Wir sehen dann, daß die rasche Komponente des labyrinthären Nystagmus nach der Seite der Blicklähmung abgeschwächt ist oder nicht auftritt, nur Deviation oder überhaupt keine Augenbewegung durch den Labyrinthreiz auslösbar ist. Beim Übergreifen der Läsion auch auf Augenmuskelkerne (z. B. den Abducenskern) wird natürlich das Auge in der betreffenden Richtung zurückbleiben. Großhirnherde verursachen höchstens vorübergehend eine Schädigung der raschen Komponente nach der Seite der Blicklähmung.

Die pontine Blicklähmung ist nicht so selten *doppelseitig*, da ein Herd leicht auf beide hintere Längsbündel übergreift. Liegt der Herd in der Gegend des Abducenskerns, so kann es außer der Blicklähmung auf der Herdseite zur Mitbeteiligung des Facialis kommen; wenn er bis an die Pyramidenbahn herabreicht, auch zu gekreuzter Hemiparese (vgl. Kap. I). Kleinhirntumoren können ebenfalls durch Fernwirkung auf die Brücke horizontale Blicklähmung hervorrufen.

Bei der reinen Blicklähmung ist die *Konvergenzbewegung* meist erhalten. In manchen Fällen kann aber eine Schwäche derselben bestehen. Dies ist in einzelnen Fällen auf ein Übergreifen auf die Wurzeln des Rectus medialis zurückzuführen; doch kann nach BIELSCHOWSKY schon infolge Erschöpfung des Patienten eine Störung der Konvergenz auftreten.

Ähnlich wie sich die horizontale Blicklähmung bei Hemisphären- und die bei Ponsaffektion voneinander unterscheiden lassen, kann man nach BIELSCHOWSKY die *konjugierte Deviation* bei Großhirn- und die bei Brückenherden trennen. Die konjugierte Deviation *tritt bei Großhirnerkrankung* (meist Blutung) im Gegensatz zu Herden in der Brücke häufiger und stärker ausgesprochen auf, ist meist infolge Kompensation von kurzer Dauer. Die Kopfdrehung erfolgt bei der durch Großhirnaffektion bedingten Deviation regelmäßig zur selben Seite wie die Deviation der Augen (meist zur Herdseite als Ausfallssymptom, seltener zur Gegenseite als Reizsymptom), die Störung der Seitenwendung ist auf beiden Augen eine gleichmäßige, Hemiplegie findet sich auf der Seite der Blicklähmung; bei Herden in beiden Hemisphären ist neben der Seitenwendung auch die Augenbewegung aufwärts und abwärts unmöglich (Cycloplegie). Im Gegensatz dazu ist bei *Ponsherden* die Deviation relativ selten und gering, meist von Dauer, zur Gegenseite gerichtet, die Kopfdrehung ist nicht typisch, die Störung der Seitenwender auf beiden Augen oft nicht gleichmäßig, Hemiplegie findet sich gekreuzt zur Blicklähmung; bei beiderseitigen Herden ist nur die seitliche Bewegung gestört, die vertikale dagegen frei.

---

[1] Es ist aber hervorzuheben, daß auch bei Verlust der angeführten reflektorischen Augenbewegungen die Augenmuskelkerne intakt sein können (RÖNNE und BERTELSEN). Man kann daher wohl aus der Intaktheit der vestibulären Augenreflexe die Unversehrtheit der Augenmuskelkerne erschließen, nicht aber aus dem Fehlen dieser Reflexe die Schädigung dieser Kerne ableiten [vgl. BARTELS, Kurz. Handb. d. Ophthalm. **3**, 708 (1930)].

Vertikale Blicklähmung findet sich bei Herden in der Gegend der Vierhügel (Blutungen, Erweichungen, Encephalitis, Lues cerebri, Tuberkel, Tumoren). Es kann Blicklähmung nach oben, nach unten und nach diesen beiden Richtungen bestehen. Greift der Herd auf einen Oculomotoriuskern über, so vergesellschaftet sich die Blicklähmung mit einer Paralyse der zugehörigen Augenmuskeln. Bezüglich des Verhaltens der Augen bei langsamer Verschiebung eines vom Blick des Patienten fixierten Objekts in vertikaler Richtung oder bei ruckweiser Bewegung des Kopfes in dieser Richtung, während der Blick auf ein Objekt gerichtet ist, gilt das bereits oben bei seitlicher Blicklähmung Gesagte. Wenn wir durch Drehung um die Körperachse bei zur Schulter geneigtem Kopf vertikalen Nystagmus zu erzeugen trachten, sehen wir in einer großen Zahl von Fällen in der Richtung der Blicklähmung keinen Nystagmus auftreten.

Konjugierte Deviation kann dadurch hervorgerufen sein, daß die antagonistische Blickbewegung gelähmt ist, sie kann aber auch ohne Blicklähmung bestehen, wenn beide Bulbi gleichmäßig krampfhaft zur Seite gezogen sind (*Blickkrampf*). Blickkrämpfe können als seitliche und vertikale, mit und ohne Blicklähmung, mit horizontalem resp. vertikalem Nystagmus, evtl. mit Augenmuskellähmungen kombiniert vorkommen. Wir sehen in solchen Fällen, daß die Bulbi anfallsweise zur Seite, auf- oder abwärts gezogen werden und nun in dieser Stellung krampfhaft für kürzere oder längere Zeit verbleiben. Diese Krämpfe können auch schmerzhaft empfunden werden. Blickkrämpfe sind funktionell (Hysterie) oder durch organische Erkrankungen bedingt; wir treffen sie bei Encephalitis, Meningitis, Hirntumoren, epileptiformen Anfällen an.

Nachdem die *Konvergenz* bei erhaltener Seitenbewegung der Augen gelähmt, andererseits trotz Lähmung der Seitenwendung erhalten sein kann, erscheint die Annahme eines eigenen *Konvergenzzentrums* gerechtfertigt. Dasselbe ist im Zentralkern des Oculomotorius zu vermuten. Auch übergeordnete, corticale Zentren sind anzunehmen, wobei sich aber bisher jene Stellen, von welchen Konvergenzbewegungen auslösbar sind, nicht scharf von jenen abgrenzen ließen, deren Reizung die übrigen Augenbewegungen hervorrief.

Die Konvergenz wird gewöhnlich reflektorisch ausgelöst, indem nicht korrespondierende Netzhautstellen erregt werden, sie läßt sich aber auch willkürlich durch Vorstellung eines nahen Gegenstandes hervorrufen. Normalerweise können Konvergenzbewegungen soweit ausgeführt werden, daß die Gesichtslinien beider Augen sich noch in einem Punkte berühren, der 5—10 cm vom Auge entfernt ist (Konvergenznahepunkt).

Bei *Lähmung der Konvergenz* ist der Konvergenznahepunkt hinausgerückt, die Einstellung beider Augen auf ein nahes Objekt unmöglich, so daß für diesen Abstand relative Divergenz mit gekreuzten Doppelbildern besteht. Dabei können alle anderen Bewegungen der Bulbi intakt sein, es kann auch evtl. noch der Impuls zur Konvergenz auf das Pupillenzentrum irradiieren und zur Konvergenzreaktion der Pupille führen. Konvergenzlähmung oder -schwäche zeigt sich vor allem auf funktioneller Grundlage (bei Hysterie, Erschöpfung); bei Morbus Basedowii ist sie als MÖBIUSsches Zeichen bekannt. In all diesen Fällen ist eine Herabsetzung der Sehschärfe eines oder beider Augen auszuschließen, da bei dieser schon die Impulse zur Konvergenz fehlen können. Eine organisch bedingte Konvergenzlähmung ist nach BIELSCHOWSKY sehr selten; inwieweit die bei multipler Sklerose nicht so selten zu beobachtende Konvergenzlähmung organischer Natur ist, läßt sich mit Sicherheit wohl erst bei histologischer Kontrolle sagen.

Nach vorausgegangener Konvergenz ist es möglich, durch Erschlaffung der beiden kontrahierten Recti interni die Augen in die Ausgangsstellung zurückzubringen, welcher Vorgang als *Divergenz* bezeichnet wird. Normalerweise können wir aber beim Blick in die Ferne die Augen willkürlich aus der Parallelstellung höchstens in geringem Ausmaße in Divergenzstellung bringen. Dieser Umstand wird gegen die Existenz einer eigenen Divergenzlähmung ins Treffen geführt, deren Bestehen von einigen Autoren (PARINAUD[1], STRAUB[2] u. a.) verteidigt, von anderen geleugnet wird (BIELSCHOWSKY). Ihr Wesen soll darin bestehen, daß die Gesichtslinien beider Augen nicht parallel gebracht werden können, der Winkel, den die konvergierenden Gesichtslinien miteinander einschließen, bei verschiedener Blickrichtung in der Horizontalen gleich bleibt, ferner nur innerhalb eines nahe den Augen gelegenen Bezirks binokular einfach gesehen wird; in der Ferne dagegen wird, wegen der Unfähigkeit, die Augen in Parallelstellung zu bringen, doppelt gesehen und erst bei Vorsetzen von Prismen, die den Lichtstrahl nach temporal auf die Fovea der konvergierenden Augen ablenken, kann auch in der Ferne einfach gesehen werden (vgl. BIELSCHOWSKY). Indes wird von manchen Autoren dieser Zustand als Konvergenzkrampf angesehen.

Beim *Konvergenzkrampf* stehen beide Bulbi zwangsweise adduziert, wobei die Pupillen kontrahiert sind und infolge starker Akkommodationsanspannung meist Myopie besteht. Mitunter sehen wir, daß der Konvergenzkrampf bei Seitenblick der Augen in Erscheinung tritt, indem das abduzierte Auge gegen den inneren Lidwinkel wandert. Derartige Vorgänge konnte man auch bei der Prüfung des Fistelsymptoms (vgl. S. 294) beobachten, und sie werden von einzelnen Autoren als Symptom für das Bestehen einer Labyrinthfistel gedeutet (BORRIES[3]); demnach würden vom Labyrinth auch gegensinnige, assoziierte Augenbewegungen ausgelöst werden können, was aber unseren sonstigen Erfahrungen zuwiderläuft. Der Konvergenzkrampf ist fast ausnahmslos der Ausdruck eines funktionellen Leidens (s. Konvergenzzittern) und findet sich meist bei Hysterikern.

Auch bei Blicklähmungen und -krämpfen muß die *Behandlung* in erster Linie gegen das zugrunde liegende Leiden gerichtet sein, wie dies schon für die Augenmuskellähmungen erwähnt wurde.

c) Der experimentelle optische Nystagmus (optomotorischer, optokinetischer Nystagmus)[4].

Vor den Augen des zu Untersuchenden läßt man, immer wiederkehrend, gleiche Objekte in regelmäßigem Abstand vorbeiziehen, meist abwechselnd vertikale, schwarze und weiße Streifen, die z. B. auf der Innenfläche einer langsam

---

[1] PARINAUD, Annales d'Ocul. **95**, 205.

[2] STRAUB, Centralbl. f. prakt. Augenheilk. **1897**, 8.

[3] BORRIES, Mon. f. Ohrenheilk. **1926**, 736.

[4] BÁRÁNY, Zur Klinik und Theorie des Eisenbahnnystagmus. Acta oto-laryng. (Stockh.) **3** (1922). — BRUNNER, Über die Inversion des experimentellen optischen Nystagmus. Mschr. Ohrenheilk. **1921**, 574. — CORDS, R., Graefes Arch. **117**, 58 (1926). — KESTENBAUM, Graefes Arch. **124**, H. 1, 2 (1930) — Z. Augenheilk. **57** (1925). — OHMS, Die klinische Bedeutung des optischen Drehnystagmus. Klin. Mbl. Augenheilk. **68** (1922). — WIRTHS, Beitrag zum klinischen Bild der assoziierten Blicklähmung usw. Z. Augenheilk. **26** (1911).

rotierenden Trommel aufgeklebt sind (BÁRÁNY, BRUNNER, OHMS, vgl. Abb. 56). Der im Zentrum der Trommel sitzende Patient hat die Aufgabe, die Streifen zu fixieren; seine Augen folgen nun einem solchen Streifen solange, bis die Bulbi in ihren Endstellungen angelangt sind; der fixierte Streifen verschwindet weiter aus dem Gesichtsfeld; es ist aber bereits ein neuer Streifen in dasselbe getreten, der das Bild eines bewegten Objekts in der Peripherie der Netzhaut erzeugt. Damit wird reflektorisch eine Einstellungsbewegung (Spähbewegung) der Augen hervorgerufen, die bewirkt, daß das Bild des neuen Streifens auf die Macula fällt (Einstellungsreflex). Die Augenbewegung in der Richtung der bewegten Streifen ist eine langsame Bewegung, auf die eine rasche, entgegengesetzt gerichtete, die Einstellungsbewegung, folgt, die bezweckt, daß die nachfolgenden Streifen fixiert werden. Neuerlich folgen die Augen dem sich bewegenden Streifen, schnellen dann wieder zurück und dies wiederholt sich, solange das Band vor den Augen vorbeigleitet und der Untersuchte den Streifen seine Aufmerksamkeit zuwendet. Das rasche Zurückschnellen stellt die rasche Komponente des experimentellen optischen Nystagmus dar, dessen Richtung also der Bewegung der Streifen entgegengesetzt ist.

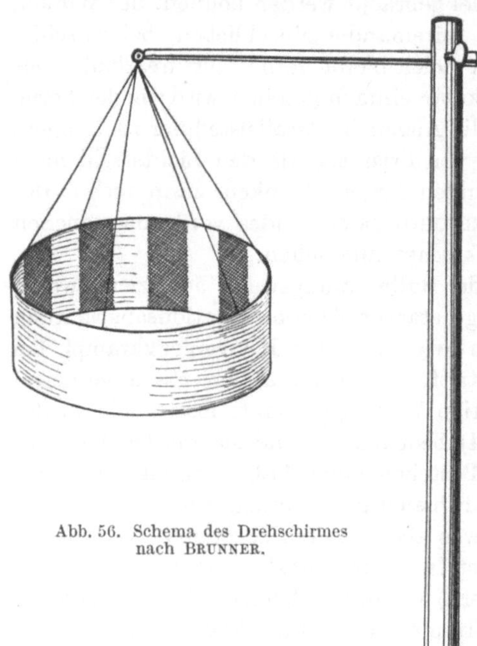

Abb. 56. Schema des Drehschirmes nach BRUNNER.

Dieser Nystagmus stellt einen reflektorischen Vorgang dar, dessen afferenter Schenkel durch die corticopetale Sehbahn und dessen efferenter Schenkel wahrscheinlich durch zentrifugale Fasern vom Sehzentrum zum Subcortex und schließlich zu den Augenmuskeln dargestellt ist (vgl. CORDS).

Er ist von der Aufmerksamkeit des Untersuchten und von seiner Sehschärfe abhängig. Sinkt die Sehschärfe unter Fingerzählen in $^1/_2$ m oder ist ein sehr großes Zentralskotom vorhanden, so kann der optische Nystagmus ausbleiben. Auch bei homonymer Hemianopsie ist er evtl. nicht auslösbar, und zwar nach der Seite der Hemianopsie (BÁRÁNY, WIRTHS, vgl. CORDS. S. 113).

Während BÁRÁNY u. a. (vgl. KESTENBAUM) dies darauf zurückführen, daß infolge Wegfalls der zentripetalen Impulse aus der blinden Gesichtshälfte die Einstellungsbewegung der Augen auf die in der blinden Gesichtshälfte auftretenden Streifen (= die rasche Nystagmusphase) ausbleibt, gibt CORDS an, daß Fehlen der optisch-sensorischen Bahn allein (Tractusläsion!) ohne Einfluß auf den optomotorischen Nystagmus sei; nach ihm bedingt erst Läsion der corticofugalen Bahn aus dem Occipitallappen (der „optisch-motorischen Bahn“, vgl. S. 159) oder eine große Zerstörung des Occipitalpols, die auch das optisch-motorische Feld in Mitleidenschaft zieht, das Fehlen des optomotorischen Nystagmus nach der blinden Seite.

VI. Die glatten Muskeln des Auges und der Orbita, ihre Reaktionen und ihre Pathologie[1].

1. Die Pupille.

Das den Lichteinfall ins Auge regulierende, die Pupille umschließende Diaphragma, die Regenbogenhaut, ist ein schwammiges Häutchen, das durch Aufsaugen von Flüssigkeit in seinen Krypten und Auspressen derselben, resp. durch Erweiterung und Verengerung seiner Gefäße sein Volumen ändern kann. Schon dieser stete Flüssigkeitswechsel, der auch für die Strömung des Kammerwassers von Bedeutung ist, wird auf die Größe der Pupille einwirken, aber auch umgekehrt wird die Veränderung der Pupillengröße, die durch Kontraktion der Irismuskulatur hervorgerufen wird, den Flüssigkeitswechsel in der Regenbogenhaut unterstützen.

In dem der Pupille angrenzenden Teil der Regenbogenhaut liegt ein zirkulär verlaufender Ringmuskel, der *M. sphincter pupillae*, dessen Kontraktion naturgemäß eine Verengerung des Sehloches, dessen Erschlaffung eine Erweiterung desselben herbeiführt. Dieser Muskel liegt im hinteren Anteil des Irisstromas und wird vom G. ciliare, resp. dem diesem Ganglion übergeordneten Oculomotorius innerviert.

Vor allem in jenem Teile der Iris, der an den Ciliarkörper angrenzt, liegt ein radiär angeordneter, zarter Muskel, der *M. dilatator pupillae*, knapp dem Pigmentepithel auf; einzelne seiner Bündel strahlen pupillenwärts in den Sphincter ein. Er wird vom Halssympathicus innerviert (vgl. S. 190), seine Kontraktion erweitert die Pupille, seine Erschlaffung läßt sie enger werden.

2. Der Musculus ciliaris.

Die zum scharfen Sehen in der Nähe notwendige Erhöhung der Brechkraft (stärkere Wölbung) der Linse bewirkt der vom Oculomotorius innervierte *Ciliarmuskel*, dessen Fasern zum Teil in meridionaler, zum Teil in radiärer und zirkulärer Anordnung im Ciliarkörper liegen; von letzterem strahlen zum Äquator der Linse zarte Fasern (Zonula Zinni) aus, welche die Linse umgreifen und, wenn sie gespannt sind, dieselbe abzuplatten trachten. Kontrahiert sich der Ciliarmuskel, so werden die Spitzen der Ciliarfortsätze durch Kontraktion der zirkulären Fasern der Linse genähert; ferner ziehen die meridionalen Fasern den hinteren Teil des Ciliarkörpers und die hier befindliche Ansatzstelle der meisten Zonulafasern nach vorn, entspannen dadurch dieselben; die Linse wird sich dank der Elastizität ihrer Fasern stärker wölben. Umgekehrt werden bei Erschlaffung dieses Muskels die Zonulafasern gespannt, indem ihre Ansatzstelle mit dem Ciliarkörper durch den elastischen Zug der Chorioidea zurückgezogen wird, und die Linse wird wieder abgeflacht.

---

[1] Bach, Pupillenlehre. 1908. — Behr, Die Lehre von den Pupillenbewegungen. Berlin 1924. — Bumke, Die Pupillenstörungen bei Geistes- und Nervenkrankheiten. 1911. — Lenz, Ber. dtsch. ophthalm. Ges. **1929**, 234. — Piltz, Neur. Zbl. **1899**. — Redlich, Dtsch. med. Wschr. **1908**. — Sachs, Pflügers Arch. **136**, 402 (1910). — Spiegel, E., Zentren des autonomen Nervensystems. Berlin: Julius Springer 1928. — Wilbrand-Saenger, Störungen der Akkommodation und der Pupille. Handb. d. Neur. d. Aug. **9** (1921). — Weiler, Untersuchungen der Pupille. 1910. — Wernicke, Fortschr. Med. **1** (1883).

3. Innervation des Musculus sphincter pupillae und Musculus ciliaris.

Ein kleinzelliger Kern, der dem eigentlichen Oculomotoriuskern in seinen kranialsten Abschnitten dorsal anliegt, der sog. EDINGER-WESTPHALsche Kern (vgl. Abb. 58), wird heute ziemlich allgemein als das Zentrum der Binnenmuskulatur des Auges angesprochen; und zwar dürfte der Musculus sphincter pupillae vor allem von Zellgruppen des vordersten Abschnittes des EDINGER-WESTPHALschen Kerns, die man auch speziell als *Nucleus medianus anterior* bezeichnet hat, innerviert werden, während das Zentrum des Musculus ciliaris, also des Akkommodationsmuskels, in caudale Abschnitte des EDINGER-WESTPHALschen Kerns verlegt wird und hier dem sog. Zentralkern (Perliakern), der als Konvergenzzentrum angesprochen wird, benachbart liegt. Hiefür spricht auch die relative Konstanz des kranialen Kernabschnitts, die verschiedene Ausbildung des caudalen Abschnitts des EDINGER-WESTPHALschen Kerns in der Säugetierreihe (ZWEIG unter Leitung von SPIEGEL). Handelt es sich ja in der Lichtreaktion der Pupille um eine relativ konstante Reaktion, während die Akkommodationsfähigkeit bei den verschiedenen Tieren sehr wechselnd ist. An der Pupilleninnervation nehmen vielleicht auch in den kranialen Abschnitten des Hauptkerns enthaltene Zellgruppen teil[1].

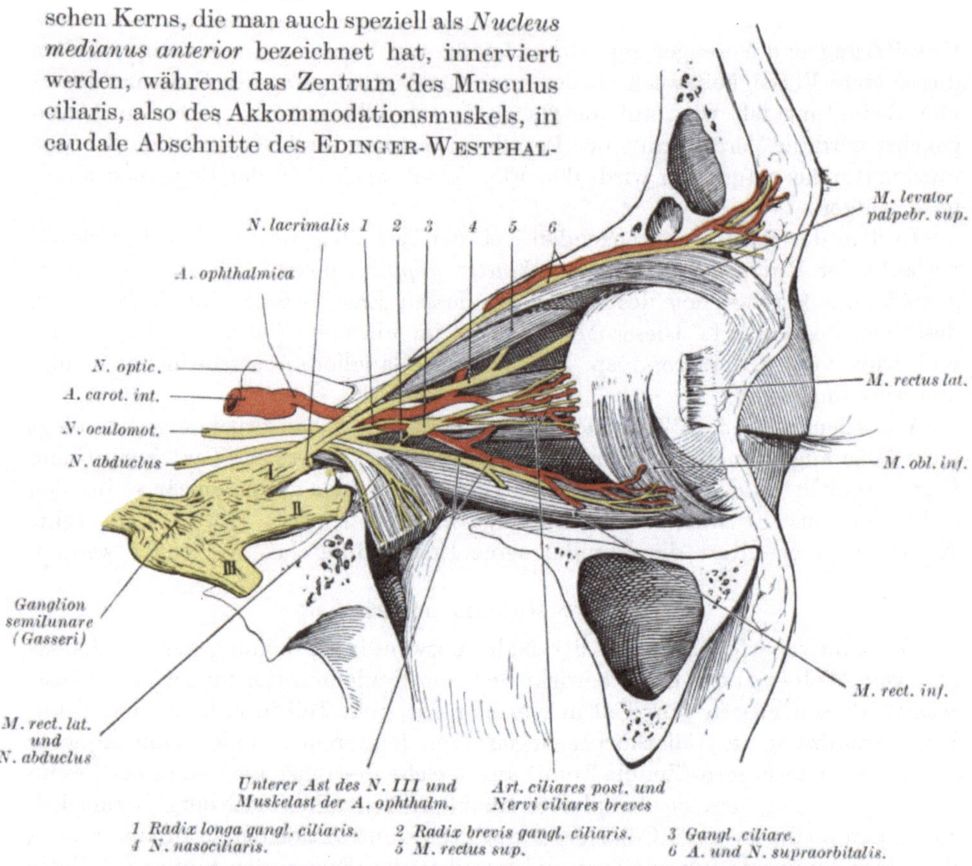

1 Radix longa gangl. ciliaris. 2 Radix brevis gangl. ciliaris. 3 Gangl. ciliare. 4 N. nasociliaris. 5 M. rectus sup. 6 A. und N. supraorbitalis.

Abb. 57. Topographie der Orbita, von der Seite her dargestellt (nach CORNING).

[1] LENZ meint, daß vom frontalen Ende der Seitenhauptkerne eine Spitze medialwärts gegen den zentral gelegenen Kern vordringt und daß diese Spitze das Zentrum für den Sphincter pupillae sei.

Die den Sphincter pupillae innervierenden Fasern verlaufen im Oculomotorius. Bald nach seinem Eintritt in die Orbita durch die Fissura orbitalis superior teilt sich derselbe in zwei Äste; der eine, die Pars superior, zieht über den Sehnerven zum Heber des Oberlides und zum Rectus superior; der andere, die Pars inferior, gibt drei Zweige ab, einen zum Rectus internus, einen zweiten zum Rectus inferior und einen dritten, den längsten, zum M. obliquus inferior; vom letztgenannten Ast zieht die Radix brevis zum Ganglion ciliare (vgl. Abb. 57); hier entspringen die Nervi ciliares breves, die rund um den Sehnerven die Lederhaut des Bulbus durchbohren und in der Aderhaut nach vorn zum Sphincter pupillae und zum Akkommodationsmuskel, dem Musculus ciliaris, hinziehen.

Im Nervus opticus, Chiasma und Tractus opticus sind die zentripetalen Elemente, welche der Leitung retinaler Erregungen zum Cortex dienen, und jene, welche den *afferenten Schenkel des Pupillenreflexes* auf Licht darstellen, höchstwahrscheinlich identisch. Sichere Beweise für besondere Pupillenfasern im N. und Tract. optic. konnten jedenfalls nicht erbracht werden. Vom Corpus geniculatum externum an trennen sich dagegen die Bahnen des Pupillarreflexes und jene, welche der Erregungsleitung von der Retina zum Cortex dienen. Die ersteren treten in den Arm des vorderen Vierhügels ein (vgl. Abb. 58), wie aus den Versuchen von KARPLUS und KREIDL hervorgeht, die nach beiderseitiger Durchtrennung des letztgenannten Bündels Aufhebung des Lichtreflexes der Pupille bei Affen beobachten konnten.

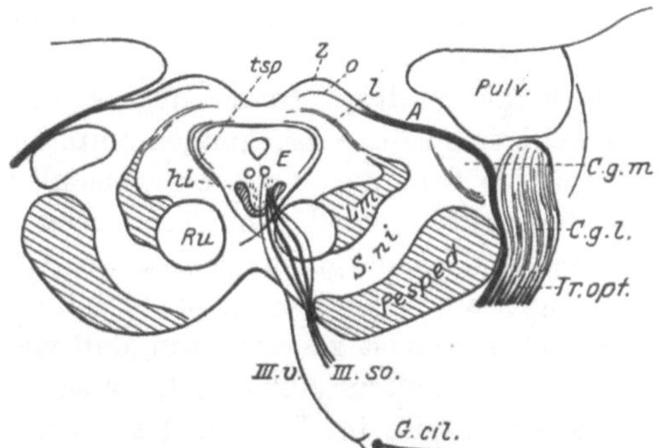

Abb. 58. Schema der Bahn des Lichtreflexes der Pupille (Querschnitt durch den vorderen Vierhügel). Nach SPIEGEL. *A* = Arm des vorderen Vierhügels; *C.g.m.* = Corp. geniculat. mediale; *C.g.l.* = Corp. genic. laterale; *E* = EDINGER-WESTPHALscher Kern; *G.cil.* = Gangl. ciliare; *hl* = hinteres Längsbündel (innen davon ist der großzellige Teil des Nucl. III); *l* = Strat. lemnisci; *Lm* = Lemnisc. medialis; *o* = Strat. opticum; *Pes ped* = Pes pedunculi; *Pulv.* = Pulvinar; *Ru* = Nucl. ruber; *S. ni* = Subst. nigra; *Tr. opt.* = Tract. opticus; *tsp* = Tr. tectospinalis; *z* = Strat. zonale; *III. so.* = somatischer Anteil des Nerv. III; *III. v.* = vegetativer Anteil des Nerv. III.

Was nun zunächst den Weg der optischen Erregungen zum EDINGER-WESTPHALschen Kern resp. dessen vorderstem Abschnitt, dem Sphincterzentrum, betrifft, so dürften zwischen die Opticusfasern, welche in die obersten Schichten des vorderen Vierhügeldaches einstrahlen, und die Zellen des Sphincterkernes Schaltneurone zwischengelagert sein. Über deren genaue Lage läßt sich aber noch nichts aussagen; wir wissen noch nicht, ob sie durch Radiärfasern oder den Aquädukt umkreisenden Bogenfasern dargestellt werden; neuerdings sucht LENZ auf Grund von Achsenzylinderfärbungen (Bielschowsky-Präparaten) eine Beziehung der optischen Pupillenreflexbahn zur hinteren Commissur zu erweisen.

Jedenfalls aber ist zu betonen, daß die graue Substanz (das sog. zentrale Höhlengrau) um den Aquaeductus Sylvii bilateral weitgehend zerstört werden kann (s. SPIEGEL und NAGASAKI[1]), ohne daß der Lichtreflex der Pupille aufgehoben wird. Dies weist darauf hin, daß zumindest ein Teil der retinalen Erregungen zum Sphincterkern in peripheren Abschnitten des zentralen Höhlengraus oder sogar außerhalb desselben geleitet wird.

[1] Pflügers Arch. **215**, H. 1/2 (1926); daselbst weitere Literatur.

Für die Pathologie ist von Wichtigkeit, daß der zentripetale Schenkel des Lichtreflexes der Pupille eine *partielle Kreuzung* nicht nur im Chiasma, sondern auch im Vierhügel erfahren muß. Dies geht daraus hervor, daß Sagittalspaltung des Chiasmas (BERNHEIMER), also Unterbrechung der hier kreuzenden Fasern, nicht nur die direkte Pupillenreaktion (Pupillenkontraktion auf der Seite des belichteten Auges), sondern auch die konsensuelle Pupillenreaktion (Pupillenkontraktion auf dem gegenseitigen Auge) erhalten bleiben läßt. Auch macht BEHR darauf aufmerksam, daß bei Tractusverletzung sowohl die direkte wie die indirekte Lichtreaktion erhalten bleibt, also die in dem noch erhaltenen Tractus verlaufenden Bahnen aus den homolateralen Retinahälften beiden Sphincterkernen Impulse übermitteln. Es scheint sogar, daß die Mehrzahl der in einem Tractus zum Mittelhirn geleiteten Erregungen normalerweise den kontralateralen Sphincterkern erreicht, worauf die Tatsache hinweist, daß bei Tractusverletzung die kontralaterale Pupille bei schwacher Beleuchtung weiter ist als die gleichseitige (BEHR), also bei dieser Läsion der gegenseitige Sphincterkern weniger optische Erregungen empfängt als der homolaterale. Dies betrifft aber nur die Erregungen aus extramaculären Netzhautanteilen; denn bei intensiver Beleuchtung sind nach Tractusverletzung die indirekte und die direkte Lichtreaktion gleich gut auslösbar, so daß mit BEHR anzunehmen ist, daß die Erregungen aus jeder Macula beide Sphincterkerne ziemlich in gleicher Intensität erreichen. Es ist zu vermuten, daß vielleicht die von LENZ beschriebenen, in die hintere Commissur eintretenden Fasern diesem Übertritt retinaler Erregungen auf die Gegenseite im Bereich des vorderen Vierhügeldachs dienen.

Außer durch retinale Erregungen wird der EDINGER-WESTPHALsche Kern auch durch *vestibuläre Erregungen* erreicht, die vor allem durch das hintere Längsbündel vermittelt werden (SPIEGEL), also von ventral her in diesen Kern eintreten und die Grundlage für den sog. *vestibulären Pupillenreflex* darstellen, der bei Rotation der Versuchsperson zu beobachten ist (WODAK und FISCHER, SPIEGEL; zuerst Verengerung, dann Erweiterung und Hippus der Pupille).

Weiterhin wird dieser Kern aber von ventral her auch durch Impulse erreicht, welche eine Hemmung desselben, also ein Nachlassen des Sphinctertonus bewirken. Die sog. *Schmerzreaktion* (Erweiterung der Pupille bei schmerzauslösenden Reizen, vgl. S. 180) ist nicht an die Intaktheit des den Musculus dilatator innervierenden Halssympathicus gebunden (vgl. S. 195), sondern kommt auch noch nach Halssympathicusdurchtrennung zustande (BRAUNSTEIN u. a.). In diesen Fällen bewirkt allein die Hemmung des Sphinctertonus die Pupillenerweiterung. Dieser Mechanismus bleibt nun noch erhalten, wenn man das Vierhügeldach bis knapp an den EDINGER-WESTPHALschen Kern abträgt (GOZZANO unter Leitung von SPIEGEL), ein Beweis, daß diese Hemmungswirkung den Sphincterkern ebenfalls von ventral her erreicht.

4. Untersuchung der Pupille.

Bei der Untersuchung der Pupillen haben wir darauf zu achten, ob sie beiderseits gleich groß sind oder nicht, ob sie rund oder entrundet sind, wie sie reagieren und ob sich lokale Veränderungen im Pupillenteil der Iris und in der Pupille selbst vorfinden.

Die Pupille ist schon unter normalen Verhältnissen bei verschiedenen Menschen verschieden weit. Die *Größe der Pupille* ist zunächst einmal in verschiedenen *Lebensaltern* verschieden, bei Säuglingen und in den ersten Lebensjahren ist sie relativ eng, ihre Weite nimmt bis zum 6. Lebensjahr langsam zu, im Alter wird sie wieder enger. *Helle Augen* (graublaue Irides) haben meist weitere Pupillen als dunkle. Erkrankungen des Auges ohne Mitbeteiligung der Iris, aber mit starker Herabsetzung der *Sehschärfe* oder Amaurose bewirken ein Weiterwerden der Pupille. Ihre Weite hängt aber auch vom *Akkommodationszustand* des Auges ab, beim Blick in die Ferne ist die Pupille relativ weit, bei Fixation eines nahen Gegenstandes, also bei Innervation der Akkommodation, relativ eng. Damit hängt zusammen, daß die Pupillenweite von der *Refraktion* abhängig ist, Weitsichtige im allgemeinen engere Pupillen haben als Kurzsichtige, weil sie schon beim Blick auf relativ entfernte Gegenstände akkommodieren. Selbstverständlich ist die Weite der Pupille von der *Helligkeit des Raumes* beeinflußt, in dem wir uns befinden; an hellen Tagen, im Sonnenschein, beim Fenster ist die Pupille enger als bei düsterem Himmel, im Schatten, im abgedunkelten Raum.

Die Pupille bleibt beim Normalen bei gewöhnlicher Beleuchtung (im diffusen Licht) kaum vollkommen ruhig; es finden ständig kleine, unregelmäßige Schwankungen des Pupillensaumes um die Gleichgewichtslage statt, die man als *Pupillenunruhe* bezeichnet. Diese ständige Unruhe soll von sensiblen und sensorischen Einflüssen abhängig sein, die immerwährend dem Pupillenzentrum zufließen. Mitunter kommt es zu wellenförmig ablaufenden Zusammenziehungen des Sphincter pupillae, die wurmförmige Kontraktionen (SATTLER, BEHR u. a.) vortäuschen. Die Pupillen können sich in seltenen Fällen rhythmisch verengen und erweitern (*Hippus*), was man auch als Nystagmus der Pupille angesprochen hat. Dieses Symptom wird selten bei Gesunden, häufiger bei Neurotikern gefunden, ferner bei Epilepsie, Dementia praecox, multipler Sklerose. Wenn bei Läsion des Oculomotorius der Sphincter pupillae paretisch ist, kann evtl. bei Belichtung des Auges eine Kontraktion auftreten, die der paretische Sphincter nicht lange aufrechterhalten kann, worauf Erschlaffung und infolge Fortdauer der Belichtung wieder Kontraktion auftritt.

Ein weiteres Moment, das die Pupillenweite beeinflußt, ist die Ausführung von *Blickbewegungen*. Daß beim Umherblicken fortwährend die Weite der Pupille wechselt, ist besonders bei der Prüfung des Lichtreflexes zu berücksichtigen, da auch eine auf Lichteinfall nicht reagierende Pupille eine bestehende Lichtreaktion vortäuschen kann, wenn das Auge auch nur eine kleine Bewegung macht. Beim Blick *aufwärts* tritt mit gleichzeitiger *Divergenz* der Bulbi *Erweiterung* der Pupillen auf, beim Blick abwärts mit gleichzeitiger Konvergenz Pupillenverengerung. Auch beim Blick nach rechts und links sind Veränderungen in der Größe der Pupille zu beobachten, gewöhnlich wird die Pupille des abduzierten Auges weiter (TOURNAYS Reaktion), die des adduzierten Auges enger, seltener tritt umgekehrt Verengerung der Pupille des abduzierten Auges auf (Abductionsphänomen BEHR, Abductionsverengerung nach SALUS[1]). Die schon normalerweise in geringem Ausmaße auftretenden Veränderungen der Pupillen-

[1] SALUS, Klin. Mbl. Augenheilk. **71**, 289 (1923), daselbst Literatur.

größe bei Augenbewegungen in der Horizontalen erscheinen besonders bei Lues in einzelnen Fällen um Vielfaches verstärkt. So ist die Verengerung der Pupille bei Abduction zumeist mit absoluter, seltener mit reflektorischer Pupillenstarre vergesellschaftet.

Die Pupillengröße wird auch von kräftigen *Kontraktionen* der *Skeletmuskulatur* beeinflußt. Wenn der Untersuchte einer anderen Person fest die Hand drückt, so tritt in manchen Fällen eine Erweiterung der Pupille ein[1] (REDLICH). Diese Reaktion soll besonders bei Epileptikern und Neurotikern stark ausgeprägt sein. Während dieser Erweiterung ist die Lichtreaktion der Pupille herabgesetzt (vgl. Kap. Vegetatives Nervensystem).

Erweiterung und Verengerung der Pupille sind auch von der *Atmung* abhängig, und zwar so, daß bei tiefer Inspiration die Pupille weiter, bei tiefer Exspiration enger wird, besonders in Fällen mit erhöhtem Tonus des parasympathischen Systems (SOMOGYI[2]; z. T. Wirkung des verschiedenen CO_2-Gehalts des Blutes bei extrem tiefer Atmung?). Eine bedeutende Verengerung der Pupille tritt im *Schlafe* ein, während sich die Pupille beim Erwachen erweitert (vgl. S. 183).

Bei Ohnmachtsanfällen, bei tiefer *Bewußtlosigkeit* kommt es fast stets zu einer Erweiterung der Pupillen, die Lichtreaktion ist gleichzeitig stärker herabgesetzt oder erloschen (z. T. toxische Wirkung der veränderten Blutzusammensetzung, besonders des veränderten Sauerstoff-Kohlensäuregehalts des Blutes auf die Pupille und ihre Zentren).

Ist die Pupille einer Seite weiter als die der anderen, so sprechen wir von Ungleichheit der Pupillen oder *Anisokorie.* Sie kann zunächst *angeboren* sein. Wir sehen sie ferner, wenn das Gesicht *ungleichmäßig beleuchtet* ist, wobei die Pupille des stärker belichteten Auges enger[3] ist. Daher ist bei der Untersuchung der Pupillen der Patient immer so zu stellen, daß beide Augen gleichmäßig belichtet sind.

Weiter ist an *pharmakologische* Beeinflussung zu denken, etwa infolge Einträufelung von Cocain, Atropin (Erweiterung) oder Pilocarpin (Verengerung) in ein Auge[4].

---

[1] REDLICH empfiehlt, bei Ausführung dieses Versuches den Atem anhalten und den Kopf nach rückwärts beugen zu lassen. Diese Maßnahmen mögen teils zur Ausschaltung der Atemschwankungen der Pupillenweite dienen, teils Blutstauung im Kopfe mit Veränderung der Zirkulationsverhältnisse im Auge herbeiführen, teils im Sinne einer kräftigen Muskelkontraktion wirken.

[2] SOMOGYI, Wien. klin. Wschr. **1913**, 1331.

[3] Zum Verständnis dieser Erscheinung ist daran zu erinnern, daß aus der *nasalen Netzhauthälfte zahlreichere* Fasern zentralwärts ziehen als aus der temporalen. Wird also z. B. das linke Auge stärker belichtet, so treten in den *rechten Tractus opticus* zahlreichere Erregungen als in den linken. Da nun die Erregungen aus den extramaculären Netzhautanteilen im Mittelhirn nach BEHR zum größten Teil kreuzen, wird also der linke Sphincterkern, i. e. das Pupillenzentrum auf der Seite der stärkeren Belichtung mehr Impulse erhalten als das gegenseitige. Die direkte Erregung der Iris durch den Lichtreiz, die bei niederen Tieren nachgewiesen ist, dürfte beim Menschen höchstens von untergeordneter Bedeutung sein.

[4] *Cocain* reizt die Endigungen des Sympathicus im M. dilatator pupillae, da es sie noch unmittelbar nach Durchschneidung der postganglionären Sympathicusfasern erregt, nicht aber nach einigen Wochen, wenn dieselben degeneriert sind. *Atropin* lähmt die nervösen Endapparate des Oculomotorius im Sphincter, da bei atropinisierter Pupille die elektrische Erregbarkeit des Sphincters erhalten bleibt, die der postganglionären Oculomotoriusfasern verloren gegangen ist. *Pilocarpin* erregt nervöse Apparate im Sphincter, die Miosis tritt

Lokale Veränderungen, besonders solche, die sich an der Iris und am Pupillarsaum abspielen, ergeben mitunter Ungleichheit der Pupille. Verletzungen des Augapfels, z. B. eine Kontusion mit Einriß des Sphincters, Atrophie von Iris und Sphincter bewirken eine Pupillenerweiterung, hintere Synechien, die bei frischen und abgelaufenen Entzündungen der Iris in Erscheinung treten können, mitunter eine Pupillenverengerung auf der betreffenden Seite. Bei Entzündungszuständen des vorderen Bulbusabschnitts (Reizzustand der Cornea oder Conjunctiva) tritt deutliche Miose ein. Dies sehen wir schon bei Fremdkörpern der Bindehaut und Hornhaut, bei selbst kleinem Infiltrat der Hornhaut. Gewöhnlich besteht gleichzeitig ciliare Injektion des Bulbus. Wir müssen uns vorstellen, daß diese Miose durch Irishyperämie zustande kommt. In diesem Fall sehen wir gleichzeitig die Iris grünlich verfärbt und leicht geschwellt.

Einseitige Myopie, Ungleichheit der Refraktion beider Augen (Anisometropie), einseitige, hochgradige Amblyopie oder Amaurose (infolge Erkrankungen im Augenhintergrund oder im Sehnerven, Papillitis, Neuritis retrobulbaris, Sehnervenatrophie) rufen ebenfalls Verschiedenheiten der Pupillengröße (weitere Pupille auf der Seite des schlechtersehenden Auges) hervor.

Bei einseitiger Lähmung des *Halssympathicus* wird die Pupille der gelähmten Seite enger, meist zugleich mit Ptosis des oberen Lides und Enophthalmus derselben Seite (HORNERs Symptomenkomplex). So finden wir einseitige Miosis bei Lungenerkrankungen, Schilddrüsen-, Halslymphdrüsen-, Ohrerkrankungen (vgl. S. 196). Reizung des Halssympathicus dagegen erweitert die zugehörige Pupille, mitunter wird auch die Lidspalte dieser Seite weiter und das Auge tritt etwas vor. Parese des den M. sphincter versorgenden *Oculomotorius* erzeugt Erweiterung der Pupille, wobei die verschiedensten Erkrankungen des Zentralnervensystems, seiner Häute resp. des Nerven selbst (Entzündungen, luetische Erkrankungen, Tumoren usw.) ursächlich in Betracht kommen.

Da Anisokorie an und für sich recht vieldeutig ist, muß man zur Feststellung der zugrunde liegenden Erkrankung immer nach anderen Symptomen am Auge (besonders Entrundung der Pupille oder Störungen ihrer Reaktion!), seinen Adnexen und am Nervensystem suchen.

Die Pupille ist *entrundet*, wenn der Tonus des Sphincters nicht mehr allseitig derselbe ist; sie wird dann mehr weniger eckig oder wir sehen einen Teil derselben sekantenförmig abgeschrägt bzw. eine umschriebene Einziehung. Durch hintere Synechien wird die Iris mit der vorderen Linsenkapsel verlötet und damit die Pupille entrundet; ähnlich wirken Einrisse des Sphincters.

5. Die Lichtreaktion und ihre Störungen bei Läsion des zentripetalen Reflexschenkels.

Bei Prüfung der *direkten Lichtreaktion* soll das nichtuntersuchte Auge geschlossen gehalten werden, da sonst auch bei einseitigem Fehlen der Lichtreaktion durch Beleuchtung des gegenseitigen Auges (mit noch reagierender Retina) die konsensuelle Lichtreaktion auf dem zu prüfenden Auge eine direkte

---

auch nach Erhöhung des Tonus des Sympathicus auf. *Physostigmin* (*Eserin*) wirkt auf die postganglionären Fasern aus dem Ganglion ciliare erregbarkeitssteigernd (vgl. MEYER-GOTTLIEB, Experimentelle Pharmakologie), nach Exstirpation des Ganglion ciliare bleibt seine Wirksamkeit so lange erhalten, als die postganglionären Fasern aus diesem Ganglion nicht degeneriert sind.

Reaktion vortäuschen kann. Wir prüfen am besten im abgedunkelten Raum das bewegungslos in die Ferne eingestellte Auge mittels einer stärkeren Lichtquelle und beobachten die Ausgiebigkeit und Promptheit der Kontraktion. Das offen gehaltene Auge wird rasch von vorn beleuchtet. Wir müssen stets bedenken, daß Bewegungen des Bulbus, Konvergenz, psychische Einflüsse usw. eine Änderung der Pupillengröße erzeugen und bei fehlender Lichtreaktion der Pupille eine solche vortäuschen können. Es ist aber auch hervorzuheben, daß trotz scheinbar vollkommen fehlender Lichtreaktion eine solche noch bei Lupenbeobachtung oder vor dem Hornhautmikroskop nachweisbar sein kann. Wir können auch im diffusen Tageslicht die Reaktion der Pupille prüfen, indem wir beide Augen zudecken und von einem rasch den Verschluß entfernen.

Wir sprechen von normaler Lichtreaktion der Pupille, wenn sich die Pupille auf Lichteinfall ins Auge rasch und ausgiebig kontrahiert. Wir sehen in pathologischen Fällen, daß die Pupille träge, resp. unvollkommen auf Licht reagiert, die Reaktion kann auch ganz erloschen sein.

Die *konsensuelle Lichtreaktion* wird am besten so geprüft, daß man beide Augen gleichmäßig beleuchtet, nun vor eines eine stärkere Lichtquelle bringt und dabei die Kontraktion der Pupille des anderen Auges beobachtet. Die direkte Reaktion der Pupille auf Licht ist stärker als die konsensuelle; darum ist bei einseitiger Blindheit auf der blinden Seite die Pupille weiter. Bei Verdecken des sehenden Auges wird in einem solchen Falle die ohnehin weite Pupille des blinden Auges noch weiter, was auf den Wegfall der konsensuellen, reflektorischen Erregungen von der normalen Seite her zurückzuführen ist.

Die Lichtreaktion der Pupille hängt nicht nur von der Lichtquantität ab, die wir dem Auge zuführen, sondern auch vom *Adaptationszustand* der Retina. In einem dunkeladaptierten Auge wird schon durch eine Lichtmenge eine Pupillenreaktion ausgelöst werden, die in einem helladaptierten Auge hierzu völlig unzureichend ist. So kann evtl. eine Pupille, die bei Tageslicht keine Reaktion mehr zeigt, noch ausgiebig im dunklen Raum reagieren. Damit hängt aber die Lichtreaktion zum Teil auch vom *Tonus des Sphincter pupillae* ab. Eine Pupille, die eng ist, deren Schließmuskel unter erhöhtem Tonus steht, wird mitunter weniger ausgiebig reagieren, als eine weitere Pupille. *Veränderungen* der *Iris* resp. des Pupillenrandes verändern ebenfalls den Lichtreflex. Ein degenerierter Sphincter, eine atrophische Iris (Alter, Verletzung, Glaukom, hyaline Degeneration) verhindern auch bei sehtüchtigem Auge und normalem Nervensystem eine ausgiebige Pupillenreaktion, desgleichen Verwachsungen des Pupillenrandes mit der vorderen Linsenkapsel (hintere Synechien). In diesem Fall aber werden nicht nur die Lichtreaktion, sondern auch die Reaktion auf Konvergenz und andere Pupillenreaktionen pathologisch verändert sein.

Als ein durch inadäquate Reizung hervorgerufener Lichtreflex ist die *galvanische Pupillenreaktion* (BUMKE[1]) aufzufassen. Wird die Anode an der Schläfe angesetzt, die Kathode irgendwo am Körper, so erfolgt bei Stromschluß, demnach wenn der Strom ins Auge eintritt, bei etwa 2—3 MA eine Kontraktion der gleich- und gegenseitigen Pupille. Für die Anschauung BUMKES, daß dies durch eine Opticusreizung verursacht sei, die der galvanische Strom hervorruft, spricht das Auftreten einer Lichtempfindung bei dieser Reizung.

[1] BUMKE, Arch. f. Psychiatrie **39**, 416.

Störungen des normalen Ablaufes des Lichtreflexes können bei *Läsion* sowohl *des zentripetalen* als auch des zentrifugalen *Reflexschenkels* entstehen. Bereits *Erkrankungen der Netzhaut*, also des Beginnes des zentripetalen Schenkels, können den Ablauf des Lichtreflexes beeinflussen. Es sind hauptsächlich die äußeren Schichten der Netzhaut, nach HESS[1] wahrscheinlich die Außenglieder der Sehepithelien (Stäbchen und Zapfen), deren Reizung den Lichtreflex auslöst und deren Erkrankung ihn herabsetzt.

Amaurose eines Auges infolge Netzhauterkrankung oder Durchtrennung des *Nervus opticus* einer Seite führt zu sog. *Reflextaubheit* der *Pupille*, d. h. Verlust der direkten und konsensuellen Pupillenreaktion bei Reizung der Retina des blinden Auges, während von jener Retina, deren Nervus opticus noch intakt ist, eine Pupillenkontraktion auf beiden Seiten, also auch am blinden Auge, ausgelöst werden kann. Die Pupille des blinden Auges ist im Vergleich zu der der gesunden Seite meist etwas erweitert, was in ähnlicher Weise zu erklären ist wie früher die Pupillenverengerung auf der Seite eines stärker belichteten Auges (vgl. S. 176 Anmerkung). Der Sphincterkern auf der Seite der Amaurose erhält weniger optische Erregungen (von der temporalen Retinahälfte des gesunden Auges) als der Kern auf der normalen Seite (von der nasalen Retinahälfte dieses Auges).

Was die Affektionen des *Chiasmas* anlangt, so erscheint bemerkenswert, daß bei Vernichtung bloß der in der Mittellinie kreuzenden Fasern direkte und konsensuelle Pupillenreaktionen beiderseits erhalten bleiben können, wie schon BERNHEIMER in seinen Versuchen mit Sagittalspaltung des Chiasmas gezeigt hat, ein Beweis, daß eine zweite, partielle Kreuzung des afferenten Schenkels der Reflexbahn im Mittelhirn stattfinden muß. Bei Zerstörung nicht nur der kreuzenden Chiasmafasern, sondern auch der ungekreuzten Fasern einer Seite, wird natürlich von der Retina dieser Seite überhaupt keine Pupillenreaktion ausgelöst werden können, dagegen bei Reizung der temporalen Hälfte der Retina jener Seite, auf welcher noch die nichtkreuzenden Chiasmafasern erhalten sind, beiderseitige Pupillenkontraktionen hervorgerufen.

Tractusverletzung kann zu dem charakteristischen Symptom der sog. *hemianopischen Pupillenstarre*, d. h. zum Verlust der Pupillenreaktion bei Beleuchtung bloß der blinden Retinahälften führen, während Beleuchtung der sehenden Netzhauthälften eine Pupillenkontraktion hervorzurufen vermag (WERNICKE).

BEHR untersucht auf hemianopische Pupillenstarre im Dunkelzimmer, indem er an einem vertikalen Wandarm drehbar und vertikal verschiebbar zwei horizontale Stäbe anbringt, auf denen zwei gleichstarke, matte elektrische Birnen verschoben werden können, die sich abwechselnd ohne dunkles Intervall einschalten lassen. Die horizontalen Arme und die Lampen werden so eingestellt, daß abwechselnd einander entsprechende periphere Bezirke der rechten und der linken Netzhauthälften beider Augen erregt werden.

Ein kleiner, handlicher Apparat wurde von SACHS angegeben. Er verwendet eine mit weißem Papier überspannte Scheibe von 25 cm Durchmesser, die in der Mitte ein Loch von 4 cm hat; durch dieses fixiert der von dem Apparat etwa 30 cm entfernte Patient mit dem gerade untersuchten Auge das des Untersuchers, der die Scheibe vor sein eigenes Auge hält. Die dem Patienten zugekehrte Papierseite

[1] HESS, Arch. Augenheilk. **60**, 327 (1908).

belichtet die Netzhaut durch Reflexion des Tageslichtes oder einer hinter dem Patienten befindlichen Lampe. Eine schwarze Halbscheibe kann mit einem Ruck rasch vor der Papierscheibe von rechts nach links gedreht werden und bleibt so stehen, daß der sie begrenzende Durchmesser vertikal steht; dadurch wird bei gleichbleibender Gesamtbeleuchtung abwechselnd die rechte und linke Netzhauthälfte belichtet.

Bei Hemianopsie infolge Erkrankung der Sehbahn zentral vom Corpus geniculatum laterale, welche also die Bahn des Lichtreflexes intakt läßt, ist natürlich die hemianopische Pupillenreaktion nicht nachweisbar, sofern nicht eine Kombination mit Tractusschädigung, etwa durch Druck bei einem Tumor, vorliegt. Bei Verwertung der hemianopischen Pupillenreaktion für die Differentialdiagnose zwischen Schädigung des Tractus opticus und der Sehstrahlung ist folgendes zu bedenken. Es besteht immer die Gefahr, daß das auf die blinde Netzhauthälfte geworfene Licht im Bulbusinnern auf die, zum Teil wenigstens, noch erregbare Macula resp. auch auf die sehende Netzhautperipherie (so z. B. besonders bei Katarakt) zerstreut wird, so daß wohl das Vorhandensein der hemianopischen Pupillenstarre das Bestehen einer Tractusläsion anzeigt, der Mangel dieser Reaktion aber eine solche Erkrankung nicht ausschließt.

Wie schon früher erwähnt, ist die Pupille auf der Seite der Tractusverletzung enger als auf der Gegenseite, was nach BEHR damit zu erklären ist, daß die von dem normalen Tractus zum Mittelhirn geleiteten Impulse in größerer Menge dem Sphincterkern der Erkrankungsseite zuströmen.

In seltenen Fällen (besonders bei Psychosen) wurde beobachtet, daß die Pupillen nach Lichteinfall längere Zeit im Zustand der Verengerung bleiben (*neurotonische Pupillenreaktion*, PILTZ); der Mechanismus dieser seltenen Störung ist noch unklar.

Die Störungen der Lichtreaktion bei Läsion des zentrifugalen Reflexschenkels sollen später besprochen werden.

6. Die Reaktion der Pupille auf Schmerzreize und sonstige sensible und sensorische Reize (mit Ausnahme der Lichtreaktion).

Bei *schmerzhafter Reizung* eines sensiblen Nerven tritt Pupillenerweiterung ein (CLAUDE-BERNARD), ein Reflex, der normalerweise wahrscheinlich über das Zwischenhirn abläuft. Der Reflex wird über die sensiblen Bahnen bis zum Thalamus opticus und weiter zum Zentrum der subcorticalen Sympathicusinnervation im Hypothalamus geleitet und geht von hier aus spinalwärts zum Centrum ciliospinale (BUDGE) und auf dem Wege des Halssympathicus und der Verzweigungen des Ganglion cervicale superius zum Dilatator pupillae. Gleichzeitig spielt auch Hemmung der den Sphincter innervierenden Oculomotoriusfasern eine Rolle. Bei ARGYLL-ROBERTSONschem Phänomen fehlt häufig auch die Schmerzreaktion der Pupille.

Der oculo-pupilläre Reflex. Wenn man die Bindehaut oder Hornhaut einer Seite leicht reibt, z. B. mit einer Sonde, so erweitern sich beide Pupillen (STEFANI und NORDERA). Diese Erweiterung dauert nicht lange, es verengern sich die Pupillen und erweitern sich wieder, wenn der Reiz länger anhält. Dieser Reflex geht wahrscheinlich vom Trigeminus aus und stellt eigentlich eine Unterform der gerade besprochenen Pupillenerweiterung auf Schmerzreize dar[1]. Wenn bei entzündlicher Reizung der Bindehaut und Hornhaut die Pupille enger wird, dürfte dies darauf beruhen, daß der pupillenerweiternde Einfluß dieses Reflexes durch die verengernde Wirkung der Irishyperämie überdeckt wird. Bei Anästhesie von Cornea und Conjunctiva bleibt dieser Reflex aus, ist dagegen bei fehlender Licht- und Konvergenzreaktion mitunter noch vorhanden.

Wenn, wie z. B. bei Prüfung des Fistelsymptoms (vgl. S. 294), im luftdicht abgeschlossenen äußeren Gehörgang die Luft komprimiert und aspiriert wird, kann man häufig auch eine Erweiterung der Pupille im Momente der Luftkompression beobachten; auch dies ist als ein Reflex zu deuten, dessen afferenter Schenkel durch den Trigeminus, dessen efferenter Schenkel, zum Teil wenigstens, durch den Halssympathicus dargestellt wird[2]. Ähnliches sieht man bei Berührung der Gehörgangswand mit einer Sonde (Kisch).

Wir müssen bei Beobachtung dieses Reflexes selbstverständlich wie beim Studium des oculo-pupillären Reflexes und der Schmerzreaktion der Pupille darauf achten, daß der Untersuchte keine Augenbewegungen und auch keinen Lidschluß ausführt, da, wie bereits erwähnt, Bulbusbewegungen und Lidschluß an sich schon Veränderungen der Pupillenweite herbeiführen können.

Der cochleare Pupillenreflex. Wird eine tönende Stimmgabel an ein Ohr gebracht oder auf den Warzenfortsatz aufgesetzt, so treten Pupillenschwankungen (nach Holmgreen Erweiterung, nach Schurygin zunächst kurzdauernde Verengerung, dann Erweiterung) auf. Dieser Reflex kann bei weitgehender Schädigung des schallperzipierenden Apparates unverändert vorhanden, in anderen Fällen wieder vermindert sein (vgl. S. 223), ist daher diagnostisch von geringem Wert (vgl. Cemach).

Der vestibuläre Pupillenreflex. Während bei calorischer und galvanischer Prüfung des Labyrinths nur eine kurzdauernde Pupillenerweiterung zu beobachten ist, an deren Entstehung die Mitwirkung von Trigeminusreflexen schuld sein kann, wird beim Drehen der Versuchsperson, also bei einer reinen Vestibularisreizung, eine initiale Verengerung der Pupille, weiter eine Mydriasis, die in Hippus übergeht, beobachtet (Wodak und Fischer, Spiegel). Der Reflexreiz geht hierbei in der Hauptsache von den Vestibulariskernen auf das hintere Längsbündel und den Oculomotoriuskern resp. den Edinger-Westphalschen Kern über (Spiegel).

Psychoreflexe, der Haabsche Rindenreflex der Pupille. Auf jeglichen psychischen Vorgang hin (geistige Anstrengung, Affekt) tritt Erweiterung der Pupille ein. Diese Reaktion beruht wohl auf Hemmung des Tonus des Sphincters der Pupille und Reizung des Dilatators, die durch Erregung corticaler Pupillenzentren (vgl. Kap. Vegetatives Nervensystem) und weiter durch Vermittlung des Hypothalamus, also ähnlich wie die Pupillenerweiterung auf Schmerzreize, zustande kommen. Bei Dementen fehlen oft die Psychoreflexe.

Haab stellt in einer dunklen Kammer eine Kerze seitlich vom Untersuchten auf und läßt den Blick ins Dunkle richten; bei Hinlenken der Aufmerksamkeit

---

[1] Inwiefern die auf die Erweiterung folgende Verengerung der Pupille durch die Lidschlußreaktion bedingt ist, die durch den sensiblen Reiz gleichzeitig ausgelöst wird (Bumke), inwiefern ein direkter Trigeminusreflex auf den Sphincterkern (Behr) hier eine Rolle spielt, erscheint noch unentschieden.

[2] Bei perforiertem Trommelfelle können durch die Druckschwankungen vielleicht auch die durchs Mittelohr verlaufenden Sympathicusfasern (vgl. S. 191) direkt gereizt werden.

auf das Licht tritt auch ohne Änderung der Blickrichtung eine Pupillenverengerung ein. Sobald die Aufmerksamkeit von der Kerze weg wieder ins Dunkle gerichtet ist (ohne Änderung der Blickrichtung) oder die Aufmerksamkeit erschlafft, tritt Erweiterung der Pupille ein. Dieser „Reflex“ kommt nach HAAB durch corticale Erregung zustande und fehlt bei reflektorischer Pupillenstarre. Von anderen wird die reflektorische Natur dieses Phänomens geleugnet und dasselbe auf Untersuchungsfehler (z. T. Konvergenzinnervation) zurückgeführt.

Die willkürliche Erweiterung der Pupille. Es sind zwar einzelne Fälle von willkürlicher Pupillenerweiterung beschrieben; doch ist die willkürliche Veränderung der Pupillenweite meist wohl nur eine scheinbare und hängt dann mit Veränderung der Stellung des Auges, Impulsen zu geringgradiger Konvergenz, resp. Bewegung des Bulbus oder auch des Lides zusammen.

7. Die Mitbewegungen der Pupille.

Die Reaktion der Pupille bei Konvergenz und Akkommodation. Bei Fixation eines nahen Gegenstandes tritt eine Pupillenverengerung auf, die als eine Mitbewegung zu betrachten ist, welche die Kontraktion beider Recti interni begleitet. Nach den meisten Autoren (WEBER, DONDERS, WLOTZKA, EIDELBERG und KESTENBAUM[1]) hängt diese Reaktion von dem Konvergenzimpuls ab, eine Ansicht, die durch die Mehrzahl der Experimente und klinischen Beobachtungen unterstützt wird; die Minderzahl der Autoren nimmt eine Abhängigkeit dieser Pupillenverengerung von der Akkommodation an (HESSE u. a.). BEHR spricht von Naheinstellungsreaktion der Pupille und glaubt, daß der zentrale (corticale) Innervationsimpuls zur Naheinstellung drei Bewegungen gleichzeitig auslöst, die dem Deutlichsehen mit beiden Augen in der Nähe dienen: Konvergenz, Akkommodation und Pupillenverengerung. Unter besonderen Bedingungen (z. B. veränderter Brechkraft oder Augenstellung) könne der Zusammenhang dieser Bewegungen gelockert oder gelöst, Akkommodation oder Konvergenz ausgeschaltet werden, während die Pupillenverengerung bestehen bleibt. Demgegenüber treten EIDELBERG und KESTENBAUM wieder für die Auffassung ein, daß die Pupillenbewegung streng an die Konvergenz gebunden, dagegen von der „Naheinstellung“ unabhängig sei; der Impuls, in die Nähe zu sehen, führt nach ihren Versuchen nicht zu Pupillenverengerung, wenn nicht gleichzeitig konvergiert wird. Als auslösender Reiz für die Konvergenz soll die Abbildung des interessierenden Objekts außerhalb der Fovea, als Reiz für die Akkommodation das Zerstreuungsbild des interessierenden Objekts wirken.

Während also Konvergenz und Akkommodation bis zu einem gewissen Grade reflektorisch ausgelöst werden können, allerdings unter dem regulierenden Einfluß höherer Zentren, müssen wir die Konvergenzreaktion der Pupille auf eine Irradiation des den Perliakern (Zentralkern) des Oculomotorius treffenden Impulses auf den vordersten Abschnitt des EDINGER-WESTPHALschen Kerns zurückführen, die so zur Mitbewegung der Pupille führt. Es handelt sich hier anscheinend um eine recht starke Erregung, die schon normalerweise intensiver zu sein scheint als die reflektorische Erregung des Sphincterkerns, was daraus hervorgeht, daß man in gewissen Stadien der Atropinvergiftung beim Normalen

[1] Jb. Psychiatr. **46** (1928).

den Lichtreflex der Pupille früher erlöschen sehen kann als die Konvergenzreaktion (Laqueur).

Die Bewegung der Pupille ist im Beginn der Naheinstellung kräftig, schon bei einem geringen Winkelgrad der Konvergenz deutlich sichtbar, sie nimmt bei noch stärkerer Konvergenz nicht in dem gleichen Maße zu. Wir prüfen diese Reaktion so, daß wir den Patienten zuerst in die Ferne und dann auf unseren Finger blicken lassen, den wir nahe vor den Augen des Untersuchten halten, oder daß wir den Patienten anweisen, zuerst aufwärts und dann auf einen sehr nahen Gegenstand zu blicken.

Ebenso wie die Lichtreaktion kann auch die Konvergenzreaktion der Pupille ausgiebig oder träge sein oder ganz fehlen.

Bei Lähmung der Konvergenz verschwindet in vielen Fällen auch die Konvergenzreaktion der Pupille. In diesen Fällen sitzt die Läsion wahrscheinlich im Perliakern. Wir sehen dann, daß die Pupille auf Licht reagiert, aber beim Versuch der Naheinstellung keine Pupillenverengerung eintritt. Fehlende Konvergenzreaktion der Pupille finden wir aber auch trotz erhaltener Konvergenz bei Läsion des Oculomotorius, meist vergesellschaftet mit fehlender Lichtreaktion der Pupille (Lues, Meningitis, Encephalitis), sehr selten fehlt die Konvergenzreaktion allein (manchmal bei Lues).

Myotonische Pupillenreaktion (Saenger). Wir verstehen darunter die abnorm lange Dauer der Pupillenverengerung, die bei Konvergenz auftritt. Saenger glaubt, daß diese Erscheinung muskulär durch Erhöhung des Sphinctertonus bedingt ist. Sie findet sich bei Tabes, Paralyse, kongenitaler Lues, Migräne, Myotonie.

Das Orbicularisphänomen der Pupille. Dieses auch Piltz-Westphalsche Lidschlußreaktion genannte Phänomen besteht darin, daß bei kräftigem Lidschluß die Pupille enger wird. Man hält die Lider des zu Untersuchenden auseinander und fordert ihn auf, einen kräftigen Lidschluß zu intendieren.

Hierbei kann man mitunter sofort die Verengerung der Pupille konstatieren, bei vollkommener Schließung der Lidspalte kann man natürlich diese Verengerung der Pupille nicht beobachten und schließt auf sie erst aus der nach Lidöffnung in Erscheinung tretenden Pupillenerweiterung. Beim Normalen wirken Lichtreaktion der Pupille und Lidschlußreaktion einander entgegen, sowohl bei Innervation des Lidschlusses, wobei die letztgenannte Reaktion verengernd, die Verdunkelung erweiternd wirkt, wie auch bei Lidöffnen, wobei das Aufhören der Lidschlußreaktion durch die pupillenverengernde Wirkung der Lichtreaktion paralysiert wird, so daß gegenüber der starken Lichtreaktion die Lidschlußreaktion schwer nachweisbar ist. Bei dieser Reaktion der Pupille tritt nach Behr bei einseitigem Lidschluß niemals eine konsensuelle Verengerung der Pupille der anderen Seite auf.

Diese Reaktion ist als eine Mitbewegung zu werten. Bei Cocainisierung des Auges bleibt sie erhalten, hat also mit einer Reizung der Trigeminusenden im Auge, vor allem der Cornea (bei Druck des Fingers auf diese), nichts zu tun. Mit der Innervation des Orbicularis oculi, der vom Facialis innerviert wird, tritt gleichzeitig diese Pupillenreaktion auf, die auch noch dann beobachtet werden kann, wenn der Lichtreflex und die Mitbewegung der Pupille bei Konvergenz erloschen sind, demnach von diesen unabhängig ist. Es ist zu betonen, daß gleichzeitig mit der Innervation des Lidschlußmuskels eine Hebung des Bulbus eintritt (BELLsches Phänomen); nach Ansicht mancher hängt die hier besprochene Mitbewegung der Pupille mit dieser Bulbusbewegung zusammen. Demnach wäre die Reaktion als Irradiation von Teilen des lateralen Hauptkerns des Oculomotorius zum EDINGER-WESTPHALschen Kern aufzufassen (vgl. MENDEL). Wie die Überleitung vom Facialis auf den Oculomotoriuskern erfolgt, ist noch unklar, vielleicht spielt hier das hintere Längsbündel eine Rolle.

Diese Mitbewegung der Pupille ist oft bei lichtstarrer Pupille verstärkt, so in Fällen mit ARGYLL-ROBERTSONschem Phänomen (vgl. S. 185), ebenso bei absoluter Pupillenstarre (bei Fehlen von Licht- und Konvergenzreaktion), wie auch in Fällen von Dementia praecox (PILTZ, SIOLI[1]). In ähnlicher Weise sehen wir ja auch, daß bei Argyll-Robertson und bei absoluter Pupillenstarre die Mitbewegung der Pupille bei Abduction und Adduction des Auges mitunter beträchtlich gesteigert ist.

8. Die absolute Pupillenstarre. Ophthalmoplegia interna und Ophthalmoplegia totalis.

Die absolute Pupillenstarre zeigt sich darin, daß die Pupille weder auf Licht (direkt oder konsensuell), noch auf Konvergenz reagiert. Dabei kann die Pupille von verschiedener Weite, rund oder entrundet sein, es kann auch Ungleichheit der Pupillen vorhanden sein, die Akkommodation ist aber erhalten.

Wir sehen gerade bei dieser Pupillenstörung alle möglichen Variationen, ferner Übergänge zur reflektorischen Pupillenstarre und zur Lähmung des Oculomotorius internus[2]. Von diesen verschiedenen Varianten seien folgende angeführt: die Pupille reagiert nicht auf Licht und träge auf Konvergenz; ferner kann sie träge auf Licht bei fehlender Konvergenzreaktion reagieren, Erscheinungen, die ein- oder doppelseitig resp. an beiden Augen miteinander verschieden kombiniert auftreten können. Verbindungen dieser Variationen mit Störungen der Akkommodation stellen Übergänge zur Lähmung des inneren Oculomotorius (*Ophthalmoplegia interna*) dar, die wir eigentlich erst dann diagnostizieren können, wenn die Pupille weit ist. Als Sitz der Veränderung bei absoluter Pupillenstarre kommen sowohl der Sphincterkern, wie auch dessen periphere Fasern in Betracht.

Auch die *Schädigung des Oculomotorius internus* kann verschiedene Grade erreichen; bei vollkommener Lähmung der inneren Augenmuskeln ist die Pupille maximal weit, reagiert weder auf Licht noch auf Konvergenz, auch die Akkommodation ist vollkommen aufgehoben; weiter finden sich verschieden weit vorgeschrittene Paresen, wobei wieder die Pupille erweitert, die Lichtreaktion träge ist, auch die Konvergenzreaktion und die Akkommodation herabgesetzt sind. Auch in diesem Falle ergeben sich, je nachdem, welche von diesen drei Komponenten teilweise oder ganz ausfällt, die verschiedensten Zustandsbilder. Manchmal sind diese mit Paresen äußerer Augenmuskeln vergesellschaftet. Der Sitz der Läsion ist wohl meist der Oculomotoriusstamm resp. dessen Verzweigungen; auch das G. ciliare und die Endigungen seiner Fasern im Auge kommen in Betracht (Atropinvergiftung!).

---

[1] Neur. Zbl. **1910**, 520.

[2] Unter *Oculomotorius internus* versteht man die Nervenfasern, die den Sphincter pupillae und den Ciliarmuskel innervieren, während man als Oculomotorius externus die Fasern zusammenfaßt, die die vom Oculomotorius versorgten äußeren Augenmuskeln innervieren.

Die absolute Pupillenstarre finden wir relativ am häufigsten bei erworbener und kongenitaler Lues, bei Paralyse, seltener bei Tabes, Infektionen (Diphtherie, Encephalitis mit Beteiligung des Mesencephalon), Intoxikationen (Botulismus, Blei, Alkohol), bei Glaukom infolge Lähmung der intraokular verlaufenden Ciliarnerven durch den erhöhten Druck im Auge, schließlich bei Traumen (Kontusion des Bulbus).

Die Ophthalmoplegia interna, die gleich der absoluten Pupillenstarre häufig isoliert, ohne sonstige Augenmuskellähmung auftritt, hat ihre Ursache in einer Erkrankung der Oculomotoriuswurzeln, des vegetativen Kerns, seltener des Ciliarganglions oder des Oculomotoriusstammes; sie findet sich bei Lues, Tumoren des Gehirns, Schädeltraumen, Erkrankungen der hinteren Siebbeinzellen oder der Keilbeinhöhle, Intoxikationen (Botulismus), Infektionen (Diphtherie); sie kommt auch angeboren vor.

Bei *Katatonie* wird eine vorübergehende Starre der Pupille auf Licht beobachtet, meist ist auch die Reaktion auf Konvergenz herabgesetzt oder aufgehoben und die Pupille nimmt ovale oder spaltförmige Form an (WESTPHAL). Diese Störung wird im Gegensatz zu der durch Läsion im Sphinctergebiet bedingten absoluten Starre auf einen Reizzustand der Sympathicuszentren zurückgeführt (spastische Starre BEHRS), womit gleichzeitig eine Hemmung des Sphincters verbunden sein soll. Pupillenstarre auf Grund eines ähnlichen Mechanismus tritt auch im epileptischen und hysterischen (KARPLUS) Anfall auf (vgl. S. 14).

Ophthalmoplegia totalis, Lähmung der gesamten äußeren und inneren Augenmuskeln, also Verlust der Augenbewegungen, aller Pupillenreaktionen und der Akkommodation kann durch Prozesse an der Schädelbasis (Tumor, Meningitis, Traumen, Entzündung im Bereiche des Sinus cavernosus) bedingt sein.

9. Die reflektorische Pupillenstarre.

Reagiert die Pupille eines sehenden Auges weder direkt noch indirekt auf Licht, aber sehr gut auf Konvergenz, so sprechen wir von reflektorischer Pupillenstarre. Dieses auch nach ARGYLL-ROBERTSON (AR) benannte Symptom ist häufig mit Miosis und Entrundung der Pupillen resp. Anisokorie verbunden. Wir sehen es aber auch bei weiten und runden Pupillen. Die Akkommodation ist dabei nicht geschädigt. Die Störung entwickelt sich meist allmählich, kann ein- und doppelseitig sein. Von vollkommener reflektorischer Pupillenstarre sprechen wir, wenn die Reaktion auf Licht völlig erloschen ist, von unvollkommener, wenn das Ausmaß bzw. die Promptheit der Lichtreaktion herabgesetzt ist. Dabei ist, wie bereits angeführt wurde, nicht nur die Konvergenzreaktion der Pupille, sondern auch die Verengerung der Pupille bei krampfhaftem Lidschluß (Orbicularisphänomen) deutlich vorhanden oder sogar erhöht. Für die Diagnose der reflektorischen Pupillenstarre ist es jedenfalls nötig zu erweisen, daß die Konvergenzreaktion zumindest normal ist, denn fehlende Lichtreaktion und träge Konvergenzreaktion sind eigentlich als unvollkommene absolute Pupillenstarre anzusprechen. Dagegen fehlt bei AR meist die reflektorische Erweiterung der Pupille auf psychische und sensible Reize vom Trigeminus oder anderen sensiblen Nerven her (z. B. bei Faradisation am Hals), oft auch die vestibuläre Pupillenreaktion. Es wäre noch zu erwähnen, daß sich die reflektorische Pupillenstarre auch als Übergangssymptom finden kann, wenn sich eine absolute Pupillenstarre zurückbildet und zuerst die Konvergenzreaktion sich hergestellt hat, resp. wenn bei Entwicklung einer absoluten Starre die Lichtreaktion zuerst ausbleibt.

Reflektorische Pupillenstarre findet sich vor allem bei luetischen Infektionen des Zentralnervensystems, nicht nur bei Tabes und Paralyse, sondern auch bei Lues cerebri, luetischer Meningitis und visceraler Lues. Ja auch ohne sonstige nervöse Erscheinungen kann reflektorische Pupillenstarre neben einem positiven Liquorbefund jahrelang das einzige Zeichen der luetischen Infektion des Zentralnervensystems bleiben. Es ist als eine Art Narbensymptom zu werten, das nur höchst selten, auch bei sonst erfolgreicher Therapie, einer Rückbildung fähig ist. Außer bei Lues kommt reflektorische Pupillenstarre nur sehr selten vor, und zwar dann, wenn sich Veränderungen in der Nähe des Aquaeductus Sylvii abspielen, wie bei Encephalitis epidemica, Intoxikation durch Alkohol, ferner bei malacischen Herden, Tumoren, Diabetes, multipler Sklerose und traumatischen Affektionen.

Fragen wir uns nach der *pathologisch-anatomischen Grundlage* dieses Phänomens, so hat die bisherige histologische Untersuchung uns im Stich gelassen. Es konnte nur eine leichte Gliavermehrung knapp um den Aquaeductus Sylvii als einigermaßen regelmäßiger Befund erhoben werden (WARKANY unter Leitung von SPIEGEL). Im Markscheiden- resp. Zell- und Fibrillenpräparat konnten dagegen keine regelmäßigen Schädigungen der nervösen Substanz gefunden werden. Wir sind damit auf Vermutungen bezüglich der Lokalisation jener Schädigung angewiesen, die zum ARGYLL-ROBERTSONschen Phänomen führt. Nun haben wir gesehen, daß Affektion des Nervus opticus zu Reflextaubheit der betreffenden Retina, Läsion des Tractus opticus zu hemianopischer Pupillenstarre, Schädigung des zentrifugalen Schenkels des Reflexbogens zu Ophthalmoplegia interna oder zu absoluter Pupillenstarre führt. Man hat darum gedacht, daß es sich beim ARGYLL-ROBERTSONschen Phänomen um eine Erkrankung der Endigungen des afferenten Schenkels des Reflexbogens, resp. der zwischen diesem und den Sphincterzellen zwischengeschalteten Schaltneurone handle. Es hat nun aber schon J. BAUER darauf hingewiesen, daß eine Affektion des zentripetalen Reflexschenkels das manchmal zu beobachtende einseitige Auftreten des AR (Unerregbarkeit der Pupille einer Seite bei Belichtung des gleichen oder des gegenseitigen Auges, Pupillenkontraktion auf der Gegenseite von beiden Augen her erzielbar) nicht erklären könne. Wenn wir uns nämlich daran erinnern, daß im Mittelhirndach eine zweite Kreuzung optischer Erregungen stattfindet, so müßte zur Erklärung des einseitigen AR (z. B. auf der linken Seite) angenommen werden, daß links die Endaufsplitterungen aus dem homolateralen und aus dem gekreuzten Vierhügelarm degenerieren, rechts die Fasern aus dem gleichseitigen und aus dem gekreuzten Vierhügelarm, bzw. die entsprechenden Schaltneurone intakt bleiben. Angesichts des Umstandes, daß auf der Seite des einseitigen AR auch ein Ausbleiben des vestibulären Pupillenreflexes beobachtet werden kann (SPIEGEL), und der Tatsache, daß jedes Labyrinth Erregungen zu beiden Sphincterkernen sendet, müßte man Ähnliches mutatis mutandis auch für die Fasern aus dem hinteren Längsbündel supponieren und überdies erklären, wieso die Degeneration der optischen und der vestibulären Reflexkollateralen auf der gleichen Seite erfolgt. Schließlich hat man die Annahme gemacht, daß die aus dem Aquädukt in das Zentralnervensystem eindringenden Toxine das zentrale Höhlengrau in der Umgebung dieses Kanals lädieren und daß diese histologisch bisher nicht erweisbare Schädigung die Grundlage des ARGYLL-ROBERTSONschen Phänomens darstelle. Nun haben wir aber schon darauf hingewiesen, daß ausgedehnte mechanische Verletzungen des zentralen Höhlengraus um den Aquädukt (SPIEGEL und NAGASAKA) den Lichtreflex der Pupille nicht aufzuheben vermögen und auch die Reflexhemmung des Sphincterkerns bei Schmerzreizen trotz solcher Läsionen erhalten ist (GOZZANO).

So bleibt denn vorderhand nur eine Stelle, an der die Schädigung angreifen kann, die zum ARGYLL-ROBERTSONschen Phänomen führt, die Synapsen (Grenzflächen) zwischen den Zellen des Sphincterkerns und den diese Zellen umspinnenden Reflexkollateralen. Eine Erkrankung dieser Stelle würde es begreiflich machen (SPIEGEL[1]), daß sowohl optische als auch vestibuläre Erregungen, wie auch schließlich hemmende Impulse aus dem Hypothalamus die Zellen des Sphincterkerns nicht mehr erreichen können. Auch das Vorkommen von einseitigem AR macht nun keine Schwierigkeiten mehr. Das Erhaltenbleiben der Konvergenzreaktion ist darauf zu beziehen, daß wir es hier, wie erwähnt, schon normalerweise mit einem viel stärkeren Reiz zu tun haben, der Widerstände zu überwinden vermag, welche reflektorisch ausgelöste Erregungen zum Sphincterkern nicht vordringen lassen. Das Ausbleiben des wechselnden Spiels der Pupille entsprechend verschiedenen Graden von Rindenerregung (der psychisch bedingten Pupillenerweiterung) bzw. das Auftreten von „Isolierungsveränderungen“ im Sphincter pupillae resp. dessen Zentrum, die nur mehr von dem verengernden Reiz der Konvergenzreaktion betroffen werden, mag Ursache der Miose sein, welche oft das ARGYLL-ROBERTSONsche Phänomen begleitet[2].

Die paradoxe Pupillenreaktion.

Bei Belichtung des Auges tritt ausnahmsweise eine paradoxe Erweiterung der Pupille auf, bei Beschattung sind die Pupillen eng. Die Miose der Pupillen bei Beschattung wird als Folge eines Reizzustandes im Kerngebiet der Pupille angesehen und die Störung wird an die Übertrittsstelle der afferenten Bahn in den Sphincterkern resp. in die Schaltneurone verlegt. Der

[1] Wien. klin. Wschr. **1925**, Nr 7/8.

[2] BEHR sucht die Störung, welche zu beiderseitigem AR führt, in einer Läsion der pupillomotorischen Fasern an der Stelle ihrer Kreuzung im Mittelhirn, während er den einseitigen AR auf eine dem Sphincterkern ganz benachbarte Läsion zurückführt. Wieso ein an der Kreuzungsstelle der optischen Fasern gelegener Herd zum Ausfall der vestibulären Pupillenreaktion führt, bleibt unerklärt, falls man nicht eine außerordentliche Größe dieses anatomisch nicht nachweisbaren (!) Herdes annimmt. Übrigens weist schon SVEN INGVAR [Bull. Hopkins Hosp. **43**, Nr 6 — Zbl. Neur. **53**, 123 (1929)] darauf hin, daß eine besondere Prädilektion des luetischen Prozesses für die zentrale Kreuzungsstelle der pupillomotorischen Fasern histologisch nicht nachgewiesen werden konnte. SVEN INGVAR selbst hebt hervor, daß die pupillomotorische Bahn schon im Chiasma oberflächlich verläuft, und hält das ARGYLL-ROBERTSONsche Phänomen für ein „Oberflächensyndrom“, für eine Folge der Schädigung der oberflächlich verlaufenden pupillomotorischen Bahn durch meningitische Infiltrate. Leider vermag die Theorie SVEN INGVARS die einseitige reflektorische Lichtstarre nicht befriedigend zu erklären. Bezüglich der Einwände BEHRS gegenüber SPIEGELS Theorie vgl. SPIEGEL, Zentrale Lokalisation vegetativer Zentren. Berlin: Julius Springer 1928.

Lichtreiz soll im Sinne der Hemmung wirken (Interferenz mit den vorhandenen erregenden Reizen?), so daß es zu einer Verminderung des Sphinctertonus kommt. Die paradoxe Lichtreaktion geht meist aus einer reflektorischen oder absoluten Starre der Pupillen hervor. Sie findet sich bei Tabes, Paralyse, Lues cerebri, schwerem Schädeltrauma.

Die wahre, paradoxe Lichtreaktion ist sehr selten. In einer Reihe von Fällen wird es sich um Beobachtungsfehler handeln, so kann sich die Pupille infolge Erschreckens des Patienten bei plötzlicher Belichtung erweitern, ferner kann falsche, paradoxe Lichtreaktion durch Lidschlußreaktion, psychische Erweiterungsreaktion, Pupillenerweiterung bei Divergenz und beim Abductionsphänomen vorgetäuscht werden.

Selten ist die paradoxe Naheinstellungsreaktion der Pupille: bei Konvergenz erweitern sich die Pupillen und verengern sich bei Divergenz.

10. Die Akkommodation und ihre Störungen.

Ein Maß der Akkommodation ist die *Akkommodationsbreite*, i. e. die Differenz der Brechkraft des Auges bei erschlafftem und bei maximal kontrahiertem Ciliarmuskel. Im ersteren Fall ist das Auge auf den sog. *Fernpunkt* eingestellt, der durch Feststellung der Refraktion bestimmt werden kann; im letzteren Fall auf den sog. *Nahepunkt*, der durch den minimalsten Abstand angezeigt wird, in dem kleine Schrift noch scharf gelesen wird. Lähmt man nach Bestimmung dieses Punkts den Ciliarmuskel durch Atropin, so gibt jene Konvexlinse, die nun vors Auge gesetzt, das Lesen feiner, im Nahpunkt befindlicher Schrift ermöglicht, eine Vorstellung von der Akkommodationsbreite des betreffenden Auges. Man kann die Akkommodation auch mittels der *Schattenprobe*[1] bestimmen, indem man den Brechungszustand des Auges beim Blick in die Ferne bestimmt, einen möglichst nahe gehaltenen Gegenstand fixieren läßt und dann wieder durch die Schattenprobe untersucht, um wieviele Dioptrien der Untersuchte kurzsichtiger geworden ist. Beim Emmetropen gibt natürlich schon die Bestimmung des Nahepunkts eine Vorstellung der Akkommodationsfähigkeit.

Die Akkommodation ist normalerweise mit den Konvergenzbewegungen der Augen und der die letzteren begleitenden Pupillenverengerung vergesellschaftet.

Die Größe des *Akkommodationsgebietes* (Distanz zwischen Fern- und Nahepunkt) hängt vom Gesamtbrechungszustand des Auges ab, ob dieses emmetrop, weit- oder kurzsichtig ist. Ein myopes Auge ist auch ohne Akkommodation auf

---

[1] Wenn wir z. B. mit einem Konkavspiegel aus etwas über 1 m Entfernung Licht ins Innere des Auges werfen und leicht drehende Bewegungen mit dem Spiegel ausführen, sehen wir, daß ein Schatten in der Pupille wandert. Aus der Bewegung des Schattens in der Pupille schließen wir auf die Refraktion des Auges. Bei einem Auge von ein oder mehr Dioptrien Myopie werden die von der Netzhaut zurückgeworfenen Lichtstrahlen sich im Fernpunkt, also zwischen Pupille des Arztes und des Patienten treffen und es wird das Flammenbild, resp. der Schatten in der Pupille des Patienten gleichsinnig mit der Drehung des Konkavspiegels wandern. Bei Myopie unter 1 D, wo sich die aus dem Auge des Patienten kommenden Strahlen erst hinter dem Auge des Arztes treffen, wie auch bei Emmetropie und Hypermetropie, wo die Strahlen aus dem untersuchten Auge parallel, resp. divergierend austreten, bewegt sich der Schatten entgegengesetzt der dem Konkavspiegel erteilten Drehung. Man kann demnach den Brechungszustand eines Auges durch Vorsetzen von Konkav- oder Konvexgläsern bis zur Umkehr der vorher beobachteten Relation zwischen Spiegeldrehung und Schattenbewegung bestimmen.

einen endlichen Fernpunkt eingestellt; das Akkommodationsgebiet ist sehr kurz, das des Emmetropen und Hypermetropen dagegen unendlich. Ein emmetropes Auge ist ohne Akkommodation ins Unendliche eingestellt und ein hypermetropes Auge benötigt schon zum Schauen in die Ferne die Akkommodation, so daß für diese beiden Zustände eine bedeutend höhere Akkommodation zur Fixation eines nahen Punktes notwendig ist als für ein myopes Auge zur Fixation desselben Punktes.

Die Verwertung der Akkommodationsprüfung kann demnach nur dann sinngemäß erfolgen, wenn wir die Refraktion des zu untersuchenden Auges kennen. Außerdem müssen wir uns noch daran erinnern, daß mit zunehmendem Alter infolge zunehmender Rigidität der Linse die Akkommodationsfähigkeit des Auges immer mehr abnimmt (*Presbyopie*). Auch ist in Betracht zu ziehen, daß die Kontraktionsfähigkeit des Ciliarmuskels größer zu sein pflegt, als zur maximal möglichen Linsenwölbung nötig ist. Man spricht von *latenter Akkommodationsbreite* (HESS). Es kann sich in vielen Fällen der Muskel wohl ausgiebig kontrahieren, ohne daß es uns möglich wäre, dies klinisch nachzuweisen, da keine dieser Kontraktion entsprechende Änderung im Brechungszustand der Linse eintritt und wir in der Regel nur aus dieser Änderung auf die Kontraktion des M. ciliaris schließen. Schließlich können wir selbstverständlich in einem linsenlosen Auge die Kontraktion des Ciliarmuskels mit den üblichen Methoden nicht beobachten.

Die Akkommodation ist auf beiden Augen normalerweise gleich groß.

Die Akkommodationsbreite ist vom Alter abhängig, sie beträgt nach DONDERS im Alter von 10 Jahren etwa 14 D, mit 20 Jahren 12 D, mit 30 Jahren 9 D, mit 40 Jahren 6 D, mit 50 Jahren 2 D. Mit etwa 45 Jahren sinkt die Akkommodationsbreite auf 4 D; zwischen 45 und 50 Jahren kommen wir beim Emmetropen und um so mehr beim Hypermetropen zu einer Grenze (3 D), an der das Lesen in normaler Leseweite erschwert ist; diesen Zustand bezeichnen wir als Presbyopie.

Die Lage des Nahepunktes eines Auges ist vom Alter und Refraktionszustande abhängig; z. B. ein Emmetroper mit 20 Jahren hat einen Nahepunkt von 8,5 cm, ein Hypermetroper desselben Alters mit +5 D einen Nahepunkt von 14 cm, ein Myoper desselben Alters mit —5 D einen Nahepunkt von 6 cm.

Ist die Akkommodation in Berücksichtigung des Alters des Untersuchten und des Brechungszustandes seines Auges ungenügend, dann sprechen wir von einer *Akkommodationsparese*. Bei dieser Parese wird mitunter *Mikropsie* beobachtet, die Gegenstände erscheinen kleiner, da die Linse bei Fixation eines nahen Gegenstandes nicht mehr so stark gekrümmt ist wie normalerweise. Der Patient setzt einen kräftigen Innervationsimpuls, der normalerweise mit einer deutlichen Zunahme der Brechkraft der Linse einhergeht, die dann auch ein größeres Bild des Gegenstandes auf die Netzhaut zu entwerfen pflegt (ESSER). Dieser Effekt bleibt nun aber infolge der Akkommodationsparese aus, ohne daß es der Patient weiß, und so sieht er den Gegenstand kleiner, da dessen Netzhautbild kleiner ist, als es seiner Entfernung vom Auge und dem aufgewandten Akkommodationsimpuls entspricht.

Die Lähmung der Akkommodation tritt häufig mit Störungen der Pupille gemeinsam auf, ist besonders bei Erkrankungen des inneren Oculomotorius (s. oben) mit Erweiterung der Pupille, fehlender oder träger Licht- und

Konvergenzreaktion kombiniert (Ophthalmoplegia interna). Manchmal besteht Akkommodations- und Pupillenlähmung, vergesellschaftet mit Parese der äußeren Augenmuskel (Ophthalmoplegia totalis).

Wir können aber auch isolierte Akkommodationsparesen beobachten, so bei Infektionskrankheiten (Diphtherie, Influenza), Encephalitis, Lues, Intoxikationen (Botulismus, Blei, Diabetes).

Der Akkommodationskrampf. Dieser durch Kontraktion des Ciliarmuskels bedingte Zustand ist verbunden mit Makropsie (Größersehen der Gegenstände, da die stärker gekrümmte Linse ein größeres Netzhautbild entwirft), weiterhin mit Kurzsichtigkeit infolge der erhöhten Brechkraft der Linse. Er ist mitunter vergesellschaftet mit Konvergenzkrampf (evtl. mit Nystagmus) und Blepharospasmus. Der Akkommodationskrampf findet sich besonders bei Hysterie, Epilepsie.

Die tonische Akkommodation. In seltenen Fällen geht die Akkommodation und ihre Entspannung sehr langsam vor sich (Axenfeld), eine Erscheinung, die häufig mit myotonischer Pupillenreaktion einhergeht.

Bei der *Behandlung* von Innervationsstörungen von seiten der Pupille und Akkommodation kommt es selbstverständlich in erster Linie darauf an, die Grundkrankheit zu behandeln, ohne daß indes damit die Gewähr gegeben ist, daß damit auch alle derartigen Störungen zurückgingen. Ist die Pupille infolge Lähmung der den Sphincter versorgenden Nervenfasern weit, so kann mitunter künstliche Verengerung der Pupille (mit Pilocarpin, Eserin) in Betracht kommen, da vorhandene Sehstörungen, besonders Blendung, damit gebessert werden. Ist die Akkommodation eines oder beider Augen vorübergehend oder dauernd gelähmt, so kann diese Störung durch Tragen eines korrigierenden Konvexglases aufgehoben werden.

11. Der Einfluß des Halssympathicus und seiner Erkrankungen auf das Auge und dessen Anhangsgebilde[1].

Im Innervationsbereiche des Halssympathicus liegen nicht nur der M. dilatator pupillae, sondern auch die glatten Muskeln des oberen und unteren Lides (M. tarsalis sup. und inf.), die von Landström beschriebenen, vom Septum orbitale zum Äquator des Bulbus ziehenden Muskelfasern, der über die Fissura orbitalis inferior gespannte M. orbitalis (Müller), die Gefäße (Vasoconstrictoren) der Conjunctiva, Chorioidea und Retina, schließlich die Tränendrüsen. Unsicher ist es, ob auch der M. ciliaris und das Pigment des Irisstromas unter dem Einfluß des Halssympathicus stehen.

Der Ursprung des Halssympathicus liegt im 8. Hals- und 1. Brustsegment (Centrum ciliospinale inferius Budge); die Annahme eines zweiten Zentrums in der Medulla oblongata in der Nähe des Hypoglossuskerns (Centrum ciliospinale superius) hat sich nicht aufrechterhalten lassen. Die Fasern, die zum Auge leiten, verlassen das Rückenmark mit den Vorderwurzeln der genannten Segmente, ziehen zum Ganglion stellatum, das sie durchsetzen, weiter im Hals-

[1] Bailliart, Soc. franç. Ophthalm. **40**, 1 (1927). — Wilbrand-Behr, Neurol. d. Auges, Ergänzungsbd., I. Teil (1927). — Terrien, Presse méd. **29** (1921). — Müller, L. R., Lebensnerven. 3. Aufl. Berlin: Julius Springer 1930. — Spiegel, E. A., Experimentelle Neurologie, I. Teil. Berlin: Karger 1927.

sympathicus zum Ganglion cervicale superius; hier beginnt das zweite Neuron, das mit dem sympathischen Geflecht der Carotis zur Schädelbasis und weiter zum Ganglion Gasseri zieht, das ohne Unterbrechung durchsetzt wird; mit dem ersten Ast des Trigeminus gelangen die Fasern in die Orbita und als Nervi ciliares longi in den Bulbus (vgl. Abb. 4, S. 10).

Nach Versuchen von SCHIFF u. a., neuerdings besonders DE KLEYN und SOCIN, METZNER und WÖLFFLIN treten die postganglionären Fasern aus dem Ganglion cervicale sup. bei Katzen und Kaninchen, zum Teil wenigstens (vor allem die zum Dilatator pupillae ziehenden), in Beziehungen zur Schleimhaut des Mittelohres über dem Promontorium. Sie treten ins Mittelohr wahrscheinlich längs der N. caroticotympanici ein. Beim Menschen ließ sich auch, in einzelnen Fällen wenigstens, eine Affektion der zur Pupille ziehenden Fasern bei Mittelohrerkrankungen zeigen. Auch bei Gleichheit der Pupille gelingt es manchmal, durch Einträufeln von 1 promilliger Adrenalinlösung in den Conjunctivalsack eine Störung der sympathischen Pupilleninnervation des Auges auf der Seite einer chronischen Mittelohreiterung, und zwar eine Überempfindlichkeit des Dilatator gegenüber dem Adrenalin auf dieser Seite nachzuweisen (SPIEGEL[1]).

Der *M. tarsalis sup.* erhält gemeinsam mit dem M. levator palp. superior. das obere Lid bei offenem Auge dauernd in seiner normalen Stellung, während der letztgenannte Muskel außerdem die willkürliche oder reflektorische Hebung des oberen Lides bewirkt. Die Ptose bei *Lähmung* des M. tarsalis sup. ist nicht nur geringgradiger als die bei Paralyse des Levator palp. sup.[2], sie ist auch nicht von Lähmung der willkürlichen Lidhebung begleitet, wie im letzteren Fall. Wir finden ferner meist gleichzeitig Miosis (Dilatatorlähmung), während bei Levatorlähmung im Falle gleichzeitiger Affektion der Oculomotoriusfasern zum G. ciliare die Pupille erweitert ist. Auch können infolge Betroffenseins anderer Fasern des Nerv. oculomot. Lähmungserscheinungen von seiten äußerer Augenmuskeln bestehen (vgl. Differentialdiagnose von Ptose S. 153). Bei *Reizzuständen* der sympathischen Innervation finden wir die Lidspalte infolge erhöhten Kontraktionszustandes der Mm. tarsales[3] erweitert, die tonische Verkürzung des M. tarsalis sup. verrät sich, besonders bei BASEDOWscher Krankheit, auch dadurch, daß beim langsamen Blick nach abwärts zwischen Lid und Cornea ein Teil der Sklera sichtbar wird (GRAEFEsches Symptom[4]). Bei der Entstehung des STELLWAGschen Symptoms (seltener Lidschlag) und der von GIFFORD beschriebenen erschwerten Umstülpbarkeit des oberen Lides dürfte vor allem die verstärkte tonische Anspannung des M. tarsalis, resp. auch des früher erwähnten, von LANDSTRÖM beschriebenen Muskelzuges eine Rolle spielen.

---

[1] SPIEGEL, Handb. d. Neur. d. Ohres 2, 77 (1928).

[2] Dadurch, daß der M. tarsalis superior zwischen den Fasern des M. levator palpebr. sup. entspringt, vermag er bei Lähmung des letztgenannten Muskels nicht das Herabsinken des Lides zu verhindern (vgl. WILBRAND-BEHR); ist dagegen der glatte Muskel paretisch, so vermag der Tonus des Levator palp. noch das Lid gegenüber der Schwerkraft zu halten, so daß es nur um ein geringes tiefer steht als das der Gegenseite.

[3] Ist dagegen die Lidspalte so sehr verbreitert, daß ein Teil der Sklera zwischen Hornhaut einerseits, beiden Lidern andererseits sichtbar wird (DALRYMPLES Symptom), so müssen wir hauptsächlich den Exophthalmus hierfür verantwortlich machen.

[4] Dasselbe kann sich aber auch bei Hysterikern und Neurotikern gelegentlich finden. Bezüglich des *Pseudo*-GRAEFEschen Symptoms s. S. 154.

Der MÜLLERsche *M. orbitalis* vermag wohl direkt beim Menschen keinen Exophthalmus zu bewirken, doch soll er insofern von Bedeutung sein, als seine *Kontraktion* anscheinend die durch die Fissura orbitalis inferior aus der Augenhöhle zum Plexus pterygoideus austretenden Venen zu komprimieren und dadurch eine gewisse Stauung im retroorbitalen Venensystem hervorzurufen vermag. Bei seiner *Erschlaffung* wird der Bulbus durch die Mm. recti eher in die Orbita hineingezogen werden können, da nun das retrobulbäre Fett etwas mehr gegen die Fissura orbitalis inferior ausweichen kann.

Während an der glatten Orbitalmuskulatur das Gesetz der doppelten Innervation vegetativer Organe durchbrochen erscheint[1], treten an die *Tränendrüsen* nicht nur Fasern aus dem oberen Halsganglion, sondern auch aus dem kranialen Anteil des vegetativen Nervensystems heran. Dieser *parasympathische Teil* der Innervation wird durch Fasern des Facialis vermittelt[2], die in der Gegend des G. geniculi von diesem Nerv abzweigen und den N. petrosus superficialis major bilden helfen.

Sie stellen die präganglionären Fasern des *G. sphenopalatinum* dar, dessen Zellen Impulse nicht nur zu den Drüsen der Nasenschleimhaut und des Gaumens, sondern auch zur Tränendrüse entsenden. Diese letzteren Fasern treten zunächst in den N. zygomaticus des II. Trigeminusastes, von wo aus der N. zygomaticotemporalis die Verbindung zum N. lacrimalis herstellt. Der genannte Zweig des I. Trigeminusastes leitet schließlich diese sekretorischen Fasern zur Tränendrüse.

Vergleicht man nun die Wirkung der sympathischen und der parasympathischen Innervation auf die Tränendrüse, so zeigt sich, daß die letztgenannte Innervation für diese Drüse unvergleichlich wichtiger ist als die durch den Halssympathicus vermittelten Impulse; denn trotz Ausschaltung der sympathischen Innervation kann die Tränensekretion noch ohne grobe Störung vor sich gehen, bei Zerstörung des kranialen autonomen Anteils dagegen (Verletzungen des Facialis zwischen Austritt aus der Brücke und G. geniculi oder des N. petrosus superfic. major., z. B. durch Schädelbasisfraktur unter Einbeziehung des Felsenbeins) bleibt das Tränen auf dieser Seite aus.

Die Tränenabsonderung wird gewöhnlich *reflektorisch* durch Reizung der Conjunctiva, evtl. auch der Nasenschleimhaut hervorgerufen; der *zentripetale Reflexschenkel* wird durch den ersten Trigeminusast, resp. dessen Zweige zu den genannten Schleimhäuten (N. lacrimalis, N. ethmoidalis), das G. Gasseri und die in die Brücke eintretende sensible Trigeminuswurzel dargestellt. Auch optische Reize und schließlich zentrale Impulse (psychische Erregung) vermögen Tränensekretion auszulösen. Dieselbe kann auch einseitig angeregt werden, z. B. bei Irritation der Nasenschleimhaut der betreffenden Seite.

Die Tränenabsonderung kann durch Erkrankungen der Tränendrüse (Schrumpfung) vermindert sein, ferner durch Xerose der Bindehaut, bei peripherer Facialisverletzung zentral vom G. geniculi (s. oben), nach Exstirpation des Ganglion Gasseri. In diesen Fällen ist es nötig, die Augen durch Umschläge feucht zu erhalten, um eine Austrocknung der Hornhaut zu vermeiden.

Tränenträufeln finden wir zunächst, wenn der Abfluß gehemmt ist, so bei Eversion der Tränenpünktchen, Ektropium, bei Atresie der Tränenpünktchen und -röhrchen, Stenose

[1] Eine *doppelte Innervation* ist eigentlich nur an der Pupille sicher erwiesen. Für den *Ciliarmuskel* ist das Bestehen einer sympathischen neben der parasympathischen Innervation, wie erwähnt, *fraglich*, alle übrigen erwähnten glatten Muskeln empfangen anscheinend nur sympathische Fasern.

[2] Noch unklar ist es, wo die *Ursprungszellen* dieser Fasern liegen, ob im Facialiskerne, resp. in benachbarten Zellen der S. reticularis oder, wie von manchen vermutet wird, im motorischen Ursprungsgebiet des Trigeminus.

des Tränennasenganges. Des weiteren tritt es infolge Vermehrung der Tränenflüssigkeit bei Reizzuständen am Auge auf (Entropium, Trichiasis, Bindehaut-, Hornhaut-, Regenbogenhautentzündung, Fremdkörper usw., in diesen Fällen mitunter verbunden mit Blepharospasmus), aber auch bei Krampf des Orbicularis aus anderer Ursache (funktioneller, seniler Blepharospasmus), bei Trigeminusneuralgie, Lagophthalmus, so auch bei Facialislähmung (Conjunctivitis infolge des Lagophthalmus), außer bei Läsion zentral vom G. geniculi (s. oben), endlich bei zu kurzem Lide. Krisenhaft auftretendes Tränenträufeln bei Tabes wird auf Reizung des Trigeminus zurückgeführt.

Um bei vermehrter Tränenabsonderung zu untersuchen, ob die ableitenden Tränenwege verlegt sind oder nicht, wird Fluorescin in den Bindehautsack eingeträufelt und beobachtet, ob es in kurzer Zeit und ob es reichlich oder spärlich in der Nase erscheint; oder es werden vom unteren oder oberen Tränenröhrchen mit einer ANELschen Spritze die Tränenwege gespült und es wird beobachtet, ob die Spülflüssigkeit bei der Nase heraustropft resp. in den Rachen abfließt. Bei verhindertem Tränenabfluß kommt es leicht zu eitrigen Entzündungen der Bindehaut und Hornhaut.

Reizung des Halssympathicus erzeugt auf derselben Seite Pupillenerweiterung, Erweiterung der Lidspalte und Exophthalmus; die Wirkung auf den M. ciliaris ist umstritten (sowohl negative Angaben als auch solche über Erhöhung wie über Herabsetzung der Brechkraft der Linse). Bei Tieren läßt sich auch ein Zurückziehen des dritten Lides (Membrana nictitans) feststellen. Gleichzeitig kommt es zu einer Verengerung der Kopfgefäße[1], evtl. zu Tränen, Erhöhung des intraokulären Druckes und erhöhter Schweißsekretion im Bereich des Gesichts; es wird ein zähflüssiger Speichel abgeschieden; im Tierversuch kann man eine Piloarreaktion im Gesicht und am Hinterhaupt feststellen.

Unter *pathologischen Bedingungen* kann es vor allem durch Druck (von Lymphdrüsen, Tumoren, vor allem der Schilddrüse) oder durch entzündliche Prozesse im Verlauf des Halssympathicus (z. B. von der Lunge übergreifend bei Pneumonie des Oberlappens) oder der postganglionären Fasern aus dem G. cervicale superius (z. B. Mittelohrprozeß!) zu den geschilderten Reizerscheinungen (am ehesten zur Pupillenerweiterung) kommen. Schließlich kann der supraspinale Anteil der Sympathicusbahn (von den corticalen resp. Zwischenhirnzentren bis zum Rückenmark) betroffen sein (vgl. S. 18, Kap. I), in welchem Falle wir aber gleichzeitig andere zentrale Symptome antreffen werden.

Die bei *Basedowscher Krankheit* (GRAVES Disease) als Folge der Reizung der sympathischen Innervation gedeuteten Augensymptome sind teils durch direktes Betroffensein des Halssympathicus (durch den Druck einer vergrößerten Schilddrüse resp. durch manchmal in diesem Nerven anzutreffende entzündliche Infiltrate) hervorgerufen, teils als Folge des Hyperthyreodismus, demnach als toxisch bedingt aufzufassen. Während das Verständnis der *Pupillenerweiterung* (Kontraktion des Dilatator pupillae) und auch der *Lidspaltenerweiterung* resp. des oben schon erwähnten GRAEFEschen und STELLWAGschen Symptoms (s. S. 191) keine Schwierigkeiten macht, ist die Entstehung des *Exophthalmus* noch nicht ganz aufgeklärt. Es ist zu berücksichtigen, daß dieses Symptom auf beiden Seiten ungleichmäßig ausgeprägt oder überhaupt nur einseitig entwickelt sein kann, daß es die übrigen Basedowsymptome zu überdauern vermag, selbst Durchschneidung des Halssympathicus, resp. Exstirpation des

[1] In einzelnen Gefäßarealen (Lippen-, Wangen- und Mundschleimhaut) ist allerdings bei Halssympathicusreizung Erweiterung beobachtet worden (Folge der Reizung vasodilatatorischer neben constrictorischen Fasern?).

G. cervicale superius es oft nicht aufhebt. Diese Tatsachen weisen darauf hin, daß die Lageveränderung des Bulbus nicht einfach direkte Folge der Kontraktion glatter Muskelfasern (etwa des M. orbitalis oder des LANDSTRÖMschen Muskels) sein kann, da einerseits eine solche Kontraktion durch die Hyperthyreose beiderseits hervorgerufen werden muß, andererseits Durchschneidung des Halssympathicus unmittelbar zu einer Tonusverminderung der zugehörigen glatten Muskeln führen wird. Man hat darum daran gedacht (FRÜND), daß die Kontraktion des M. orbitalis zu einer Kompression der die Fiss. orbitalis inferior durchziehenden Venen und dadurch, wie schon oben erwähnt, zu Stauungserscheinungen in der Orbita führen könne, die je nach dem gegenseitigen Lageverhältnis der Muskelfasern zu den Venen auf beiden Seiten verschieden stark zur Ausprägung kommen würden. Erinnern wir uns, daß Stauungsvorgänge zu Ödemen, weiterhin zu indurativen Prozessen, vor allem im Fettgewebe (z. B. an der Subcutis der unteren Extremitäten bei Varicen!) zu führen vermögen, so wird es begreiflich, daß sekundäre Veränderungen im orbitalen Fettgewebe (Ödem, Sklerose) eintreten können, wie sie auch tatsächlich in einzelnen Fällen schon pathologisch-anatomisch nachgewiesen wurden (vgl. WILBRAND-BEHR). Solche Veränderungen werden natürlich auch noch nach Erschlaffung der glatten Muskulatur nach Halssympathicusdurchschneidung resp. nach Rückgang der übrigen Basedowsymptome bestehen bleiben können.

In manchen Fällen mag eine toxisch bedingte Schwäche der das Auge nach rückwärts ziehenden Mm. recti mit eine Rolle spielen. Weist ja das MOEBIUSsche Symptom (Schwäche der Konvergenz; bei Versuch des Patienten, auf die Nasenspitze zu schauen, weicht ein Auge nach außen ab) auf eine Schwäche vor allem der Recti interni hin. Der Exophthalmus kann seinerseits, zum Teil wenigstens, an der Erweiterung der Lidspalte, bei hohem Grad auch an Überdehnung der äußeren Augenmuskeln, schließlich sogar an Schädigungen des Bulbus selbst schuld tragen (Ulceration der Cornea, die infolge mangelhaften Schutzes durch die Lider leichter Verletzungen ausgesetzt ist).

Differentialdiagnostisch kommen gegenüber dem *Exophthalmus* bei Basedow in Betracht: scheinbare Vortreibung des Bulbus infolge länglich-ovaler Form desselben bei Myopen, tatsächliche Vortreibung durch retrobulbäre Geschwülste, Blutungen, Encephalocelen, Stauung durch Druck von Tumoren auf die Vena orbitalis sup. resp. auf den Sinus cavernosus, Thrombosierung dieser Venen[1], entzündliche Ödeme und Infiltrationen der Orbita (gleichzeitig Lidödem und Einschränkung der Beweglichkeit des Bulbus), die Augenhöhle verkleinernde Schädeldeformitäten (Rachitis, Hydrocephalus, Turmschädel) oder Verletzungen. Ein seltenes Vorkommnis sind varicöse Veränderungen der Orbitalvenen, die bei Erschwerung des venösen Abflusses aus dem Schädel (beim Bücken oder Kompression der Jugularvene) zu einem Hervortreten der Bulbi führen können.

Charakteristisch für die *Lähmung der sympathischen Innervation des Auges* ist die HORNERsche Trias: Miosis, Ptosis, Enophthalmus. Doch kann es bei leichten Schädigungen im Verlaufe der zentralen oder peripheren Sympathicusbahn auch nur zu *Miosis* allein kommen. Die Ungleichheit der Pupillen beider Seiten ist in solchen Fällen besonders bei schwacher Belichtung ausgesprochen, während bei grellem Licht durch den unter Vermittlung des Oculomotorius zustandekommenden Lichtreflex beide Pupillen sich ziemlich in gleichem Aus-

[1] Die Beweglichkeit des Augapfels kann hierbei in einzelnen oder allen Richtungen mehr oder minder gehemmt sein.

maß verengern. Charakteristisch für die durch Degeneration der postganglionären Fasern aus dem oberen Halsganglion bedingte Miosis ist das Ausbleiben einer Pupillenerweiterung nach Einträufeln von Cocain in das betreffende Auge (erregt normalerweise die sympathischen Nervenendigungen im Dilatator). Die sog. sympathische Pupillenreaktion (Erweiterung auf Schmerzreize, psychische Erregung) kann dagegen trotz Zerstörung des Halssympathicus zustandekommen, da ja noch die Hemmung des Antagonisten (Oculomotorius) erhalten ist (vgl. S. 14). Über die *Ptosis* haben wir oben schon gesprochen. Der *Enophthalmus* ist wahrscheinlich vor allem auf eine Erschlaffung glatter Orbitalmuskeln (des M. orbitalis resp. der von LANDSTRÖM beschriebenen Bündel) zurückzuführen. Er ist differentialdiagnostisch leicht gegenüber traumatisch bedingtem oder dem doppelseitigen Enophthalmus Kachektischer abzugrenzen (gleichzeitig sonstige Symptome der Halssympathicuslähmung auf der betreffenden Seite). Erwähnenswert ist, daß auch bei Tabes manchmal die Augen tiefer in der Orbita stehen (vgl. WILBRAND-BEHR); doch sind in diesem Falle noch andere Symptome von seiten der Augen und des Nervensystems nachweisbar.

Zu den geschilderten Symptomen der Halssympathicuslähmung kann noch, eine Zeitlang wenigstens, *Hyperämie* der Gefäße der Conjunctiva, Chorioidea und Retina hinzukommen. Das gleiche gilt für das Gesicht, das sich auf der Seite der Erkrankung wärmer anfühlt. Der *intraokuläre Druck* kann vorübergehend herabgesetzt sein (doch ist der diesbezügliche Einfluß des Halssympathicus nicht groß genug, damit durch operative Durchschneidung dieses Nerven eine pathologische Steigerung des intraokulären Drucks beseitigt werden könnte). Eine sicher nachweisbare Änderung der Refraktion fehlt in der Regel.

Unsicher ist der Einfluß des Halssympathicus auf das Pigment des Irisstromas. Die *Heterochromie*[1] der Irides (verschiedene Farbe der rechten und linken Iris) beruht, abgesehen von Fällen von Atrophie, Hyperämie der Iris, Eintritt von Blutfarbstoff in dieselbe, darauf, daß auf einer Seite das Stromapigment normal entwickelt ist und der Iris ihre braune oder graue Farbe verleiht, auf der anderen Seite dagegen (wie dies ähnlich bei Kindern in den ersten Lebensjahren vor Entwicklung des Stromapigments der Fall ist) infolge mangelhafter Entwicklung oder Atrophie dieses Pigments das hinter dem Stroma gelegene Pigmentepithel durchschimmert und der Iris eine blaue Farbe verleiht (Farbe eines dunklen Hintergrunds, durch ein trübes Medium gesehen).

Eine solche Heterochromie kann Folge der Kreuzung der mütterlichen und väterlichen Augenfarben sein, so daß also bei Beurteilung solcher Fälle die Berücksichtigung der Augenfarbe der Eltern wichtig ist. Sie kann ferner eine gewisse Minderwertigkeit des blauen Auges anzeigen (besonders E. FUCHS), in dem man Zeichen einer schleichenden Cyclitis (Beschläge an der Hinterfläche der Hornhaut, Glaskörpertrübungen), manchmal auch Kataraktbildung antreffen kann. In vereinzelten Fällen dürfte sie aber doch mit einer Sympathicusläsion zusammenhängen, dann nämlich, wenn dieselbe schon in früher Kindheit oder pränatal entstand und jahrelang besteht. Unter diesen Bedingungen scheint die Entwicklung des Stromapigments zu leiden, resp. dasselbe atrophischen Vorgängen unterliegen zu können, so daß sich eine blaue Farbe der Iris (oder

[1] Vgl. HEINE, Klin. Wschr. **1923**, 345. — HERRENSCHWAND, ibid. 1059. — SPIEGEL, Nervenarzt **1929**, 146.

auch bloß eine fleckweise Farbänderung des Stromas) entwickeln kann. Neurogene Heterochromie wird man aber nur annehmen können, wenn einerseits durch genaue Augenuntersuchung, evtl. unter Zuhilfenahme des Hornhautmikroskops, die mit Cyclitis einhergehenden Formen ausgeschlossen werden können, andererseits sichere Zeichen einer seit langer Zeit bestehenden Sympathicusparese auf der Seite des blauen Auges nachweisbar sind.

Was die übrigen Symptome der Lähmung des Halssympathicus anlangt, so können wir hier nur kurz das eventuelle *Ausbleiben der Schweißsekretion* auf der Lähmungsseite erwähnen. Manche Autoren bringen auch *trophische Störungen* der Haut und des subcutanen Fettgewebes im Gesicht mit Läsion des Halssympathicus in Verbindung, doch ist der ursächliche Zusammenhang speziell der *Hemiatrophia facialis progressiva*, die nach CASSIRER der Sclerodermie nahesteht, mit Sympathicusschädigung noch umstritten.

Bei der Suche nach dem *Sitz der* zum HORNERschen Syndrom führenden *Läsion* weisen gleichzeitige Cortex-, Thalamus- oder sonstige Hirnstammsymptome (z. B. Hemiplegia alternans, Hirnnervenlähmung!) auf Affektionen im *supraspinalen Anteil* der sympathischen Bahnen hin. Bei halbseitiger Läsion im *Cervicalmark* ober dem Centrum ciliospinale werden die geschilderten Augensymptome mit dem BROWN-SEQUARDschen Syndrom (vgl. S. 18) kombiniert sein. Affektionen des *Centrum ciliospinale* selbst (Syringomyelie, Tumoren[1]) werden gleichzeitig zu motorischen und sensiblen Störungen von seiten des Armes, besonders zu dem nach KLUMPKE-DÉJÉRINE genannten Lähmungstypus (atrophische Parese der kleinen Handmuskulatur) führen. Während bei intraspinalem Sitz der Erkrankung die Empfindungsstörungen den Charakter der dissoziierten zu haben pflegen (bei Affektion im Hinterhorn oder um den Zentralkanal Fehlen von Schmerz- und Temperaturempfindung bei erhaltener Berührungsempfindung), finden wir bei Läsion der Wurzeln oder des Plexus alle Qualitäten beteiligt. Praktisch nicht ohne Bedeutung ist es, daß man bei Beachtung der Augensymptome in Fällen von *traumatischen Lähmungen* des Armes unterscheiden kann, ob die Läsion mehr peripher, im Plexus, oder mehr zentral, an der Wirbelsäule (Abriß der Wurzeln im Foramen intervertebrale) liegt. Im ersteren Fall werden die gleichzeitigen Lähmungserscheinungen von seiten des Halssympathicus fehlen, im letzteren mit den Symptomen von seiten der Extremität kombiniert auftreten. Diese Unterscheidung ist deshalb wichtig, weil ein operatives Vorgehen (Naht) wohl am Plexus, nicht aber an den Vorderwurzeln durchführbar ist.

In seinem *peripheren Verlauf* kann der Halssympathicus, wie aus Abb. 4 ersichtlich ist, bei Affektionen der Lungenspitze (Miose auf der Seite einer Apicitis), durch intrathorakale Tumoren, Aneurysmen, Druck einer Halsrippe, pathologische Vergrößerungen der Thyreoidea, Lymphdrüsenschwellung oder andere Tumoren der Halsregion betroffen werden. Die postganglionären Fasern aus dem G. cervicale sup. können bei Mittelohrerkrankungen wenigstens in einzelnen Fällen mitaffiziert sein; sie werden ferner bei Prozessen, welche den Sinus cavernosus, resp. das Ganglion Gasseri und dessen ersten Ast einbeziehen, in Mitleidenschaft gezogen sein können. In der letztgenannten Gruppe von

[1] In manchen Fällen *angeborener Halssympathicuslähmung* dürfte ein der Kernaplasie bei angeborener Augenmuskellähmung ähnlicher Zustand vorliegen.

Fällen wird man natürlich neben den Sympathicuserscheinungen auch solche von seiten des Trigeminus finden.

Therapeutische Maßnahmen können bei Lähmungserscheinungen von seiten des Halssympathicus nur (soweit dies möglich ist) gegen den zugrunde liegenden Prozeß gerichtet sein. Auch bei den *Reizerscheinungen* wird vielfach, vor allem sofern sie *thyreotoxischer* Genese sind, die Behandlung mit der des Grundleidens zusammenfallen. Im letzteren Fall wird man eine Liegekur, laktovegetabile Ernährung, intern Tonica (Natr. phosphoric. 3—4 g tägl., Recresal, 6—8 Tabl. tägl.), Insulininjektionen (Antagonist der Schilddrüse, 2mal tägl. 3—5 Einheiten), Gynergen (sympathicuslähmend, 3 Tabl. tägl.) anwenden. Bei Versagen dieser Mittel kommt Röntgenbestrahlung der Schilddrüse, Unterbindung der Art. thyreoideae sup., Strumektomie in Betracht. Wie schon erwähnt, kann der Exophthalmus die übrigen Basedowsymptome überdauern; er kann bei hochgradiger Ausbildung besondere Maßnahmen notwendig machen. Halssympathicusdurchschneidung ist aus den oben angeführten Gründen ohne Wirkung, man wird daher in solchen Fällen Tarsoraphie, evtl. Ausräumung des orbitalen Fettes versuchen müssen.

VII. Die sensible Versorgung des Auges und ihre Störungen[1].

Die Sensibilität des Auges wird durch den ersten Trigeminusast, den Nervus ophthalmicus, vermittelt, dessen Anatomie auf Seite 337 näher beschrieben ist. Seine Verzweigungen dienen nicht nur der Übertragung *bewußter Empfindungen* aus Cornea, Conjunctiva und Bulbus, sondern stellen auch den afferenten Schenkel einer Reihe wichtiger Reflexe dar, die vor allem dem Schutz des Auges dienen. An der Cornea konnte eine Empfindlichkeit für Berührungs-, Schmerz- und Kältereize, neuerdings von STEIN[2] auch für Wärmereize nachgewiesen werden, eine Druckempfindlichkeit ist umstritten (vgl. besonders FREY). Jedenfalls können durch Druck auf den Bulbus als ganzen oder abnorme Drucksteigerung in demselben (Glaukomanfall), ferner bei entzündlichen Prozessen der Hornhaut, der Iris und des Ciliarkörpers, schließlich bei Blendung, Refraktionsanomalien Schmerzen ausgelöst werden. In den letztgenannten Fällen dürften abnorme Kontraktionen der glatten Innenmuskulatur einen wesentlichen Faktor bei der Schmerzentstehung darstellen. Berührung der Hornhaut führt beim Normalen konstant zu reflektorischem Lidschluß (*Cornealreflex*), also Erregung des Orbicularis oculi über den Facialis; den gleichen motorischen Effekt erzielt man (aber schon beim Normalen viel inkonstanter) durch Berührung der Conjunctiva (*Conjunctivalreflex*), fibrilläre Orbiculariskontraktionen durch Beklopfen des N. supraorbitalis (*Supraorbital*reflex MC CARTHY[3]); einen weiteren Trigeminus-Facialisreflex haben wir in der *reflektorischen* Auslösung von *Tränensekretion* bei Reizung von Cornea oder Conjunctiva vor uns. Während aber für das reflektorische Tränen durch Reizung von Trigeminusenden das Rautenhirn ausreicht, scheint zum Zustandekommen des reflektorischen Lidschlags bei Berührung der Cornea nicht nur die Intaktheit der rhombencephalen Trige-

[1] KRAMER, F., Handb. d. Neurol. I, 2. Berlin 1910. — OPPENHEIM, Lehrb. d. Nervenkrankh. VII. Aufl. Karger: Berlin 1923. — WILBRAND-BEHR, Neurol. d. Auges. Erg.-Bd. I. 1927.

[2] Klin. Wschr. **4**, Nr 17. [3] Neur. Zbl. **1901**, 800.

minusenden und der Ursprungszellen der zentrifugalen Fasern zum Orbicularis, sondern auch höherer Abschnitte des Zentralnervensystems nötig zu sein. Fand man ja bei Hemiplegikern mit Zerstörung der inneren Kapsel den Cornealreflex herdkontralateral, also auf der Seite der Lähmung oft abgeschwächt (REDLICH[1]). Wenn nun damit auch auf die Beteiligung suprasegmentaler Zentren am Zustandekommen dieses Reflexes hingewiesen ist, so ist noch unentschieden, inwiefern bloß corticale, inwiefern auch extrapyramidale Zentren hierbei beteiligt sind (vgl. LUTZ[2]).

Neben den sekretorischen Fasern zur Tränendrüse lassen sich noch andere zentrifugale vegetative Fasern vom Auge aus reflektorisch in Erregung versetzen. So führt Druck auf den Bulbus zu Pulsverlangsamung (*okulokardialer* Reflex von ASCHNER), Änderungen im Kontraktionszustand des Oesophagus, der Kardia und auch tieferer Eingeweide, also *reflektorischen Erregungen der zentrifugalen Vagusfasern zum Herzen und dem Intestinaltrakt.* Reflektorische Beeinflussung des *Atemzentrums* (Änderung der Atemfrequenz) kann ebenfalls auf diese Weise erzielt werden. Neuerdings hat sich interessanterweise sogar der Nachweis erbringen lassen, daß schon experimentelle Erzeugung von Refraktionsanomalien oder Störungen des Muskelgleichgewichts im Rahmen des Schwindelkomplexes okulogastrische Reflexe hervorzubringen vermag (LEBENSOHN[3]).

Bei *Läsionen* des Trigeminus, speziell seines ersten Astes, wie auch des Ganglion Gasseri und der zentralen Bahnen kann es einerseits zu Empfindungsstörungen von seiten der Cornea, andererseits zu Ausfällen in den geschilderten Reflexen kommen. Bei Herden im Bereiche des Rautenhirns entsteht eine Dissoziation der Empfindungsstörungen, indem Läsionen der spinalen Trigeminuswurzel taktile Empfindungen von der Cornea noch zustande kommen lassen, die Empfindlichkeit für Schmerz- und Temperaturreize (WALLENBERG, BROUWER[4]) wie auch den Cornealreflex dagegen aufheben können. Als ein nicht unwichtiges Zeichen der tabischen Degeneration der Trigeminuswurzel wird der Verlust der Druckempfindlichkeit des Bulbus (HAENEL, HESSBERG[5]) betrachtet, der etwa dem Verlust der Schmerzempfindlichkeit des N. ulnaris gegenüber Druck bei dieser Erkrankung vergleichbar ist. Daß auch andere durch Bulbusdruck auslösbare Reflexe (z. B. der okulokardiale Reflex) unter diesen Bedingungen erlöschen können, braucht wohl nicht näher erklärt zu werden.

Während ein doppelseitiges Fehlen besonders des Conjunctivalreflexes gelegentlich schon beim Normalen, recht häufig bei Hysterikern anzutreffen ist, ist das *einseitige Fehlen des Conjunctival-*, vor allem aber *des Cornealreflexes* eher ein Zeichen eines organischen Prozesses. Einseitiger Verlust oder Abschwächung des Cornealreflexes findet sich nicht nur bei peripherer Trigeminusläsion oder Erkrankung der Wurzel dieses Nerven, sondern auch bei Affektionen im Bereiche der hinteren Schädelgrube (Tumor, Absceß, basalmeningitische Prozesse, Syringobulbie, Blutungen, Erweichungen im Bereiche der Arteria cerebelli inferior posterior), schließlich auch, wie schon erwähnt, bei suprasegmentären Erkrankungen (Kapselaffektionen durch Blutungen, Erweichungen, aber auch cerebrale Tumoren, Abscesse).

---

[1] REDLICH, Neur. Zbl. **1921**, 7. [2] LUTZ, Klin. Mbl. Augenheilk. **69**, 475 (1922).
[3] LEBENSOHN, Amer. J. Ophthalm., July **1929**.
[4] BROUWER, Fol. neurobiol. **9** (1915). [5] Neur. Zbl. **1910**.

Bei Läsionen des ersten Trigeminusastes, resp. des Ganglion Gasseri kommt es nicht nur zu Sensibilitätsstörungen und Verlust der geschilderten Reflexe, sondern auch zu trophischen Störungen an der Cornea, der sog. *Keratitis neuroparalytica*; die Hornhaut trübt sich zunächst oberflächlich, weiterhin auch in den tieferen Schichten, kann schließlich bis auf einen Randstreifen ulcerieren. Die Affektion hinterläßt auch eine dauernde Trübung, verläuft charakteristischerweise infolge der Unterbrechung der afferenten Fasern ohne Schmerz und auch ohne gesteigerte Tränensekretion.

Wenn auch das Vorkommen trophischer Störungen, ähnlich wie an der Haut, auch an der Cornea als erwiesen anzusehen ist, so ist damit noch nicht die Existenz eigener trophischer Nerven bewiesen. Die Anschauung, daß diese Keratitis auf den Verlust der afferenten Erregungen und damit protektiver Reflexe, vor allem des reflektorischen Lidschlusses zurückzuführen sei, durch den Ausfall dieser Reflexe leicht eine Läsion der oberflächlichen Hornhautschichten entsteht und diese Infektionen leicht zugänglich wird, ließ sich allerdings nicht aufrechterhalten. Man hat hiergegen nicht mit Unrecht angeführt, daß beim Menschen wenigstens das Erhaltenbleiben des Trigeminus einer Seite einen reflektorischen Lidschlag beiderseits auszulösen vermag, auch trotz Schutzes des Auges durch einen Verband sich evtl. eine Keratitis neuroparalytica nach Trigeminusdurchtrennung entwickeln kann, wenn auch manchmal eine günstige Wirkung eines Schutzverbandes (Fixation eines Uhrglases über dem Auge mittels Heftpflasterstreifen) zu beobachten ist. L. R. MÜLLER hat darauf aufmerksam gemacht, daß trophische Störungen an der Haut, besonders in Fällen inkompletter Nervenläsion, zu beobachten sind, welche leicht zu Reizerscheinungen an den betreffenden Nerven führen, und WILBRAND und BEHR sind geneigt, auch bei der Entstehung der Keratitis neuroparalytica vor allem *Reizzuständen* im lädierten Trigeminus eine maßgebende Rolle zuzuschreiben. Sie machen ferner mit Recht darauf aufmerksam, daß es nur bei Läsionen des Ganglion Gasseri oder der von ihm abgehenden Faserung, aber nicht bei Kern- oder Wurzelaffektionen des Trigeminus zu trophischen Störungen der Cornea kommt. Es scheint demnach, daß es nicht allein die Affektion der sensiblen Fasern, sondern sich ihnen peripher anschließender sympathischer Fasern ist, welche zu diesen trophischen Störungen führt. Eine andere Frage ist es, ob man darum *eigene* trophische Nervenfasern annehmen muß. Den peripheren Nerven schließen sich von sympathischen Fasern vor allem Vasomotoren an und es ist daran zu denken, daß durch deren Schädigung nicht nur Zirkulationsänderungen, sondern auch Schädigungen der Gefäßpermeabilität und damit Störungen des Stoffaustausches zwischen Blut und Gewebe entstehen können. Wenn auch die Cornea selbst gefäßlos ist, so hängt doch der Saftstrom in derselben von der Zirkulation in dem sie umgebenden Randschlingennetz ab. Es ist sicher richtig, daß es, worauf WILBRAND und BEHR besonders aufmerksam machen, schon bei Beginn der Keratitis neuroparalytica zu ciliarer Injektion, also verstärkter Füllung des Randschlingennetzes kommt. Trotzdem könnten die Ernährungsbedingungen für die Hornhaut verschlechtert sein, denn der Transport von Stoffwechselprodukten aus dem Gefäßsystem ins Gewebe resp. in umgekehrter Richtung hängt nicht einfach von der Weite der Gefäße, sondern auch von dem Gefälle in denselben und der Permeabilität ihrer Wandungen ab. Stase kann trotz Erweiterung der Gefäße die Ernährungsbedingungen des Gewebes resp. die Möglichkeit des Abtransportes von toxischen Stoffwechselprodukten verschlechtern. Es ist daher wohl möglich, daß trotz der zu beobachtenden ciliaren Injektion zirkulatorische Störungen bei der Entstehung der Keratitis neuroparalytica mit eine Rolle spielen. *Zirkulationsstörungen (Stase, Schädigung der Gefäßpermeabilität) infolge von Reizzuständen* im Verlaufe des peripheren Trigeminus, die zum Verlust der protektiven Reflexe hinzukommen, könnten wohl das Entstehen dieser Störungen erklären, ohne daß es notwendig wäre, eigene trophische Nerven anzunehmen. Jedenfalls sind für deren Existenz vorderhand keine Beweise erbracht worden.

Vom pathogenetischen Standpunkt sehr interessant sind auch jene Bläschenbildungen, die sich bei Entzündungen des Trigeminus, speziell des Ganglion Gasseri, im zugehörigen Ausbreitungsgebiet finden. Uns interessiert hier vor allem der *Herpes zoster ophthalmicus*, das Auftreten in Gruppen stehender

Bläschen in dem in Abb. 85 dargestellten Bereich des ersten Trigeminusastes. Unter neuralgischen Schmerzen, Fieber schießen diese anfangs wasserklaren, später vereiternden Bläschen an der Haut empor, gleichzeitig kann es evtl. zu Bläschenbildung und Ulceration an der Hornhaut oder tiefliegender Entzündung derselben (Keratitis profunda) und Iridocyclitis kommen; die Bläschen hinterlassen an der Haut Narben, oft für lange Zeit Neuralgien und Sensibilitätsausfälle im befallenen Trigeminusbereich, Sensibilitätsstörungen auch an der Hornhaut. Die Trübung derselben bildet sich manchmal nicht völlig zurück.

Durch experimentelle Untersuchungen der letzten Jahre wurde ein gewisses Licht auf die Pathogenese dieser Erkrankung geworfen und es haben sich *Beziehungen zum Herpes corneae* ergeben, welcher ebenfalls unter neuralgischen Schmerzen, Lichtscheu, vermehrter Tränensekretion einsetzt, zu Bläschenbildung an der Hornhaut führt, aber leichter verläuft[1], meist schon nach einigen Wochen und ohne Hinterlassung dauernder Hornhauttrübungen abheilt, dagegen rezidivieren kann. Nach den zahlreichen Versuchen der letzten Jahre scheint der Herpes corneae durch ein spezifisches, ultravisibles Virus hervorgerufen zu sein, das sich auf die Hornhaut des Kaninchens verimpfen läßt und an dieser Bläscheneruptionen, weiters aber auch beim Kaninchen eine Gehirnentzündung hervorzurufen vermag, die im histologischen Bild der epidemischen Encephalitis ähnelt (vgl. DOERR, DOERR und SCHNABEL, LEVADITTI und NICOLAU[2] u. a.). Viel schwieriger als die Überimpfung des Herpes corneae scheint die des Herpes zoster, die überhaupt nur in einzelnen Fällen gelungen ist, so daß DOERR sich gegen die Annahme einer Identität der den beiden Krankheiten zugrundeliegenden Erreger ausspricht, wenn auch beide in ihrer Affinität zur Haut und zum Nervensystem sicher verwandte Züge aufweisen. Aber auch die Anschauung, daß das Herpesvirus und der Erreger der Encephalitis epidemica identisch seien, ist trotz der unleugbaren Verwandtschaft beider noch umstritten.

VIII. Das Gehörorgan, seine Funktionsprüfung und seine Störungen.

1. Anatomisch-physiologische Vorbemerkungen[3].

Der periphere Hörapparat.

Von den beiden Anteilen des Hörapparates, dem der *Schalleitung* und dem der Schallperzeption dienenden, können wir den ersteren, der aus dem äußeren Ohr (der Ohrmuschel und dem äußeren Gehörgang) und dem Mittelohr besteht, hier nur kurz besprechen.

---

[1] Manchmal kann es allerdings zu Infiltration, z. B. in Form der Keratitis dendritica kommen.

[2] DOERR, Zbl. Ophthalm. **14**, 705 (1925). — DOERR u. SCHNABEL, Wien. klin. Wschr. **1923**, 84. — LEVADITTI u. NICOLAU, C. r. Acad. Sci. Paris **176**, 146 (1923).

[3] GILDEMEISTER: Probleme und Ergebnisse der neueren Akustik. Z. Hals- usw. Heilk. **27**, 299 (1930). — HELD, Die Cochlea der Säuger und der Vögel. Handb. d. norm. u. path. Physiol. **11** I. — KISCH, Physiologie des äußeren und mittleren Ohres. Handb. d. Neur. d. Ohr. **1** (1924). — KOLMER, Mikroskopische Anatomie. Ebenda. — EWALD, Über eine neue Hörtheorie. Pflügers Arch. **75** (1899). — RUNGE, Die pathologische Physiologie des schallleitenden Apparates. Handb. d. norm. u. path. Physiol. **11** I. — TULLIO, Das Ohr und die Entstehung der Sprache. 1929.

Das zwischen äußerem und mittlerem Ohr in einer Knochenfurche (Sulcus tympanicus) eingespannte *Trommelfell* besteht aus einer äußeren Hautschicht, einer bindegewebigen Grundschicht und einer inneren Schleimhautschicht, die der Auskleidung der Trommelhöhle entspricht. Die äußere Trommelhöhlenwand reicht über das Trommelfell weit nach aufwärts (den Recessus epitympanicus begrenzend) und etwas über den unteren Rand des Trommelfells nach unten (das Hypotympanum begrenzend, Abb. 59). Bei fehlendem Trommelfell ist vom äußeren Gehörgang aus auch die untere Wand des Cavum tympani sichtbar.

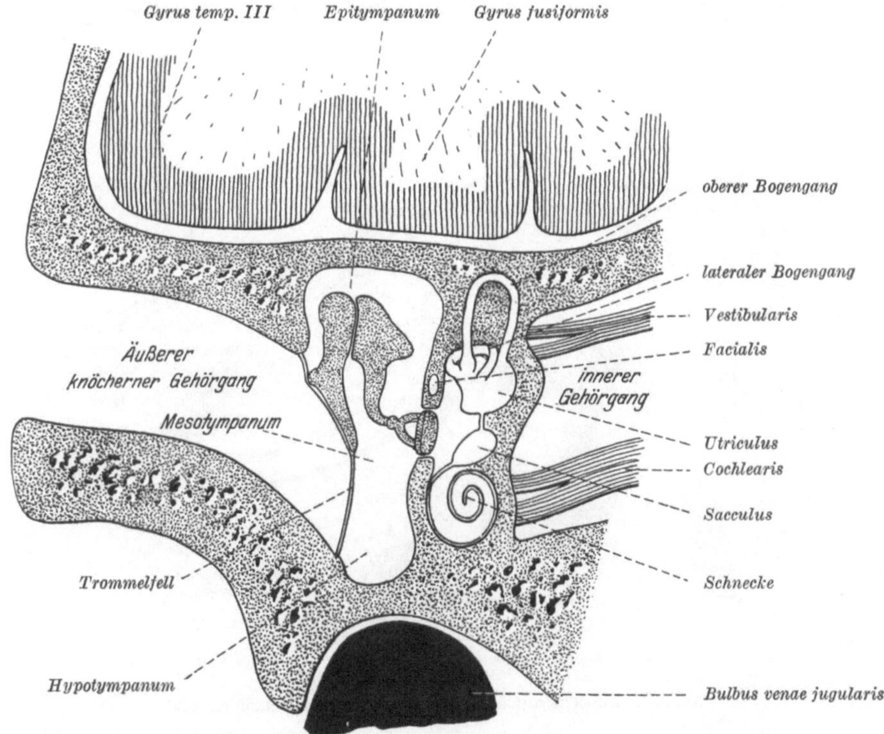

Abb. 59. Schematischer Frontalschnitt durch das Schläfenbein. Beziehung zum Schläfenlappen.

Cavum tympani. Die *vordere Wand der Trommelhöhle* ist offen und geht in die Eustachische Tube über, die als unterer Teil des Canal. musculotubarius die Verbindung zwischen Trommelhöhle und Nasenrachenraum darstellt (Abb. 60 und 61). Der übrige, mediale Teil der vorderen Wand wird vom knöchernen Carotiskanal dargestellt.

Die *mediale* knöcherne Wand des Cavum tympani ist gleichzeitig laterale Innenohrwand. In ihrer Mitte springt das sog. Promontorium vor, das den Vorhofsteil der Schnecke enthält. Hinten oben von diesem liegt das ovale Fenster, das durch den Stapes verschlossen ist und den Zugang zum Vorhof bildet, hinten unten befindet sich das runde Fenster, das durch die Membrana tympani secundaria verschlossen ist und in die Scala tympani führt.

Die *hintere Wand* der Trommelhöhle enthält im oberen Teil den Zugang in das Antrum, die große Warzenfortsatzzelle, wohin die übrigen Zellen des Warzenfortsatzes einmünden. In der medialen Wand des Zugangs zum Antrum liegt die Prominenz des lateralen (= horizontalen) halbzirkelförmigen Kanals, zwischen diesem und dem ovalen Fenster verläuft, der Oberfläche nahe, der Facialiskanal (Abb. 59 u. 60).

Die *äußere Wand der Trommelhöhle* s. o.

Die *obere Wand der Trommelhöhle* ist das Tegmen tympani et antri, eine Knochenlamelle von variabler Dicke, die mitunter Dehiszenzen aufweist und die Trommelhöhle vom darüberliegenden Schläfelappen (Gyrus temporalis tertius und Gyrus fusiformis) abgrenzt (Abb. 59). Der hier unter dem Tegmen tympani

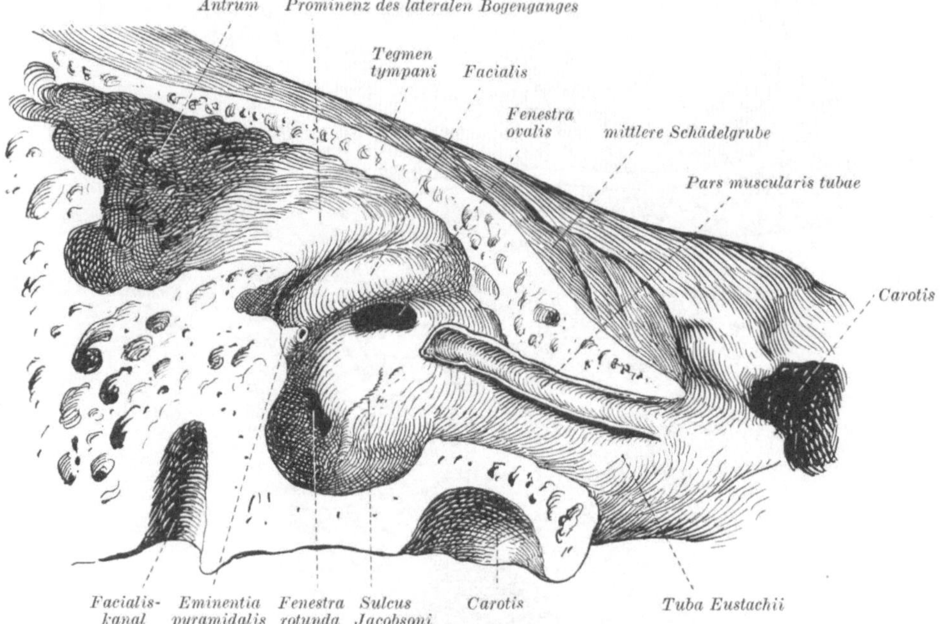

Abb. 60. Aufsicht auf die rechte mediale Trommelhöhlenwand.

gelegene Abschnitt der Paukenhöhle wird auch als Recessus epitympanicus oder Atticus bezeichnet.

Die *untere* Wand der Trommelhöhle ist gleichzeitig Knochendecke des Bulbus venae jugularis und wird durch ihn mitunter konvex emporgewölbt.

Die Trommelhöhle ist bei aufrechter Kopfstellung stark nach unten geneigt.

Im Cavum tympani liegt die Kette der *Gehörknöchelchen*, die aus dem mit dem Trommelfell fix verbundenen Hammer, dem Amboß und dem im ovalen Fenster liegenden Steigbügel besteht. Die Knöchelchen stehen untereinander in Gelenksverbindung, so daß sie schwingen können resp. Schwingungen zu übertragen vermögen. Gerät also das Trommelfell in Schwingung, so nimmt es den Hammer mit; dessen Bewegungen werden durch Vermittlung des mit ihm verbundenen Ambosses auf den Steigbügel übertragen, welcher abwechselnd ins ovale Fenster hineingepreßt und aus diesem herausgezogen wird.

Durch die Trommelhöhle ziehen quergestreifte Muskeln, der *Musculus tensor tympani*, der in der oberen Etage des Can. musculotubarius ober der Tube liegt und dessen Sehne am Proc. cochleariformis, dem Ende des den Muskel enthaltenden Kanals, rechtwinklig umbiegend zum Hammergriff zieht, und der *Musculus stapedius*, der in der hinteren Trommelhöhlenwand, dem ovalen Fenster benachbart, in der Eminentia pyramidalis entspringt und am Steigbügelkopf ansetzt.

Die *sensiblen Nerven* des äußeren Gehörgangs und der Ohrmuschel stammen aus dem *Nervus auriculotemporalis* (vom Nervus trigeminus für die vordere Gehörgangswand, den Tragus, den vorderen Anteil der lateralen Fläche der Ohrmuschel, den häutigen Teil der hinteren Gehörgangswand und auch das Trommelfell), des weiteren vom *Ramus auricularis nervi vagi* (zum knöchernen Teil der hinteren Gehörgangswand) und endlich vom *Nervus auricularis magnus* aus dem zweiten und dritten Halssegment (für Helix, Antihelix und hintere

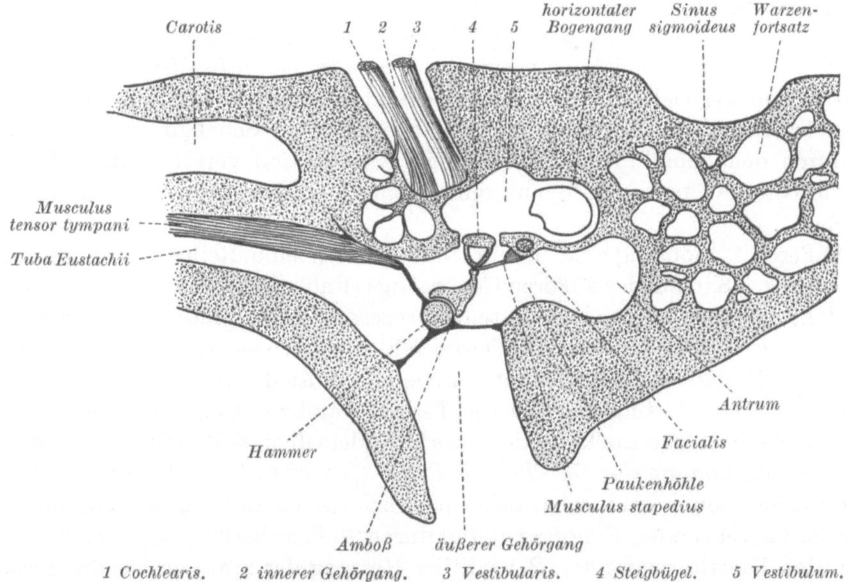

Abb. 61. Schematischer Horizontalschnitt durch das Schläfenbein.

Fläche der Ohrmuschel). Die Grenze zwischen Trigeminus und Vagus verläuft in der Ebene der hinteren Gehörgangswand. (Bezügl. der Beteiligung des N. intermedius s. S. 348 Anmerkung 1.)

Die Paukenhöhle und Tube erhalten Fasern aus dem *Glossopharyngeus* durch den Ramus tympanicus, der aus der Fossa jugularis über das Promontorium zieht. In der Paukenhöhle liegt ein Geflecht von Nerven (*Plexus tympanicus*), zu dem außer aus dem Glossopharyngeus noch Fasern aus dem *Trigeminus* (vgl. S. 340) und schließlich *vegetative Nerven* hinzutreten (vgl. S. 191 und 348), die zum großen Teil das Cavum tympani bloß durchsetzen.

Die *Ohrmuschel* fängt Schalleindrücke auf und verstärkt dieselben, auch leitet der Knorpel der Ohrmuschel den Schall, doch schränkt bei normalem übrigen Gehörorgan das Fehlen derselben das Hören praktisch sehr wenig ein. Einige behaupten, daß sie auch für die Schallokalisation von Bedeutung sei.

Der *äußere Gehörgang* dient der Fortleitung des Schalles, vielleicht auch der Verstärkung des Tones und dem Schutz der tieferliegenden Gebilde.

Daß das *Trommelfell* durch Schallwellen in Schwingung versetzt werden kann, ist durch zahlreiche Experimente erwiesen. Immerhin aber spielt neben der Übertragung der Schallwellen durch Trommelfell und Gehörknöchelchen auch die Übertragung durch die Luft des Mittelohrs zum runden Fenster und schließlich auch durch den Knochen resp. durch Knochenluftleitung eine Rolle. Ist ja auch ohne Trommelfell und Gehörknöchelchen oft noch ein relativ gutes Hören möglich. Das Trommelfell ist gleichzeitig auch eine höchst sensible Schutzmembran des Mittelohrs.

Durch die *Tuba Eustachii*, deren pharyngeale Öffnung durch Schluckbewegungen geöffnet werden kann, können größere Druckunterschiede zwischen Außenluft und Mittelohr, welche die Schallübertragung durch das Mittelohr beeinträchtigen würden, wieder ausgeglichen werden.

Die *Muskeln* des Mittelohrs, der vom Trigeminus innervierte *Musculus tensor tympani* und der vom Facialis innervierte *Musculus stapedius* fixieren durch ihre Kontraktion die Gehörknöchelchenkette und verhindern zu starke Exkursionen des Trommelfells und der Stapesplatte bei starker Schalleinwirkung, indem sie durch den Schallreiz reflektorisch in Kontraktion versetzt wird. Den Tensor tympani hat man als Typus eines tonisch innervierten Sperrmuskels angesprochen.

Vom äußeren Gehörgang und Trommelfell können eine Reihe von *Reflexen* ausgelöst werden. Kitzeln des äußeren Gehörgangs (FRÖSCHELS[1]) erzeugt *Blinzeln*, einen Reflex, der bei chronischen Mittelohrprozessen, höhergradigen Innenohraffektionen, aber besonders bei Otosklerose fehlen kann; es ist wahrscheinlich ein Trigeminus-Facialis-Reflex. Damit eng verwandt ist die von KISCH bei taktiler oder calorischer Reizung der tieferen Teile des äußeren Gehörgangs und des Trommelfells beobachtete Zuckung des Oberlides derselben Seite (*Ohr-Lidschlag*-Reflex). Ähnlich kommt der *Ohr-Tränen-Reflex* ([RUTTIN, KISCH], Tränen derselben oder beider Seiten bei mechanischer oder calorischer Reizung des Trommelfells oder der angrenzenden Gehörgangteile) durch Reflexübertragung vom Trigeminus auf den Facialis zustande. Bei taktiler Reizung der hinteren Gehörgangswand kann evtl. reflektorisches Husten oder Schlucken, ein Vagusreflex, beobachtet werden. Hierher gehört auch die Auslösbarkeit von Pulsverlangsamung vom äußeren Gehörgang aus (SCHEMINZKY).

Das *innere Ohr*, von dem in diesem Abschnitt nur der cochleare Anteil besprochen wird, besteht aus einer knöchernen Kapsel (Abb. 66), in welcher das membranöse Innenohr eingeschlossen ist.

Die knöcherne *Schnecke* des Menschen besteht aus Vorhofsteil und $2^1/_2$ Windungen, während eine große Anzahl von Säugern eine Schnecke hat, die länger ist als die des Menschen. Der Vorhofsteil wölbt sich gegen das Mittelohr als Promontorium vor; der Schneckenkörper ist um die Spindel, den Modiolus, gewunden. Durch eine vom Modiolus vorspringende Leiste, die Lamina spiralis ossea, ist der knöcherne Kanal unvollständig in zwei übereinanderliegende Gänge unterteilt, deren oberer die Scala vestibuli, deren unterer die Scala tympani darstellt. Diese Lamina endet in der Spitzenwindung frei mit einem hakenförmigen Fortsatz, dem Hamulus.

---

[1] Passow-Schaefers Beitr. **5**, 199 (1905).

An die Lamina spiralis ossea setzt ein häutiger, ebenfalls spiralig gewundener Gang an, der von der Endolymphe erfüllte *Ductus cochlearis*; seine äußere Wand ist durch das mit dem Knochen verwachsene Ligamentum spirale cochleare dargestellt (Abb. 62); seine Basis, die sog. Lamina spiralis membranacea (Membrana basilaris), ist die Fortsetzung der Lam. spiralis ossea; seine obere Wand wird durch die Membrana vestibularis (REISSNERsche Membran) gebildet. Dadurch werden die Schneckengänge voneinander geschieden; an einem Querschnitt finden wir also unten die Scala tympani, oben die Scala vestibuli, beide vollständig voneinander durch den Ductus cochlearis getrennt, der das Sinnesorgan trägt. Die Skalen sind flüssigkeitsgefüllt, sie stellen den perilymphatischen Raum dar. Der Kuppelblindsack enthält das blinde Ende des häutigen Schneckenkanals und hier steht am Hamulus die Scala tympani mit der Scala vestibuli in offener Verbindung (Helicotrema).

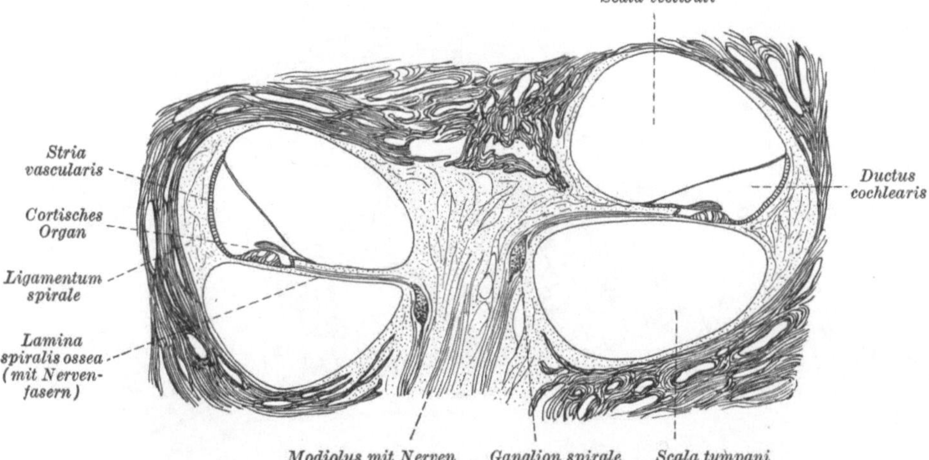

Abb. 62. Schematischer Vertikalschnitt durch die Basal- und erste Windung der Schnecke.

Die den Ductus cochlearis erfüllende *Endolymphe* wird wahrscheinlich (wenigstens in der Hauptsache) von der Stria vascularis abgesondert, einem capillarreichen, vom Ductusepithel bekleideten, dem Lig. spirale innen aufsitzenden Gewebe. Durch den D. reuniens (s. später) steht der endolymphatische Raum der Schnecke mit dem der Vorhofsäckchen in Verbindung. Speziell vom Sacculus geht der *D. endolymphaticus* ab, der im Aquaeductus vestibuli zur Hinterfläche der Schläfenbeinpyramide verläuft, wo er zwischen zwei Durablättern als Sacc. endolymphaticus endigt. Wenn auch der die Endolymphe beherbergende Raum allseits nach außen hin geschlossen ist, so kann doch ein Flüssigkeitsaustausch zwischen diesem und dem ihn umgebenden perilymphatischen Raum (wahrscheinlich durch osmotische Vorgänge) und damit ein Ausgleich von Druckdifferenzen zwischen diesen beiden Räumen erfolgen. Der vom Endost der knöchernen Kapsel des Innenohres umscheidete *perilymphatische Raum*, der von Bindegewebszügen und Strängen durchsetzt wird, steht vor allem durch den *Aquaeductus cochleae* mit dem Subarachnoidealraum in Kommunikation. Dieser Gang führt vom Boden der Scala tympani in ihrem Anfangsteil zum Bulb. venae jugularis. Auch die Nervenkanäle, welche durch die innere Vorhofswand ziehen, spielen als Verbindung des perilymphatischen mit dem Subarachnoidealraum eine Rolle (vgl. Kap. Endokranielle Komplikationen).

Der von Endolymphe erfüllte Ductus cochlearis enthält das eigentliche Sinnesorgan, das *Cortische Organ.* Dieses auf der Membrana basilaris (der membranösen Spiralplatte) aufruhende Organ besteht im wesentlichen aus einem Zellhügel, der sich aus Stütz- und Sinneszellen aufbaut. Hohe Stützzellen (DEITERSsche Zellen) tragen eine mosaikartig durchlöcherte, cuticulare Membran (Membrana reticularis), in deren Lücken die Härchen der zwischen den Stützzellen schwebenden Sinneszellen (äußere Haarzellen) eingelassen sind. Diese Stütz- und Sinneszellen lehnen gegen den Tunnel, der im Querschnitt aus zwei ineinander verkeilten Pfeilerzellen (Innen- und Außenpfeiler) aufgebaut ist und durch den

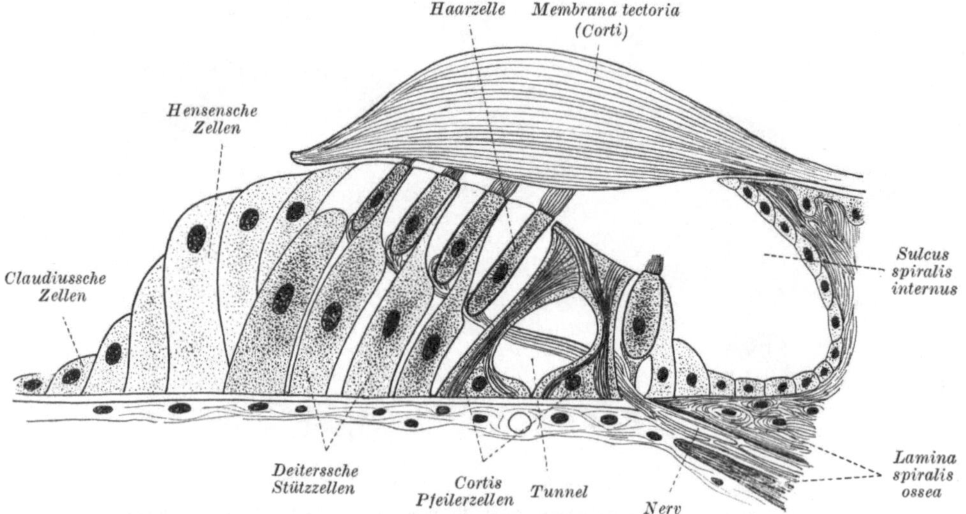

Abb. 63. Schema des CORTIschen Organs.

die aus der Lamina spiralis ossea hervorkommenden Nervenfasern durchziehen, um sich um die Sinneszellen aufzusplittern. An der dem Modiolus zugekehrten Fläche der inneren Pfeilerzelle liegen auch noch Sinneszellen (innere Haarzelle) und außerdem epithelartig angereihte Stützzellen, die an Größe rasch abnehmen. Auf den Härchen ruht (vielleicht auch inniger mit ihnen verbunden) eine Membran auf (Membrana tectoria Corti) (Abb. 63).

Die von den Sinneszellen kommenden Nervenfäserchen ziehen zunächst durch die Lamina spiralis ossea, sammeln sich weiter im Modiolus, woselbst auch ihr zugehöriges trophisches Zentrum (das Cochlearganglion) liegt; sie stellen den peripheren Fortsatz der bipolaren Zellen dieses Ganglions dar. Der zentrale Fortsatz dieser Zellen zieht in der Längsrichtung des Modiolus gegen dessen Basis, welche den Grund des Porus acustic. int. bildet. Sie treten hier weiter durch die siebartigen Öffnungen des Tractus spiralis foraminosus und bilden den Nervus cochlearis, der in annähernd frontaler Richtung im vorderen, unteren Teil des inneren Gehörgangs gegen die Medulla oblongata verläuft.

Die Perzeption des Schalles (Töne, Klänge, Geräusche) erfolgt, wie man allgemein annimmt, im CORTIschen Organ der Schnecke, und zwar nach der Theorie von HELMHOLTZ durch Zerlegung des gesamten Schalles in seine Einzeltöne. Man muß sich den Vorgang etwa so vorstellen, daß Schallwellen auf dem Wege über das äußere Ohr, das Trommelfell und die Gehörknöchelchen (resp. über die Luft des Mittelohres) oder über den Knochen direkt den Stapes in Schwingungen versetzen, der ins ovale Fenster hineingetrieben und aus diesem wieder herausgezogen wird. Die Schwingungen des Steigbügels werden auf die Perilymphe übertragen; wird er in das For. ovale hineingedrückt, so wird der Druck zunächst in der Scala vestibuli erhöht[1] und die Basilarmembran gegen die Scala tympani ausgebuchtet; diese Membran wird beim Zurückgehen des Stapes ebenfalls wieder zurückschwingen; so wird also die Basilarmembran, auf der das CORTIsche Organ aufsitzt, in Schwingungen versetzt. Diese Membran besteht nun aus Tausenden quergespannter Fasern, die in der Basilarwindung der Schnecke am kürzesten, in der Spitze am längsten sind und nach HELMHOLTZ gleich Resonatoren wirken; es wird immer die dem Ton entsprechende Faser oder Fasergruppe in Schwingung versetzt, also durch hohe Töne Fasern der Basilarwindung, durch tiefe Töne Fasern in der Schneckenspitze. Durch einen Klang werden natürlich die den einzelnen Teiltönen entsprechenden Fasern in Schwingungen geraten; die Schwingung setzt sich auf die darüberliegenden Sinneszellen fort, deren Härchen gegen die CORTIsche Membran gepreßt, resp. von ihr entfernt werden; auf diese Weise wird der Schallreiz in eine Erregung umgesetzt, die von den die betreffenden Härchenzellen umschlingenden Nervenfasern aufgenommen und zentralwärts geleitet wird.

Von den *übrigen Hörtheorien* entfernen sich von der HELMHOLTZschen Resonatorentheorie vor allem jene, welche eine direkte Erregung der Haarzellen, resp. der Nervenfasern durch die in der Endolymphe durch die Schallwellen erzeugten Druckschwankungen oder Schwingungen annehmen (z. B. BONNIER, RUTHERFORD). Die meisten schließen sich aber HELMHOLTZ wenigstens insofern an, als das Schwingen der Basilarmembran oder von Teilen derselben als Vorbedingung für das Zustandekommen der dem Gehöreindruck zugrunde liegenden Nervenerregung betrachtet wird, indes SHAMBAUGH[2] die CORTIsche Membran für das Schwingende hält. Unter den Theorien, welche nicht einzelne Fasern, sondern größere Abschnitte der Basilarmembran in Schwingung geraten lassen (TER KUILE, WALLER, EWALD), ist die von EWALD am bemerkenswertesten, die das Entstehen von stehenden Wellen auf der Basilarmembran annimmt, die für jeden Ton charakteristische Schallbilder darstellen. Von diesen Wellen sollen nach GILDEMEISTER durch Dämpfung ein oder zwei Schwingungsbäuche übrigbleiben. Wenn sich auch zugunsten der HELMHOLTZschen Theorie die gegen die Schneckenspitze zunehmende Verbreiterung der Basilarmembran, der Nachweis des Ausfalls hoher Töne bei Läsion der Schneckenbasis, tiefer bei Läsion der Schneckenspitze in einzelnen Versuchen (MUNK und BAGINSKY, HELD und

[1] Die Perilymphe kann vor allem durch Vorbuchtung der zwischen Cavum tympani und Scala tympani im For. rotundum ausgespannten Membrana tympani secundaria gegen das Mittelohr ausweichen, die Endolymphe durch den Duct. reuniens und Sacculus in den Ductus und Saccus endolymphaticus (vgl. Abb. 67).

[2] Pflügers Arch. **138**, 155 (1911).

Kleinknecht[1], vgl. dagegen Kalischer) anführen lassen, so hat andererseits Ewald, seiner Theorie entsprechend, Schallbilder an Membranen darstellen können; bei Membranen, die kleine Unregelmäßigkeiten aufwiesen, konnte er auch zeigen, daß sie auf gewisse Schwingungszahlen nicht ansprechen, ähnlich wie wir aus der Pathologie Lücken in der Tonreihe kennen. Es muß aber überhaupt noch als fraglich betrachtet werden, ob gerade die Basilarmembran durch die Schallwellen in Schwingungen versetzt wird. Man hat vielleicht nicht mit Unrecht eingewendet, daß die Cortische Membran, die übrigens auch eine Breitenzunahme gegen die Schneckenspitze aufweist, ihrer Struktur nach hierzu vielleicht geeigneter wäre (Shambaugh[2]). So harren denn bezüglich des feineren Mechanismus der Schallperzeption noch zahlreiche Probleme der Lösung.

Auch die Frage, wodurch wir den *Schall lokalisieren* können, ist bisher noch nicht eindeutig beantwortet. Die meisten Anhänger besitzt die Intensitätstheorie, die annimmt, daß der Schall auf die Seite jenes Ohres lokalisiert wird, das den stärkeren Schallreiz zugeführt bekommt. Sie basiert auf der Beobachtung, daß ein Mensch mit einseitig herabgesetztem Gehör fast stets auf die Seite des besser hörenden Ohres lokalisiert. Diese Theorie macht plausibel, warum im allgemeinen ein von der Seite kommender Schall nach rechts oder links gut lokalisiert werden kann, dagegen muß die Lokalisation in der Medianebene (vorn oder hinten) auf weitere Faktoren bezogen werden. Bei der normalen, diotisch erfolgenden Lokalisation dürften neben der Wahrnehmung von Intensitätsdifferenzen von seiten des rechten und linken Ohres die Verschiedenheiten der Klangfarbe, von Phasen- resp. Zeitdifferenzen der die beiden Ohren treffenden Erregungen als unterstützende Momente wohl von Bedeutung sein, ohne daß man aber deshalb berechtigt wäre, in einem dieser Momente die ausschließliche Ursache der Lokalisationsfähigkeit zu sehen. Ähnliches gilt wohl auch für die Bedeutung von Tasteindrücken aus dem äußeren und Mittelohr, vestibulären Erregungen, die durch (etwa optisch ausgelöste) Kopfbewegungen gegen die Schallquelle hervorgerufen werden. Vor allem aber scheint es notwendig, sich daran zu erinnern (vgl. besonders Allers und Bénesi[3]), daß die Schalllokalisation nicht nur wie normalerweise diotisch erfolgen kann, sondern auch bei einseitig Tauben, also monotisch möglich ist; denn diese Tatsache deutet auf die Existenz uns noch unbekannter Faktoren beim Zustandekommen der Schallokalisation.

Im allgemeinen wird angenommen, daß bloß die Schnecke auf Schallreize reagiere und Gehörsempfindungen vermittle, das noch zu besprechende Labyrinth (Vorhof und Bogengänge) dagegen auf bestimmte Einstellungen resp. Stellungsänderungen und Bewegungen des Kopfes reagiere. Gegen eine zu scharfe funktionelle Trennung dieser beiden Apparate sprechen aber Versuche von Fröschels[4], der bei Taubstummen ohne Hörreste auf Pfeifentöne Augenzuckungen auftreten sah, und von Tullio, der bei schneckenlosen Tauben mittels Stimmgabeltönen Augenbewegungen auslöste. Im Zusammenhang damit sei erwähnt, daß die

[1] Held und Kleinknecht erzeugten Bohrlöcher in der Schnecke des Meerschweinchens, lockerten dadurch das Ligamentum spirale und die Basilarmembran an dieser Stelle und erhielten circumscripte Ausfälle entsprechender Töne [Pflügers Arch. **216**, 1 (1927)].

[2] Siehe Fußnote 2, S. 207.

[3] Z. Neur. **76**, H. 1 (1922).

[4] Mschr. Ohrenheilk. **60**, 793 (1926).

einzelnen Ganglien des Innenohres (G. vestibulare sup. et inf., G. spirale) durch Nervenfasern miteinander in Verbindung stehen, so das Ganglion spirale und das untere Vestibularganglion durch einen Faserzug, der auch bipolare Ganglienzellen enthalten kann (vgl. ALEXANDER). Wir werden gleich davon zu sprechen haben, daß manche Autoren (WINKLER[1]) auch eine scharfe Trennung der zentralen Bahnen des Vestibular- und des Cochlearapparates in Abrede stellen.

Die zentralen Bahnen des Hörnerven.

Die zentralen Bahnen des N. cochlearis verlaufen nach der Meinung der meisten Autoren von denen des N. vestibularis getrennt. Vor allem WINKLER[1] nimmt an, daß Vestibularisfasern zu Cochleariskernen (besonders dem Nucl. ventralis) in Beziehung treten, was aber nicht allgemein anerkannt ist (vgl. *Ziehen*[2]). Die Trennung der zentralen Bahnen des Cochlear- und des Vestibularapparates erfolgt gleich bei ihrem Eintritt in die Medulla oblongata, indem die Cochlearisfasern etwas mehr caudal und außen vom Corpus restiforme gelagert sind, die Vestibularisfasern etwas mehr kranial und innen vom Strickkörper in das Rautenhirn eintreten.

Für die Pathologie ist es wichtig, daß diese Fasern die Umwandlung aus einem peripheren Nerven in eine zentrale Bahn, ähnlich wie die spinalen Hinterwurzeln im Subarachnoidealraum, ja noch im Bereiche des Porus acustic. intern. durchmachen, so daß sich an ihnen ebenfalls die sog. OBERSTEINER-REDLICHsche Zone nachweisen läßt, d. h. eine besonders bei Markscheidenfärbung deutlich erkennbare, ungefärbte Linie, die an Frontalschnitten durch das verlängerte Mark, an welchen die Fasern des Nervus octavus längsgetroffen werden, nach außen leicht konvex resp. gezackt erscheint. An dieser Stelle sind die Markscheiden aller Fasern des Nerven unterbrochen, nachdem sich die sonst im Nerven unregelmäßig verteilten, wahrscheinlich für die Ernährung des Axons wichtigen Unterbrechungen der Markscheide, die sog. RANVIERschen Schnürringe, alle an dieser Stelle anordnen; peripher von dieser Stelle hat der Nerv den Charakter eines peripheren Nerven, d. h. die Axone sind außer von den Markscheiden von den SCHWANNschen Scheidenzellen bekleidet. Zentral davon sind die Fasern zwar ebenfalls markhaltig, an Stelle der SCHWANNschen Scheidenzellen finden sich aber zwischen den einzelnen Markscheiden resp. um dieselben Gliazellen. Die im zentralen Anteil des Nerven befindliche Glia grenzt sich an dieser Stelle septenartig gegen das im peripheren Teil befindliche Bindegewebe ab.

Die Tatsache, daß an der OBERSTEINER-REDLICHschen Stelle durch die Unterbrechungen der Markscheiden Flüssigkeit aus der Umgebung leicht zum Axon vordringen kann, macht es erklärlich, daß hier eine Schädigung desselben durch Toxine, die im Liquor kreisen, bzw. durch entzündliche Prozesse, die sich an der Nervenwurzel abspielen, leicht stattfinden kann, was besonders bei der Entstehung der tabischen Degeneration des sensiblen Protoneurons von Bedeutung ist.

Der zentrale Verlauf der Cochlearisbahnen in der Medulla oblongata und weiterhin bis zum Cortex ist aus der schematischen Abb. 64 leicht ersichtlich,

[1] WINKLER, C., Anat. du syst. nerveux 2e partie 1921.

[2] ZIEHEN, TH., Anat. Zentralnervensyst. (Handb. Anat. v. BARDELEBEN) 4, 2. Abt., 3. Teil.

in der die an der Oberfläche des Hirnstamms gelegenen Teile ausgezogen, die in tieferen Teilen des Rautenhirns verlaufenden Fasersysteme gestrichelt gezeichnet sind[1].

Man sieht, daß das erste Neuron ähnlich wie die hinteren Spinalwurzeln sein Zentrum außerhalb des Zentralnervensystems, und zwar im Ganglion spirale cochleae hat. Dieses unterscheidet sich von einem Spinalganglion nur insofern, als es einen mehr primitiven Charakter aufweist. Seine Zellen sind nicht unipolar und sitzen nicht seitlich den Nervenfasern an wie in den Spinalganglien des Erwachsenen, sondern haben den primitiven spindelförmigen Charakter bewahrt, so daß die afferente Erregung aus dem CORTIschen Organ an dem einen Ende der Zellen in dieselbe eintreten, sie durchfließen und sie an dem zentralwärts gerichteten Ende verlassen muß, um das Zentrum zu erreichen.

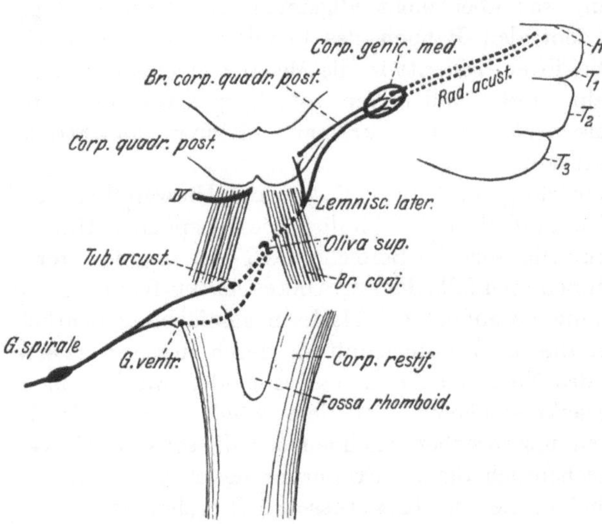

Abb. 64. Schema der Leitung cochlearer Erregungen zum Cortex. H = HESCHLsche Windung. $T_1 - T_3$ = Temporalwindungen.

Die Endigung des ersten Neurons, bzw. der Beginn des zweiten wird durch Zellgruppen dargestellt, die dem Corpus restiforme ventrolateral (Ganglion ventrale oder accessorium) sowie dorsal (Ganglion dorsale, Tuberculum acusticum) anliegen (vgl. Abb. 70). Aus der erstgenannten Zellgruppe entspringt vor allem das Corpus trapezoides, aus der zweiten stammen die Striae acusticae[2]. Beide Systeme enden in der oberen Olive in der Brücke. Von hier aus entwickelt sich der Lemniscus lateralis, dessen Fasern teils direkt, teils nach Unterbrechung in den sog. Kernen des Lemniscus lateralis sich zum hinteren Vierhügel begeben. Ein Teil dieser Fasern endet in diesem, ein Teil zieht an ihm vorbei im Arm des hinteren Vierhügels zum Corpus geniculatum mediale, das seinerseits auch von den Zellen des hinteren Vierhügels Zuflüsse erhält. Schließlich stellt die Radiatio acustica, die in der Hauptsache aus dem Corpus geniculatum mediale entspringt, das letzte Neuron dar, das schließlich in den sog. HESCHLschen Querwindungen an der Dorsalfläche des Schläfenlappens endet.

Für das Verständnis der Klinik von Läsionen des zentralen Hörapparates ist es wichtig, sich das Verhältnis *kreuzender und ungekreuzter* Bahnen zu vergegen-

[1] Der Einfachheit halber sind nur die gekreuzten Bahnen eingezeichnet, und es ist auch die Kreuzung im Bereiche des Daches des hinteren Vierhügels weggelassen.

[2] Man unterscheidet Striae acust. superfic. und profundae; die erstgenannten sind aber wahrscheinlich kein Teil der Cochlearisbahnen, sondern ein Kleinhirnsystem und nur die Striae profundae dürften aus dem Tuberc. acust. entspringen. Einzelne Fasern aus dem G. ventrale gelangen nicht direkt ins Corp. trapezoides, sondern erst nachdem sie das Corp. restiforme dorsal umschlungen resp. es durchsetzt haben (sog. HELDsches Bündel).

wärtigen. Dies zeigt schematisch Abb. 65, aus der ersichtlich ist, daß sowohl die obere Olive als auch die hinteren Vierhügel und schließlich die corticalen Endstätten jeder Seite Erregungen aus der linken wie aus der rechten Schnecke empfangen, wenn auch die gekreuzten Verbindungen überwiegen. Es ist damit begreiflich, daß einseitige Zerstörungen im Bereich der genannten Systeme wie auch des Cortex zu beiderseitigen, aber geringgradigen Hörstörungen führen, die wegen des Überwiegens der kreuzenden Fasern etwas stärker am kontralateralen Ohr ausgesprochen sind. Zentrale Taubheit durch Rindenerkrankung kann erst bei doppelseitiger Affektion auftreten, was natürlich nur relativ selten vorkommt.

Die zentralen Cochlearisbahnen dienen nicht nur der Leitung der cochlearen Erregung zu jenen Endstätten, welche eine bewußte Empfindung vermitteln,

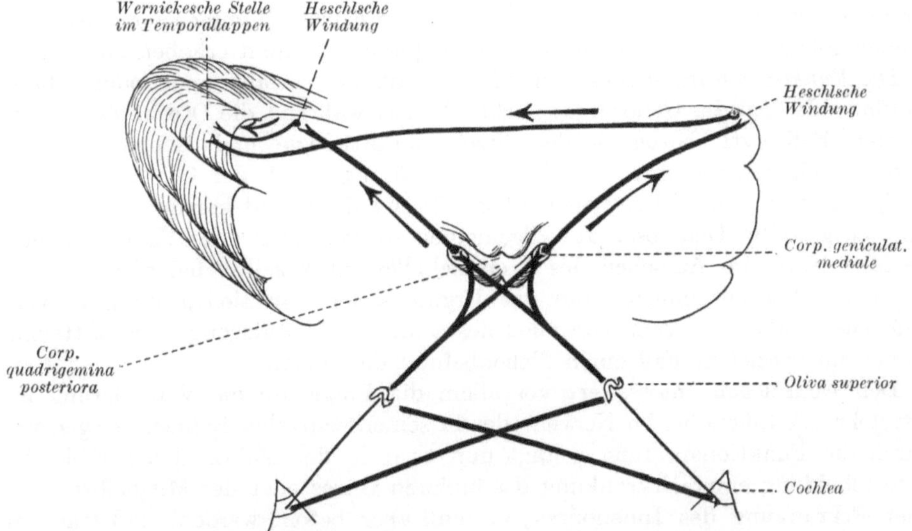

Abb. 65. Kreuzender und ungekreuzter Anteil der Leitung cochlearer Erregungen zum Cortex.

sondern auch der *Reflexübertragung* auf verschiedene motorische Apparate, welche primitive Reaktionen bei Schallreizen, z. B. Hinwenden des Kopfes oder bei Tieren auch des Ohres nach der Reizquelle, Zusammenzucken des ganzen Körpers, speziell reflektorischen Lidschluß (den Cochleopalpebralreflex) besorgen. Diese Reaktionen werden nun schon von tiefen Teilen des Zentralnervensystems geleistet. Bei Katzen und Meerschweinchen wenigstens kann man die gesamten vor der Brücke gelegenen Teile des Zentralnervensystems (also Corpora quadrigemina, Corpora geniculata, Rinde) exstirpieren, ohne daß die genannten Reaktionen ganz vernichtet werden, wenn sie auch nur bei besonders intensiven Schallreizen auslösbar sind (Spiegel und Kakeshita[1]). Nachdem es sich hier um akute Versuche handelte, ist zu erwarten, daß die im Rautenhirn gelegenen Apparate vielleicht noch mehr leisten können, wenn die Shockwirkung des Eingriffes bei längerem Überleben der Tiere überwunden wird. Jedenfalls aber zeigen

[1] Pflügers Arch. **212**, 769 (1926).

diese Versuche, daß es nicht angeht, einfach aus der Tatsache, daß manche dieser Reflexe in der Narkose (auch im Tierversuch) leicht verschwinden, ihren corticalen Sitz abzuleiten.

2. Funktionsprüfung des Gehörorgans[1].

Wenn wir uns den komplizierten Mechanismus vorstellen, der durch einen Schallreiz in Tätigkeit gesetzt werden muß, damit eine Gehörsempfindung entstehe, so ist nicht unbegreiflich, daß viele Möglichkeiten für das Eintreten von Schwerhörigkeit gegeben sind. Die klinische Untersuchung, die nachweisen soll, an welcher Stelle in einem gegebenen Falle die Ursache der Schwerhörigkeit sitzt, beginnt mit der *Inspektion des Ohres* mit Hilfe eines Stirnreflektors, da bereits im äußeren und mittleren Ohr die Ursache für schlechtes Hören gelegen sein kann. Es stehen uns aber auch andere Methoden zur Verfügung, um uns über den Sitz der Veränderung Aufschluß zu geben, die wir im Einzelfall immer auch dann anwenden sollen, wenn wir bereits den otoskopischen Befund erhoben haben.

Die *Funktionsprüfung* sucht zu erfahren, ob der schalleitende oder schallempfindende Teil des Gehörorgans erkrankt ist, während die Otoskopie uns im ersteren Fall evtl. bezüglich des Sitzes, der Ätiologie und Behandlung die weiteren Schlüsse erlaubt. Die Funktionsprüfung steht der Otoskopie ebenbürtig zur Seite, in vielen Fällen übertrifft sie diese und korrigiert eine otoskopisch gestellte Diagnose. Im allgemeinen spiegeln sich zwar Veränderungen des Mittelohres im Aussehen des Trommelfelles, aber selbst bei gleichen otoskopischen Veränderungen kann das Ergebnis der Funktionsprüfung in verschiedenen Fällen ein ganz verschiedenes sein, die Veränderungen im Mittelohr können im speziellen Fall einen Nebenbefund darstellen.

Den Neurologen interessiert vor allem die Frage, ob die Veränderung im Mittelohr, im Innenohr, im Nerven oder in seinen zentralen Bahnen gelegen ist. Durch die Funktionsprüfung gelingt nun zwar in der Mehrzahl der Fälle die Unterscheidung einer Erkrankung des äußeren Ohres oder des Mittelohres von einer Erkrankung des Innenohres; es muß aber betont werden, daß man im klinischen Sprachgebrauch unter der Diagnose „*Innenohrerkrankung*" sowohl die Erkrankung des schalleitenden Teils der Schnecke (Peri- und Endolymphe), als auch des Cortischen Organs versteht, ferner Erkrankungen des Hörnerven und der zentralen Bahnen in diese Diagnose einbezieht. Für die meisten zur Beobachtung gelangenden Fälle gibt die Funktionsprüfung allein kaum Aufschlüsse, ob Schnecke, Hörnerv oder Hörbahn Sitz der Erkrankung ist (vgl. unten).

Wir prüfen den Hörapparat mittels Tönen (Stimmgabel, Pfeife), Ton-Geräusch-Gemischen (Sprache) und Geräuschen (Uhr, Hupe, Schnarre).

Die Hörprüfung erfolgt qualitativ und quantitativ.

---

[1] Brunner, Zur Pathologie und Klinik der zentralen Hörleitung. Z. Neur. **132**, 57 (1931). — Cemach, Der objektive Nachweis organischer Taubheit mittels cochlearer Reflexe. Handb. d. Neur. d. Ohr. **1** (1924). — Frey, Die akustische Funktionsprüfung. Ebenda. — Grahe, Zentrale Hörstörungen. Z. Ohrenheilk. **1923**, 6. — Jones u. Spiller, Brain **48**, 334 (1925). — Rhese, Pathologische Physiologie des Labyrinths usw. Handb. d. norm. u. path. Physiol. **11, 1** (1926) Receptionsorgane. — Ruttin, Zur Differentialdiagnose der Labyrinth- und Hörnervenerkrankung. Z. Ohrenheilk. **1909**, 57. — Schlittler, Klinische Methoden zur Untersuchung des Gehörorgans. 1926. — Siebenmann, Über die zentrale Hörbahn. Z. Ohrenheilk. **29**, 28 (1896).

a) Das Sprachgehör.

Da das Ohr vor allem für das Hören der menschlichen Stimme eingerichtet ist, resp. Hörstörungen sich im täglichen Leben vor allem bei Herabsetzung des Hörvermögens für das gesprochene Wort bemerkbar machen, ist die leicht vorzunehmende Prüfung des Sprachgehörs besonders wichtig. Die Sprache setzt sich aus Tönen samt Obertönen (Klängen) zusammen, die sich über einen Bereich von etwa 8 Oktaven erstrecken, wenn wir auch die Flüstersprache einbeziehen, die meist hohe Töne enthält[1]. Wir finden damit das Sprachbereich aus Tönen von 16 Doppelschwingungen in der Skala von C_2 (Subkontra) bis zu 14000 Doppelschwingungen zusammengesetzt, welche im Bereich der 6. Oktave liegen. Die Flüstersprache verfügt über mehr Oktaven als die Umgangssprache[2]. Schon daraus ersehen wir, daß die Sprache ein ideales Untersuchungsmittel darstellt, da sie uns einigermaßen über das Hörbereich des Untersuchten orientiert.

Der Tonbereich, der unbedingt nötig für das Sprachgehör ist, ist nach BEZOLD die Tonstrecke b^1—g^2 (Sprachsexte), nach STUMPF e^2—c^3, nach SCHMIEGELOW a^1—e^3. Fallen in dieser Strecke die Töne ganz aus, so ist der Betroffene trotz sonst noch vorhandener Hörfeldinseln für die Sprache taub. Meist ist aber auch das Hörvermögen für die Töne des übrigen Hörfeldes bei solchen Defekten eingeschränkt.

Wir können entsprechend dem Umfang der Sprache die Wörter in hohe und tiefe einteilen, je nachdem sie helle (*a*, *e*, *i*) oder dumpfe (*o*, *u*) Vokale, resp. hohe (*s*, *sch*, *f*) oder tiefe (*m*, *r*, *k*) Konsonanten enthalten. Der Ausfall der tiefen Worte deutet meist auf Schalleitungsdefekte, der Ausfall der hohen auf Innenohraffektionen hin.

Wir prüfen mittels Umgangssprache (Konversationssprache) oder Flüstersprache, letztere als tonlos gehauchte oder akzentuierte Flüstersprache. Aus gleich zu besprechenden Gründen wird die Untersuchung mittels *akzentuierter Flüstersprache* bei der Mehrzahl der Fälle bevorzugt. Dieselbe wird so produziert, daß man nach einfacher Exspiration mit der verbliebenen Residualluft stimmhaft flüstert. Sie ist im Gegensatz zur Konversationssprache auch bei verschiedenen Untersuchern in Stimmhöhe und Intensität fast stets gleich und widerhallt nicht im Raum. Konversationssprache wird von einem normalen Ohr bis zu 100 m weit gehört, eignet sich daher, da uns ein so großer Untersuchungsraum in der Regel nicht zur Verfügung steht, selbst nicht für mittelgradig Schwerhörige, die noch bis zu 20 m Konversationssprache hören können, sondern wohl nur zur Untersuchung höhergradig Schwerhöriger.

Die akzentuierte Flüstersprache wird vom normalen Ohr 12—15 m weit im geschlossenen Raum gehört. Im allgemeinen aber können wir annehmen, daß ein Ohr, das über 8 m akzentuierte Flüstersprache anstandslos hört, kaum nennenswerte Abweichungen von der Norm aufweist.

Grundsatz jeder Ohruntersuchung ist, daß das gerade nicht untersuchte Ohr dicht abgeschlossen ist. Das erreichen wir am einfachsten dadurch, daß wir den Patienten eine angefeuchtete Fingerkuppe fest und möglichst tief in den

[1] Das normale Hörbereich (Hörfeld) reicht von 11 (resp. 16) bis zu etwa 20000 Doppelschwingungen pro Sekunde.

[2] Die Umgangssprache erstreckt sich auf 2—3 Oktaven und deren Höhe ist von der Stimmlage des Individuums bedingt.

äußeren Gehörgang hineindrücken lassen oder den Meatus mittels gepreßter, feuchter Watte verschließen. Auch in diesem Fall aber hört ein normales Ohr gewöhnlich noch akzentuierte Flüstersprache bis zu $^1/_2$ m. Wir können aber in speziellen Fällen auch das Ohr durch Lärm ausschalten, am einfachsten, wenn wir eine BÁRÁNYsche Lärmtrommel, die durch den Ablauf eines Uhrwerks einen schnarrenden Ton erzeugt, vor das auszuschaltende Ohr bringen.

Wir setzen den Patienten so, daß er die gesprochenen Worte nicht von unserem Munde ablesen kann und uns das zu prüfende Ohr zukehrt. Wir können nun sozusagen auch noch die Länge des Untersuchungsraumes vergrößern, dadurch, daß wir uns selbst vom zu untersuchenden Ohr abwenden oder auch gegen die Wand sprechen, so daß die Schallwellen von der Wand erst reflektiert werden müssen, wodurch ihre Intensität abgeschwächt wird. Wir vergrößern auf diese Weise die Hörweite um etwa ein Drittel und schließlich können wir dieselbe dadurch im ganzen um etwa die Hälfte vergrößern, wenn wir auch das zu untersuchende Ohr abwenden. Auf diese Art genügt im allgemeinen ein 6 m langes Untersuchungszimmer, das wir auf diese Weise auf 9 m verlängern.

Wir prüfen nun so, daß wir möglichst abwechslungsreiche Zahl- oder Gegenstandswörter mit hellem Vokal (sieben, Fisch, Fleisch) und hohem Konsonanten (vier, Giebel, Eisen) und wieder mit dumpfem Vokal (hundert, Mutter, Ofen) und tiefem Konsonanten (Muhme) vorsprechen und möglichst rasch nachsprechen lassen. Schon dabei sehen wir oft einen auffallenden Unterschied in dem Hören der Wörter dieser beiden Gruppen und können schon daraus mitunter den Verdacht einer Mittelohrerkrankung ableiten, wenn beim Nachsprechen tiefer Worte Schwierigkeiten auftreten, resp. einer Innenohrerkrankung, wenn das Hören hoher Worte nicht gelingt.

Sinkt das Gehör für Flüstersprache auf 1 m und darunter, so ist es angezeigt, mittels Konversationssprache zu prüfen. Ist die Hörschärfe für Flüstersprache besser als 1 m, so besteht im allgemeinen eine gewisse Relation zwischen dem Hören von Konversations- und Flüstersprache, indem die erstere etwa achtmal so weit gehört wird als die letztere. Sinkt das Hörvermögen, so treten evtl. Diskrepanzen zwischen der Hörfähigkeit für Flüster- und Konversationssprache auf. Das Verhältnis zwischen beiden wird ganz unregelmäßig. Es kann das Gehör für Flüstersprache auffallend schlecht oder erloschen, aber für Konversationssprache immerhin noch 4—5 m Hörweite vorhanden sein; in anderen Fällen ist wieder die Hörweite für Flüstersprache und Konversationssprache gleich oder nahezu gleich. Es hängt dies im allgemeinen mit dem Grundleiden und mit der Tatsache zusammen, daß die Umgangssprache in einem tieferen Tonbereich gelegen ist, während die Flüstersprache mehr höhere Töne und hohe Obertöne beinhaltet. Bei Absinken der Hörfähigkeit für Konversationssprache unter 1 m, für Flüstersprache unter $^1/_2$ m besteht in der Regel nicht bloß ein Hindernis im schalleitenden Apparat, sondern auch eine Läsion des inneren Ohres.

Wird Flüstersprache überhaupt nicht mehr gehört, so kommt allein die laute Umgangssprache zur Messung der Hörweite in Betracht. Wird auch diese selbst dann nicht mehr gehört, wenn laut an der Ohrmuschel gesprochen wird, so prüfen wir das Hören einfacher, kurze Silben (Ka—pa—la—ko—po—lo usw.) (Silbengehör). Ist auch das Gehör dafür erloschen, so prüfen wir auf Vokale

(Vokalgehör), und werden auch Vokale nicht mehr gehört, mittels lauter Geräusche.

Zur Prüfung mittels Geräuschen verwendet man Händeklatschen, die Untersuchung mit Ratschen, Glocken und der Uhr.

b) Die Prüfung mittels der Uhr.

Es handelt sich nicht um eine exakte Hörprüfung, da jede Uhr verschieden laut tickt. Am besten ist es, stets dieselbe Uhr zur Hörprüfung zu verwenden und ein für allemal die Distanz zu bestimmen, in welcher das normale Ohr sie noch hört. Die Prüfung wird im allgemeinen so vorgenommen, daß man die Uhr aus einer Entfernung näherbringt, in der sie nicht mehr gehört wird, bis der Untersuchte, dessen Augen und nicht geprüftes Ohr geschlossen sind, angibt, eben das Ticken zu vernehmen. Das Verhältnis zwischen der Distanz, in der der Untersuchte die Uhr noch hört, zur Distanz, in der der Normale sie noch hört, gibt annäherungsweise ein Maß für eine evtl. vorhandene Schwerhörigkeit.

Man kann die Uhr auch dazu verwenden, die Knochenleitung zu prüfen, indem man die Uhr auf den Warzenfortsatz aufsetzt. Man kann dabei nur konstatieren, ob die Uhr gehört wird oder nicht. Wird sie nicht gehört, so handelt es sich meist um eine deutliche Verkürzung der Knochenleitung; häufig wird auch im Senium das Hörvermögen für die Uhr mittels Knochenleitung herabgesetzt.

c) Stimmgabelprüfung.

Die Stimmgabel, die zur Untersuchung verwendet wird, soll möglichst langsam abschwingen, denn wir untersuchen meistens die Perzeptionsdauer des zu prüfenden Ohres im Vergleich mit einem normal hörenden und werden natürlich eine Differenz zwischen jener Zeit, während der der Patient, und jener, während der der Normale den Stimmgabelton hört, am leichtesten bei lange anhaltendem Abschwingen der Stimmgabel wahrnehmen. Zur Untersuchung genügen durchschnittlich drei Stimmgabeln, eine mittlere, am besten a^1 mit 435 Doppelschwingungen in der Sekunde, eine hohe, am besten c^4 mit 2048 Doppelschwingungen, und eine tiefe, am besten C mit 64 Doppelschwingungen.

Die Stimmgabel soll obertonfrei sein. Der Anschlag der Stimmgabel, die am Stiel gehalten wird, erfolgt am besten auf einem nicht zu harten Gummi oder am Ballen der linken Hand, damit sie in regelmäßige Schwingungen versetzt werde.

α) Luftleitung. Wir prüfen zunächst die Perzeption der etwa 1 cm vom äußeren Ohr entfernt gehaltenen Stimmgabel bei Luftleitung. Der Ton wird durch die Luft des äußeren Gehörganges und des Mittelohres, resp. durch Vermittlung des Trommelfells und der Gehörknöchelchen auf das Labyrinth übertragen, durch die sog. aerotympanale Schalleitung. Wir untersuchen, wie lange der Stimmgabelton von der Versuchsperson vernommen wird, ob ebenso lange wie von einem normalen Ohr oder ob kürzer. Die Verkürzung messen wir in Sekunden, am besten mit einer Stoppuhr oder auch einfach durch Beobachtung eines Sekundenzeigers von dem Augenblick an, wo der Untersuchte angibt, nicht mehr zu hören, bis zum Zeitpunkt, wo auch für das normale Ohr, vor das wir nun die Stimmgabel bringen, der Ton verklungen ist. Dabei müssen wir bedenken, daß eine Verkürzung von ganz wenigen Sekunden (3—4 Sek.) im

Bereiche der physiologischen Fehlergrenze gelegen sein kann, müssen ferner auf Ermüdungsphänomene Rücksicht nehmen, da bereits der Normale bei kontinuierlicher Tonzufuhr infolge Ermüdung die noch tönende Stimmgabel nicht mehr hört; wird dieselbe nun entfernt und wieder dem Ohr nähergebracht, ohne neuerlich angeschlagen zu werden, so hört man den Ton wieder. Deshalb wird in der Regel schon während der Untersuchung mit allmählich abschwingendem Ton darauf zu achten sein, daß man die Stimmgabel in kurzen Intervallen immer wieder von dem zu untersuchenden Ohr entfernt und ihm wieder näherbringt. Daß eine abschwingende Stimmgabel, die nicht mehr vernommen wird, 2—3 Sekunden später, nach ihrer Entfernung vom Ohr und Wiederannäherung wieder gehört wird, nennt man *intermittierende* (*fraktionierte*) *Perzeption der Töne.* Dies finden wir besonders ausgesprochen bei neurotischen bzw. hysterischen Individuen bei vollkommen normaler Hörweite für die Sprache, aber auch mitunter bei beginnender Affektion des Innenohres.

Im allgemeinen ist die Perzeptionsdauer für hohe Töne dann verkürzt, wenn das Innenohr ergriffen ist, für tiefe, wenn eine Mittelohrerkrankung besteht. Dies beruht darauf, daß die tiefen Stimmgabeltöne vor allem durch das Trommelfell und die Gehörknöchelchenkette übertragen werden. Das Trommelfell und die mit ihm verbundenen Gehörknöchelchen, die eigentlich als eine Masse schwingen, sind so adaptiert, daß Schallwellen auf der relativ großen Fläche des Trommelfells aufgefangen und von der viel kleineren Fläche der Steigbügelplatte auf die Flüssigkeit des Innenohres weitergegeben werden. Der Effekt dieser Anordnung ist, daß Schwingungen mit verhältnismäßig großer Amplitude und geringer Intensität in Schwingungen von verhältnismäßig kleiner Amplitude und großer Intensität umgewandelt werden. Außerdem ist die Eigenschwingung von Trommelfell und Gehörknöchelchen von nicht allzu hoher eigener Frequenz. So ist die Übertragung der tiefen Töne (geringe Frequenz, große Amplitude) besonders an Membran und Knöchelchen gebunden und leidet vor allem bei Mittelohrerkrankungen. Neben der ossiculocochlearen Schalleitung, bei der der Schall von der Membrana tympani auf die Gehörknöchelchen und das ovale Fenster fortgeleitet wird, gibt es aber auch eine aerocochleare. Die letztere, deren Vorhandensein neuerlich ALEXANDER[1] betont, kommt dadurch zustande, daß sich die Schwingungen der Membrana tympani durch die Luft des Mittelohres direkt auf die Membran im runden Fenster fortsetzen und daß von da die Schallwellen in die Scala tympani gelangen, von wo aus die Membrana basilaris in Schwingungen versetzt wird. Die Übertragung der hohen Töne (große Frequenz, kleine Amplitude) erfolgt wahrscheinlich besonders auf diesem Wege, ist also vom Zustand des Mittelohres weniger abhängig[2]. Das Hören der mittleren Töne ist sowohl bei der Mittelohr- als auch bei der Innenohrerkrankung verkürzt, relativ häufiger und ausgiebiger bei Veränderungen im Mittelohr.

Außer der Perzeptionsdauer für hohe und tiefe Stimmgabeltöne können wir auch studieren, welches der höchste resp. tiefste Ton ist, den ein untersuchtes Ohr noch hört, wir bestimmen die obere und untere *Tongrenze.* Zu diesem Zweck

---

[1] Mschr. Ohrenheilk. **65** (1931).

[2] Es handelt sich dabei um indirekte Knochenleitung, die Schallwellen werden aus der Luft auf Fenstermembran und Knochen fortgeleitet.

ist aber ein umfangreiches Instrumentarium nötig (vgl. unten, kontinuierliche Tonreihe).

β) **Knochenleitung.** Der Ton einer schwingenden Stimmgabel wird auch dann gehört, wenn wir sie auf den Schädelknochen aufsetzen. Schon die durch die Luft fortgeleiteten Schallwellen treffen auf die Schädelknochen auf, versetzen sie in Schwingung und vermitteln auch auf diese Weise die Schallübertragung auf das Innenohr; wir sprechen von *indirekter Knochenleitung*, der Übertragung aus der Luft auf den Knochen, im Gegensatze zu der angeführten *direkten Knochenleitung*, die in der Untersuchung des Hörapparates eine große Rolle spielt. Die Schallwellen werden von der Stimmgabel, die für die Versuche nicht zu kurzstielig sein soll, auf den Stiel und von diesem direkt auf den Schädel fortgepflanzt. Die Übertragung auf das innere Ohr erfolgt wahrscheinlich vom Knochen teils über das Trommelfell und die Gehörknöchelchen sowie die Luft des Mittelohres (osteotympanale Leitung), teils durch direkte Knochenleitung zum Labyrinth und schließlich vom Knochen über die Steigbügelplatte auf das Innenohr (osteostapediale Leitung).

Die Knochenleitung wird am besten mit einer mittleren Stimmgabel geprüft (a^1), da diese eine optimale Perzeptionsdauer ergibt. Gut werden auch die tiefen Töne vom Knochen aus gehört, schlecht und gar nicht die hohen, da die kleinen, frequenten Schwingungen der hohen Töne durch direkte Knochenleitung schwer auf den Knochen übertragen werden.

Wir prüfen die *Dauer* der Perzeption des Tones vom Knochen aus, z. B. mittels des unten erwähnten Schwabachschen Versuches. Die Knochenleitung ist verlängert, wenn das Mittelohr oder der äußere Gehörgang blockiert oder die Steigbügelplatte fixiert ist, sie ist verkürzt, wenn das Innenohr affiziert ist. Man stellt sich vor, daß die Knochenleitung bei Mittelohrprozessen deshalb verlängert sei, weil die Schallwellen, die normalerweise durch die Luft des Mittelohres und des äußeren Gehörganges teilweise nach außen abfließen, bei Mittelohrprozessen daran gehindert sind, wieder ins innere Ohr zurückreflektiert werden und intensiver und damit auch länger gehört werden. Bei Innenohrprozessen ist die Verkürzung der Perzeption der Knochenleitung verständlich, das erkrankte Endorgan oder der Nerv werden durch ganz schwache Reize nicht mehr erregt, gleichgültig, ob diese durch die Luft oder durch den Knochen geleitet werden. Pathologische Prozesse in der Gegend des ovalen Fensters dürften zur Verlängerung der Knochenleitung vom Warzenfortsatz beitragen, was wir besonders bei Otosklerose, ostitischen Prozessen und Fisteln nahe dem ovalen Fenster beobachten können, vielleicht dadurch, daß die Übertragung der Schallwellen aufs Innenohr durch diese pathologischen Vorgänge begünstigt wird.

Bezüglich der Messung der Perzeptionsdauer, der fraktionierten Knochenleitung und der Fehlergrenzen gilt entsprechend dasselbe, was wir bei der Luftleitung vermerkten.

γ) Schließlich untersuchen wir das **Verhältnis der Knochen- zur Luftleitung.** Normalerweise wird die schwingende mittlere Stimmgabel nach Verklingen des durch den Knochen geleiteten Tones durch die Luft noch weiter, etwa während 30—35 Sekunden gehört, ohne daß sie neuerlich angeschlagen wird.

Der Rinnesche Versuch. Wir verwenden, wie auch bei den folgenden drei Versuchen, die mittlere Stimmgabel, die belastete a^1-Gabel. Nach stärkerem

Anschlagen derselben prüfen wir die Perzeption ihres Tones vom Warzenfortsatz und warten auf den Moment, bis der Ton nicht mehr gehört wird. Bringen wir nun nach Aufhören der Perzeption des Tones durch die Knochenleitung die Stimmgabel, ohne sie neuerlich anzuschlagen, vor den äußeren Gehörgang, so wird sie wieder gehört. Dieses Prüfungsergebnis finden wir zunächst beim *normalen* Ohr. Wir sprechen in diesem Fall von einem *positiven Rinne.*

Wenn wir den RINNEschen Versuch noch genauer vornehmen, so prüfen wir außerdem auch mit höheren und tieferen Stimmgabeln. Bei Verwendung verschiedener Stimmgabeln wird bei zunehmendem Tieferwerden der Rinne weniger positiv, bei zunehmendem Höherwerden immer mehr positiv. Bei sehr hohen Tönen kann man bei Aufsetzen der Stimmgabel auf den Warzenfortsatz nicht mehr auseinanderhalten, ob der Ton durch Luft- oder Knochenleitung gehört wird.

Es kann nun der Fall eintreten, daß die Stimmgabel nach Verklingen des mittels Knochenleitung perzipierten Tones mittels Luftleitung auch nicht mehr gehört wird. Dann stellen wir den Versuch in umgekehrter Reihenfolge an, bringen nach stärkerem Anschlagen die Stimmgabel zunächst vor das äußere Ohr; wenn nun der Ton nicht mehr gehört wird, setzen wir dieselbe auf den Warzenfortsatz auf und können evtl. beobachten, daß jetzt neuerlich der Ton gehört wird, also die Knochenleitung länger ist als die Luftleitung; wir sprechen dann von einem *negativen Rinne.* Der negative Rinne bei verlängerter Knochenleitung ist stets ein Zeichen eines *pathologischen Vorganges im äußeren und mittleren Ohr*, was damit zusammenhängt, daß bei Mittelohrprozessen, wie erwähnt, die Knochenleitung verlängert, die Luftleitung verkürzt ist. Negativer Rinne bei verkürzter Kopfknochenleitung deutet auf eine Innenohr-, resp. Mittelohr-Innenohrerkrankung hin.

Wird der Ton der Stimmgabel vom Knochen und durch die Luft gleich lang perzipiert, so ist der *Rinne positiv-negativ*, meist ein Zeichen, daß neben Vorgängen im äußeren und mittleren Ohr auch das Innenohr ergriffen ist, was wir uns einfach so erklären können, daß Veränderungen im Mittelohr die Knochenleitung verlängern, Prozesse im inneren Ohr dieselbe wieder verkürzen, die Luftleitung aber durch beide Prozesse verkürzt wird.

Aus dem bisher Gesagten geht eigentlich von selbst hervor, daß bei Erkrankungen des *inneren Ohres* der Rinne positiv bleibt, da bei diesen sowohl die Knochen- als auch die Luftleitung verkürzt wird, so daß das relative Verhältnis zwischen Luft- und Knochenleitung gegenüber der Norm gewahrt bleibt. Der Rinne ist jetzt aber *pathologisch positiv.* Ein krasses Mißverhältnis in der Weise, daß die Knochenleitung gegenüber der Luftleitung unverhältnismäßig stark reduziert ist, findet man in Fällen von Schädeltraumen bei Mitbetroffensein des inneren Ohres, ferner auch bei Luetikern; den letzteren Befund erklärt man durch meningeale Veränderungen, resp. Erhöhung des Liquordruckes (vgl. ALEXANDER, BECK).

Schließlich finden wir noch *„unendlich negativen“ Rinne*, d. h. die Luftleitung ist erloschen, aber vom Knochen wird, wenn auch höhergradig verkürzt, noch perzipiert. Dies spricht nun wieder für einen Prozeß im inneren Ohr, der so hochgradig ist, daß die Luftleitung vernichtet ist, aber die Erschütterung des Knochens doch ins Innenohr geleitet und ein Ton vernommen wird. Demnach wird bei hochgradigen Innenohraffektionen der Rinne negativ. Ferner wird der Rinne trotz bestehender Innenohraffektion negativ, wenn das andere Ohr normal hört, dadurch, daß der Ton vom Warzenfortsatz der kranken Seite in das gesunde Ohr geleitet und dadurch die Perzeptionsdauer bei Knochenleitung länger wird, als sie infolge der Erkrankung eigentlich wäre. Dieses Hinüberhören vom kranken zum gesunden Ohr kann auch bei einseitiger Taubheit vorkommen.

Der Versuch nach Rinne stellt im Verein mit der Messung der Knochenleitung nicht nur für den Otologen den wichtigsten Stimmgabelversuch dar, sondern wegen seiner raschen und in der überwiegenden Mehrzahl der Fälle sicheren Durchführung auch für den Neurologen, der auf diese Weise bei Herabsetzung der Hörschärfe ohne Otoskopie sich darüber orientieren kann, ob der Sitz der Veränderung im äußeren, resp. mittleren oder im inneren Ohr zu suchen ist.

Der Schwabachsche Versuch stellt vor allem eine Prüfung der Knochenleitung dar, über die das Wesentliche schon oben gesagt wurde. Eine schwingende Stimmgabel von mittlerer Tonhöhe wird auf den Scheitel, resp. Proc. mastoideus, aufgesetzt und es wird die Perzeptionsdauer gemessen, evtl. mit einem normalen Ohr verglichen. Hört der Untersuchte die Stimmgabel nicht mehr, so wird sie ohne neuerliches Anschlagen an die entsprechende Knochenstelle beim Normalen aufgesetzt.

Ist die Knochenleitung verlängert, so müssen wir umgekehrt die Prüfung mit einem Normalen beginnen und wenn dieser den Stimmgabelton nicht mehr hört, die Stimmgabel auf den Scheitel, resp. Proc. mastoideus des zu Untersuchenden setzen. Wir prüfen die Knochenleitung meist zugleich mit dem Versuch von Rinne durch Aufsetzen der Stimmgabel auf den Warzenfortsatz. Wir führten bereits aus, daß hierbei die Perzeption bei Innenohrveränderungen verkürzt, bei Veränderungen im äußeren und Mittelohr verlängert ist. Wie oben auseinandergesetzt wurde, ist besonders bei Lues und Schädeltrauma die Knochenleitung selbst bei sehr gutem Gehör unverhältnismäßig herabgesetzt.

Der Webersche Versuch. Eine laut schwingende, genau in der Sagittalen auf den Scheitel aufgesetzte Stimmgabel wird vom Normalen in beiden Ohren gehört. Besteht eine einseitige Mittelohrveränderung, so wird der Ton entsprechend der verlängerten Knochenleitung bei Störung im schalleitenden Apparat in dieses Ohr verlegt, besteht eine einseitige Innenohrerkrankung, so wird der Ton in das gesunde Ohr lateralisiert. Ähnlich wird bei beiderseitiger Ohrerkrankung der Ton im stärker affizierten Ohr bei Mittelohrprozeß, dagegen auf der weniger affizierten Seite bei Innenohrschädigung gehört. Mit anderen Worten, hört jemand beiderseits schlecht und der Ton wird ins schlechterhörende Ohr lateralisiert, so spricht dieses Ergebnis für eine Mittelohrschädigung, wird der Ton ins besser hörende Ohr verlegt, für eine Innenohrschädigung.

Der Gellésche Versuch. Während die bisher aufgezählten Versuche vor allem unterscheiden sollen, ob eine Erkrankung des Mittel- oder des Innenohres vorliegt, kommt diesem Versuch nur die Möglichkeit zu, eine *Stapesankylose* erkennen zu lassen. Er wird so angestellt, daß eine stärker angeschlagene, mittlere Stimmgabel auf den Scheitel aufgesetzt und die Luft nun im äußeren Gehörgang komprimiert wird. Bei beweglichem Steigbügel fällt dieser Versuch positiv aus, d. h. bei Kompression wird der Ton abgeschwächt. Bei Ankylose des Stapes fällt der Versuch negativ aus, d. h. die Kompression ändert am Ton nichts.

Der positive Ausfall des Versuches erklärt sich daraus, daß durch Hineinpressen des Steigbügels ein Überdruck in der Labyrinthflüssigkeit erzeugt und damit die Perzeption herabgesetzt wird.

d) Das Hörfeld (Quantitative Prüfung des Gehörs).

Durch die sog. quantitative Prüfung können wir den ganzen Umfang der Hörfähigkeit des Ohres, das Hörfeld, bestimmen [normalerweise von etwa 12 (resp. 16) bis 20000 Doppelschwingungen]. Dies geschieht durch eine kontinuierliche Reihe von Stimmgabeln, angefangen von A_3 bis c^5 (4096 Doppelschwingungen). Für noch höhere Töne können Galtonpfeifen und auch das Monochord von Struycken zur Anwendung kommen. Nach maximalem Anschlagen der Stimmgabel wird die Hördauer für das betreffende Ohr bis zum Erlöschen in Sekunden gemessen und das Ergebnis in ein Schema eingetragen, in dem die normale Hördauer für jeden zu prüfenden Ton eingezeichnet ist. Wir drücken die Verkürzung der Hördauer des Untersuchten gegenüber der Norm in Prozenten aus und erhalten dadurch ein Hörfeld, das uns evtl. auch anzeigt, in welchem Tonbereich keine Perzeption oder stärker herabgesetzte Perzeption besteht, oder wir finden bei anscheinend kompletter Taubheit Toninseln. Die Untersuchung mit tiefsten und höchsten Stimmgabeln gibt uns aber noch den besonders für den Neurologen interessanten Hinweis, ob die obere und untere Tongrenze normal oder eingeschränkt ist. Die Tongrenzen sind normal, wenn auch noch ebenso hohe und tiefe Töne gehört werden, wie durch ein normales Ohr: bei krankhaften Veränderungen im Mittelohr rückt die untere Tongrenze hinauf, so daß die tiefste oder die tiefsten Oktaven nicht mehr gehört werden, bei Innenohrerkrankungen rückt hingegen die obere Tongrenze herunter, so daß die höchste oder die höchsten Oktaven nicht mehr gehört werden.

Dies rührt daher, daß die tiefen Töne hauptsächlich durch Trommelfell und Gehörknöchelchenkette übertragen werden, deren Beweglichkeit bei Mittelohrprozessen bald leidet, während die Erkrankungen der Schnecke am häufigsten in der basalen Windung beginnen, in der die Aufnahme der hohen Töne stattfindet.

Die Feststellung der unteren und oberen Tongrenze spielt im Verein mit den übrigen Stimmgabeluntersuchungen immerhin eine gewisse Rolle zur *Unterscheidung* zwischen einer Erkrankung der *Schnecke, des Hörnerven oder der Hörbahn.* Bei allen diesen Erkrankungen ist, wenn die Affektion keine sehr hochgradige ist, der Rinne positiv; Erkrankungen der Schnecke führen im Beginn fast immer zur Einschränkung der oberen Tongrenze, während es bei Erkrankungen des Hörnerven im Beginn nicht selten neben positivem Rinne zur Einschränkung der unteren Tongrenze bei ziemlich guter oberer (Rhese, Grahe) kommen kann. Bei Acusticustumoren kann gelegentlich allerdings auch umgekehrt die Einschränkung an der oberen Tongrenze beginnen. Bei Erkrankungen im Verlaufe der zentralen Hörbahn kann eine Einengung der Töne zunächst von unten, später auch von oben her (Siebenmann, Grahe) beobachtet werden, wie es beispielsweise bei Erkrankungen im Mittelhirn, vor allem bei Betroffensein der lateralen Schleife (weniger der Vierhügel), doch nicht regelmäßig gefunden wurde; nach Grahe ist außerdem Schwerhörigkeit für Sprache auf der Gegenseite und starke Verkürzung der Knochenleitung nachweisbar. Ist hingegen eine Erkrankung des Hörapparates und die damit zusammenhängende Schwerhörigkeit bereits weit vorgeschritten, so können aus der Stimmgabeluntersuchung kaum mehr differentialdiagnostische Schlüsse gezogen werden (so z. B. in vorgeschrittenen Fällen von Acusticustumor, Kleinhirnbrückenwinkeltumor, degenerativen Erkrankungen des Hörnerven).

Die Untersuchung mittels des Audiometers. In diesem Apparat werden die Töne auf elektrischem Wege erzeugt und können durch Drehen einer Schraube in ihrer Intensität langsam vermindert werden. Gehört wird mittels eines Telephonhörers. Es können in verschiedenen Apparaten 8—9 Oktaven gehört werden, gewöhnlich aus jeder Oktave ein oder auch mehrere Töne. So ist z. B. der Western Electric-Apparat auf das *c* einer jeden Oktave abgestimmt und es wird von C_1 bis c^7 gehört. Der Apparat wird empirisch in seiner Intensität auf das durchschnittliche normale Hören geeicht. Eine an der Schraube angebrachte Skala gestattet es, genau den Punkt festzuhalten, an dem der Patient angibt, nicht mehr zu hören. Die gefundenen Werte werden in ein Schema eingezeichnet und geben den evtl. Hörverlust für den betreffenden Ton gegenüber der Norm an. Auf diese Weise kann man ebenfalls ein Hörfeld ermitteln. Wichtig ist bei dieser Untersuchung, den Untersuchten genau aufzuklären, daß der vom Apparat erzeugte Ton immer schwächer wird, und ihm aufzutragen, das Verklingen des Tones sofort durch ein Zeichen bekanntzugeben. Da der Hörnerv sehr leicht ermüdbar ist und besonders bei dieser Art der Untersuchung mittels Telephonhörern leicht ermüdet, müssen wir öfters durch einige Sekunden eine Pause einschalten. Wir vernehmen dann häufig die Angabe, daß der Untersuchte nach Einschieben einer Pause den betreffenden Ton wieder hört. Dann drehen wir die Schraube eben noch etwas weiter, bis wir zum Punkt gelangen, an dem der Untersuchte auch nach einigem Zuwarten keine Gehörsempfindung mehr wahrnimmt. Um keinen groben Fehler zu machen, ist es außerdem angezeigt, die Schraube sehr langsam zu drehen, da es sonst unmöglich wird, auch nur annähernd genau den Punkt zu wissen, in dem der Untersuchte nicht mehr hört. Um ein eindeutiges Resultat zu erhalten, sind wohl 2—3malige Untersuchungen in Intervallen nötig.

e) Die galvanische Cochlearisreaktion.

Normalerweise kommt es bei Durchleitung des galvanischen Stromes durch den Schädel oder bei Anlegen einer Reizelektrode am Gehörorgan und der indifferenten Elektrode irgendwo am Körper zu keinem Auftreten von Hörerscheinungen. Dasselbe gilt auch für Erkrankungen der Schnecke. Indes kommt es in der Mehrzahl der Fälle zur sog. positiven galvanischen Cochlearisreaktion, wenn eine entzündliche oder degenerative Erkrankung des Hörnerven vorliegt. Der galvanische Strom erregt die Nervenfasern, die durch den pathologischen Prozeß anscheinend in einen Zustand der Übererregbarkeit versetzt sind. Beim Durchleiten bereits geringer Strommengen, bei einer Stromstärke von 2—3 mA, gibt der Patient auf Seite der Kathode bereits geringere oder stärkere subjektive Geräusche an oder schon bestehende subjektive Geräusche werden in ihrer Intensität stark erhöht. Durch das Vorhandensein einer positiven Cochlearisreaktion wird mitunter die Differentialdiagnose zwischen einer Erkrankung der Schnecke und des Hörnerven ermöglicht.

f) Diagnose einseitiger Taubheit.

Wird das guthörende Ohr verschlossen und vom offengehaltenen Ohr nur Konversationssprache innerhalb 1 m Abstand gehört, so besteht der Verdacht darauf, daß nicht mit dem zu prüfenden, offengehaltenen Ohre, sondern mit dem geschlossenen, normalen Ohr gehört wurde, also das offengehaltene Ohr taub ist, daß demnach einseitige Taubheit besteht. Unter diesen Umständen muß die eine oder andere der im folgenden genannten Proben vorgenommen werden.

Zur Feststellung der einseitigen Taubheit verwendet man häufig den Versuch nach STENGER. Zu diesem Behufe müssen wir zwei Stimmgabeln besitzen, die gleich hohe Töne produzieren (a^1-Gabel). Werden beide Stimmgabeln mit gleicher Intensität angeschlagen und im gleichen Abstande von den beiden hörenden Ohren einer normalen Versuchsperson gehalten, so werden sie auf beiden Seiten gehört. Sind sie auf beiden Seiten vom zugehörigen Ohr verschieden weit entfernt, so wird der Ton nur in dem Ohr gehört, welchem die Stimmgabel näher ist. Ist nun ein Ohr taub, so wird der Untersuchte angeben, stets nur im anderen Ohre zu hören, auch wenn die Stimmgabel von diesem viel weiter entfernt ist, als vom vermutlich tauben Ohr.

Zur raschen Orientierung können wir auch den Versuch von LUCAE-DENNERT anwenden. Wenn ein Ohr (z. B. links) taub scheint, aber der Untersuchte bei gut verschlossenem anderen (rechten) Ohr noch Konversationssprache hört, die von der linken Seite kommt, so verschließen wir auch das vermutlich taube Ohr und prüfen nochmals die Distanz, in der Konversationssprache gehört wird. Hört der Untersuchte noch in derselben Distanz wie früher bei offenem linken Ohre, so müssen wir annehmen, daß er das Vorgesprochene auf die andere, hörende Seite hinübergehört hat. Ist aber nun die Distanz geringer, so müssen wir annehmen, daß der Untersuchte tatsächlich mit dem jetzt verschlossenen, scheinbar tauben Ohre hörte.

Nach BEZOLD kann man die Stimmgabel a^1 zur mutmaßlichen Diagnose einer einseitigen Taubheit verwenden. Die tiefen Töne und die mittleren bis a^1 werden auch bei sehr starkem Anschlage nicht von einer Seite zum anderen Ohre gehört. Wird a^1 auf einer Seite gehört, so hat dieses Ohr ein Hörvermögen, werden indes nur höhere Töne als a^1 gehört, so ist zu vermuten, daß diese zum anderen Ohre hinübergehört werden, das Ohr derselben Seite taub ist.

Man kann auch mittels des *Lärmapparates* von BÁRÁNY ein Ohr vollkommen vom Hören ausschalten. Der Apparat enthält ein Uhrwerk, durch dessen Ablauf ein knatterndes Geräusch erzeugt wird; indem eine Olive, die mit dem Apparat in Verbindung steht, in ein Ohr eingeführt wird, kann man dieses vollkommen vom Hören ausschalten und dann das andere Ohr prüfen. Eventuell kann man diesen Versuch nach BÁRÁNY mit einer Leseprobe verbinden, indem man den Untersuchten laut lesen läßt und gleichzeitig den Lärmapparat in das gut hörende Ohr einführt. Ist das andere Ohr taub, so wird der Untersuchte sofort die Stimme heben, da er unbewußt den Wunsch hat, so laut zu sprechen, daß er sich noch hören kann. Falls der Apparat ins taube Ohr eingeführt wird, tritt keine Änderung der Stimme auf. Doch ist dieser Versuch für sich allein nicht vollkommen beweisend.

g) Die akustischen Reflexe.

Der cochleopalpebrale Reflex (Bechterew). Wird vor dem Ohr ein akustischer Shockreiz (durch Schnarre, Hupe, Bárány sche Lärmtrommel) erzeugt oder eine laute Stimmgabel kurz und kräftig angeschlagen (am besten c^4 auf Metall), so tritt eine Zuckung der oberen Lider auf. Während dieser Prüfung läßt man den Patienten hinaufblicken, damit er die Bewegung bei der Erzeugung des Geräusches oder beim Anschlagen der Stimmgabel nicht bemerkt und um die normalerweise auftretenden Lidzuckungen herabzumindern. Dieser Reflex ist auf ein Überspringen der durch den Schallreiz erzeugten Erregung von den Cochlearisbahnen auf den Facialiskern zurückzuführen. Wenn er positiv ausfällt, d. h. auf Anschlagen einer c^4-Gabel eine Lidzuckung auftritt, so können wir dies als Beweis dafür ansehen, daß der Cochlearis funktionsfähig ist, ohne indes über den Grad der Hörfähigkeit etwas aussagen zu können, da selbst bei Vorhandensein bloß von Silbengehör der Reflex positiv sein kann. Umgekehrt aber müssen wir sagen, daß das Fehlen dieses Reflexes noch nicht beweist, daß der Patient taub ist, da diese Reaktion nicht ganz konstant ist und auch willkürlich gehemmt werden kann; versucht man, sie 2—3mal rasch hintereinander auszulösen, so bleibt sie aus, im höheren Alter kann sie oft auch nicht hervorgerufen werden.

Der cochleopupillare Reflex (Holmgreen, Schurygin). Bei lautem Anschlagen einer höheren Stimmgabel vor dem Ohr tritt mitunter eine Pupillenbewegung (kurzdauernde, geringe Verengerung, dann deutliche Erweiterung, vgl. S. 181) auf. Es ist nötig, den Patienten im diffusen Tageslicht zu untersuchen und ihn anzuweisen, unverwandt nach einem Punkt, der am besten in ziemlicher Entfernung vom Auge gewählt wird, hinzublicken. Der Reflex ist bei intensivem künstlichem Licht infolge Kontraktion der Pupille schlecht auslösbar. Blickbewegungen, die als solche eine Veränderung der Pupillenweite mit sich bringen, können eine positive Reaktion vortäuschen; ebenso wie beim cochleopalpebralen Reflex ist nur das positive Ergebnis für den Nachweis der noch vorhandenen Erregbarkeit des Cochlearis verwertbar.

Der allgemeine akustische Muskelreflex (Cemach). Bei überlautem Schall tritt oft ein allgemeines Zusammenzucken auf, das wir zum Nachweis der Hörfunktion besonders bei Säuglingen anwenden können.

Der *Ohrmuschelreflex*, die Bewegung der Ohrmuschel bei Schalleinwirkung, ferner die reflektorische *Kontraktion des Musculus tensor tympani* bei Schalleinwirkung spielen nur in der Tierphysiologie eine größere Rolle.

3. Diagnostische Verwertung der akustischen Funktionsprüfung. Vorkommen von Cochlearisaffektionen bei Nervenkrankheiten.

Überblicken wir die geschilderten Methoden der akustischen Funktionsprüfung (vgl. Tabelle S. 225), so streben diese in den meisten Fällen die besonders vom otologischen Standpunkt wichtige Unterscheidung an, ob eine Erkrankung des Mittelohres oder des Innenohres vorliegt. Den Neurologen interessiert vor allem im Falle einer Funktionsstörung des „inneren Ohres“, ob die Läsion in der Schnecke, im Nerven oder in den zentralen Bahnen, resp. im Cortex sitzt; das geht aber aus den Ergebnissen der Funktionsprüfung allein selten klar hervor. In vielen Fällen ist das Prüfungsergebnis ganz gleich, ob die Erkrankung in der Schnecke, im Nerven oder im Zentralnervensystem lokalisiert ist. Immerhin ist in manchen Fällen eine Unterscheidung möglich, so bei nichteitrigen Erkrankungen. Starke subjektive Geräusche, allmähliches Einsetzen der Hörstörung, starke Einschränkung der hohen Töne bei relativ gut gehörten mittleren und normalen tiefen Tönen sprechen eher für einen Sitz der Erkrankung in der *Schnecke.* Rascherer Hörverlust, positive galvanische Cochlearisreaktion, Einschränkung der tiefen Töne bei normaler oder fast normaler Perzeption der oberen Töne zeigen eine *Nervenschädigung* an.

Bei der Lokalisation einer Innenohrschädigung sind wir manchmal darauf angewiesen, nach *Begleitsymptomen* von seiten des Vestibularis und evtl. des Facialis zu fahnden, die ja in nächster Nachbarschaft des Cochlearis verlaufen. Als Regel gilt, daß bei akut einsetzenden Affektionen gleichzeitiges Betroffensein von Cochlearis und Vestibularis für labyrinthären Sitz der Erkrankung spricht (plötzliche Ertaubung unter Schwindelerscheinungen bei Einbruch einer Mittelohreiterung ins innere Ohr), dagegen Beeinträchtigung der Funktion des Cochlearis oder Vestibularis allein auf Schädigung des Nervus octavus hinweist; bei chronischen Fällen läßt aber dieses differentialdiagnostische Moment im Stiche (RUTTIN, WITTMAACK). Vorübergehende Ausschaltung des Octavus wurde besonders bei Lues und multipler Sklerose beobachtet (BECK).

Aus der Anatomie der *zentralen Hörbahn* ergibt sich, daß bei Affektionen derselben kranial vom Eintritt des Cochlearis in die Medulla oblongata nie Taubheit oder Schwerhörigkeit einer Seite, eher leichte beiderseitige Hörstörung, wenn auch auf der herdkontralateralen Seite meist etwas stärker ausgesprochen, resultiert; der Fall, daß die Hörbahn oder die Hörzentren beiderseits befallen sind und damit komplette, beiderseitige Taubheit auftritt, ist eine große Seltenheit. Es folgt, daß bloß einseitige Schwerhörigkeit oder Taubheit in der Regel nur bei Erkrankungen der Schnecke, resp. des Hörnerven eintreten wird. Um Erkrankungen der zentralen Hörbahn und der Hörzentren zu diagnostizieren, müssen wir in der Regel sonstige Symptome heranziehen, die sich durch Mitbeteiligung der Nachbarschaft ergeben (vgl. Kap. I). Werden Worte schlecht perzipiert, Stimmgabeltöne aber gut vernommen, so soll dies für corticale Schwerhörigkeit sprechen.

Wir finden *hereditär-degenerative* Erkrankungen der Schnecke und des Hörnerven bei ataktischen Formen hereditär-familiärer Nervenkrankheiten (Friedreichsche Ataxie, cerebellare Heredoataxie), familiärer Idiotie, Kretinismus.

Angeborenes Fehlen des Hörvermögens oder Verlust desselben in früher Kindheit haben auch Unvermögen, das Sprechen zu erlernen, resp. Verlernen dieser Fähigkeit und damit *Taubstummheit* zur Folge. Es kann hierbei eine Erkrankung des Gehörapparates auf hereditär-degenerativer Grundlage, auf Anlagestörungen beruhend, vorliegen (hereditär-degenerative Taubheit, HAMMERSCHLAG); dieselbe ist evtl. kombiniert mit Schädeldeformitäten, Schwachsinn, Idiotie, Geistesstörungen, Epilepsie, weiter Amaurose, Retinitis pigmentosa und anderen Anomalien von seiten der Augen, Albinismus, resp. den verschiedensten degenerativen Stigmen. Ferner kann Labyrinthschädigung durch Wachstumsstörungen (z. B. bei endemischem Kretinismus), durch Lues hereditaria, Übergreifen entzündlicher Mittelohrprozesse (besonders bei Scharlach, Typhus abdominalis, Masern), schließlich Hörnervenerkrankung (infolge Trauma, Übergreifen meningitischer Prozesse) zu Taubstummheit führen.

Bei *Schädelbasisfraktur* kann es zu Fissuren oder Blutungen in der Schnecke, resp. im inneren Gehörgange und damit zu hochgradigen Hörstörungen (Ohrensausen, sehr stark herabgesetzter Knochenleitung oder Taubheit) kommen;

häufig sind dieselben mit Schwindel, Nystagmus zur Gegenseite, Fallen zum verletzten Ohre infolge gleichzeitiger Schädigung des Vestibularis verbunden. *Entzündliche* (infektiös-toxische) Vorgänge spielen sich im Hörnerven bei Polyneuritis ab, bei der manchmal auch mehrere Nerven der Hirnbasis gleichzeitig ergriffen sind (z. B. Facialis, Trigeminus bei der sog. Polyneuritis cerebralis menièriformis, FRANKL-HOCHWART), ferner bei der otogenen und der nichtotogenen Meningitis (Meningitis epidemica); bei dieser kann es zur Eiterung im inneren Gehörgange und häufig auch in der Schnecke mit meist vollkommener Ertaubung und gleichzeitigem Verlust der Erregbarkeit des Vestibularis kommen. Bei der nichteitrigen Encephalitis (epidemica, lethargica) ist das Gehör nicht allzu häufig geschädigt; selbst bei stärkerer Beteiligung der Medulla oblongata und Brücke sind die hier auftretenden Hörstörungen meist leichterer Natur.

Bei multipler Sklerose kann infolge Erkrankung des Octavus oder der zentralen Bahnen Schwerhörigkeit bis zur Ertaubung auftreten. Sie ist mitunter durch Remissionen (BECK) charakterisiert; gleichzeitiges Mitbeteiligtsein des Vestibularis kann evtl. vorkommen. Bei *Lues* finden wir relativ häufig das Ohr miterkrankt, der Ohrbefund ist durch die unverhältnismäßig stark verkürzte Knochenleitung und das häufige Mitbetroffensein des Vestibularis gekennzeichnet, der die später zu besprechende paradoxe Reaktion zeigt, so besonders

Funktionsprüfung des Hörapparates.

Sitz der Erkrankung	Rinne (normal pos., Knochenleitung kürzer als Luftleitung)	SCHWABACH (= Knochenleitung)	WEBER	Obere Tongrenze	Untere Tongrenze	Galv. Cochlearisreaktion (normal neg.)	Cochleopalpebraler Reflex
Schalleitender Apparat	negativ (Knochenleitung länger als Luftleitung)	verlängert	Der Stimmgabelton wird zur Seite der Mittelohraffektion lateralisiert	kaum eingeschränkt	eingeschränkt	negativ	positiv
Schallempfindender Apparat	positiv oder bei hochgradiger Störung negativ oder $\underline{\infty}$ (mittels Luftleitung nicht mehr gehört)	verkürzt	Der Ton wird zum besser hörenden Ohr lateralisiert	eingeschränkt	kaum eingeschränkt	negativ	positiv oder negativ
Innenohr + Mittelohr	$\pm, -, \underline{\infty}$	normal oder verkürzt	Der Ton wird zur Seite der Mittelohrstörung lateralisiert	eingeschränkt	eingeschränkt	negativ	positiv oder negativ
Hörnerv	positiv	verkürzt	Der Ton wird zum besser hörenden Ohr lateralisiert	meist wenig eingeschränkt	eingeschränkt	positiv	positiv oder negativ
Zentrale Bahnen	positiv	verkürzt	Der Ton wird zum besser hörenden Ohr lateralisiert	später eingeschränkt	früher eingeschränkt	negativ	positiv oder negativ

bei Lues cerebri, während bei Tabes und Paralyse meist der Cochlearis allein erkrankt.

Bei *vasomotorischen Störungen*, aber besonders bei Arteriosklerose der Hirngefäße, finden wir meist intensive Ohrgeräusche, eventuell Schmerzen im Ohre und mehr oder minder hochgradige, mitunter plötzlich auftretende Hörstörungen, als deren Sitz die Schnecke oder der Hörnerv anzusehen sind (bezügl. der Vestibularissymptome s. S. 297). Bei Aneurysma an der Hirnbasis können subjektive und objektive Ohrgeräusche auftreten.

Drucksteigernde Prozesse der Schädelhöhle (Hirntumoren, Tumoren der Schädelbasis, Meningitis serosa, Hydrocephalus) können das periphere Hörorgan schädigen, gleichzeitig Schwindel, Spontannystagmus und Übererregbarkeit des Vestibularis hervorrufen (vgl. S. 320 über Stauungsohr). Über die direkte Affektion des Hörnerven durch Kleinhirnbrückenwinkeltumor wird an anderer Stelle gesprochen (S. 220 u. 224). Bezüglich der bei Hirnabscessen und anderen otogenen Komplikationen auftretenden Hörstörungen vgl. Kap. XI. Bei *Neurosen* finden sich funktionelle Störungen, Ohrensausen, Überempfindlichkeit gegen Höreindrücke, intermittierende Perzeption der Töne.

4. Behandlung von Hörstörungen.

Handelt es sich um Störungen im schalleitenden Apparat (äußeres und Mittelohr), so trachten wir vor allem, mechanische Hindernisse zu beseitigen (z. B. durch Ausspritzen eines Ceruminalpfropfes, desquamierten Epithels oder Eiters, durch Entfernung einer Exostose des äußeren Gehörganges oder durch Formung eines neuen Gehörganges bei knöcherner Atresie).

Bei katarrhalischen Prozessen des Mittelohres pressen wir durch *Luftdusche*[1] Luft ins Mittelohr und ändern die pathologische Stellung (Einziehung) des Trommelfells oder zerstäuben eine sich im Mittelohr befindliche Flüssigkeit; durch *Parazentese* des Trommelfells befördern wir Exsudat aus dem Mittelohr nach außen. Durch *Pneumomassage* (Erzeugung abwechselnd von Luftverdichtung und -verdünnung im äußeren Gehörgang) versucht man, ein narbig verändertes, adhärentes Trommelfell zu dehnen und beweglicher zu machen. Bei Eiterung des Mittelohres wendet man häufige Spülungen derselben an (evtl. mit adstringierenden Lösungen, 1% Formalin, 3% Wasserstoffsuperoxyd), bei granulierendem Mittelohr tropft man Spiritus vini dilut., 3% Borspiritus usw. ein und erhält nach Aufhören der Eiterung häufig eine Besserung der Hörschärfe.

Wir behandeln die nicht eitrigen[2] Erkrankungen des Innenohres (Endolabyrinth und Hörnerv), wenn sie akut sind, durch Schwitzenlassen (Pilocarpininjektionen, 1 cm^3 einer 1proz. Lösung), Jod ($^1/_2$—1 g Natrium oder Kalium jodatum täglich), galvanischen (1—3 mA) oder faradischen Strom. In chronischen Fällen trachten wir womöglich, ätiologisch zu behandeln, so vasomotorische Störungen mit Diuretin (0,5 g 2—3mal täglich), Vasotonin (1—2 Tabl. 3 mal täglich), Jod (Natr. oder Kal. jodat.), Calcium (2—3 g täglich als Calcium

[1] Bei *Luftdusche* des Mittelohres wird in eine Nasenöffnung ein Ballon eingeführt, die andere verschlossen. Man läßt den Patienten schlucken, wodurch das Velum palatinum den Nasenrachen abschließt und das Tubenostium geöffnet wird. In diesem Augenblicke wird die Luft des Ballons kräftig in die Nase getrieben, dadurch die Tube geöffnet und Luft ins Mittelohr gepreßt.

[2] Bezügl. *eitriger Innenohrerkrankung* s. S. 286.

lacticum; 10 ccm Afenil venös; Atrocal 2—3 Pulver täglich), vegetabilische Diät, Aderlaß, toxische Störungen durch Elimination des Giftes, luetische Erkrankungen des Innenohres mit Jod (3—4 g Natr. jodat. täglich), antiluetischen Kuren (kombinierte Kur mit Quecksilber oder Wismut und Neosalvarsan). Bei intrakranieller Druckerhöhung schafft Druckentlastung Besserung (Entfernung eines Hirntumors, Cushing-Ventil).

Bei Erkrankung der zentralen Hörbahn müssen wir der neurologischen Grundkrankheit unser Augenmerk zuwenden (multiple Sklerose, Erweichungen, Encephalitis, Tumoren).

Ist die Hörstörung eine sehr bedeutende und ist keine Aussicht auf Besserung vorhanden, so können wir noch versuchen, die Hörschärfe durch Anwendung eines *Hörapparates* zu heben. Der *Hörschlauch* wird derart verwendet, daß ein Ende desselben mittels einer Olive in den äußeren Gehörgang eingeführt wird, während am anderen Ende ein Schalltrichter steckt. Die zu perzipierende Stimme wird durch den Schlauch verstärkt und direkt dem Ohre zugeführt. Sie wird weiter durch den *parabolischen Hörapparat* verstärkt, der die Form einer Trompete (von parabolischem Durchschnitt) mit breitem Schalltrichter aufweist und sich zu einem dünnen Rohr verschmälert, an dessen Ende eine in den äußeren Gehörgang einzuführende Olive angebracht ist. Wohl am häufigsten wird der *elektrische Hörapparat* verwendet, da er am handlichsten und unauffälligsten ist; er ist nach dem Prinzip eines Telephons gebaut. Von einem Empfänger, der mit einer elektrischen Batterie verbunden ist, wird der Schall zum Hörer übertragen, der ans Ohr gelegt wird. Durch Änderung eines elektrischen Widerstandes kann die Stärke des Schalles evtl. verstärkt oder abgeschwächt werden. Bei starken subjektiven Ohrgeräuschen wird ein Hörapparat oft nicht vertragen, da mit der Verstärkung der gehörten Stimme auch im Apparate selbst Geräusche erzeugt werden, die zusammen mit den subjektiven Ohrgeräuschen die Gehöraufnahme sehr stören. Dies sehen wir besonders bei Otosklerose und Arteriosklerose der Gehirngefäße.

Subjektive Ohrgeräusche sucht man zunächst ätiologisch zu beeinflussen; symptomatisch verabreicht man Sedativa, so Valeriana (Tct. valerian. 20 bis 40 Tropfen täglich), Brom (Natr., Kal. bromat. 1 Messerspitze 2—3 mal täglich; evtl. ERLENMEYERsches Gemisch), Adalin (1—2 Tabletten).

IX. Der Vorhof-Bogengangsapparat (Labyrinth), seine Funktionsprüfung und Störungen.

A. Anatomisch-physiologische Einleitung[1].

1. Anatomie von Vorhof und Bogengängen.

Vorhof und Bogengänge bilden zusammen mit der Schnecke das innere Ohr. Unter *Labyrinth* verstanden die meisten das gesamte innere Ohr, wobei man den hinten oben liegenden Vorhof-Bogengangsapparat (Pars superior labyrinthi) als nichtakustisches oder statisches Labyrinth der vorn unten liegenden Schnecke

[1] ALEXANDER, G., Makroskopische Anatomie der nervösen Anteile des Gehörorgans. Handb. d. Neur. d. Ohr. **1**, **I** (1923). — BÁRÁNY, R., Physiologie und Pathologie des Bogengangsapparates beim Menschen. Wien 1907. — BÁRÁNY, R., u. K. WITTMAAK, Verh. dtsch. otol. Ges. Jena: Fischer 1911. — BARTELS, Über die Regulierung der Augenstellung durch

(Pars inferior labyrinthi), als dem akustischen Labyrinth gegenüberstellte, während ALEXANDER bloß den Vorhof-Bogengangsapparat als Labyrinth bezeichnet. Die im Vorhof (aus den Maculae) und in den Bogengängen (aus den Cristae ampullares, s. unten) entspringenden Fasern haben im G. vestibulare Scarpae ihr trophisches Zentrum und bilden zusammen den N. vestibularis (labyrinthicus ALEXANDER). Der klinische Sprachgebrauch versteht unter „*peripherem Vestibularis*" den Vorhof-Bogengangsapparat und dessen erstes sensibles Neuron, unter „zentralem Vestibularis" die zugehörigen rhombencephalen Kerne und deren Faserung. Das ganze System wird oft als „Vestibularis", „Labyrinth" oder „Vestibularapparat" bezeichnet.

Aus dem Mittelohr gelangt man durch das Vorhofsfenster in den *knöchernen Vorhof*, in den die Bogengänge, der Aquaeductus vestibuli und die knöcherne Schnecke einmünden.

Die *knöchernen Bogengänge*, 3 an der Zahl, sind in 3 zueinander senkrecht stehenden Ebenen orientiert. Wir sprechen von einem oberen (= frontalen, vorderen), einem unteren (= sagittalen, hinteren) und einem äußeren (= lateralen, horizontalen) Bogengang (Abb. 66). Die Sagittalebene schließt mit dem oberen Bogengang einen nach vorn, mit dem hinteren Bogengang einen nach hinten offenen Winkel von 45 Grad ein. Der horizontale Bogengang ist bei aufrechtem Kopf gegen die Horizontale um 25—30 Grad nach hinten abweichend. Wir sehen weiter, daß die horizontalen Bogengänge beider Seiten zueinander parallel verlaufen, ferner daß der obere Bogengang der einen Seite dem hinteren der anderen Seite parallel ist (Abb. 69). Demnach haben wir 3 Bogengangspaare

---

den Ohrapparat. Graefes Arch. **76**, **77**, **78** (1910—1912). — Ders., Auge und Ohr. Kurzes Handb. d. Opthalmol. von SCHIECK-BRÜCKNER, **3**, 652 (1930). — BÉNESI, Technik der Untersuchung des Gehörorgans. Klin. Laboratoriumstechnik (Wien) **1929**. — BRÜNINGS u. FRENZEL, Methoden zur Untersuchung des Vestibularapparates beim Menschen. Handb. d. biol. Untersuchungsmeth. 1924. — BRUNNER, Allgemeine Symptomatologie der Erkrankungen des Nervus vestibularis. Handb. d. Neur. d. Ohr. **1** (1924). — BIEHL, Die auswirkenden Kräfte im Vestibularapparate. 1919. Selbstverlag des Verfassers. — M. CAMIS, The physiol. of the vestibular apparatus. Oxford 1930. — DÉMÉTRIADES u. MAYER, Zur calorischen Labyrinthprüfung mit Minimalreizung. Msch. Ohrenheilk. **1922**, 430. — EWALD, Physiologische Untersuchungen über das Endorgan des Nervus octavus. Wiesbaden 1892. — FISCHER, M. H., Regulationsfunktion des menschlichen Labyrinths. Ergebn. Physiol. **27**, 209 (1928).— GROEBBELS, F., Klin. Wschr. **1928**, 1784. — GRAHE, Die Funktion des Bogengangapparates und der Statolithen beim Menschen. Handb. d. norm. u. path. Physiol. **1926**. Receptionsorgane I. — KOBRAK, Die statischen Funktionen des menschlichen Körpers. Berlin 1922. — KOLMER, Bau der statischen Organe. Handb. d. norm. u. path. Physiol. **1926**. Receptionsorgane I. — LORENTE DE NÓ, Untersuchungen über die Anatomie und Physiologie des Ohrlabyrinths und des Nervus octavus. Mschr. Ohrenheilk. **61** (1927) — Skand. Arch. Physiol. (Berl. u. Lpz.) **49**, 251 (1926) — Trav. Labor. Biol. **25**, 157 (1927/8). — LORENTE DE NÓ, Die Labyrinthreflexe auf die Augenmuskeln nach einseitiger Labyrinthexstirpation. Wien 1928. — MACH, Grundlinien der Lehre von den Bewegungsempfindungen. Leipzig 1875. — MAIER u. LION, Experimenteller Nachweis der Endolymphbewegung im Bogengangsapparate bei adäquater und calorischer Reizung. Pflügers Arch. **187**, 47 (1921). — MAGNUS, Körperstellung. Berlin: Julius Springer 1924. — MYGIND, Ein neues Fistelsymptom. Z. Ohrenheilk. **77**. — NAGEL, Handb. d. Physiol. d. Menschen **3** (1905), Physiol. d. Sinne. — RUTTIN, Klinik der Labyrinthentzündungen. Wien 1912. — SCHMALTZ, Versuche zu einer Theorie des Erregungsvorganges im Ohrlabyrinth. Pflügers Arch. **207**, 125 (1925). — SPIEGEL, E., Tonus der Skelettmuskulatur. 2. Aufl. Berlin: Julius Springer 1927. — SPITZER, A., Über die Funktion der Bogengänge des Ohrlabyrinths. Mschr. Ohrenheilk. **59**, 1131 (1925).

vor uns, eines ist der rechte obere und linke untere, das zweite ist der rechte und linke äußere und das dritte der rechte untere und linke obere Bogengang.

Vom Vorhof ausgehend, kehren die Bogengänge nach halbzirkelförmigem Verlauf wieder in denselben zurück. Das eine Ende jeden Bogenganges ist kolbig aufgetrieben (sog. ampulläres Ende), das andere Ende ist einfach (glattes Ende oder Sinusende). Während sich jede Ampulle separat in den Vorhof öffnet, wir also 3 ampulläre Enden auf jeder Seite sehen, die Ampulle des oberen, des horizontalen und hinteren Bogenganges, finden wir nur 2 glatte Enden auf jeder Seite, da sich die glatten Enden des oberen und hinteren Bogenganges zu einem gemeinsamen Rohr, der sog. Bogengangscommissur, vereinigen.

Dem Vorhofsfenster gegenüber liegt an der medialen Wand des Vorhofs der Eintritt des Aquaeductus vestibuli, an der hinteren Wand mündet das gemeinsame Rohr des oberen und hinteren Bogenganges ein, weiter lateral und darüber die getrennten ampullären Enden des oberen und horizontalen Bogenganges, an der unteren Wand das ampulläre Ende des hinteren, zwischen letzterem und dem Crus commune das glatte Ende des horizontalen Bogenganges (an der hinteren Wand). Der vordere Teil der medialen Wand des knöchernen Vorhofs stellt ein seichtes Grübchen dar, den Recessus sphaericus (sacculi), der sich vorn außen gegen die Schnecke öffnet; durch eine Leiste vom Rec. sphaericus getrennt, finden wir über demselben den Rec. ellipticus (utriculi).

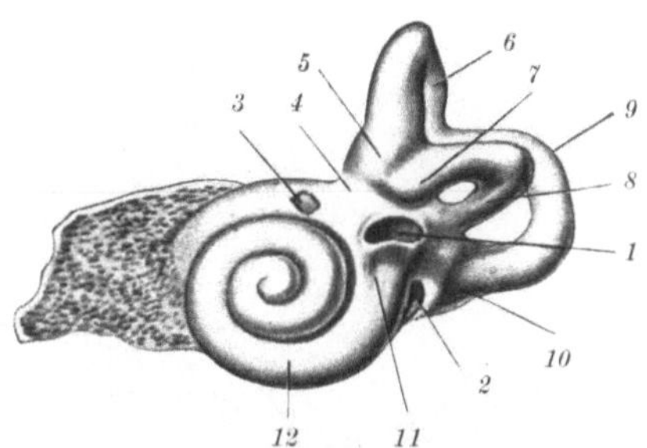

Abb. 66. Linkes knöchernes Labyrinth eines Kindes (nach SCHWALBE, aus BARTELS, Ohr und Auge). Von der lateralen Seite gesehen. *1* Fenestra ovalis; *2* Fenestra rotunda; *3* Öffnung des Canalis facialis zum Meatus auditorius internus, der übrige Teil des Kanals ist abgetragen; *4* Vestibulum; *5* ampulläre Mündung des knöchernen, oberen (vorderen), vertikalen Bogenganges; *6* vorderer Bogengang; *7* ampulläre Mündung des äußeren (horizontalen) Bogenganges; *8* äußerer Bogengang; *9* unterer (hinterer), vertikaler Bogengang; *10* dessen ampulläre Mündung; *11* Anfangsteil der knöchernen Schnecke, die dem Beschauer zugekehrte Wölbung des Promontoriums bildend; *12* knöcherne Schnecke.

Die knöcherne Labyrinthkapsel ist innen von Endost bekleidet, sie umschließt einen Raum, der Bindegewebe und Flüssigkeit beherbergt, den perilymphatischen Raum mit der Perilymphe; in diesem ist das *häutige Innenohr* wandständig befestigt, die häutigen *Bogengänge* und der häutige Vorhof, der aus zwei Säckchen, dem *Utriculus und Sacculus*, besteht (Abb. 67). Der häutige Vorhof ist innen von Epithel bekleidet und von einer Flüssigkeit, der Endolymphe, erfüllt. Von den genannten beiden, den häutigen Vorhof bildenden Säckchen enthält das obere, der im Rec. ellipticus gelegene Utriculus, die Mündungsstelle der häutigen Bogengänge, das im Rec. sphaericus gelegene untere, der Sacculus, steht mit ersterem durch einen schmalen Gang, den Duct. utriculosaccularis, in Verbindung und leitet mittels des Can. reuniens in den Duct. cochlearis über.

Mit dem Sacculus resp. dem Duct. utriculosaccularis steht der *Duct. endolymphaticus* in Verbindung, der im Aquaeductus vestibuli verläuft und an der hinteren Fläche des Felsenbeins im Saccus endolymphaticus blind endet. Dieser Kanal ist vor allem insofern von Bedeutung, als er bei erhöhtem endolymphatischen Druck einfach durch Erweiterung des Sacc. endolymphaticus zu einem Ausgleich der Druckerhöhung führt, andererseits vielleicht ein erhöhter intrakranieller Druck durch Kompression des Sacc. endolymphaticus zu Steigerung des Druckes im Innenohr führen könnte.

Beide Säckchen beherbergen Nervenendstellen, die sog. *Maculae*, flache Verdickungen der Innenwand der Säckchen, zu denen durch die Perilymphe Nervenfasern hindurchziehen und die zwei Arten von hohen Epithelzellen, Stützzellen und Haarzellen (Sinneszellen) zeigen; an ihrer Basis verzweigen sich die Nerven geflechtartig; auf diesen Zellen ruht eine gallertartige Membran, die sog. Statolithenmembran, in der Krystalle (Otolithen oder Statolithen) eingelagert sind und in die die Haare der Sinneszellen hineinragen (Abb. 68). Die Längsachsen der Maculae stehen zueinander annähernd senkrecht, bei aufrechtem Kopf

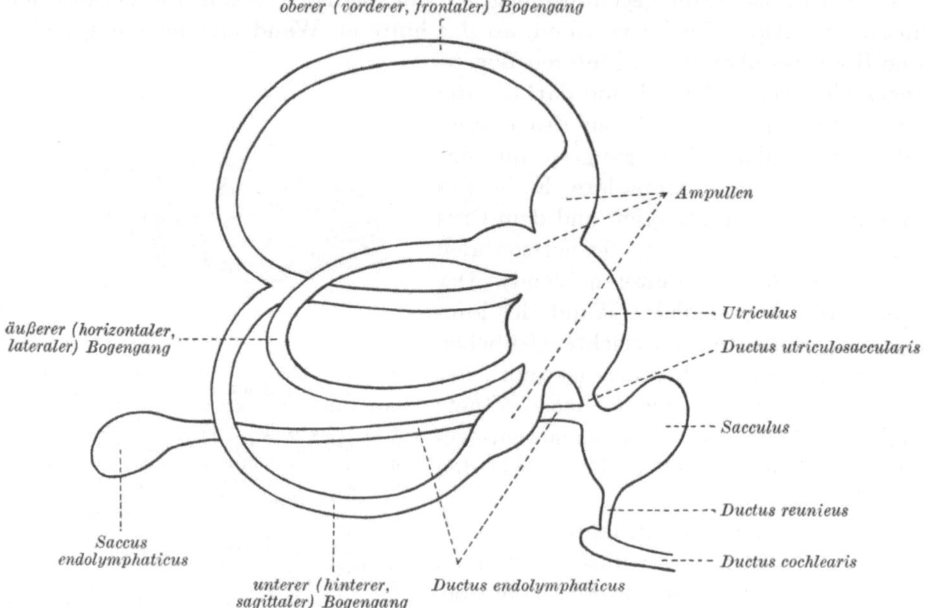

Abb. 67. Schema des häutigen Labyrinths (nach ALEXANDER).

ist die Längsachse der Macula sacculi annähernd vertikal, die der Macula utriculi annähernd horizontal eingestellt (vgl. Abb. 69). Nach BURLET[1] schneiden sich beide Sacculusflächen unter einem Winkel von 50—70°.

In den knöchernen *Bogengängen* liegen die *häutigen*, die ebenfalls innen epithelbekleidet und von Endolymphe erfüllt sind; sie öffnen sich gegen den Utriculus. Die häutige Ampulle füllt nahezu ganz die knöcherne aus, der übrige häutige Bogengang ist schmal, im Querschnitt oval, liegt der Wand des knöchernen mit seiner Konvexität an und füllt etwa $^1/_5$ bis $^1/_7$ seines Volumens.

In der Ampulle eines jeden Bogenganges liegt die *Crista ampullaris*, das nervöse Endorgan. Sie ragt wallartig gegen das Lumen vor, in ihrer Längsachse senkrecht gegen den Längsverlauf des Bogenganges eingestellt.

Der histologische Bau des Neuroepithels der ins Lumen vorragenden Crista ähnelt dem der flachausgebreiteten Macula. Gegen das Periost liegen die Nervengeflechte, gegen das Lumen des Bogenganges zu folgt die epitheliale Schichte

[1] Gegenbaurs Jb. **64**, 377 (1930).

mit den Stützzellen und den Sinneszellen (den Haarzellen). Die Härchen der letzteren strahlen in eine Gallerte ein, die dachförmig auf der wallartigen Erhebung aufruht, in die sog. Cupula. Sie stellt gleich der Statolithenmembran einen cuticularen Körper dar, beide sind der Membrana Corti der Schnecke analog.

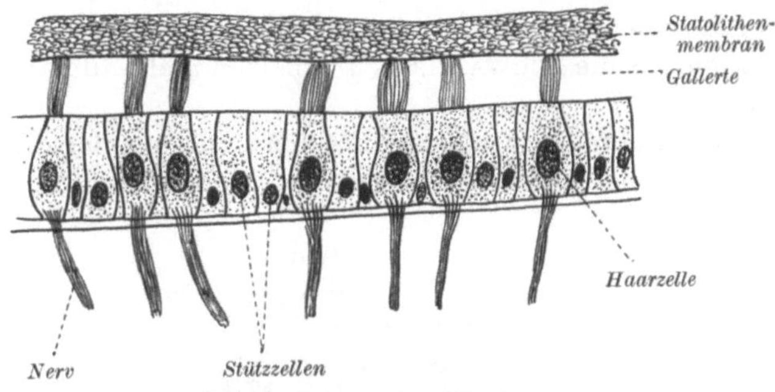

Abb. 68. Schema einer Macula.

Der *Nervus vestibularis (Nervus labyrinthicus)* verläuft im inneren Gehörgang und besetzt den hinteren Teil des Porus acusticus internus. Im inneren Gehörgang schon teilt er sich in einen oberen und in einen unteren Ast; der obere (Ramus superior, R. utriculo-ampullaris) zieht zu den einander benachbarten Endstellen, zur Macula utriculi und zur Crista ampullaris superior und horizontalis. Der untere Ast (Ramus inferior) teilt sich unmittelbar wieder in einen größeren Stamm, der zur Macula sacculi (R. saccularis) zieht, und einen schmäleren Ast, den Ramus singularis (R. ampullar. post.), der durch einen eigenen schmalen Knochenkanal zur Crista ampullaris posterior verläuft. Im inneren Gehörgang liegt an den Nervenästen das trophische Zentrum im Ganglion vestibul. Scarpae (superius et inferius).

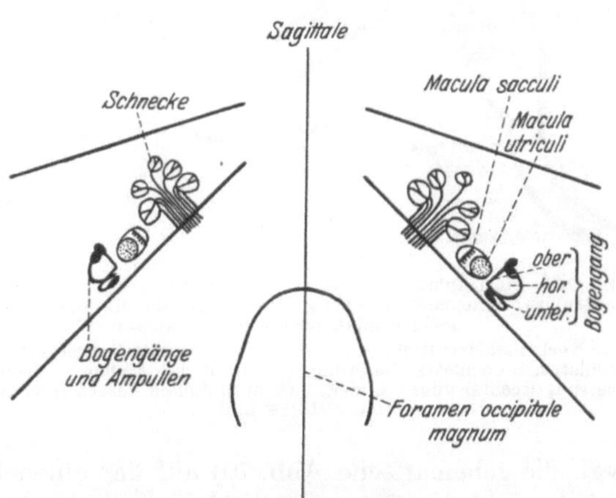

Abb. 69. Schema der Stellung der Bogengänge und Maculae bei aufrechter Kopfhaltung, Macula sacculi annähernd vertikal, Macula utriculi annähernd horizontal.

Nach der Vereinigung seiner Äste verläuft der Nerv im inneren Gehörgang in frontaler Richtung gegen die Medulla oblongata und strahlt in sie medial und oral vom Nervus cochlearis ein. Im inneren Gehörgang finden sich Anastomosen, die Ganglienzellen enthalten, nicht nur zwischen dem oberen und unteren Vestibularganglion, sondern auch zwischen dem oberen Vestibularganglion und dem G. geniculi des N. facialis und zwischen dem unteren Vestibularganglion und dem G. spirale cochleae.

2. Die zentralen Bahnen des N. vestibularis[1].

Der aus dem Labyrinth entspringende Nervus vestibularis oder labyrinthicus hat ebenso, wie wir es vom Nervus cochlearis ausgeführt haben, sein trophisches

[1] Vgl. Cajal, Histol. du système nerveux. Paris 1909. — van Gehuchten, Névraxe **1903** u. **1904**. — Leidler, R., Arb. neur. Inst. Wien **21**, 151 (1916). — Marburg, Handb. d. Neur. d. Ohr. **1** (1923). — Muskens, Brain **36**, 352 (1914). — van d. Schüren, Névraxe **13** (1912). — Spitzer, A., Arb. neur. Inst. Wien **6**, 1 (1899); **25**, 423 (1924).

Zentrum außerhalb des Zentralnervensystems, im *Ganglion vestibulare Scarpae,* das im Porus acusticus internus zu finden ist. Was wir über die spindelförmige Gestalt der Zellen des Ganglion spirale cochleae gesagt haben, gilt auch für das Vestibularganglion, ebenso auch unsere früheren Ausführungen über die OBERSTEINER-REDLICHsche Zone, in der der periphere Nerv die Umwandlung in eine zentrale Bahn durchmacht, nur mit dem einen Unterschiede, daß der Nervus vestibularis die SCHWANNschen Scheiden mehr allmählich verliert als der Nervus cochlearis.

Die *Endstätten des ersten Neurons,* das an der Innenseite des Corpus restiforme in das Rautenhirn eintritt, finden sich in einem in kranio-caudaler Richtung ziemlich ausgedehnten Areale entsprechend der Medialfläche des Strickkörpers. Man muß, will man an Frontalschnitten dieses ganze Kerngebiet zur Darstellung bringen, dieselben vom caudalen Drittel der Rautengrube bis über die Gegend des Facialisknies studieren. Um dieses ganze Kerngebiet an einem Schnitte zur Anschauung zu bringen, müßte man denselben so anlegen, daß er auf der einen Seite (z. B. links) caudale Abschnitte der Medulla oblongata, auf der anderen Seite (rechts) schon die Brücke trifft. Ein solcher Schnitt wird also (vgl. die schematische Abb. 70) auf der einen Seite das Corpus restiforme vor, auf der anderen Seite während seines Eintritts in das Kleinhirn durchsetzen. Wir finden nun im kranialen Abschnitte (also in der Abb. rechts) die Einstrahlung der Vestibularisfasern in den *Nucleus magno-cellularis Deiters,* dessen großzellige, multipolare Elemente innen vom Strickkörper anzutreffen sind. Weiterhin liegt als zweite Endstätte des Vestibularis in der Ecke des Ventrikelbodens der *Nucleus angularis Bechterew* und drittens im medialen Abschnitte des Ventrikelbodens der *Nucleus triangularis Schwalbe,* der auch noch in mehr caudalen Ebenen (links in der Abb.) angetroffen wird. Ähnlich wie die spinalen Hinterwurzeln und auch die übrigen sensiblen Hirnnerven (Nervus V, IX) entsenden die Vestibularisfasern einen caudalwärts gerichteten Ast, die sog. spinale Acusticus-(Vestibularis-)Wurzel, die an der Innenseite des Strickkörpers liegt und sich hier um Zellgruppen aufsplittert, welche die caudale Fortsetzung des DEITERSschen Kernes darstellen. Es ist dies die vierte Endigungsstätte des Labyrinthnerven,

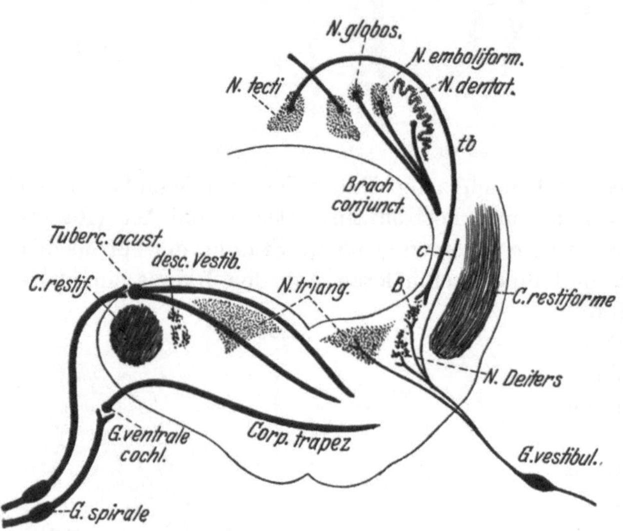

Abb. 70. Einstrahlung cochlearer und vestibulärer Erregungen ins Rautenhirn. Schematischer Schrägschnitt durch das Rautenhirn. (Links mehr caudal, rechts mehr kranial.)

B = Nucl. angularis Bechterew; *c* = cerebellopetale Fasern; *tb* = Fasc. uncinatus. Cochleare Faserung (links) dicke Linien. Vestibulare Faserung (rechts) dünne Linien. Cerebellofugale Fasern (rechts oben) mittelstarke Linien.

das *Griseum der descendierenden Vestibulariswurzel.* Schließlich wird (von einzelnen Autoren wenigstens) angenommen, daß sich Vestibularisfasern an der Innenseite des Corpus restiforme direkt ins Kleinhirn, vor allem zu dessen tiefen Kernen, begeben, so daß man fünftens auch das *Kleinhirn* zu den direkten Endstätten des Nervus vestibularis rechnen könnte. Jedenfalls sind aber diese direkten Vestibularisfasern zum Kleinhirn recht spärlich.

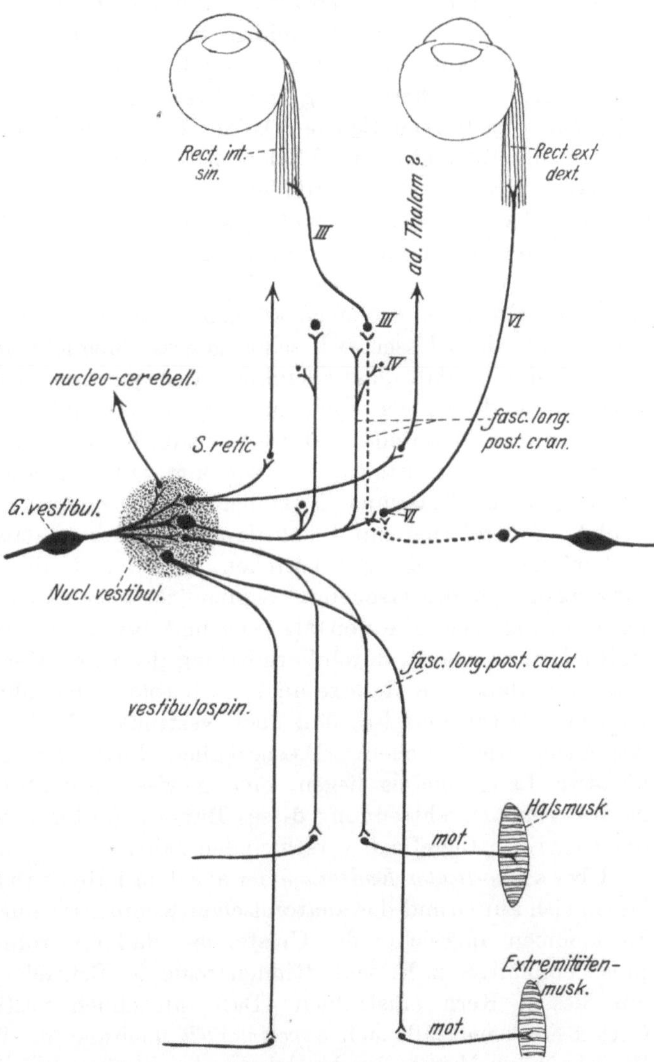

Abb. 71. Schema der wichtigsten vestibulären Reflexbögen.

Die hier geschilderten Endstätten des Vestibularis stellen den Ursprung von Systemen dar, welche der Reflexübertragung vom Labyrinth auf die segmentären Ursprungsstätten der verschiedensten motorischen Nerven dienen. Es würde hier zu weit führen, auseinanderzusetzen, welchen Anteil die gerade geschilderten Vestibulariskerne im einzelnen an der Bildung dieser zwischen afferentem Neuron und den Bewegungsnerven zwischengeschalteten Neurone haben. Wir bezeichnen daher in der schematischen Abb. 71 das Endgebiet des Nervus vestibularis als Einheit (Vestibulariskerne), aus denen sich folgende Systeme entwickeln:

1. Nach caudal (vor allem aus dem N. Deiters) die *vestibulospinale Bahn*, welche die Reflexübertragung auf die spinalen Ursprungsstätten der zur Stamm- und zur Extremitätenmuskulatur ziehenden motorischen Nerven vermittelt.

2. Zu den Kernen der Augenmuskeln gerichtete Fasern, deren Hauptmasse im kranialen Anteil des *hinteren Längsbündels* verläuft.

3. Im caudalen Anteil des hinteren Längsbündels eine vor allem an den Vorderhornzellen des Halsmarks sich aufsplitternde *vestibulo-cervicale* Bahn,

welche die anatomische Grundlage für die Einwirkung des Labyrinths auf die Halsmuskulatur und damit auf die Kopfstellung darstellt[1].

All die genannten Systeme verlaufen sowohl homolateral als auch gekreuzt. Dem gleichseitigen Strickkörper schließt sich als

4. Bahn ein *vestibulo-cerebellares* Bündel an, das sowohl mit der Rinde als auch mit den Kernen des Kleinhirns in Beziehung treten dürfte.

5. Vor allem aus dem Nucleus triangularis stammen *vestibulo-reticuläre* Bahnen, welche teils eine Übertragung von Erregungen auf die in der Subst. reticularis gelegenen vegetativen Zentren beider Seiten vermitteln, teils der Erregungsleitung zum Mittelhirn und Thalamus (HELD) dienen dürften.

Wenn nun auch der Vestibularis vorwiegend reflektorische Funktionen ausübt, so kann doch nicht übersehen werden, daß, beim Menschen wenigstens, die Labyrinthreizung zu einer bewußten Empfindung, dem Schwindel, führen kann; es entsteht damit die Frage, *auf welchem Wege* labyrinthäre Erregungen die *Rinde des Großhirns* erreichen können. Unsere Kenntnisse hierüber sind recht mangelhaft; doch lassen sich schon gewisse Möglichkeiten vermuten. So denkt SPITZER daran, daß das Kleinhirn, das ja, wie erwähnt, sowohl aus dem Vestibularis direkt als auch aus seinen medullären Endkernen Erregungen empfängt, die Weiterleitung derselben zum Nucleus ruber mittels des Brachium conjunctivum vermittelt, von wo aus rubrothalamische Bahnen die Verbindung zum Thalamus herstellen, der seinerseits Fasern zur Hirnrinde sendet. Es ist ferner mit HELD daran zu denken, daß auch direkte vestibulo-thalamische Verbindungen bestehen, wenn auch deren Nachweis noch nicht ganz exakt geführt erscheint. Schließlich wissen wir, daß eine Gruppe von Labyrinthreflexen, die von MAGNUS und DE KLEYN beschriebenen Labyrinthstellreflexe (s. unten), durch Vermittlung des roten Kerns zustandekommen und weiterhin, daß diese Reflexe auch nach totaler Kleinhirnausschaltung bestehen bleiben. Es scheint also, daß auch vestibulo-rubrale Verbindungen außerhalb des Kleinhirns bestehen. Diesbezüglich dürfte Fasern, die im Bereiche des hinteren Längsbündels liegen, eine gewisse Bedeutung zukommen, nachdem NISHIO nach Durchtrennung dieses Bündels (unter Leitung des einen von uns) die Labyrinthstellreflexe verschwinden sah[2].

Über die *corticalen Endstätten* der aus dem Labyrinth stammenden Erregungen lassen sich auf Grund der anatomischen Kenntnisse nur Vermutungen anstellen. Es kommen angesichts des Umstandes, daß der rote Kern labyrinthäre Impulse empfängt, z. B. jene Rindenareale in Betracht, in welche Erregungen aus diesem Kern einstrahlen. Daß tatsächlich vestibuläre Erregungen den Cortex erreichen, läßt sich *experimentell* nachweisen. Wir besitzen nämlich im Strychnin ein Mittel, das bei lokaler Applikation auf die corticalen Endstätten zentripetaler Systeme diese in einen Zustand erhöhter Erregung resp. verstärkter Erregbarkeit gegenüber den Impulsen versetzt, die aus dem zugehörigen peri-

[1] Im hinteren Längsbündel finden sich auch spinalwärts ziehende Fasern, die von Kernen in der Umgebung des Nucl. III und N. ruber (aus dem N. Darkschewitsch, N. interstitialis, N. intracommissuralis) stammen und einen Teil des extrapyramidalen Systems bilden (vgl. S. 7).

[2] Hiemit stimmt überein, daß neuerdings L. ALEXANDER an Hunden, bei welchen der eine von uns die Vestibulariskerne verletzt hatte, degenerierende Fasern findet, die vom hinteren Längsbündel zum Nucl. ruber ziehen.

pheren Sinnesapparat einströmen. Bei Reizung des letzteren kann es dann sogar zu einem Irradiieren der Erregung auf die corticalen motorischen Zentren und damit zu epileptiformen Anfällen kommen (vgl. die Versuche von Baglioni, Amantea, Dusser de Barenne, Clementi an der Körperfühlsphäre, dem optischen und akustischen Apparat). Der eine von uns (Spiegel[1]) hat nun die lokalisierte Strychninvergiftung einzelner Rindenareale benutzt, um die Frage der Existenz corticaler Endstätten des Labyrinths zu studieren, und konnte tatsächlich nach Vergiftung umschriebener Rindenareale, z. B. der 2. und 3. hinteren Bogenwindung bei Katzen, durch Erregung des Labyrinths mittels Drehung auch nach Kleinhirnexstirpation epileptiforme Anfälle auslösen. Diese Versuche lehren zweierlei: erstens, daß labyrinthäre Erregungen selbst bei Kleinhirnmangel in den Cortex einströmen können, zweitens, daß es, einen bestimmten Zustand der Übererregbarkeit corticaler Apparate vorausgesetzt, möglich ist, durch Labyrinthreize epileptiforme Anfälle hervorzurufen. Die Möglichkeit des Bestehens einer sog. *Reflexepilepsie*, des Entstehens epileptiformer Krämpfe durch Reflexreize, speziell durch solche von seiten des Labyrinths, erhält damit eine festere Grundlage.

Von Fasern, die dem Vestibulariskerngebiet von anderen Hirnteilen zuströmen, kommen vor allem solche aus dem Kleinhirn in Betracht, die in der Hauptsache aus dem gegenseitigen N. tecti (fastigii) stammen und nach Kreuzung im Wurm den Bindearm umschlingen (*Tr. fastigiobulbaris, Fasc. uncinatus*). (Vgl. Abb. 70.)

3. Die Funktion der Bogengänge.

In Gemeinschaft mit optischen Erregungen, der Muskel- und Gelenks-, zum Teil auch der Oberflächensensibilität des Körpers, dient der Vorhof-Bogengangsapparat der Erhaltung des Körpergleichgewichts bei aktiver und passiver Körper-(Kopf-)Bewegung und auch bei ruhendem Körper (Kopf) (Goltz). Er reagiert in seinem Bogengangsanteil vor allem auf Drehbewegungen, die der Kopf allein, resp. in Gemeinschaft mit dem Körper ausführt, wenn dieselben mit einer Geschwindigkeitszu- oder -abnahme (positiver oder negativer Winkelbeschleunigung) erfolgen, in seinem Vorhofsanteil auf die jeweilige Lage des Kopfes im Raume. Die alte Zweiteilung von Breuer, welcher die Bogengangs-Cristae als die Perzeptionsorgane für Bewegungen (Drehbewegungen), die Maculae mit den Otolithen als die Receptoren zur Perzeption der Lage betrachtete, ist neuerdings besonders von Magnus und de Kleyn weiter ausgebaut worden; nur bezüglich der Reaktionen auf Progressivbewegungen (geradlinige Bewegungen) stimmen die letztgenannten Autoren mit Breuer nicht überein, der dieselben bloß auf Erregungen zurückführt, die von den Maculae ausgehen, sondern sie betrachten diese Reaktionen in erster Linie als Bogengangsreflexe. In der letzten Zeit ist es aber überhaupt zweifelhaft geworden, ob man die Maculae bloß als Lagereceptoren, die Cristae bloß als Bewegungsreceptoren auffassen dürfe, wie später noch näher erörtert werden soll.

Beim Menschen und den höheren Säugetieren spielt der Vorhof-Bogengangsapparat nicht mehr die große Rolle wie bei anderen Tieren, speziell denen, die in Wasser und Luft leben. Er ist nicht mehr das überragende Gleichgewichtsorgan, seine einseitige Zerstörung wird bald überwunden und auch seine beider-

[1] Wien. klin. Wschr. **1931**, 952.

seitige Ausschaltung wird durch das kompensatorische Eintreten der anderen der Gleichgewichtserhaltung dienenden (optischen und propriozeptiven) Mechanismen praktisch ausgeglichen und ist nur durch feinere Methoden der Untersuchung der Gleichgewichtsregulation nachweisbar. Die akuten Erscheinungen nach einseitiger Zerstörung eines Labyrinths verschwinden bald, doch bleibt bei einseitiger Labyrinthausschaltung dauernd eine Gleichgewichtsstörung erkennbar, die bei geeigneter Versuchsanordnung auch viele Jahre nach Labyrinthverlust demonstriert werden kann (ALEXANDER).

Betrachten wir zunächst den *Bogengangs*apparat, der vor allem auf Drehbewegungen reagiert, die mit einer Winkelbeschleunigung erfolgen, so ist die sog. *hydrodynamische* Theorie am besten ausgebaut (BREUER, CRUM-BROWN, EWALD), welche eine Endolymphströmung und eine dadurch bedingte Verbiegung der Härchen der Sinneszellen in den Cristae als auslösenden Reiz anspricht. Sie nimmt an, daß bei Drehung des Kopfes im Beginn der Drehung oder bei

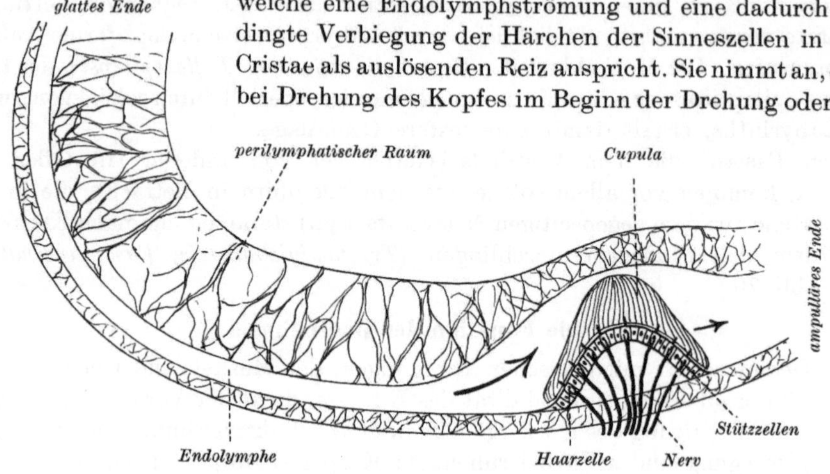

Abb. 72. Schema eines Bogenganges. Zug und Druck an den Härchen bei Flüssigkeitsbewegung.

Zu- oder Abnahme der Drehungsgeschwindigkeit vor allem in jenem Bogengangspaare, dessen Achse der jeweiligen Drehungsachse des Körpers am ehesten parallel ist, eine Strömung der Flüssigkeit dadurch stattfindet, daß infolge des Trägheitsmomentes die Endolymphe das Bestreben hat, gegenüber der Rohrwand zurückzubleiben, also eine Bewegung entgegen der Drehungsrichtung ausführt. Die Endolymphe der übrigen Bogengänge nimmt nur geringen oder keinen Anteil. Auf dieser Grundlage hat man Optimumstellungen herausgefunden, bei welchen auch beim Menschen klinisch erwartet werden kann, daß der Reiz auf ein bestimmtes Bogengangspaar beschränkt bleibt (s. unten). Es kann nun je nach der Drehrichtung (nach rechts oder links) die resultierende Strömung gegen die Ampulle oder von derselben weg gerichtet sein. So wird bei Drehung nach rechts (in der Uhrzeigerrichtung) im rechten äußeren Bogengang eine ampullopetale, im linken eine ampullofugale Strömung entstehen (Abb. 73). Nach dem Aufhören der Drehung wird infolge des Bestrebens der Flüssigkeit, ihre Bewegung beizubehalten, die Endolymphströmung weiterbestehen, aber in bezug auf die Ampulle in entgegengesetzter Richtung zu der im Beginn der Drehung. Dementsprechend wird die Cupula, deren Längsachse, wie erwähnt, senkrecht zu dem Längsverlauf des Bogenganges steht, am Ende der Drehung in entgegengesetzter Richtung zur Anfangsbewegung verschoben.

Wie bereits geschildert, stehen die Härchen der Sinneszellen mit den Cupulae jedenfalls in Verbindung, ob sie nun nach KOLMER in präformierten Kanälen in der Gallerte liegen oder nach WITTMAACK mit ihr fest verbunden sind; verschiebt sich die Cupula, so wird sie auf der einen Seite der Crista auf die Härchen drücken, auf der anderen Seite aber an diesen ziehen. Dieser Zug, resp. Druck löst nun eine Erregung und weiterhin Reflexe in gesetzmäßiger Richtung aus. Bei Drehung um die vertikale Achse und Normalstellung des Kopfes kommt es während der Drehung zu Deviation der Augen, resp. (besonders bei Tieren) auch des Kopfes entgegen der Drehrichtung, zu Nystagmus besonders der Augen in der Drehrichtung, nach Aufhören der Drehung zu diesen Reaktionen in umgekehrter Richtung.

Daß tatsächlich durch Erzeugen von Flüssigkeitsströmungen in den Bogengängen Kopf- bzw. Augenbewegungen ausgelöst werden können, die bei Umkehrung der Strömungsrichtung ebenfalls in entgegengesetzter Richtung ablaufen, haben schon Versuche von BREUER, HÖGYES an Tauben, resp. Kaninchen gezeigt; besonders aber EWALD hat durch seine berühmten Versuche mit dem pneumatischen Hammer an Tauben die Gesetzmäßigkeit der Beziehungen zwischen dem gereizten Kanal, resp. den in demselben erzeugten Endolymphströmungen und der erzielten Augen- und Kopfreaktion erwiesen. Er plombierte einen knöchernen Bogengang nahe seinem glatten Ende, öffnete ihn an einer zweiten, zwischen Plombe und Ampulle gelegenen Stelle und erzeugte hier abwechselnd eine Druckverstärkung und Herabsetzung, wodurch also alternierend eine ampullopetale und ampullofugale Endolymphströmung ausgelöst werden konnte. Die Reaktionsbewegungen erfolgten jeweils parallel der Ebene des gerade gereizten Bogenganges, die langsame Augendeviation in der Richtung der Endolymphströmung (resp. der Nystagmus mit seiner raschen Komponente in entgegengesetzter Richtung). Zwischen der Wirksamkeit der ampullopetal und der ampullofugal gerichteten Endolymphströmung besteht insofern ein quantitativer Unterschied, als die erstere an den horizontalen Kanälen stärker ist als die ampullofugal gerichtete Strömung, während an den beiden übrigen Bogengängen umgekehrt die ampullofugale Strömung eine stärkere Reaktion auslöst. Auf die durch die Drehung des Kopfes, resp. des Gesamtkörpers ausgelösten Reaktionen angewendet, bedeutet dies also, daß bei Normalhaltung des Kopfes und Drehung nach rechts (in der Uhrzeigerrichtung) während der Drehung im rechten, nach derselben im linken äußeren Bogengang die stärker wirksame ampullopetale Strömung hervorgerufen wird. Mit anderen Worten, es wird während der Drehung (um eine vertikale Achse bei normaler Kopfhaltung) der der jeweiligen Drehrichtung gleich-

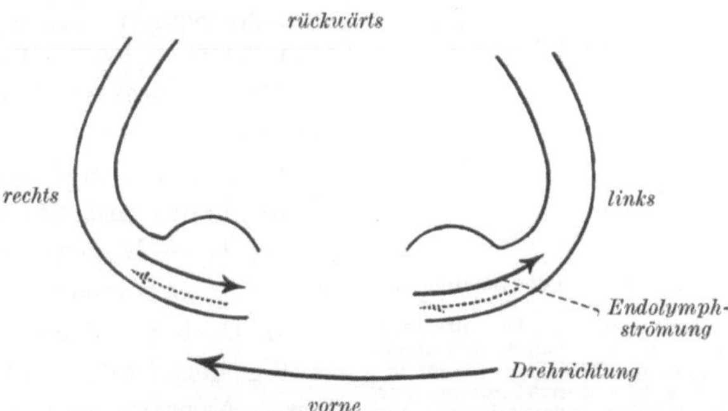

Abb. 73. Horizontale Bogengänge. Drehen nach rechts (im Sinne des Uhrzeigers) bei aufrechtem Kopfe, dabei Nystagmus → nach rechts. Nach dem Anhalten Umkehr der Stömung (gestrichelt), Nystagmus ← nach links.

namige äußere Bogengang stärker erregt, umgekehrt nach Aufhören der Rotation[1].

Man muß sich natürlich klar sein, daß die EWALDschen und ähnliche Versuche abnorm starke, eigentlich über das physiologische Maß hinaus gehende Reize setzen. Für normale Verhältnisse hat schon MACH bezweifelt, daß in den Bogengängen bei Drehung eine Endolymphströmung entsteht und hat daher angenommen, daß schon der Druck des Bogengangsinhaltes erregungauslösend auf die Endapparate wirke. Diese *hydrostatische* Theorie wurde weiters auch von BREUER, BIEHL u. a. angenommen[2].

Nur ganz kurz können wir auf die übrigen Theorien der Bogengangsfunktion eingehen. WITTMAACK vertritt die Auffassung, daß eine Änderung im Druck der Endolymphe den Turgor der Cupula ändere und dies den Sinnesreiz abgebe. SCHMALTZ betrachtet Veränderungen der Ionenkonzentration um die Cupula als den auslösenden Reiz. Nach SPITZER[3] sollen Drehbewegungen des Kopfes im Bogengang stehende, longitudinale Endolymphwellen mit den Wellenbäuchen an den freien Rohrenden erzeugen. Diese Längsoszillationen stellen den Sinnesreiz dar, indem durch sie die Abhänge der quer zur Schwingungsrichtung stehenden Crista getroffen und die Sinneshaare in maximale Schwingungen versetzt werden.

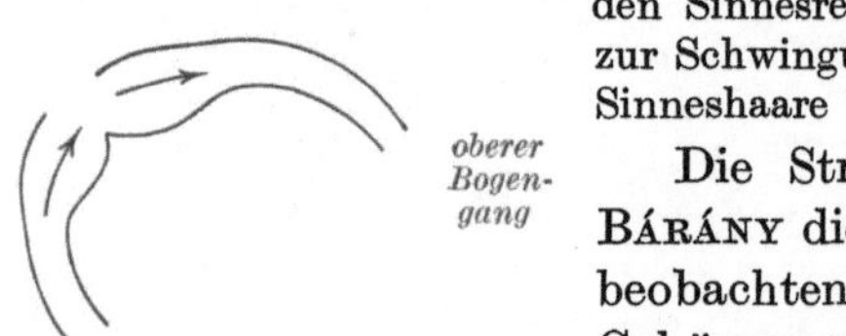

Abb. 74. Schema der Endolymphströmung (nach BÁRÁNY) nach Kaltwasserspülung bei aufrechter Kopfhaltung. Durch Abkühlen Sinken der Flüssigkeit, daher im oberen Bogengange Strömung zur Ampulle, im horizontalen von der Ampulle weg, daher ↷ Nystagmus zur Gegenseite.

Die Strömungstheorie[2] erklärt uns auch nach BÁRÁNY die bei Vornahme der *calorischen* Prüfung zu beobachtenden Reflexe. Bei Ausspritzen des äußeren Gehörganges mit heißem, resp. kaltem Wasser treten labyrinthäre Reflexerscheinungen auf, wie Nystagmus, Fallen, Vorbeizeigen, Schwindel usw., ähnlich wie beim Drehen. Auch diese Reflexe erfolgen gesetzmäßig gerichtet, z. B. bei Kaltwasserspülung langsame Nystagmusphase (Deviation beider Augen), Falltendenz, Vorbeizeigen zur Reizseite, schnelle Nystagmusphase zur Gegenseite, umgekehrt bei Heißspülung. BÁRÁNY meint, daß bei Abkühlen der Bogengangswand und damit der im Bogengange befindlichen Endolymphe dieselbe nach abwärts sinke, umgekehrt bei Erwärmen eine aufwärts gerichtete Endolymphströmung erzeugt wird. Bei der üblichen Spülung des äußeren Gehörganges mit kaltem und heißem Wasser kommt nur eine Wirkung auf den horizontalen und frontalen Bogengang in Betracht (vgl. Abb. 74), da diese in der lateralen Labyrinthwand eingebettet liegen, während der sagittale Bogengang wahrscheinlich zu tief im Knochen liegt, um durch die Temperaturänderung beeinflußt zu werden. Eine solche Strömung der Endolymphe durch die Temperaturänderung wird natürlich am ehesten erfolgen können, wenn die Ebene des betreffenden Bogenganges vertikal steht (Optimumstellung von BRÜNINGS); es wird bei Spülung mit kaltem Wasser im betreffenden Bogengange eine ampullofugale Strömung entstehen, wenn die Ampulle sich über dem abgekühlten Teil dieses Bogenganges befindet, eine ampullopetale Strömung, wenn die Ampulle unter der Stelle der Kälteeinwirkung

[1] Nach EWALD, BARTELS wird das Auge, das auf der Seite des stärker gereizten Labyrinthes liegt, etwas stärker bewegt als das gegenseitige.

[2] Neuere Versuche von MAIER und LION weisen immerhin darauf hin, daß beim Drehen resp. beim Calorisieren auch am lebenden Tier eine Endolymphbewegung entstehen könne.

[3] Mschr. Ohrenheilk. **59** (1925); vgl. hierzu die Kontroverse mit LORENTE DE NÓ in den folgenden Heften.

liegt. Bei Heißwasserspülung gelten natürlich die umgekehrten Verhältnisse. Es muß also durch Änderung der Kopfstellung auch die Richtung des etwa durch Kaltwasserreizung hervorgerufenen Nystagmus geändert werden, wenn wir uns an die EWALDschen Versuche erinnern, die zeigten, daß durch Reizung eines Bogenganges ein Nystagmus hervorgerufen wird, dessen Richtung der Ebene dieses Bogenganges parallel ist und der mit seiner schnellen Komponente entgegen der Endolymphströmung schlägt. Spült man also das rechte Ohr in Optimumstellung des äußeren Bogenganges (Kopf 45—60 Grad nach hinten und etwas zur Seite der Spülung geneigt, die Ampulle steht oben), so ist ein horizontaler Nystagmus mit der schnellen Komponente nach links und bei Änderung der Kopfstellung auch eine Änderung der Nystagmusrichtung zu erwarten. Tatsächlich hat sich die geforderte Abhängigkeit der Nystagmusrichtung von der Kopfstellung finden lassen (vgl. S. 291).

Andererseits aber hat man nicht ganz unberechtigte Einwände gegen die Zurückführung des calorischen Nystagmus auf Endolymphströmungen erhoben. Nachdem schon BREUER erwogen hatte, ob der bei Kälteeinwirkung auf den Bogengang auftretende Nystagmus auf eine Endolymphströmung oder auf die direkte Abkühlung der Nervenendstellen zurückzuführen sei, faßt besonders BARTELS den Kaltwassernystagmus als Lähmungssymptom von seiten des Nerven auf, ohne aber die Änderung der Nystagmusrichtung bei Änderung der Kopfstellung befriedigend erklären zu können. KOBRAK konnte nachweisen, daß es schon bei Spülung mit einigen Kubikzentimetern kalten Wassers gelingt, Nystagmus beim Menschen auszulösen (vgl. S. 291); es erscheint ihm unwahrscheinlich, daß diese geringe Temperaturänderung schon eine Endolymphströmung hervorzubringen imstande sei, und er denkt daran, daß die durch Temperatureinwirkungen hervorgerufenen Änderungen der Gefäßweite reizauslösend wirken. Es scheint aber doch nach den Versuchen von FRENZEL[1] nicht unmöglich, daß auch bei der Schwachreizmethode von KOBRAK eine Temperaturänderung im äußeren Bogengang und damit eine Endolymphströmung auftritt.

Der durch *galvanischen Reiz* ausgelöste Nystagmus, der bei Anlegen der Elektroden an beide Ohren knapp vor den Tragi im Moment der Stromschließung zur Kathode schlägt (umgekehrt bei Stromöffnung), ist wahrscheinlich vorwiegend auf eine direkte Erregung des Nerv. vestibularis, resp. seiner Zentren, zum Teil auch auf die Auslösung einer Endolymphströmung durch den galvanischen Reiz zurückzuführen. Denn einerseits konnte GROEBBELS[2] bei Tauben an den (allerdings geöffneten) häutigen Bogengängen Endolymphverschiebungen bei galvanischer Reizung beobachten, andererseits betont er selbst, daß auch noch nach Labyrinthentfernung, ja nach Vestibularisdegeneration, galvanische Reize wirksam sind (vgl. auch DOHLMAN[3]).

Nur ganz kurz kann hier auf die *Reaktionen auf Progressivbewegungen* eingegangen werden, da sie für die Klinik vorderhand nur von untergeordneter Bedeutung sind. Bewegt man beispielsweise ein auf einem Brett sitzendes Meerschweinchen schnell nach oben, so werden die Vorderbeine gebeugt, nach Aufhören der Bewegung gestreckt (MAGNUS und DE KLEYN), umgekehrt bei Abwärts-

[1] Arch. Ohr- usw. Heilk. **113**, 234.

[2] Klin. Wschr. **1928**, 1784. [3] Acta oto-laryng. (Stockh.), Suppl. **8** (Upsala 1929).

bewegungen. Entgegen BREUER und MACH, welche die durch geradlinige Bewegungen (Progressivbewegungen) ausgelösten Reflexe als Otolithenreflexe auffaßten, fanden MAGNUS und DE KLEYN, daß die Reaktionen auf Progressivbewegungen noch nach Abschleudern der Otolithenmembranen zustande kommen, und betrachten sie demgemäß als zum Teil wenigstens in den Bogengängen entstehend. Auch zeigten ORNSTEIN und BURGER, daß Strömungen der Bogengangsendolymphe, entgegen der Annahme von BREUER, auch durch geradlinige Bewegungen hervorgerufen werden können. Doch wurde gegenüber den Schlußfolgerungen, die MAGNUS und DE KLEYN aus dem Bestehenbleiben der Progressivbewegungen nach Abschleudern der Otolithenmembranen gezogen haben, eingewendet, daß die Endstellen an den Maculae eventuell auch noch nach Entfernen der Otolithenmembran durch Endolymphbewegungen erregt werden könnten (vgl. LORENTE DE NÓ, GROEBBELS).

Am *Menschen* lassen sich Reflexe bei Progressivbewegungen vor allem bei Kindern feststellen; so beobachtete SCHALTENBRAND bei Abwärtsbewegung am Becken festgehaltener Kinder in geringem Ausmaß Kopfhebung und Abwärtsstrecken der Arme, dagegen Kopfsenkung bei Sistieren dieser Bewegung, resp. Beginn der Aufwärtsbewegung. Auch durch Rückwärtskippen von sitzenden Säuglingen lassen sich Armreaktionen (Auseinanderfahren der Arme, MAGNUS, MINKOWSKI an Frühgeburten) auslösen.

4. Der Innervationsmechanismus des labyrinthären Nystagmus.

Wie bei jeder pathologischen Erscheinung müssen wir uns auch beim Nystagmus bemühen, ihn auf Phänomene zurückzuführen, die schon unter normalen Verhältnissen zu beobachten sind. Nun wissen wir, daß es bei Ausführung von geringgradigen Kopfbewegungen (Drehen des Kopfes nach rechts oder links), wie sie im gewöhnlichen Leben recht häufig sind, zu einer konjugierten Deviation beider Augen in der Gegenrichtung der Kopfdrehung kommt. Diese Reaktion bezweckt anscheinend eine Fixation der Bulbi im Raume, so daß trotz der Kopfdrehung die Bilder, die von den Gegenständen der Umwelt auf die Retina geworfen werden, unbewegt bleiben. Diese Reaktion ist vorwiegend labyrinthären Ursprungs, wenn sie auch durch optische Reflexe, bzw. Erregungen, die von der Halsmuskulatur ihren Ursprung nehmen, unterstützt sein mag.

Die geschilderte konjugierte Deviation der Augen entgegen der Richtung der Kopfdrehung stellt die Grundlage der langsamen Komponente des Nystagmus dar. Wenn wir auch die Richtung des Nystagmus nach der raschen Komponente bezeichnen, weil diese eine auffälligere Bewegung darstellt als die langsame, so müssen wir doch die letztere als die wichtigere Reaktion ansprechen. Sie ist im Normalen vorgebildet, bleibt auch in pathologischen Zuständen (Koma, Narkose), welche die rasche Komponente vernichten, erhalten und manifestiert sich hier als konjugierte Deviation.

Wir müssen uns demnach zunächst mit dem *Mechanismus der langsamen Komponente* befassen. Wenn beide Augen durch einen vestibulären Reiz beispielsweise nach links deviieren, so müssen der Musculus rectus externus des linken und der Musculus rectus internus des rechten Auges sich kontrahieren. Der erstere empfängt seine Impulse vom linken Nervus abducens und dem entsprechenden Ursprungskern derselben Seite, der letztere vom rechten Nervus oculomotorius, dessen Ursprungsbündel aber, soweit wenigstens der Musculus rectus internus in Betracht kommt, aus dem gegenseitigen, also linken Oculomotoriuskern entspringen. Mit anderen Worten, für die konjugierte Deviation beider Augen nach links ist eine Erregung des linksseitigen Oculomotorius- und Abducenskerns nötig. Diese wird vor allem durch jenes Bündel vermittelt, welches an der Ventralfläche der Augenmuskelkerne in sagittaler Richtung jederseits der Mittellinie verläuft, das sog. hintere Längsbündel (Fasciculus longitudinalis posterior[1]). Man kann ganz allgemein die Regel aufstellen, soweit wenigstens die horizontalen Augenbewegungen in Betracht kommen, daß jedes hintere Längsbündel die Erregungen für die konjugierte Deviation beider Augen nach seiner Seite leitet (SPITZER). Diese Regel gilt sowohl für die willkürlichen, cortical ausgelösten, als auch für die vom Labyrinth her reflektorisch hervorgerufenen Augenbewegungen.

Nun kann aber von jedem Labyrinth her eine konjugierte Deviation beider Augen beispielsweise nach links hervorgerufen werden, z. B. durch Kaltwasserspülung des linken Ohres (schnelle Komponente nach rechts) oder durch Heißspülung des rechten Ohres. Dies wird begreiflich, wenn wir darauf hinweisen, daß in das hintere Längsbündel jeder Seite sowohl Fasern aus dem gleichseitigen, als auch aus dem gegenseitigen Vestibulariskerngebiet einstrahlen. In unserem Falle werden bei der Kaltspülung des linken Ohres die ersteren, bei der Heißspülung des rechten Ohres die letzteren Fasern erregt werden.

Der Mechanismus der konjugierten Deviation erfährt aber weiterhin dadurch eine Komplikation, daß das SHERRINGTON-HERINGsche Gesetz der reziproken Hemmung der Antagonisten auch hier gilt, wie für den vestibulären Nystagmus von BARTELS, DE KLEYN gezeigt wurde. Man kann nämlich bis zu einem gewissen Ausmaß eine Deviation der Augen nach links durch Labyrinthreizung auch dann noch erzielen, wenn die Linkswender (linker Musculus rectus externus, rechter Musculus rectus internus) gelähmt sind. In diesem Fall offenbart sich die Wirkung der reziproken Antagonistenhemmung, welche es bewirkt, daß eine reflektorische Erregung, die zu einer Kontraktion der genannten Linkswender führt, auch die Rechtswender beeinflußt, also in unserem Beispiele den Musculus rectus externus dexter und Musculus rectus internus sinister hemmt, d. h. den Tonus dieser Muskeln vermindert[2].

Wir haben oben ausgeführt, daß jedes hintere Längsbündel Erregungen für die konjugierte Deviation beider Augen nach seiner Seite leitet. Die Hemmung der Rechtswender muß also in der Weise zustande kommen, daß während der Erregung des linken hinteren Längsbündels das rechte hemmende Impulse leitet, und umgekehrt. Nennen wir der Kürze halber die Zellen eines Vestibulariskerngebiets, die Fasern ins linke hintere Längsbündel entsenden, L-Zellen, jene Zellen, welche Fasern ins rechte hintere Längsbündel abgeben, R-Zellen, so muß also die aus dem peripheren Nerven beispielsweise in das rechte Kerngebiet einströmende Erregung derart verteilt werden, daß die L-Zellen fördernde, die R-Zellen hemmende Impulse in das hintere Längsbündel abgeben, wenn eine

[1] Als Nebenbahn kommen in der Subst. reticularis verlaufende Systeme in Betracht (vgl. weiter unten).

[2] LORENTE DE NÓ zeigte sogar, daß bei den labyrinthären Augenreflexen immer alle 6 Augenmuskeln beteiligt sind.

konjugierte Augendeviation nach links zustande kommen soll. (Vgl. Abb. 75. Umgekehrt Abgabe fördernder Erregung durch die R-Zellen und hemmender Impulse durch die L-Zellen bei Auslösung von Augendeviation nach rechts.)

Das *Zustandekommen dieser Hemmung* ist an anderen Reflexmechanismen, vor allem am Rückenmark, in den letzten Jahren vielfach studiert worden, und es ist wohl zu vermuten, daß die für dieses gewonnenen Gesetzmäßigkeiten auch für die vestibulären Reflexe gelten. Nach den Untersuchungen von VERWORN, KEITH LUCAS, ADRIAN, BRÜCKE, BERITOFF ist anzunehmen, daß die reflektorische Hemmung der Antagonisten in folgender Weise zustande kommt. Die zentripetale Erregung wird auf zwei Wege verteilt, von welchen der eine den größten Teil der Erregung zu der die betreffende Reaktion resp. Muskelkontraktion innervierenden Zellgruppe leitet; der andere führt einen Bruchteil der Erregung, der evtl. auch noch durch ein Schaltneuron abgeschwächt wird, jener Zellgruppe zu, welche die Antagonisten der betreffenden, sich kontrahierenden Muskeln innerviert. Diese Erregung ist zu schwach, um schließlich diese Zellen selbst erreichen zu können. Sie wird wahrscheinlich an den diesen Zellen vorgelagerten Grenzflächen (Synapsen) aufgehalten. Nun wissen wir aber, daß eine Erregung, wenn sie über eine Nervenfaser abläuft, im darauffolgenden Zeitabschnitt dieselbe in einem Zustand der Unerregbarkeit (sog. Refraktärphase) zurückläßt. In diesem Zeitabschnitt vermögen Erregungen, die sonst normalerweise zu der betreffenden Zellgruppe vordringen und die Antagonisten in einem gewissen Tonus erhalten, die zu dieser Zellgruppe leitenden, nun refraktären Bahnen nicht zu benutzen. Dadurch wird der Erregungszustand der die Antagonisten innervierenden Zellen herabgesetzt, der Tonus der Antagonisten vermindert, was wir als Hemmung bezeichnen (vgl. ausführliche Darstellung bei SPIEGEL[1]).

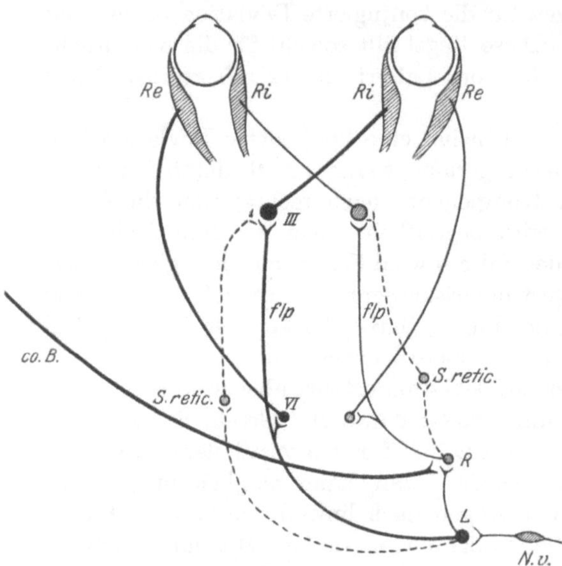

Abb. 75. Schematische Darstellung des Mechanismus eines durch rechtsseitige Vestibulariserregung hervorgerufenen Nystagmus horizontalis nach rechts (nach SPIEGEL).

co. B. = corticale Blickbahn; *flp* = fascic. longitudinal. poster; *L* (*R*) = Linkswendung (Rechtswendung) der Augen innervierende Vestibulariskernzellen; *N. v.* = Nerv. vestibularis; *Re* = M. rectus externus; *Ri* = M. rectus internus; *S. retic.* = Subst. reticularis; *III* = Oculomotoriuskern; *VI* = Abducenskern.

Wenden wir diese Vorstellungen auf die uns hier interessierende vestibulär ausgelöste konjugierte Deviation der Augen an, welche die Grundlage der langsamen Komponente des Nystagmus bildet, so müssen wir zu folgender Anschauung gelangen. Bei Auslösung beispielsweise einer konjugierten Deviation nach links wird die vestibuläre Erregung vor allem den L-Zellen des zugehörigen Vestibulariskerngebiets zufließen, so daß das linke hintere Längsbündel (resp. die linksseitigen vestibulo-mesencephalen Bahnen und damit der linke M. rect. ext. und der rechte M. rect. int.) erregt werden. Ein Teil der die L-Zellen erreichenden Erregungen wird aber mittels Kollateralen der genannten Zellen an R-Zellen abgegeben, so daß es zu einer minimalen Erregung derselben und der von ihnen (ins rechte hintere Längsbündel, resp. zu den rechtsseitigen vestibulo-mesencephalen Bahnen) abgehenden Fasern kommen kann. Die Zellen

[1] Experimentelle Neurologie 1. Berlin: Karger 1928.

der zugehörigen Augenmuskelkerne (Zentrum des rechten Rectus externus und des linken Rectus internus) können von diesem schwachen Impuls zwar nicht in Erregung versetzt werden, er hinterläßt aber auf der durchlaufenen Strecke ein Refraktärstadium, so daß die normalerweise den Tonus der Rechtswender beider Augen bedingenden Impulse abgeschwächt werden und es damit zu einer Hemmung dieser Muskeln kommt.

Wir sind auf die Frage der reziproken Antagonistenhemmung bei Auslösung der langsamen Komponente des Nystagmus etwas genauer eingegangen, weil ihre Analyse vielleicht einen Weg weist, um dem schwierigen Problem der *raschen Komponente* des Nystagmus näher zu kommen. Man hat, insbesondere von seiten der Otologen, dieses im Nystagmus enthaltene Problem des Rhythmus in der Weise zu lösen versucht, daß man nach einem Zentrum der sog. schnellen Phase des Nystagmus suchte. Würde nun auch ein eigenes Zentrum der raschen Komponente des Nystagmus abgegrenzt werden können, so wäre mit dessen Entdeckung das Problem nur verschoben, aber nicht gelöst. Denn es entsteht dann sofort die weitere Frage, wieso dieses Zentrum zur Abgabe von Erregungen in bestimmten Intervallen veranlaßt wird. Immerhin vermögen jene Untersuchungen, die sich mit der Lokalisation eines Zentrums der schnellen Komponente beschäftigen, insofern zum Problem des Nystagmus Material zu liefern, als sie zeigen, welche Zellansammlungen und Faserzüge erhalten bleiben müssen und welche entbehrlich sind, wenn ein den Bogengangsapparat oder dessen Zentren treffender Reiz nicht nur eine einfache konjugierte Deviation der Augen, sondern rhythmische Bewegungen derselben, also einen rhythmischen statt eines tonischen Reflexes auslösen soll.

Wenden wir uns zunächst der lokalisatorischen Seite des Problems in der erwähnten Fassung zu, so wissen wir aus den Untersuchungen von Högyes[1], Kubo[2], Bauer und Leidler[3], Magnus und de Kleyn[4], daß entgegen den Schlußfolgerungen, die man aus Beobachtungen an Bewußtlosen, in Narkose, bei Frühgeburten gezogen hat (Rosenfeld[5] u. a.), das Erhaltenbleiben des Vorderhirns, resp. von Vorder- und Zwischenhirn zum Zustandekommen eines typischen vestibulären Nystagmus nicht nötig ist (ja nach Bauer und Leidler kann man sogar das Mittelhirn einschließlich der Oculomotoriuskerne weitgehend zerstören, ohne die rasche Komponente des Nystagmus zum Schwinden zu bringen). Das gleiche gilt insbesondere nach den anatomisch kontrollierten Totalexstirpationen von Magnus und de Kleyn für das Kleinhirn, so daß wir unsere weiteren Betrachtungen auf das Gebiet Oblongata, Pons, resp. auch noch Mittelhirn einschränken können.

Innerhalb dieses Bereiches hat sich wieder gezeigt, daß Reflexbögen außerhalb der Verbindung Labyrinth—Zentralnervensystem—Augenmuskelnerven ebenfalls entbehrlich sind. Insbesondere gilt das nach den Untersuchungen der Högyesschen Schule (Kertész[6], Marschalko[6]), weiter von Kubo und von

[1] Högyes, A., Nervenmech. der assoziierten Augenbewegungen. Übersetzt von M. Sugár. Urban & Schwarzenberg 1913.

[2] Kubo, J., Pflügers Arch. **94**, 143 (1906); **95**, 457 (1906).

[3] Bauer-Leidler, Arb. neur. Inst. Wien **19**, 155 (1912).

[4] Magnus u. de Kleyn, Handb. Neurol. d. Ohres **1**, 465 (1923).

[5] Rosenfeld, M., Neur. Zbl. **1910**, 708; **1911**, 238 — Z. Neur. **3**, 271 (1910).

[6] Zitiert bei [1] u. [4].

de Kleyn[1] für den *Trigeminus*, nach letzterem Autor auch für die afferenten Erregungen aus den Augenmuskeln, welche durch die in den Augenmuskelnerven enthaltenen Proprioceptoren vermittelt werden, nachdem deren Lähmung durch Novocaininfiltration der Augenmuskeln die Auslösbarkeit eines typischen Nystagmus durch kalorische Labyrinthreizung nicht verhindert. Es ist also auch die Theorie einer orbitalen Entstehung der schnellen Komponente (Ewald[2], Bartels[3]), insbesondere die vom letztgenannten Autor entwickelte Auffassung einer Auslösung derselben durch proprioceptive Erregungen aus den Augenmuskeln her (ähnlich u. a. Brunner[4]) nach den vorliegenden Experimenten nicht haltbar und wird anscheinend von ihm selbst nicht mehr aufrechterhalten. Daß schließlich auch nach Querdurchtrennung der Oblongata, etwa entsprechend der caudalen Grenze der Vestibulariskerne, also nach Abtrennung dieses Kerngebiets von dem spinaler gelegenen Teil des Zentralnervensystems, der labyrinthäre Reiz noch Nystagmus hervorzurufen vermag, geht schon aus Versuchen von Högyes hervor.

Mit der Beschränkung der *für das Zustandekommen beider Phasen des vestibulären Nystagmus nötigen Teile des Nervensystems* auf die afferenten *Fasern aus dem Labyrinth*, die efferenten *Nerven zu den Augenmuskeln und den dazwischenliegenden Anteil des Zentralnervensystems* ist natürlich das Lokalisationsproblem noch immer nicht gelöst. Wir müssen zunächst fragen, in welchem Teil des so abgegrenzten Gebietes der dem Nystagmus zugrunde liegende Rhythmus entsteht. Zunächst könnte man ja daran denken, daß eine solche Umformung schon im peripheren receptorischen Apparat, im *Labyrinth* selbst erfolgt (z. B. Maupetit[5]); nun aber weist eine Reihe von Tatsachen darauf hin, daß von den Vestibulariskernen ihren Ausgang nehmende Erregungen auch bei Fehlen des zugehörigen Labyrinths resp. trotz Degeneration des durch das Scarpasche Ganglion dargestellten afferenten Protoneurons rhythmische Zuckungen der Augenmuskeln auszulösen vermögen. So hat Bechterew den nach ihm benannten kompensatorischen Nystagmus beschrieben, welcher darin besteht, daß einige Wochen nach Durchschneidung eines Nervus octavus (bzw. Exstirpation eines Labyrinths) Durchtrennung des entsprechenden Hirnnerven der Gegenseite (bzw. Exstirpation des zweiten Labyrinths) einen Nystagmus hervorruft, der zur Seite der ersten Operation schlägt. Wir werden den Mechanismus dieses interessanten Phänomens noch näher zu besprechen haben, wollen hier nur die Tatsache verwerten, daß durch mehrere Tage hindurch ein Nystagmus, der eine langsame und eine schnelle Komponente aufweist, trotz Fehlens beider Labyrinthe beobachtet werden kann. Ferner kann man nach doppelseitiger Acusticusdurchschneidung durch Einstich in das Vestibulariskerngebiet einer Seite Zwangshaltung des Kopfes und auch Nystagmus hervorrufen (Spiegel und Sato[6]). Ähnliche Resultate erzielte weiterhin Groebbels[7] an Tauben bei galvanischer Reizung nach beiderseitiger Labyrinthexstirpation. Im gleichen Sinne

[1] de Kleyn, Graefes Arch. **107**, 480 (1922).
[2] Ewald, J. R., Untersuchungen über das Endorgan des Nervus octav. Wiesbaden 1892.
[3] Bartels, M., Arch. Ophthal. **76**, 1 (1910); **78**, 129 (1911). Kurzes Handb. d. Ophthalmol. **3**, 687 (1930).
[4] Brunner, H., Mschr. Ohrenheilk. **53**, 1 (1919).
[5] Maupetit, R. J., Étude clin. sur le nyst. rhythmique. Thèse. Bordeaux 1908.
[6] Pflügers Arch. **215**, 106 (1926). [7] Pflügers Arch. **217**, 648 (1927).

läßt sich übrigens schon eine Beobachtung LEIDLERS[1] verwerten, der bei einem *Kaninchen* 18 Tage nach linksseitiger Octavusdurchschneidung eine Läsion in den Bogenfasern aus den homolateralen Vestibulariskernen setzte und einige Minuten vor dem Tode des Tieres einen vertikalen resp. nach derselben Seite gerichteten Nystagmus beobachtete.

Diese Tatsachen scheinen darauf hinzuweisen, daß im peripheren Endorgan gelegene Momente höchstens eine unterstützende Rolle bei der Entstehung der schnellen Komponente des Nystagmus spielen können, der Ursprung der raschen Komponente in der Hauptsache im Zentrum zu suchen ist.

Innerhalb der früher angegebenen Grenzen, die durch die Eintrittsebene, resp. das Kerngebiet des Vestibularis einerseits, durch die Kerne, resp. die austretenden Bündel des Nerv. oculomot. andererseits gegeben sind, müssen wir im Bereiche des Hirnstamms vor allem zwei Kerngebiete als Ursprungsstätten dieses Rhythmus in Betracht ziehen: die Augenmuskelkerne selbst und die rhombencephalen Endkerne des N. vestibularis. Es wäre möglich, daß der dem Nystagmus zugrundeliegende Rhythmus in den *Augenmuskelkernen* seinen Ursprung nimmt, dadurch, daß die beiderseitigen Zentren der Mm. recti externi (Abducenskerne), resp. die beiderseitigen Zentren der Mm. recti interni (Teile der Oculomotorius-Kerne) sich gegenseitig durch die Mittellinie überschreitende Fortsätze hemmen, analog den Vorstellungen GRAHAM BROWNS über die Entstehung rhythmischer spinaler Reaktionen. Es könnte z. B. zunächst zu Erregung des linken Oculomotorius-Kerns und damit Hemmung des rechten Nucl. oculomot. kommen; mit der Ermüdung des linken III. Kerns würde auch die Hemmungswirkung auf den rechten Nucl. III abnehmen und nun in diesem die Erregung überwiegen, bis Ermüdung desselben wieder zu einer Umkehr der Reaktion führt. Würde diese Vorstellung zutreffen, so müßte ein hinteres Längsbündel einer Seite ausreichen, um einen labyrinthären Nystagmus an beiden Augen auszulösen, dies müßte also noch möglich sein, wenn man eine einseitige Durchschneidung der vestibulo-mesencephalen Bahnen vor dem Abducenskern mit einer Exstirpation aller kontralateralen Augenmuskeln bis auf den M. rect. internus kombiniert. Macht man also beispielsweise eine solche Brückenverletzung kranial vom rechten Abducens-Kern und exstirpiert links alle Augenmuskeln bis auf den M. rectus internus, so sollte bei Zutreffen dieser Vorstellung noch immer ein Nystagmus des linken Auges durch rhythmische Zuckungen des linken M. rect. internus zustande kommen können, was aber nach Versuchen von SPIEGEL nicht der Fall ist.

Nachdem es nicht möglich erscheint, den Ursprung der dem Nystagmus zugrunde liegenden Rhythmik in die Augenmuskelkerne zu verlegen, entsteht die Frage, inwiefern die *Vestibulariskerne* selbst Entstehungsort dieser Rhythmik sein könnten.

Schon MARBURG[2] hat seinerzeit die Möglichkeit in Erwägung gezogen, daß die rasche Komponente des Nystagmus (und damit auch der demselben zugrunde liegende, rhythmische Innervationsmechanismus) in den Vestibulariskernen entsteht.

Die Beobachtung, daß die langsame, konjugierte Deviation in der Regel entgegengesetzt der Richtung des Nystagmus bzw. seiner schnellen Komponente erfolgt, veranlaßte BAUER und LEIDLER[3], innerhalb der Vestibulariskerne ein die tonische und ein die rhythmische Inner-

[1] Arb. neur. Inst. Wien **21**, 151 (1914).
[2] MARBURG, O., Neur. Zbl. **1912**, H. 21.
[3] Arb. neur. Inst. Wien **19**, 219 (1912).

vation der Augenmuskeln besorgendes Zentrum anzunehmen, wobei das rhythmische Arbeiten des Zentrums in irgendeiner Weise von dem tonisch innervierenden abhängig sein, in der Ontogenese später in Funktion treten und gegenüber Noxen empfindlicher sein soll als das tonische Zentrum. Bedenken wir, daß man bei Schreibung der Augenmuskelkontraktionen während eines Nystagmus beobachten kann, daß es nicht nur zu rhythmischer Kontraktion der die rasche Augenzuckung bewirkenden Muskeln (und ihrer Erschlaffung während der langsamen Phase), sondern auch zu rhythmischer Kontraktion der die Augen im Sinne der langsamen Komponente bewegenden Muskeln (und ihrer Erschlaffung während der raschen Komponente des Nystagmus) kommt, so muß also eigentlich auch das „tonische Zentrum", welches bei abgeschwächtem Reiz die langsame Deviation der Bulbi innerviert, bei stärkeren, den Nystagmus erzeugenden Reizen zur Innervation der langsamen Nystagmusphase ebensogut rhythmische Impulse abgeben wie das sogenannte „rhythmische Zentrum", welches die Innervation der schnellen Komponente besorgen soll. Damit müssen wir die Trennung eines tonischen und eines rhythmischen Zentrums in den Vestibulariskernen als recht unwahrscheinlich betrachten (zumal, wie wir weiter ausführen werden, es nicht so ganz unbegreiflich ist, wie BAUER und LEIDLER annehmen, daß dieselbe Zellgruppe unter verschiedenen Bedingungen das einmal tonische, das andere Mal klonische Impulse entsendet und daß die die rasche Augenzuckung innervierende Zellgruppe immer die Antagonisten jener Muskeln innerviert, die bei der dem Nystagmus zugrunde liegenden langsamen Deviation in Kontraktion geraten). Jedenfalls aber findet sich schon im Schema von BAUER und LEIDLER ausgedrückt, daß die der schnellen Komponente des Nystagmus zugrunde liegenden Impulse das eine und die die langsame Komponente, bzw. die tonische Deviation innervierenden Erregungen das entgegengesetzte hintere Längsbündel benutzen sollen.

Die Beziehung der beiden Nystagmuskomponenten zu den beiden Anteilen des hinteren Längsbündels hat besonders A. SPITZER[1] eingehend behandelt.

Von der Anschauung ausgehend, daß beide Nystagmus-Komponenten aus den Labyrinthkernen stammen, entwickelt er ein Schema, in dem die Fasern für eine Nystagmusform je ein Bahnpaar bilden, dessen zwei Komponententeilbahnen auf entgegengesetzten Seiten des Hirnstammes aufsteigen, wobei jedes hintere Längsbündel alle Bahnen, sowohl für die langsame als auch für die schnelle Augenbewegung nach seiner Seite sammeln soll. Über die funktionelle Seite der Frage, die Art des Zusammenwirkens der beiden Teilbahnen äußert sich SPITZER nur soweit, daß die gleichzeitige Innervation beider Komponenten von einem Labyrinthkern aus einen Wettstreit antagonistischer Bewegungen bedingt, der bei normaler Erregung durch Unterdrücken der einen Komponente, bei pathologisch starken Reizen aber durch eine oscillierende Entladung, den Nystagmus, gelöst wird, wobei aber über den näheren Mechanismus nichts gesagt wird. In einer Anmerkung erwähnt er noch, daß mit der Gegenkontraktion in der zweiten Nystagmusphase stets eine Erschlaffung des in der ersten Phase kontrahierenden Muskels verbunden ist, ohne aber deren Zustandekommen zu erörtern.

Der Anschauung, daß das hintere Längsbündel die von den Vestibulariskernen kommenden Impulse für beide Nystagmuskomponenten den Augenmuskelkernen übermittelt, stehen neuerdings Versuche von LORENTE DE NÓ[2] entgegen, in welchen er auch nach beiderseitiger Durchschneidung dieses Systems bei Schreibung des Kontraktionszustandes der einzelnen Augenmuskeln Reaktionen der vom Oculomotorius resp. Trochlearis versorgten Augenmuskeln auf Drehreize nachwies, wenn auch das Gesetz der reziproken Antagonistenhemmung nach diesem Eingriff nicht mehr regelmäßig befolgt wurde. Ja es scheint DE NÓ auf Grund seiner Versuche sogar als unmöglich, daß die durch das hintere Längsbündel geleiteten Erregungen an und für sich die Augenmuskeln in Tätigkeit

[1] Arb. neur. Inst. Wien **25**, 423 (1924).

[2] LORENTE DE NÓ, Labyrinthrefl. auf die Augenmuskeln usw. Urban & Schwarzenberg 1928.

versetzen können. Er meint, daß diese Erregungen unwirksam bleiben, solange die über die S. reticularis geleiteten Impulse sich ihnen nicht zugesellen; in diese letztgenannte Region verlegt er im Anschluß an BÁRÁNY[1] den Ursprung der raschen Komponente des Nystagmus.

Was nun zunächst die Folgen der doppelseitigen Durchtrennung des hinteren Längsbündels anlangt, so konnte ich mich tatsächlich überzeugen, daß auch nach diesem Eingriff vestibuläre Reize noch rhythmische Zuckungen der vom III. und IV. Hirnnerven versorgten Augenmuskeln auszulösen vermögen[2].

Von den Vestibulariskernen ausgehende Reize vermögen also noch immer die mesencephalen Augenmuskelkerne zu erreichen und durch deren Vermittlung nystaktische Augenzuckungen auszulösen, auch wenn das hintere Längsbündel zwischen diesen beiden Kerngebieten zerstört ist; das hintere Längsbündel stellt also nicht den alleinigen Weg vestibulärer Impulse zu den mesencephalen Augenmuskelkernen bei der Nystagmusentstehung dar.

Eine andere Frage aber ist es, ob wir der S. reticularis eine so überragende Bedeutung für die Entstehung des vestibulären Nystagmus, insbesondere der raschen Komponente zuschreiben dürfen, wie DE NÓ im Anschluß an BÁRÁNY annimmt. Um die Bedeutung der S. reticularis zu studieren, hat SPIEGEL[3] Versuche angestellt, in welchen die ventrale Fläche des Rautenhirns nach Trepanation des Clivus zwischen den Bullae osseae dargestellt und nun von ventral her in die Brücke resp. in das Mittelhirn eingestochen wurde. Dadurch wurde erreicht, daß ausgedehnte Verletzungen der S. reticularis trotz Erhaltenbleibens vestibulärer Verbindungen mit dem hinteren Längsbündel resp. dieses Bündels selbst erzielt werden konnten, während man bei Einstich vom Ventrikelboden aus natürlich die aus den Labyrinthkernen ins hintere Längsbündel einstrahlenden Fasern weitgehend mitverletzen muß.

Trotz ausgedehnter, beiderseitiger Verletzungen der S. reticularis gelang es nun noch immer, durch Drehung einen vestibulären Nystagmus, und zwar nicht nur horizontalen nach beiden Seiten hin, sondern auch vertikalen Nystagmus zu erzielen, wenn sich auch einzelne Reaktionen nach diesem Eingriff gegenüber der Norm in ihrer Richtung verändert erwiesen; inwiefern dies auf Shockwirkung, inwiefern auf die Verletzung der S. reticularis zurückzuführen ist, werden chronische Versuche zeigen müssen. Jedenfalls ergibt sich aber schon aus diesen akuten Experimenten, daß die Intaktheit der in der S. reticularis befindlichen Zellen und Fasersysteme zum Zustandekommen eines vestibulären Nystagmus nicht notwendig ist. Es erscheint daher nicht möglich, die rasche Komponente des Nystagmus auf ein in dieser Region gelegenes Zentrum zurückzuführen, wenn auch nicht geleugnet werden soll, daß von der S. reticularis ausgehende Erregungen die Form des Nystagmus zu modifizieren vermögen, bzw. daß hier Bahnen verlaufen, die auch nach Zerstörung des hinteren Längsbündels die Übertragung labyrinthärer Impulse auf die Augenmuskelkerne bis zu einem gewissen Grade zu übernehmen imstande sind.

---

[1] BÁRÁNY, Im Handb. d. Neur. von LEWANDOWSKY **1**, Teil 2 (1910). (Nervöse Störungen des Cochl.- und Vestibular-Apparates.)

[2] Nystagmuszuckungen infolge elektrischer Thalamusreizung kommen nach BLOHMKE (Z. Hals- usw. Heilk. **24**, 520. 1929) ebenfalls trotz Durchtrennung des hinteren Längsbündels zustande.

[3] Z. Hals- usw. Heilk. **25**, 200 (1929).

Die *Lokalisationsfrage* ist also in dem Sinne *zu beantworten*, daß innerhalb des Systems: Labyrinth—Vestibulariskerne—hinteres Längsbündel, resp. Bahnen der S. reticularis—Augenmuskelkerne eine zentrale Entstehung des dem Nystagmus zugrunde liegenden Rhythmus anzunehmen ist. Nachdem als Entstehungsort die Augenmuskelkerne selbst ausscheiden, die S. reticularis und deren Bahnen zum Zustandekommen des Nystagmus nicht notwendig sind, müssen wir per exclusionem *die Vestibulariskerne selbst als Ursprungsort sowohl jener Mechanismen ansehen, welche die langsame Komponente innervieren, als auch jener, welche die schnelle Komponente des Nystagmus auslösen.*

Um diesen Mechanismus zu verstehen, müssen wir auf die oben gegebene Erklärung der bei schwacher Labyrinthreizung entstehenden, langsamen Augendeviation zurückgreifen. Die Deviation beider Augen nach links, die durch Erregung beider Linkswender und Hemmung beider Rechtswender zustande kommt, haben wir so erklärt, daß die L-Zellen eines Vestibulariskerngebiets und damit das linke hintere Längsbündel erregt, die R-Zellen bloß von abgeschwächten Erregungen erreicht und damit die zugehörigen vestibulo-mesencephalen Bahnen, resp. die Rechtswender gehemmt werden.

Erfolgt nun eine abnorm starke resp. anhaltende Reizung der L-Zellen, so werden diese ermüden. Sie werden Erregungen weder in der Richtung gegen die Augenmuskelkerne, noch gegen die R-Zellen abgeben. Damit wird also sowohl die Erregung der Linkswender als auch die Hemmung der Rechtswender aufhören.

Die Linkswender, welchen während der Erschöpfung der L-Zellen keine oder nur stark herabgesetzte Erregungen vom Zentrum zufließen, werden nun naturgemäß erschlaffen.

Möglicherweise könnte ihre Tonusabnahme auch dadurch gefördert werden, daß die R-Zellen ihrerseits Kollateralen an die L-Zellen entsenden; dadurch könnte ein abgeschwächter Teil der die R-Zellen nun treffenden Erregungen das linke hintere Längsbündel bzw. die linke S. reticularis erreichen, der wiederum durch Hinterlassung eines Refraktärstadiums die normalerweise die L-Zellen und ihre Fasern treffenden Impulse zu schwächen vermag, ohne die Ursprungszellen der die Linkswender innervierenden Nerven erregen zu können. Unbedingt nötig erscheint aber der letztgenannte Mechanismus, wie gesagt, nicht, da schon die Einstellung von Erregungen von seiten der R-Zellen die Erschlaffung der Rechtswender zu erklären vermag.

Die während der Hemmung der Rechtswender in den Ursprungszellen der zugehörigen Augenmuskelnerven angehäufte Energie kann sich nun entladen; vor allem aber können nun reflektorische Erregungen resp. solche von höheren Zentren, welche normalerweise im sog. Ruhezustand die R-Zellen treffen, ungehindert dieses System in Erregung versetzen und die Rechtswender zur Kontraktion bringen.

Die große Bedeutung der von den höheren Zentren, besonders vom *Cortex* zufließenden Erregungen geht schon daraus hervor, daß *willkürliche Blickbewegungen nach der Seite der schnellen Komponente deren Ausbildung begünstigen,* nach Entfernung einer Großhirnhemisphäre ein Nystagmus mit der schnellen Komponente nach der operierten Seite sich viel stärker einstellt als nach der umgekehrten Richtung (Korányi und Loeb[1], Bauer und Leidler[2], Dusser de Barenne und de Kleyn[3]). Diese Einflußnahme des Cortex auf den vestibulären Nystagmus wird dadurch dem Verständnis nähergebracht, daß gezeigt

[1] Pflügers Arch. **48**, 423 (1891).

[2] Arb. neur. Inst. Wien **19**, 155 (1911/12).

[3] Graefes Arch. **111**, 374 (1923).

werden konnte (SPIEGEL und TESCHLER[1]), daß die corticofugale Blickbahn für die horizontalen Augenbewegungen den Weg zu den (kontralateralen) Augenmuskelkernen unter Vermittlung der Vestibulariskerne nimmt. Eine Einflußnahme des Cortex auf die vestibuläre Reflexbahn zu den Augenmuskeln vermag also im Bereiche der Vestibulariskerne, mit andern Worten an der Entstehungsstätte des dem Nystagmus zugrunde liegenden Rhythmus, zu erfolgen.

Es kommt demnach während der kurzen Zeit, welche die L-Zellen zu ihrer Erholung brauchen, die Innervation der Rechtswender und Erschlaffung der Linkswender, also die rasche Komponente nach rechts zustande. Sobald die L-Zellen sich soweit erholt haben, daß die sie treffenden Reize sie wieder in Erregung versetzen können, resp. daß sie wieder Erregungen abzugeben vermögen, beginnt dieser Zyklus mit Erregung der Linkswender und Hemmung der Rechtswender, wie wir es schon früher ausgeführt haben, von neuem[2].

Es sei ausdrücklich betont, daß dieser letzte Teil der Ausführungen theoretischer Natur ist und bloß einen Versuch darstellen soll, das hier vorliegende Tatsachenmaterial unserem Verständnis näherzubringen, die Phänomene des Nystagmus auf ganz ähnliche Gesetzmäßigkeiten wie andere rhythmische Reflexe zurückzuführen.

5. Die Funktion des Vorhofes.

Der *Vorhof* mit seinen in den Maculae gelegenen Sinnesendstellen dient vor allem Reflexen, welche durch die jeweilige Lage resp. durch Lageänderungen des Kopfes hervorgerufen werden.

Diese Lagereflexe werden dadurch ausgelöst, daß die Otolithen bei verschiedenen Stellungen des Kopfes im Raum eine verschiedene Lage zur Horizontalebene einnehmen und dadurch auf die zugehörigen Maculae je nach ihrer Lage einen Druck oder Zug ausüben. Die Entstehung dieser Lagereflexe an den Maculae wird dadurch demonstriert, daß MAGNUS und DE KLEYN ihr Verschwinden nach Abschleudern der Otolithen von den Maculae durch rasches Zentrifugieren von Meerschweinchen (2000 Umdrehungen in der Minute) nach dem Vorgang von WITTMAACK beobachten konnten, während die Drehreaktionen und Reaktionen auf Progressivbewegungen noch bestehen blieben. Die älteren Autoren hatten vor allem angenommen, daß das Gleiten der Otolithen und die dadurch bedingte Verbiegung der Sinneshärchen reizauslösend wirke (BREUER, KUBO, MAXWELL). Wie weiter unten noch auseinandergesetzt werden wird, weisen die Versuche von MAGNUS und DE KLEYN darauf hin, daß das Maximum der Erregung an einer Macula hervorgerufen wird, wenn der Otolith sich unter derselben befindet, also daran zieht, das Minimum, wenn er darüber liegt, also auf die Macula drückt. Die Anschauung von QUIX, der ein umgekehrtes Verhältnis annimmt, hat sich dagegen experimentell nicht begründen lassen. Doch ist auch die MAGNUSsche Theorie nicht allgemein anerkannt. So soll nach LORENTE DE NÓ die Deformation der Otolithenmembran reizauslösend wirken.

---

[1] Pflügers Arch. **222**, 359 (1929).

[2] Bei Schädigung der Vestibulariskerne, z. B. durch Toxinwirkung (Narkotika), mechanische Läsionen, resp. Erkrankungen in ihrer Nachbarschaft (Shockwirkung) geht leicht die Fähigkeit der rhythmischen Reizbeantwortung verloren und ist nur mehr die langsame Augendeviation durch Vestibularisreizung auslösbar. Dies beweist aber natürlich nicht die Existenz eines besonderen Zentrums der schnellen Komponente.

Es sind aber auch Zweifel laut geworden, ob man überhaupt die Funktionen der Bogengangscristae und die der Maculae so scharf voneinander trennen könne. So sollen bei Fischen die Lagereflexe auch nach Entfernen des Sacculus erhalten bleiben (MAXWELL[1]), bei Tauben die Labyrinthstellreflexe (s. unten) auf den Körper nicht nur von den Maculae, sondern auch von den Cristae ihre Entstehung nehmen (GROEBBELS). LORENTE DE NÓ stellt sich vor, daß die häutigen Bogengänge verschieblich sind, so daß ihre Nervenendapparate auch bei Lageänderungen des Körpers erregt werden könnten (Deformation resp. Druckänderungen an den Cristae und Cupulae). Jedenfalls muß man also mit der Möglichkeit rechnen, daß es bei Lageänderungen wie auch bei Bewegungen zu Erregungen sowohl des Bogengangs- als auch des Vorhofapparates kommen kann. Schließlich ist auch die Möglichkeit gegenseitiger Beeinflussung dieser beiden Apparate in Betracht zu ziehen (THORNVAL).

Die Lagereflexe äußern sich in 1. tonischen Labyrinthreflexen auf die Körpermuskulatur (Haltungsreflexen auf Hals-, Rumpf- und Extremitätenmuskeln), 2. Labyrinthstellreflexen, welche es dem Tiere ermöglichen, den Kopf aus abnormen Lagen wieder zur Normalstellung zu bringen und in dieser zu erhalten, und 3. kompensatorischen Augenstellungen (Raddrehungen, Vertikalabweichungen der Augen), tonischen Labyrinthreflexen auf die Augen.

a) Tonische Labyrinthreflexe auf die Körpermuskulatur und Labyrinthstellreflexe.

Die tonischen Labyrinthreflexe auf die Körpermuskulatur lassen sich am besten an Tieren demonstrieren, welche durch Mittelhirndurchtrennung in den Zustand der Enthirnungsstarre versetzt werden, wodurch jede willkürliche Bewegung ausgeschaltet und die Reflexerregbarkeit der verbleibenden Teile des Nervensystems gesteigert wird. Um die störende Einwirkung der Halsreflexe (s. unten) auszuschalten, empfiehlt es sich, die obersten cervicalen Hinterwurzeln zu durchtrennen oder wenigstens die Stellung des Kopfes zum Rumpf, z. B. durch Eingipsen, zu fixieren. Bringt man ein solches Tier in verschiedene Lagen im Raum, so daß der Kopf eine verschiedene Einstellung zur Horizontalebene erhält, so zeigt sich bei Rückenlage des Tieres, wenn der Kopf, den Scheitel nach abwärts, mit etwas über die Horizontalebene gehobener Mundspalte (bis 45 Grad) eingestellt wird, das Maximum des Tonus in den Streckern der vier Extremitäten und den Kopfhebern (Maximumstellung), während der Tonus der genannten Muskeln am meisten abgeschwächt erscheint, wenn der Kopf bei Bauchlage des Tieres mit dem Scheitel aufwärts gehalten und die Mundspalte bis zu 45 Grad unter der Horizontalen geneigt ist. Untersucht man die zugehörigen Einstellungen der Otolithen zu den Maculae, so zeigt sich, daß in der Maximum- und in der Minimumstellung die Utriculusotolithen horizontal eingestellt sind, in der ersteren sich unterhalb, in der zweiten über der zugehörigen Macula befinden, so daß die stärkste Wirkung auf den Streckertonus der Extremitäten und auf die Nackenheber erreicht wird, wenn der Utriculusotolith an der Macula vertikal nach abwärts zieht, die schwächste, wenn er auf sie drückt, während den Zwischenstellungen entsprechend abgestufte Wirkungsgrade zugehören.

[1]) MAXWELL, Labyrinth a. Equilibrium, Philadelphia u. London 1918. Ähnliches fand VERSTEEGH [Acta oto-laryngol. **11**, 393 (1927)] für das Kaninchen.

An einseitig labyrinthektomierten Tieren konnte gezeigt werden, daß die geschilderten Änderungen im Streckertonus der Extremitäten bei verschiedenen Kopflagen auf beiden Seiten auftreten, so daß MAGNUS schließt, daß der Einfluß jeden Labyrinths auf die Extremitätenmuskulatur ein doppelseitiger ist. Die Einwirkung auf die Halsmuskulatur (vgl. auch DAVIS und POLLOCK) scheint dagegen nur einseitig zu sein, da nach unilateraler Labyrinthexstirpation zu beobachten ist, daß der Kopf derartig gedreht wird, daß das Ohr der Operationsseite ventral zu liegen kommt (sog. *Grunddrehung*, die auch nach Mittelhirnabtragung bestehen bleibt).

Während die tonischen Labyrinthreflexe auf die Körpermuskulatur (Haltungsreflexe) ihr Zentrum im Rhombencephalon, vermutlich in jenen Teilen der Vestibulariskerne haben, welche lange Bahnen zum Rückenmark senden (also vor allem im Nucleus Deiters), ist für das Zustandekommen der *Labyrinthstellreflexe* das Erhaltenbleiben des Mittelhirns (nach RADEMAKER[1] des roten Kerns) erforderlich. Durchschneidung des Hirnstammes hinter dem hinteren Vierhügel vernichtet daher diese Reflexe, während sie an einem sog. „Mittelhirntier", an dem nur die vor den Vierhügeln gelegenen Hirnteile abgetragen sind, noch nachweisbar erscheinen. An einem solchen „Mittelhirntier" zeigt sich, daß bei erhaltenen Labyrinthen der Kopf des Tieres immer wieder in die normale, aufrechte Stellung zurückkehrt, ganz unabhängig von der Lage, welche man dem in der Luft gehaltenen Körper des Tieres gibt. Dieser Reflex verschwindet nach Abschleudern der Otolithen von den Maculae, nimmt also ebenfalls im Otolithenapparat seinen Ursprung.

Die Frage, von welchen Otolithen die Labyrinthstellreflexe ihren Ursprung nehmen, suchten MAGNUS und DE KLEYN durch das Studium einseitig labyrinthektomierter Tiere zu beantworten. Es zeigte sich an diesen, daß vom intakten Labyrinth das Maximum der den Stellreflex bewirkenden Erregungen dann ausgeht, wenn der Kopf derart in Seitenlage gehalten wird, daß das erhaltene Labyrinth sich unten befindet, daß dagegen das Minimum des Labyrinthstellreflexes erreicht wird, wenn der Kopf um 180 Grad gedreht ist, so daß sich das erhaltene Labyrinth oben befindet. Damit hängt es zusammen, daß nach einseitiger Labyrinthexstirpation die Tiere (besonders deutlich Kaninchen) den Kopf derart um die occipito-nasale Achse gedreht halten, daß das Auge der Operationsseite gegen den Boden gerichtet ist, also das erhaltene Labyrinth sich in der Minimumstellung des Labyrinthstellreflexes befindet. In den beiden geschilderten extremen Stellungen, in welchen vom erhaltenen Labyrinth das Maximum bzw. Minimum der den Labyrinthstellreflex auslösenden Erregungen ausgeht, findet man nun, daß der Teil der Sacculusmacula, der vom Ramus saccularis innerviert wird (sog. Sacculushauptstück) horizontal steht, und zwar drückt wieder in der Minimumstellung der Otolith auf die Macula, während er in der Maximumstellung an derselben zieht. Daraus folgerten MAGNUS und DE KLEYN, daß das Sacculushauptstück jene Labyrinthstellreflexe vermittelt, welche das Aufrichten des Kopfes aus der Seitenlage bewirken. Doch ist der Entstehungsort dieser Reflexe nach neueren Versuchen (s. oben) zweifelhaft geworden, so daß DE KLEYN[2] selbst erklärt, daß die Funktion des Sacculus vorläufig noch ganz im Dunkeln bleibt.

[1] RADEMAKER, G., Die Bedeutung der roten Kerne usw. Berlin: Julius Springer 1926.
[2] A. DE KLEYN, Jber. Phys. 1928, 772.

Unter normalen Verhältnissen sucht natürlich jedes Labyrinth sozusagen nach oben zu kommen, d. h. es werden, sobald der Kopf aus der Normalstellung gedreht wird, von dem unten befindlichen Labyrinth (hängender Sacculusotolith) stärkere Erregungen ausgehen als von dem oben stehenden (drückender Sacculusotolith); das unten stehende Labyrinth sucht also den Kopf so zu drehen, daß es selbst in die Minimumstellung kommt (oben steht), eine Tendenz, die aber nur so lange befolgt wird, bis gleich starke Erregungen von den beiden Labyrinthen ausgehen, also beide Sacculi gleich hoch stehen und damit der Kopf in Normalstellung gelangt.

b) Zusammenwirken der tonischen Labyrinthreflexe und der Labyrinthstellreflexe mit anderen Reflexen.

Ändert man die Lage des Kopfes im Raum, so wird normalerweise auch das Verhältnis des Kopfes zum Rumpf verändert und dadurch die Halsmuskulatur einer Seite stärker gedehnt. Dies bewirkt eine Erregung von sensiblen Nerven der Halsmuskulatur, führt damit zu den sog. *Halsreflexen* (MAGNUS und DE KLEYN), die mit den tonischen Labyrinthreflexen auf die Extremitäten in Interferenz treten. Isoliert lassen sich die Halsreflexe besonders deutlich bei decerebrierten Tieren nachweisen, bei welchen die durch Änderung der Körperlage gleichzeitig ausgelösten Labyrinthreflexe durch Labyrinthexstirpation ausgeschaltet sind.

Bei diesen Tieren zeigt sich, daß Änderung der Lage des Kopfes zum Rumpf den Tonus der Extremitäten beeinflußt, beispielsweise Dorsalflexion des Kopfes den Streckertonus in den Vorderbeinen vermehrt, in den Hinterbeinen vermindert, während Ventralbeugen des Kopfes umgekehrt wirkt. Drehung des Kopfes nach rechts (um eine orocaudal verlaufende Achse), so daß das rechte Auge unten steht, vermindert den Streckertonus in den rechten Extremitäten, vermehrt ihn in den linksseitigen Gliedmaßen, während Wenden des Kopfes um eine ventrodorsale Achse nach rechts gegensinnig wirkt. Die hier herrschende Gesetzmäßigkeit läßt sich dahin zusammenfassen, daß *jene Extremitäten, welchen der Unterkiefer des Tieres zugewendet wird* (Kieferbeine), eine *Erhöhung*, die gegenseitigen Gliedmaßen (Scheitelbeine) eine Verminderung des Streckertonus aufweisen, Tonusänderungen, die so lange unverändert bestehen bleiben, als der Kopf die sie auslösende Stellung beibehält.

Aber auch bei erhaltenem Labyrinth lassen sich die Wirkungen der Halsreflexe demonstrieren, wenn nur die Stellung des Kopfes zum Rumpf variiert wird, ohne daß die Einstellung des Kopfes zur Horizontalebene verändert wird (also beispielsweise Kopfwenden gegen die rechte oder linke Schulter an dem in Rückenlage liegenden Tiere oder Veränderung der Stellung des Rumpfes bei Fixation der Kopfes).

Auch beim *Menschen* konnten ähnliche Reaktionen vielfach nachgewiesen werden, nicht nur bei Frühgeburten und Säuglingen, sondern auch beim erwachsenen Menschen in Fällen von Läsionen des Großhirns resp. der Pyramidenbahn (besonders SIMONS bei Hemiplegikern).

Was den Weg dieser Reflexe anlangt, so treten die sie auslösenden afferenten Erregungen nach MAGNUS durch die Hinterwurzeln der obersten Cervicalsegmente in das Rückenmark ein. Das Zentrum dieser Reflexe liegt nach MAGNUS in den beiden obersten Halssegmenten, so daß sie noch nach einem Schnitt knapp hinter dem Calamus scriptorius nachweisbar sind. Vom Halsmark aus verläuft eine absteigende Bahn im Seitenstrang (SPIEGEL und MAC PHERSON), um die segmentären Rückenmarkszentren der Extremitätenmuskeln zu erreichen.

Auch zu den Labyrinthstellreflexen kommen unter normalen Verhältnissen noch *andere* Gruppen von *Stellreflexen* hinzu. Befindet sich beispielsweise das Tier in Seitenlage und ist nun durch die Wirkung der Labyrinthstellreflexe der Kopf in Normalstellung zurückgebracht, so befindet sich der Kopf in asymmetrischer Einstellung zum Rumpf. Die abnorme Stellung des Kopfes zum Rumpf (asymmetrische Dehnung der Halsmuskulatur) löst ihrerseits wieder Stellreflexe aus, die sog. *Halsstellreflexe*, welche es bewirken, daß weiterhin der Vorderkörper und schließlich auch das Becken aus der abnormen in die Normalstellung gebracht werden. Andererseits aber löst asymmetrischer Druck auf die Körperdecke (bei Seitenlage des Tieres Druck der Unterlage nur auf die nach unten gerichtete Seite) wieder eine Gruppe von Stellreflexen aus, die sog. *Körperstellreflexe*. Man unterscheidet diesbezüglich die Körperstellreflexe *auf den Kopf* und auf den Körper. Die ersteren bewirken auch am labyrinthlosen Tier (dessen Kopf der Schwere entsprechend herabfällt, solange man es frei in der Luft hält), ein Aufrichten des Kopfes in Normalstellung, sobald der Körper auf eine Unterlage gelegt wird. Die Körperstellreflexe *auf den Körper* suchen dagegen ein Aufsetzen des Rumpfes auszulösen, auch wenn der Kopf des Tieres in Seitenlage festgehalten wird. Sie vermögen also, eventuell entgegen den Halsstellreflexen, welche den Körper bei Seitenlage des Kopfes ebenfalls in Seitenlage zu bringen suchen, ein Aufsetzen des Rumpfes zu bewirken.

Was den *zentralen Mechanismus* dieser Reflexe anlangt, so haben die Versuche von RADEMAKER gezeigt, daß die *roten Kerne* bei Katzen und Kaninchen nicht nur die Zentren der Labyrinthstellreflexe, sondern auch der Körperstellreflexe auf den Körper darstellen, während die Körperstellreflexe auf den Kopf zwar nicht über den roten Kern gehen, ihre Zentren aber doch wahrscheinlich im Mittelhirn im Niveau dieser Kerne haben sollen. Weiter caudalwärts ist dagegen das Zentrum der Halsstellreflexe zu suchen. RADEMAKER vermutet es caudal vom vorderen Ponsteil. Weiters haben die Versuche von MAGNUS und DE KLEYN ergeben, daß die genannten Gruppen von Stellreflexen noch nach totaler Kleinhirnabtragung zustande kommen und auch das Vorhandensein von Vorder- und Zwischenhirn zu ihrer Auslösung nicht notwendig erscheint. Über die Wege, auf welchen die die Stellreflexe auslösenden zentripetalen Impulse die roten Kerne erreichen, läßt sich vorderhand nur soviel aussagen, daß die Erregungen vom Otolithenapparat, welche Labyrinthstellreflexe bewirken, nach Untersuchungen von NISHIO wahrscheinlich in den lateralen Abschnitten der Vestibulariskerne umgeschaltet und durch das hintere Längsbündel zentralwärts weitergeleitet werden.

Während die bisher beschriebenen Gruppen von Stellreflexen in tieferen Teilen des Hirnstammes lokalisiert erscheinen, kommt in der aufsteigenden Phylogenese (bei Katzen, Hunden, insbesondere bei Affen) noch die Wirkung *im Cortex*[1] lokalisierter *optischer Stellreflexe* hinzu, welche bei diesen Tieren trotz Labyrinthmangels (nach Überwindung des durch die Labyrinthausschaltung bewirkten Shocks) den Kopf in die Normalstellung zurückzubringen vermögen. Labyrinthlose Kaninchen und Meerschweinchen vermögen auch längere Zeit

[1] Nach Versuchen an Hunden (SPIEGEL und TH. DÉMÉTRIADES) scheinen die optischen Stellreflexe nach doppelseitiger Exstirpation der Gyri sigmoidei noch erhalten zu bleiben, dagegen durch beiderseitige Occipitalhirnzerstörung vernichtet zu werden (vgl. auch HOFF).

nach der Operation die abnorme Kopflage nicht zu korrigieren, wenn sie frei in der Luft gehalten werden, so daß die Wirkung der Körperstellreflexe ausgeschaltet ist. Will man also die Wirkung der Labyrinthstellreflexe bei Tieren mit höher entwickeltem Cortex nachweisen, so muß man entweder den Cortex oder einfacher die Wirkung optischer Erregungen (durch eine Kopfkappe bzw. Verkleben der Augenlider mit einem Heftpflasterstreifen) ausschalten.

c) Kompensatorische Augenstellungen.

Genauer betrachtet, handelt es sich bei den Stellreflexen eigentlich um das Zusammenwirken zweier Vorgänge: Es erfolgt zunächst die Einstellung eines Körperteils aus der abnormen in die Normalstellung und weiterhin die Fixation in derselben durch tonische Reflexe. Etwas Ähnliches sehen wir bei den kompensatorischen Augenstellungen. Wird bei einem Tier der Kopf aus der Normalstellung um irgendeine Achse gedreht, so treten Reflexe in Wirksamkeit, welche zur Erhaltung des Fixationspunktes die Augen im Raum zu fixieren trachten. Es erfolgt eine Drehung der Augen in der Orbita entgegen der Kopfdrehung und weiterhin eine Fixation der so erreichten Augenstellung (kompensatorische Augenstellung). Während bei Tieren, bei welchen die Augen frontal stehen und dadurch die Gesichtsfelder sich decken, die Einstellung der Augen vor allem durch retinale Eindrücke bewirkt wird, garantieren bei Tieren mit seitlich stehenden Augen, bei welchen sich die Gesichtsfelder nicht decken (Meerschweinchen, Kaninchen), tonische Hals- und Labyrinthreflexe auf die Augen die Konstanz der Gesichtsfelder durch Fixation der Stellung der Augen im Raum, wie wieder besonders die eingehende Analyse von MAGNUS und DE KLEYN dargetan hat. (Ältere Literatur s. bei MAGNUS.) Hat man durch Fixation des Kopfes zum Rumpf die Wirkung der Halsreflexe ausgeschaltet, so zeigt sich, z. B. bei Kaninchen, daß das Labyrinth zwei Arten von tonischen Reflexen auf die Augen auszulösen vermag: kompensatorische *Vertikalabweichungen*, wenn man den Kopf des Tieres um die naso-occipitale Achse dreht, und *Raddrehungen*, die nach Drehung des Kopfes um die bitemporale Achse auftreten[1].

Die Wirkung dieser Otolithenreflexe wird im normalen Leben durch *tonische Halsreflexe* unterstützt, deren Existenz dadurch bewiesen werden kann, daß auch an labyrinthlosen Tieren Kopfdrehung um die occipito-nasale Achse eine entgegengesetzte Vertikalabweichung der Augen (Kopfdrehung nach rechts, rechtes Auge geht nach oben, linkes nach unten), Kopfdrehung um die bitemporale Achse eine entgegengesetzte Raddrehung der Augen und schließlich Kopfwendung eine entgegengesetzte Horizontalabweichung der Augen auslöst. Die letztgenannte Reaktion wird in ihrer tonischen Komponente überhaupt allein von Halsreflexen geleistet. Der Otolithenapparat scheint ihrer nicht fähig zu sein, da er nur Raddrehungen und Vertikalabweichungen zu bewirken vermag.

Andererseits greift aber der Bogengangsapparat bei Bewegungen, welche den Kopf aus der Normalstellung bringen, unterstützend in den Mechanismus der kompensatorischen Augenabweichungen ein, indem jede Drehbewegung des Kopfes eine Reaktion in den entsprechenden Bogengängen auslöst, durch welche die Augen entgegen der Kopfdrehung abgelenkt, also in jene Stellung gebracht

[1] Nach neueren Versuchen von VERSTEEGH scheint vor allem der Utriculus für die Entstehung der kompensatorischen Augenbewegungen wichtig zu sein.

werden, in welcher sie Otolithen- bzw. tonische Halsreflexe zu fixieren trachten. Hier scheint also die Wirkung von Bogengangs- und Otolithenreflexen, Reflexen der Lage und der Bewegung ineinander überzugehen.

d) Vorkommen der tonischen Labyrinthreflexe, Labyrinthstellreflexe und kompensatorischen Augenstellungen beim Menschen.

Was das Vorkommen der genannten Labyrinthreflexe und der mit ihnen in Kombination tretenden Stellreflexe beim Menschen anbelangt, so konnten *tonische Labyrinthreflexe* relativ seltener nachgewiesen werden als die tonischen Halsreflexe. Am ehesten gelang dies bei noch mangelhafter Entwicklung bzw. pathologischer Schädigung des Vorderhirns. So beschreiben MARINESCO und RADOVICI tonische Labyrinthreflexe bei einer siebenmonatigen Frühgeburt. Auch ist mit SCHALTENBRAND zu vermuten, daß an dem von LANDAU beschriebenen, zwischen 1. und 2. Lebensjahr auftretenden Reflex[1] außer der Wirkung der tonischen Halsreflexe auch tonische Labyrinthreflexe beteiligt sind. Unter pathologischen Bedingungen wurden an die tonischen Labyrinthreflexe erinnernde Tonusänderungen bei amaurotischer Idiotie, Meningitis, Thalamusblutung mit Ventrikeldurchbruch, sowie Hemiplegikern beobachtet (MAGNUS und DE KLEYN, DOLLINGER, MARINESCO und RADOVICI, BÖHME und WEILAND, PETTE, WALSHE u. a.).

Labyrinthstellreflexe konnte SCHALTENBRAND bei Säuglingen vom zweiten Monat ab in ähnlicher Weise wie beim Tier finden, wenn sie auch bei älteren Kindern häufig gehemmt waren, lange auf sich warten ließen oder nach kurzer Zeit verschwanden. Daß die anatomische Grundlage des Reflexes beim Menschen eine ähnliche ist wie beim Tier, dafür spricht das Erhaltenbleiben desselben bei der von GAMPER beschriebenen Mißbildung, bei welcher das Vorderhirn so gut wie gar nicht zur Entwicklung kam und auch der Thalamus sich ziemlich schwer verändert erwies.

Viel schwieriger erscheint es, den Zusammenhang mit den im Tierexperiment nachgewiesenen und analysierten tonischen Reaktionen bzw. Stellreflexen bei jenen komplizierten Reaktionen zu erkennen, die GOLDSTEIN und RIESE, HOFF und SCHILDER, sowie ZINGERLE beim Menschen beschrieben haben. GOLDSTEIN sieht in den von MAGNUS und DE KLEYN beschriebenen Hals- und Stellreflexen nur eine Teilerscheinung einer Gruppe von Phänomenen, welche zeigen, daß Haltung und Stellung eines jeden Gliedes eine Rückwirkung auf den Gesamtorganismus ausüben. GOLDSTEIN und RIESE geben an, schon beim Normalen nicht nur durch Änderung der Kopfstellung Extremitätenbewegungen auslösen zu können, sondern auch umgekehrt durch Änderung der Lage der Extremitäten selbst die der anderen Extremitäten und des Kopfes zu beeinflussen. Die Beurteilung der Frage, inwiefern diese „*induzierten Tonusänderungen*" physiologische Reaktionen darstellen, wird besonders dadurch erschwert, daß GOLDSTEIN selbst angibt und auch eine Beobachtung von ZINGERLE in dem Sinne spricht, daß eine bestimmte Bewußtseinslage notwendig ist, um diese Reaktionen

[1] Das in Bauchlage auf der Hand des Untersuchers liegende Kind hebt den Kopf (Labyrinthstellreflex); im Anschluß an die Kopfhebung tritt eine tonische Streckung der Wirbelsäule und der Beine ein, Ventralflexion des Kopfes bringt diese Tonuserhöhung zum Verschwinden (tonische Hals- plus Labyrinthreflexe).

zu erhalten, eine Bewußtseinslage, die vom Zustand der Hypnose nur schwer abzugrenzen ist, so daß die Möglichkeit eines Einflusses von Suggestion auf die Auslösung mancher dieser Phänomene nicht von der Hand zu weisen ist. Immerhin ist nicht zu leugnen, daß man manche der beschriebenen induzierten Tonusänderungen bei organischen Affektionen des Nervensystems, besonders bei Kleinhirnerkrankungen, gesteigert gefunden hat.

Läßt man einen Normalen bei geschlossenen Augen die Arme gerade nach vorn ausstrecken, so weichen diese bald auseinander (*spontane Abweichereaktion*, GOLDSTEIN und RIESE, WODAK und FISCHER), können nach einiger Zeit wieder eine Adduktionsbewegung ausführen. Aktive oder passive Kopfdrehung nach einer Seite bewirkt eine Deviation beider Arme in der Drehrichtung (meist zunächst eine stärkere Abduktionsbewegung jenes Armes, dem das Gesicht zugewendet wird), außerdem nach HOFF und SCHILDER ein Steigen des dem Gesicht zugekehrten und Absinken des gegenseitigen Arms (Wirkung vor allem von Halsreflexen). Die letztgenannten Autoren zeigten nun, daß diese beim Normalen nach Kopfdrehung nach einer Seite auftretende Höhendifferenz der vorgestreckten Arme, sowie auch die Drehung der Arme in der Richtung der Kopfdrehung bei Läsionen des Zentralnervensystems, z. B. bei Kleinhirnerkrankung gesteigert sein können. Auch scheint es, daß Innervationsmechanismen bestehen, welche die einem Glied erteilte Lage beizubehalten suchen und auch eine nachfolgende Innervation im Sinne der Erhaltung der früheren Lage zu beeinflussen vermögen. Läßt man beispielsweise eine Versuchsperson beide Arme bei geschlossenen Augen horizontal vorstrecken, hebt man den einen Arm etwa um 60°, läßt weiterhin beide Arme fallen, so zeigt sich, daß die Versuchsperson bei neuerlichem Befehl, beide Arme vorzustrecken, den vorher gehobenen Arm wieder um einige Zentimeter höher hält (*Lagebeharrungsversuch* von HOFF und SCHILDER), eine Reaktion, die bei Morbus Parkinson und Parkinsonismus fehlen soll. Weitere Untersuchungen erscheinen nötig, um auf diesem komplexen Gebiet auseinander zu halten, inwiefern wir es mit Phänomenen zu tun haben, die den Stell- und tonischen Reflexen verwandt sind, inwiefern sich psychische Faktoren hinzugesellen und vor allem, um den Einfluß verschiedener Proprioceptoren von der Labyrinthwirkung bei der Entstehung dieser Phänomene zu differenzieren.

Kompensatorische Augenstellungen sind beim Menschen schon seit HUNTER in Form der kompensatorischen *Gegenrollungen* bei Kopfneigung zur Schulter beobachtet worden, ohne daß man hierbei aber vielfach den Anteil der Labyrinthreflexe und den der tonischen Halsreflexe an dieser Reaktion bestimmte. Daß tatsächlich auch die letztgenannte Reflexgruppe, wenn auch nur in geringem Ausmaße, an der Entstehung der Gegenrollung beim Menschen beteiligt ist, hat M. H. FISCHER mit Hilfe der Beobachtung der Nachbilder in Versuchen gezeigt, in welchen der Stamm gegen den festgehaltenen Kopf geneigt wurde (vgl. auch Abschn. III dieses Kapitels).

e) Folgen des Labyrinthausfalles bezüglich des Tonus.

Trotz der bedeutenden Rolle, welche das Labyrinth für die Regulation des Skeletmuskeltonus spielt, macht sich der Ausfall seiner Funktion im Tonus der Skeletmuskulatur beim Säuger höchstens vorübergehend bemerkbar.

EWALD[1] hat vor allem darauf aufmerksam gemacht, daß es nach Labyrinthausschaltung zu Atonie der homolateralen Strecker und Abductoren der Extremitäten, auf der Gegenseite dagegen zu einer Tonusherabsetzung der Beuger und Adductoren kommt, und hatte geschlossen, daß jedes Labyrinth mit den gleichseitigen Extensoren und Abductoren, dagegen mit den kontralateralen Flexoren und Adductoren in Beziehung steht. Die Annahme, daß es sich hierbei bloß um den Verlust einer direkten Labyrinthwirkung auf den Tonus dieser Muskeln handelt, wurde aber durch Untersuchungen von MAGNUS und DE KLEYN erschüttert, welche zeigten, daß die Tonusdifferenz zwischen den Extremitäten beider

[1] Physiol. Untersuchungen über d. Endorgan d. Nerv. octav. Wiesbaden 1892, S. 296.

Seiten zum großen Teil durch die nach der Labyrinthexstirpation auftretende Kopfdrehung[1] bedingt ist, welche die oben erwähnten tonischen Halsreflexe auf die Extremitäten auslöst. Allerdings geben die Autoren zu, daß man auch nach Aufhebung dieser Kopfdrehung, wenn man den Kopf etwa bei Rückenlage des Tieres in symmetrische Stellung zum Rumpf bringt, eine Hypotonie der Extremitätenstrecker auf der Seite der Labyrinthexstirpation bemerken könne. Diese Hypotonie bildet sich ziemlich rasch nach der Operation zurück (bei Katzen und Hunden in wenigen Tagen, bei Kaninchen und Affen nach mehreren Wochen), während die Kopfdrehung ein Dauersymptom darstellt.

Diese vorübergehende, auch bei gerade gesetztem Kopf zu beobachtende Hypotonie tritt auch nach Durchschneidung des Nervus octavus ein, sie läßt sich bei Kaninchen hervorrufen, ohne daß die übrigen labyrinthären Ausfallserscheinungen auftreten, wenn man das Labyrinth an der Fenestra rotunda vom Mittelohr aus punktiert (Arndts). Es scheint also, daß die für die sonstigen labyrinthären Ausfallserscheinungen verantwortlichen Vestibularisendstellen in den Bogengangsampullen und den Otolithenmaculae für den vorübergehenden Tonusverlust nach einseitiger Labyrinthexstirpation nicht verantwortlich sind. Denn der Tonusverlust tritt, wie Arndts betont, nach Lähmung dieser Nervenendstellen durch Cocain nicht auf, während er sich andererseits durch die Labyrinthpunktion isoliert hervorrufen ließ.

Diese Beobachtungen scheinen in enger Beziehung zu der eigentümlichen, auch von Magnus betonten Tatsache zu stehen, daß zwar nach einseitiger Labyrinthexstirpation ein homolateraler, zum Teil wenigstens auf den Labyrinthausfall zu beziehender Tonusverlust auftritt, hingegen die tonischen Labyrinthreflexe auf die Extremitäten auch nach Ausschaltung eines Labyrinths auf beiden Körperhälften gleichsinnig und in gleicher Stärke nachweisbar sind. Jedenfalls ist zu betonen, daß auch an decerebrierten Tieren, z. B. Katzen, also in jenem Zustand, bei welchem sich nach Magnus die Wirkung der tonischen Reflexe bei Lageveränderung des Kopfes von einem Labyrinth auf die Extremitäten beider Körperhälften in gleicher Stärke nachweisen läßt, Exstirpation eines Labyrinths zu einer deutlichen Tonusverminderung der Strecker auf der gleichen Seite zu führen vermag, wie ich mich in Versuchen mit Démétriades zu überzeugen vermochte.

Dies weist darauf hin, daß noch ein anderer Mechanismus als die Störung der tonischen Labyrinthreflexe für die einseitige Hypotonie nach Labyrinthausfall verantwortlich zu machen ist; von demselben können wir vorderhand nur soviel aussagen, daß er wahrscheinlich von anderen Stellen des Vestibularapparates seinen Ausgang nimmt, als die tonischen Labyrinthreflexe. Wenn aber auch das genauere Wesen dieses Mechanismus, auf dessen Ausfall die einseitige Hypotonie nach Labyrinthexstirpation zu beziehen ist, noch unklar bleibt, so müssen wir doch daran festhalten, daß in den Ewaldschen Vorstellungen ein wahrer Kern enthalten ist, *Beziehungen zwischen dem Labyrinth und der Aufrechterhaltung des homolateralen Streckertonus,* auch unabhängig von den tonischen Halsreflexen *bestehen.*

Was die Folgen der Labyrinthausschaltung für den Extremitätentonus *beim Menschen* anlangt, so ist auch hier die Tonusstörung geringgradig und von kurzer Dauer.

[1] Diese Kopfdrehung beruht nach Magnus auf der Kombination des vom erhaltenen Sacculusotolithen ausgehenden, im Mittelhirn lokalisierten *Labyrinthstellreflexes,* welcher den Kopf in Seitenlage mit dem erhaltenen Labyrinth nach oben zu drehen sucht, und des vom erhaltenen Utriculusotolithen ausgehenden, auch nach Abtragung des Mittelhirns erhalten bleibenden *tonischen Labyrinthreflexes* auf die Halsmuskulatur einer Seite, welcher die sogenannte Grunddrehung verursacht.

WANNERS Beobachtung, daß Labyrinthlose sich leichter nach der operierten Seite drängen lassen, auf dieser Seite eine geringere Kraft entwickeln, wurde von PASSOW nicht bestätigt. Auch HERZFELD vermißte bei einem Falle von doppelseitiger Labyrinthnekrose Zeichen von Hypotonie, während EGGER bei zwei Fällen von Labyrinthschwindel Hypotonie der gesamten Körpermuskulatur beobachtete. Die Unsicherheit der Resultate hängt anscheinend mit zwei Umständen zusammen, einmal damit, daß man die Tonusstörung in der Regel nicht direkt durch Messung der Muskelspannung, sondern aus der Beobachtung der Arbeitskurve (v. STEIN) oder der Sehnenreflexe (FREY, BECK und BIACH) nachzuweisen suchte, anderseits, daß man nicht genügend die Zeit, die nach dem Eintreten der Labyrinthausschaltung vergangen war, berücksichtigte. So bemerken auch BECK und BIACH, daß ihre Versuche, eine Tonusstörung bei labyrinthoperierten Patienten nachzuweisen, erfolglos waren, sobald auch nur eine kurze Zeit nach der Operation verstrichen war; sie heben mit Recht hervor, daß die Mangelhaftigkeit der Prüfungsmethodik wahrscheinlich an dem negativen Ergebnis mit schuld sei. Ihre Feststellung, daß nach Kaltspülung des Ohres auf der gleichen Seite der Patellarreflex gesteigert ist, bedeutet aber, wie die Autoren selbst betonen, nur, daß der Vestibularapparat überhaupt Beziehungen zur Muskulatur habe, die Intensität der Sehnenreflexe kann aber nicht als ein Maßstab für den Muskeltonus betrachtet werden. Mittels Bestimmung des Dehnungswiderstandes konnte SPIEGEL[1] in den ersten Tagen nach einseitiger Labyrinthexstirpation eine homolaterale Hypotonie des Kniestreckers nachweisen.

6. Vegetative Reflexwirkungen des Labyrinthes[2].

Bei Erregung oder Erkrankung des Labyrinths kann man eine Reihe von vegetativen Erscheinungen, wie Übelkeit, Erbrechen, vasomotorische Störungen, Herzklopfen, Schweißausbruch, beobachten (vgl. BYRNE[3]). Infolge der mannigfachen Wirkungen psychischer Vorgänge auf das vegetative System ist es in der Klinik oft schwer oder unmöglich zu entscheiden, inwiefern die beobachteten vegetativen Störungen direkte Folge der Vestibularisreizung darstellen, inwiefern sie sekundäre Folge des Schwindels sind. Die Reflexnatur einer großen Zahl der beobachteten Erscheinungen läßt sich aber im Tierexperiment leicht nachweisen.

a) Labyrinthäre Blutdrucksenkung.

Sowohl calorische als auch galvanische Reizung des Labyrinthes, wie auch mechanische Reizung des Nervus octavus führt zu Senkung des Blutdruckes (Versuche von SPIEGEL und DÉMÉTRIADES an Kaninchen). Auch KREMER hat depressorische Wirkung der calorischen Reizung beim Hunde beobachtet, ohne aber die vestibuläre Genese dieser Blutdrucksenkung zu beweisen (vgl. auch CAMIS[4]).

Diese Depression tritt schon wenige Sekunden nach Beginn des Reizes ein, der Wiederanstieg der Kurve dagegen erfolgt viel allmählicher, so daß die Blutdrucksenkung ziemlich lange, bis zu 50 Sekunden, bestehen kann. Manchmal ist die Senkung von einer leichten Blutdrucksteigerung gefolgt, indem der aufsteigende Schenkel der Kurve das ursprüngliche Niveau überschreitet, bevor endgültig die alte Blutdruckhöhe erreicht wird. Was das Verhältnis dieses Blutdruckreflexes zum Auftreten des Nystagmus anlangt, so fallen beide Reflexe in der Regel nicht zusammen, der Nystagmus kann die Blutdrucksenkung überdauern, aber auch vor ihr ein Ende nehmen.

Daß in der geschilderten Depression eine Vestibulariswirkung enthalten ist, geht daraus hervor, daß dieselbe auch nach intrakranieller Durchschneidung des Trigeminus, resp. der Glossopharyngeus-Vagus-Wurzeln erhalten bleibt, andererseits aber nach intrakranieller Durchschneidung des Nervus octavus auf der Operationsseite verschwindet.

---

[1] Tonus der Skeletmuskulatur. 2. Aufl. Berlin: Julius Springer 1927.
[2] Vgl. SPIEGEL, Handb. d. Neur. d. Ohres **3**, 631 (1928).
[3] BYRNE, J., Physiol. of the semicircul. canals. New York 1912.
[4] CAMIS, Physiol. of the vestibul. appar. Oxford 1930.

Der sichere Beweis, daß Labyrinthreizung zu einer Depression des Blutdrucks führt, ließ sich aber durch Versuche von SPIEGEL und DÉMÉTRIADES erbringen, in welchen der Blutdruck während bzw. unmittelbar nach der Drehung des Tieres beobachtet werden konnte.

Es fragt sich, ob diese Depression tatsächlich als reflektorische Wirkung der durch die Drehung erzielten Vestibularisreizung aufzufassen sei, oder ob sie nicht auf anderem Wege, vielleicht durch eine peripher bedingte Erschlaffung der Gefäßwand oder durch eine Reizung anderer sensibler Nerven, zustande komme. Zur Beantwortung dieser Frage dienten Versuche, in welchen durch Einspritzung einer 20proz. Cocainlösung in das Labyrinth nach DE KLEIJN dasselbe doppelseitig ausgeschaltet wurde. Das Eintreten der Cocainwirkung wurde aus dem Ausbleiben des Nystagmus nach Drehen und calorischer Reizung erschlossen. Auch die Blutdrucksenkung auf kalorische Reizung blieb nun aus. Bei galvanischer Reizung war eine Wirkung auf den Blutdruck bei Anlegen der Kathode an den äußeren Bogengang erst bei 20—25 Milliampere zu erzielen (Wirkung auf den Stamm des Nervus VIII?). Mit dem Eintreten dieser Cocainwirkung konnte nun bei Drehen der Tiere in zwei Versuchen ein Verschwinden der vorher deutlich nachweisbaren Blutdrucksenkung nachgewiesen werden. In zwei Fällen ließ sich wenigstens eine deutliche Abschwächung dieser Wirkung erzielen. In weiteren Fällen war sogar zu beobachten, daß eine schon an normalen Tieren manchmal im Beginn der Drehung zu beobachtende, geringe Drucksteigerung mit der Labyrinthlähmung immer mehr zunahm. Diese letztere Erfahrung könnte dafür sprechen, daß der geschilderte depressorische Effekt vielleicht normalerweise blutdrucksteigernden Reflexen superponiert ist, die durch Erregung anderer sensibler Nerven bei der Drehung bedingt werden.

So könnte vielleicht, wenn überhaupt eine teleologische Betrachtungsweise in der Biologie statthaft ist, der Sinn der beobachteten Vestibulariswirkung in folgendem gesucht werden: ähnlich wie der Nervus depressor vagi Druckschwankungen, die durch Steigerung des Aortendruckes bedingt werden, paralysieren soll, könnte daran gedacht werden, daß der Nervus vestibularis Drucksteigerungen, die durch Erregung anderer sensibler Nerven, etwa bei jähen Kopfbewegungen, ausgelöst werden, auszugleichen habe, eine Vorstellung, die aber bloß als Arbeitshypothese geäußert werden soll.

Was den Entstehungsmechanismus dieser vestibulären Blutdrucksenkung anlangt, so scheint er ähnlich wie die Wirkung des Nervus depressor vagi vorwiegend durch eine Gefäßerweiterung im Bereich des Splanchnicus zustande zu kommen. Eine Hemmung der Herznerven durch Vaguserregung, wie auch eine Erweiterung der Kopfgefäße, scheint von keiner oder höchstens untergeordneter Bedeutung zu sein, da bilaterale Vagotomie und auch doppelseitige Halssympathicusdurchschneidung den Reflex fast unverändert erhalten bleiben läßt. Durchschneidung des Rückenmarks über dem Abgang der Nervi splanchnici (am Übergang des Cervicalmarks in das Thorakalmark) bringt dagegen die Blutdrucksenkung fast ganz zum Verschwinden; nur in einigen Versuchen wurde eine geringe, noch erhaltene Depression beobachtet.

Wenn aber durch vorheriges Abbinden der Aorta abdominalis knapp unter dem Zwerchfell, sowie der Vena cava und Vena portae ein Abfließen des Blutes aus dem übrigen Körper in die Bauchgefäße bei der nachfolgenden Splanchnicusdurchschneidung verhindert wird (also höchstens durch die Lebervenen Blut rückläufig in das Splanchnicusgebiet einfließen kann) und auf diese Weise trotz Splanchnicusdurchschneidung der Druck auf der alten Höhe erhalten ist, kann man auch nach beiderseitiger Splanchnicotomie die Blutdrucksenkung deutlich beobachten.

Es scheinen also ähnliche Verhältnisse wie bei dem vom Nervus depressor vagi ausgelösten Blutdruckreflex vorzuliegen, von dem wir ebenfalls wissen, daß seine Wirkung nicht ausschließlich durch eine Herabsetzung des Tonus der Vasoconstrictoren im Bereiche des Splanchnicus zustande kommt, sondern für den auch eine aktive Erregung von Vasodilatatoren nachgewiesen ist (Bayliss, Asher).

Beim *Menschen* beobachteten Allers und Leidler, sowie Fischer und Wodak bei calorischer Labyrinthreizung ein Absinken des Armplethysmogramms bzw. einen sekundären Anstieg der Volumkurve und daran anschließend unregelmäßige Schwankungen.

Die Deutung dieser Kurven ist natürlich schwierig, da in diesen Versuchen die Reizung von Nerven des äußeren und Mittelohres, bzw. die Mitwirkung psychischer Faktoren mit eine Rolle spielen dürfte, es auch unklar bleibt, inwiefern das beobachtete Absinken des Armplethysmogramms Folge einer Vasoconstriction der Extremitätengefäße oder einer Anämie infolge Abströmens des Blutes in das Splanchnicusgebiet darstellt. Daher scheint es wertvoll, daß einerseits Zak gefunden hat, daß Kopfdrehungen, welche allerdings neben der Labyrinthreizung auch Halsreflexe auslösen könnten, zu einem Absinken der Volumkurve des Armes zu führen vermögen, andererseits Démétriades ein Abschwellen der Fundusvenen beider Augen bei einseitiger calorischer Reizung feststellen konnte.

Weiterhin hat Wotzilka Blutdruck und Puls beim Menschen nach Drehung untersucht. Er unterscheidet zwei Haupttypen: Bei dem einen kommt es zunächst zu Blutdrucksteigerung, erst weiterhin zu Depression des Druckes, welcher wieder eine Steigerung folgen kann. Bei dem zweiten Typus ist die anfängliche Druckzunahme gering oder bleibt aus, die sofort einsetzende Drucksenkung hält lange an. Nach Adrenalininjektion bleibt die Drucksenkung aus. Die vestibuläre Blutdrucksenkung blieb in den Tierversuchen von Spiegel und Démétriades noch nach Mittelhirndurchtrennung bestehen, war nach Zerstörung des Nucleus triangularis durch Calorisation auf der Operationsseite nicht mehr auslösbar, dürfte also durch Reizübertragung der vestibulären Erregungen durch den Nucleus triangularis auf das in der Substantia reticularis gelegene Vasomotorenzentrum zustande kommen[1].

Die vestibuläre Blutdrucksenkung läßt auch die *Hirnzirkulation* nicht unbeeinflußt, es kommt durch die Vestibulariserregung zu einer vorübergehenden Gehirnanämie resp. zu Schwankungen der Hirnzirkulation (erst verringerte, dann vermehrte Durchblutung). Nachdem aber Hirnanämie resp. Schwankungen der Hirnzirkulation an sich schon zu Sensationen führen können, die dem Schwindel nahe verwandt sind, so ist es klar, daß die durch die Vestibularisreizung verursachte Zirkulationsstörung mindestens eine Verstärkung jener Unlustgefühle hervorzurufen vermag, welche durch die vestibulär bedingte Orientierungsstörung ausgelöst werden. Im Sinne dieser Auffassung spricht ja auch der Umstand, daß es durch Maßnahmen, welche der Hirnanämie entgegenwirken, gelingt, die subjektiven Begleiterscheinungen der Vestibularisreizung, beispielsweise bei der Seekrankheit, beträchtlich herabzusetzen (vgl. Genée).

Um den Einfluß des Vestibularapparates auf die *Herznerven* genauer zu verfolgen, wurden die Veränderungen des Elektrokardiogramms während und nach der Rotation beobachtet.

Während sich bei urethanisierten Kaninchen und Katzen überhaupt keine Veränderungen zeigten, waren bei morphinisierten Hunden Zeichen einer Erregung der Accelerantes zu beobachten, Erscheinungen, die aber nach Dezerebration durch Mittelhirndurchschneidung ausblieben, also wohl als sekundär, psychisch bedingt zu betrachten sind.

---

[1] Vgl. die theoretischen Auseinandersetzungen von A. Spitzer.

Es ist darnach zu betonen, daß sich am Säuger ein reflektorischer Einfluß des Labyrinthes auf das Herz nicht nachweisen läßt. Der von BORRIES, NEUMANN erhobene klinische Befund, daß bei Einbruch einer Entzündung vom Mittelohr ins Labyrinth Bradykardie auftritt, kann darum nicht als Zeichen einer reflektorischen Wirkung des Vestibularis auf das Herznervensystem angesehen werden. Angesichts des Umstandes, daß die Lymphräume des Labyrinthes mit dem Subarachnoidealraum in Kommunikation stehen, es also leicht zu kollateraler Entzündung in der hinteren Schädelgrube kommt, ist zu vermuten, daß die klinisch beobachtete Bradykardie bei Labyrinthitis ein Zeichen einer direkten Reizung der Vaguswurzeln durch die Entzündung darstellt.

b) Vestibuläre Atem- und Darmreaktion.

Beim Menschen haben ALLERS und LEIDLER das Verhalten der *Atmungskurve* bei calorischer Labyrinthreizung studiert. Während der Kaltspülung konnten die Autoren keine regelmäßige Veränderung in der Dauer der Inspiration und Exspiration feststellen; am ehesten glauben sie, daß der Quotient Inspiration : Exspiration („respiratorische Relation") in der Regel (und zwar infolge relativer Verlängerung der Inspiration) vergrößert erscheint. In der durch das Auftreten des Nystagmus charakterisierten Periode beschreiben sie dagegen eine typische Veränderung der Atmungskurve von variabler Dauer: *Verkürzung der Inspiration* und *Verlängerung der Exspiration*, die sich bis zu einer mehrere Sekunden anhaltenden Atmungspause steigern kann, so daß die respiratorische Relation fast stets erheblich verkleinert wird. Diese Reaktion ist nach ALLERS und LEIDLER in ihrer Stärke unabhängig von der Intensität des Nystagmus und vom Eintritt oder Ausbleiben des Schwindelerlebnisses; sie wird während des optischen Nystagmus nicht beobachtet, so daß ALLERS und LEIDLER sie als Ausdruck der Vestibulariserregung ansehen, die zu einer Hemmung des zentralen Mechanismus der Atemregulation führen soll.

Im Sinne einer Wirkung auf den *Verdauungsapparat* spricht schon die Erfahrung, daß eine Reizung des Labyrinths von Brechbewegungen gefolgt sein kann (vgl. die Untersuchungen von BYRNE am Menschen). Einen Einfluß der Labyrinthreizung auf die Magenbewegungen konnte auch im Tierversuch KREMER nachweisen. Im Erbrechen haben wir es mit einer komplizierten Wirkung sowohl auf die quergestreifte, als auch vorwiegend über den Nervus splanchnicus auf die glatte Muskulatur zu tun, so daß ein älterer Versuch von KREIDL verständlich erscheint, der fand, daß vagotomierte Tiere noch seekrank werden können[1]. Für die genauere Analyse der Wirkung auf das Darmnervensystem scheint aber ein einfacher gebauter Vorgang eher geeignet. Ein solcher wurde in Versuchen von SPIEGEL und DÉMÉTRIADES in der Wirkung des Labyrinths auf die Bewegungen des Dünndarmes gefunden, ein Reflex, der sich bei Kaninchen gut studieren läßt. Es kommt nach diesen Versuchen bei calorischer Labyrinthreizung zu einer Verstärkung der Pendelbewegungen und einer Tonuszunahme des Dünndarms. Hierbei sind zwei Komponenten beteiligt: eine kurzdauernde Reaktion, die von den sensiblen Endigungen des äußeren und

[1] Neuerdings zeigte POZERSKI, daß sich bei Kaninchen, Meerschweinchen, Huhn, Taube Seekrankheit überhaupt nicht, bei Hunden nur in 30% der Versuchstiere erzeugen lasse und auch bei diesen rasch Gewöhnung eintrete.

Mittelohrs her ausgelöst wird, und eine daran unmittelbar oder erst nach einer Latenzzeit von einigen Sekunden anschließende, langanhaltende Reaktion, die vestibulärer Genese ist. Diese Reaktion bleibt nach totaler Mittelhirndurchtrennung bestehen und kommt durch reflektorische Erregung des gleichseitigen und gekreuzten Nervus vagus zustande.

Die reflektorische Wirkung bleibt im Bereiche des kranialen autonomen Nervensystems nicht auf den Darmvagus beschränkt; sie scheint auch die mit dem VII. resp. IX. Gehirnnerven austretenden *Speicheldrüsennerven* zu betreffen. Die Beobachtung, daß es bei Labyrinthreizung zu vermehrter Speichelsekretion kommt, wie auch die Versuche von KREMER bei Hunden deuten auf eine reflektorische Beeinflussung der bulbären Kerne der Speicheldrüsennerven. Es ist allerdings zu bedenken, daß diese Versuche sich auf calorische und thermische Reizung beschränkten und die beobachtete Verstärkung der Speicheldrüsensekretion auf eine Reizung der das Mittelohr durchziehenden Speicheldrüsennerven (Chorda tympani, Nervus tympanicus) zurückzuführen sein könnte. Hierüber müssen noch weitere Versuche, die diese Fehlerquelle ausschalten, Aufschluß geben.

Das Auftreten von *Glykosurie* im Verlaufe eitriger Otitiden ist wohl nicht als Folge einer Reflexwirkung anzusprechen, sondern durch toxische Wirkung des Eiterherdes auf die der Zuckerregulation dienenden Organe zu erklären (ZIMMERMANN).

c) Vestibuläre Pupillenreaktion.

Bei der Beurteilung all jener Beobachtungen, welche über Pupillenerweiterung nach thermischer Labyrinthreizung (UDVARHELYI, WODAK), Erzeugung eines Überdrucks im äußeren Gehörgang (URBANTSCHITSCH), Durchströmung des Kopfes mit dem galvanischen Strom (EULENBURG und SCHMIDT, HITZIG, EWALD) berichten, ist zu bedenken, daß nicht nur pupillenerweiternde Reflexe durch Reizung von sensiblen Nervenendigungen im äußeren Gehörgang ausgelöst werden können[1], sondern daß auch die zum Dilatator pupillae ziehenden postganglionären Fasern aus dem Ganglion cervicale superius wahrscheinlich nicht nur bei Tieren (vgl. DE KLEYN und SOCIN), sondern auch beim Menschen (SIEBENMANN, eigene Beobachtungen, vgl. S. 191) mit der medialen Wand des Cavum tympani in Beziehung treten, also bei calorischer oder galvanischer Reizung des Innenohres betroffen werden können. Es ist daher WODAK und FISCHER recht zu geben, wenn sie nur die Rotation als geeignet betrachten, um vestibuläre Pupillenreflexe zu studieren. Nach Untersuchungen mittels der Methode der entoptischen subjektiven Pupillenbeobachtung geben sie an, daß schon während der Drehung eine Wirkung der Vestibulariserregung auf die Pupille einsetzt, die sich in einer allmählich zunehmenden Verengerung äußern soll; nach Beendigung der Drehung wird nach ihren Angaben die Miosis plötzlich deutlich ausgesprochen, um rasch einer Mydriasis mit anschließendem Hippus Platz zu machen. SPIEGEL konstruierte eine Versuchsanordnung, welche einem vor dem Drehstuhl befindlichen Untersucher die Beobachtung der Pupille der Versuchsperson resp. des Versuchstieres während aller Stadien der Drehung

[1] Auch Reizung der Nervenendigungen der Tuba Eustachii bei Katheterismus führt nach BILANCIONI und BONANI zu Mydriasis.

gestattet, und konnte ein ähnliches Spiel der Pupille beobachten. Es handelt sich nach seinen Untersuchungen um einen Labyrinthreflex, der durch Reizübertragung auf den Oculomotorius vor allem unter Vermittlung des hinteren Längsbündels zustande kommt; von jedem Labyrinth aus wird sowohl das gleichseitige, als auch das gekreuzte Zentrum des Sphincter pupillae beeinflußt. Bei der Entstehung des Hippus spielen wahrscheinlich nicht nur die vestibulären Reflexreize, sondern auch andere Faktoren (psychische Erregungen!) eine Rolle. Die Intaktheit des Halssympathicus ist sowohl im Tierversuch, als auch beim Menschen (Patienten mit Hornerschem Syndrom) für das Zustandekommen dieser Reaktion nicht nötig. Interessant ist es, daß bei Patienten mit lichtstarrer Pupille (Argyll-Robertsonschem Phänomen) in der Mehrzahl der Fälle eine „dissoziierte Störung" der Vestibularisreflexe auf das Auge, ein Erlöschen der vestibulären Pupillenreaktion bei erhaltenem Reflex auf die äußeren Augenmuskeln nachgewiesen werden kann (vgl. S. 186).

B. Spontanerscheinungen bei Erkrankungen des Vestibularapparates (Labyrinths) und deren Differentialdiagnose[1].

a) Nystagmus.

Unter Nystagmus verstehen wir unwillkürliche, rhythmische, meist beiderseits in gleicher Richtung ablaufende Bewegungen der Augen. Der labyrinthäre Nystagmus, der als Folge von Reizung oder Lähmung des Labyrinths oder seiner Zentren auftreten kann, setzt sich aus zwei Komponenten zusammen, der raschen Phase oder raschen Komponente, die wir als raschen Augenschlag beobachten, und der langsamen Phase oder langsamen Komponente, die eine langsame Bewegung in der Gegenrichtung darstellt. Dagegen ist beim okulären Nystagmus häufig kein Unterschied der Phasen festzustellen, sondern bloß ein Undulieren der Augen.

Bei der Beschreibung des Nystagmus empfiehlt es sich, ein bestimmtes *Schema* (vgl. ALEXANDER) festzuhalten, weil dadurch die Differentialdiagnose sehr erleichtert wird.

1. Der Nystagmus kann *assoziiert* oder dissoziiert sein. Assoziiert ist er dann, wenn sich beide Bulbi hinsichtlich ihrer Bewegungen in jeder Hinsicht gleich verhalten. Bei Abweichen von dieser Gleichsinnigkeit nennt man den Nystagmus dissoziiert.

2. Ferner müssen wir angeben, welche *Form* der Nystagmus hat. Der Nystagmus kann horizontal (→ oder ←), vertikal (↑ oder ↓) oder rotatorisch (↷ oder ↶) schlagen. Dabei meint man unter horizontal parallel zur Lidspalte, unter vertikal

[1] Außer der schon im ersten Abschnitt angeführten Literatur siehe: ALLERS, Mschr. Psychiatr. **26**. — CORDS, Die Ergebnisse der neuesten Nystagmusforschung. Zbl. Ophthalm. **9** (1923). — KESTENBAUM, A., Graefes Arch. **105**, 799 (1921). — MARBURG, Zur Lokalisation des Nystagmus. Neur. Zbl. **1912**, 1366. — OPPENHEIM, Einfluß der Kopfhaltung auf Hirnsymptome. Neur. Zbl. **1910**, 114. — RUTTIN, Zur Differentialdiagnose des vestibulären und zentralen Nystagmus. Mschr. Ohrenheilk. **1916**. — SOMMER, Über das Verhalten des spontanen Nystagmus bei Anwendung optischer und labyrinthärer Reize. Mschr. Ohrenheilk. **1924**. — STEIN u. BRUNNER, Über die von der Lage des Kopfes abhängigen Schwindelanfälle nebst kritischen Bemerkungen zur Frage der Untersuchung des Otolithenapparates des Menschen. Z. Hals- usw. Heilk. **4**, 334 (1923). — VOSS, Erkrankungen des Otolithenapparates. Ges. dtsch. Ohrenärzte **1921**, 201.

senkrecht zu derselben. Schließlich können sich aus diesen Bewegungen Kombinationen ergeben, wir erhalten dann schrägen (z. B. ↘) oder gemischt horizontal-rotatorischen (↪) Nystagmus.

3. Wichtig ist zu beschreiben, in welcher *Richtung* die Bulbi schlagen, wobei die Richtung nach der raschen Komponente angegeben wird. Die Bewegung der Augen kann nach rechts oder nach links, nach oben oder nach unten gerichtet sein.

4. Wir schildern die *Intensität* des Nystagmus und bezeichnen diesen als solchen ersten Grades, wenn er ausschließlich bei Blick in der Richtung der raschen Komponente auftritt, also in der Blickrichtung schlägt (demnach beim Blick nach rechts die Augenbewegung mit der schnellen Komponente nach rechts gerichtet ist), als Nystagmus zweiten Grades, wenn er bereits beim Blick geradeaus besteht und schließlich als Nystagmus dritten Grades, wenn er auch noch bei Seitenblick entgegen der Richtung der raschen Komponente auftritt, so daß z. B. ein nach rechts gerichteter Nystagmus noch beim Blick nach links zu beobachten ist. Wir sehen damit die große Bedeutung der Blickrichtung für die Intensität des Nystagmus; derselbe wird beim Blick in der Richtung der raschen Komponente in der Regel verstärkt, was auch für den später zu besprechenden experimentellen, vestibulären Nystagmus gilt.

5. Es interessiert uns ferner die *Frequenz* (die Zahl der Schwingungen in der Minute); man unterscheidet gewöhnlich drei Stufen, den langsamen, den mittelfrequenten und frequenten Nystagmus.

Wir sprechen von mittlerer Frequenz bei 40—100 Schlägen in der Minute; der frequente Nystagmus kann bis zu 900 Schlägen in der Minute betragen.

6. Weiter beschreiben wir die *Amplitude*, die Exkursionsgröße des Ausschlages. Der Nystagmus kann grobschlägig (Ausschlag über 3 mm), mittelschlägig (1—3 mm) und feinschlägig (Ausschlag unter 1 mm) sein.

7. Nicht unwichtig ist die Beobachtung der *Dauer* des Nystagmus. Nystagmus kann ständig vorhanden sein oder anfallsweise oder nur zeitweise auftreten, kann Sekunden, Tage, Wochen oder Monate dauern. Beginn und Ende des Nystagmus können häufig beobachtet werden, mitunter aber auch unbestimmbar bleiben.

α) **Endstellungsnystagmus.** Nystagmus 1. Grades, der nur in den Endstellungen der Bulbi auftritt (sogenannter Endstellungsnystagmus) stellt in den meisten Fällen gar kein pathologisches Zeichen dar; wir finden ihn schon vielfach *physiologisch*, und zwar:

1. als Einstellungsnystagmus,
2. als Ermüdungsnystagmus.

Unter *pathologischen* Bedingungen tritt Endstellungsnystagmus auf als:

3. labyrinthärer Nystagmus,
4. muskelparetischer Nystagmus,
5. blickparetischer Nystagmus.

1. Der *Einstellungsnystagmus* (resp. *Fixationsnystagmus*) findet sich recht häufig auch bei Normalen, besonders aber bei Personen mit degenerativen Stigmen. Wir sehen, daß bei Seitenblick, resp. wenn der Untersuchte ein seitlich von ihm befindliches Objekt bei gerader Kopfhaltung zu fixieren sucht, nicht selten Einstellungszuckungen der Bulbi in Erscheinung treten. Der

Seitenblick stellt an das Muskelgleichgewicht größere Anforderungen, da ein Agonist stärker kontrahiert und ein Antagonist stärker entspannt wird. Daraus erklärt sich, daß größere Schwankungen im Kontraktionszustande der betreffenden Muskeln entstehen können, die als mittel- bis grobschlägige → oder ↻ Zuckungen in Erscheinung treten. Zumeist sind es 5—10 Zuckungen, die immer schwächer und schwächer werden, bis schließlich die Augen stillstehen.

2. Der *Ermüdungsnystagmus* kommt auch schon beim Normalen vor (Uffenorde[1]). Wenn wir jemanden veranlassen, durch einige Zeit den Blick unverwandt zur Seite gewendet zu halten, so treten nach 1—2 Minuten, abgesehen von einem subjektiv oft recht unangenehmen Ermüdungsgefühl, nach und nach → oder ↻ nystaktische Zuckungen zu dieser Seite auf, und schließlich wird die Versuchsperson die Blickrichtung ändern, da sie das unverwandte Schauen zur Seite nicht mehr erträgt. Wir können diesen Nystagmus mit dem Tremor der Skeletmuskeln vergleichen, der bei Ermüdung, z. B. bei Halten eines Gegenstandes auftritt. Sehr verstärkt findet sich diese Art von Endstellungsnystagmus bei Neurotikern, manchmal auch bei Basedowkranken, die bei Seitenblick sehr bald Nystagmus bekommen; je länger und je öfter sie bei fixiertem Kopfe in dieselbe Richtung zur Seite schauen, um so lebhafter und kräftiger treten die nystaktischen Schläge auf. Bei Neurotikern kommt häufig auch Nystagmus beim Blick nach oben und unten als vertikaler Endstellungsnystagmus vor.

3. Der *labyrinthäre* Endstellungsnystagmus äußert sich als ↻ mittelschlägiger, mittelfrequenter Nystagmus, der bei Seitenblick sofort in Erscheinung tritt und unverändert durch längere Zeit hindurch zu beobachten ist. Wir sind nur dann sicher, daß in diesen Fällen ein labyrinthärer Nystagmus besteht, wenn neben diesen geschilderten Eigenschaften sonstige labyrinthäre Erscheinungen bestehen, wie Drehschwindel, Unsicherheit beim Stehen auf kleiner Grundfläche bei geschlossenen Augen. Ob Erkrankungen des zentralen Vestibularis Endstellungsnystagmus hervorrufen können, ist strittig.

4. Eine Parese eines Augenmuskels kann Nystagmus (*muskelparetischen Nystagmus*) hervorrufen. Blickt der Patient in der Richtung des gelähmten Muskels, so wird das betroffene Auge bald zurücksinken. Es sind nun neuerliche Impulse nötig, um dieses Auge in der gewünschten Richtung zu bewegen; dieses Zurücksinken und neuerliche Innervieren erscheint als nystaktische Zuckung. In einem solchen Falle sind Amplitude und Frequenz der Schläge auf dem paretischen und dem gesunden Auge verschieden. Es kommt zu einem dissoziierten Nystagmus[2]. Dissoziierter Nystagmus, aber ohne Augenmuskelparese, kann allerdings mitunter beim Blick nach rechts oder links bei Neurotischen und Hysterischen vorkommen (gröbere Zuckungen auf der Seite des abduzierten Auges).

5. Nystagmus können wir auch beobachten, wenn nicht eine Muskelparese, sondern eine Blickparese besteht (*blickparetischer Nystagmus*). Ist bei einem

[1] Uffenorde, Beitr. Anat. usw. Ohr usw. **18**, 1921.

[2] Hiervon zu unterscheiden ist jene Form von dissoziiertem Nystagmus, die bei Augenmuskellähmung entsteht, wenn ein Impuls vom Labyrinth (infolge Erkrankung oder künstlicher Reizung) zu den Augenmuskeln abgegeben wird und das Auge auf der Seite der Lähmung in der Zugrichtung des paretischen Muskels zurückbleibt.

Patienten z. B. die Rechtswendung beider Augen beeinträchtigt (Blickparese nach rechts), so wird er eventuell bei Anstrengung eine solche Bewegung im kleinen Ausmaße doch noch ausführen können, die Augen werden aber immer wieder in die Ausgangsstellung zurückgleiten (Rindenfixationsnystagmus BARTELS[1]). Dieses Wechselspiel zwischen Versuch einer Innervation und Zurücksinken der Augen kann als Nystagmus erscheinen; es kann auch bei Blick nach auf- oder abwärts vorkommen.

β) **Nystagmus höheren Intensitätsgrades.** Derselbe ist immer als pathologisches Zeichen anzusprechen, kommt als Symptom von Erkrankungen des Ohres oder des N. vestibularis (peripher-labyrinthärer Nystagmus), von Erkrankungen des zentralen Vestibularis[2], resp. des zentralen Nervensystems (zentraler, zentral-labyrinthärer Nystagmus) und schließlich als Zeichen von Veränderungen am Auge (okulärer Nystagmus) vor.

Der *peripher-labyrinthäre* Nystagmus äußert sich als ⥁ Nystagmus 2. bis 3. Intensitätsgrades von mittlerer Frequenz und Amplitude, schlägt meist zur ohrgesunden Seite und ist von typischen Erscheinungen begleitet, die wir unter dem Namen des labyrinthären Schwindels zusammenfassen (vgl. S. 276 u. 278). Dieser Nystagmus kann Ausdruck verschiedenartiger Erkrankungen des Labyrinthes oder des Nervus octavus sein (Blutungen, Tumoren, toxische Schädigung; seröse oder eitrige Entzündungen, meist im Anschluß an eine Mittelohreiterung).

Der *zentrale Nystagmus* äußert sich als →, ↑ oder ⤻ Nystagmus 2. bis 3. Grades von mittlerer Frequenz und mittlerer Amplitude und schlägt oft zur erkrankten, seltener zur gesunden Seite. Der begleitende Schwindel ist in chronischen Fällen oft sehr gering, mitunter ist ein solcher überhaupt nicht vorhanden, in akuten Fällen besteht stärkerer Drehschwindel. Zentrallabyrinthärer Nystagmus kann durch Erkrankungen der Vestibulariskerne und der Bogenfasern, welche von diesen zu den hinteren Längsbündeln ziehen, erzeugt werden (Gefäßerkrankungen, entzündliche Prozesse, multiple Sklerose, Syringobulbie, Tumoren). Inwieweit isolierte Erkrankungen der hinteren Längsbündel Nystagmus hervorrufen können, ist fraglich. Das für die Entstehung des zentralen Nystagmus verantwortliche Gebiet liegt also in Medulla, Pons und Mittelhirn und ist zunächst auf den Verlauf der Vestibularisbahnen zu den Augenmuskelkernen beschränkt. Aber auch Erkrankungen im Cerebellum und im IV. Ventrikel können Nystagmus hervorrufen, der in diesen Fällen vor allem indirekt, beispielsweise durch Druckwirkung auf den zentralen Vestibularis, zustande kommt (vgl. S. 43). Als Fernsymptom kommt Nystagmus schließlich bei Großhirnerkrankungen vor, ohne daß man aber sein Auftreten lokaldiagnostisch mit Gewißheit verwerten könnte.

Der *okuläre* Nystagmus tritt uns in recht mannigfaltigen Formen entgegen, die jedenfalls insofern zusammengehören, als Augenveränderungen sie auslösen.

1. *Blindennystagmus.* Die vollkommen Blinden und die „praktisch" Blinden (ZADE), die höchstens nahe dem Auge gehaltene Finger zählen können, zeigen fast stets Nystagmus. Er ist am besten als ein stetes Umherirren und Umhersuchen der Augen zu beschreiben; die Bewegungen erfolgen nach allen möglichen

[1] BARTELS, Klin. Mbl. Augenheilk. **62**, 673 (1919).
[2] Vestibulariskerne und Verbindungsbahnen zu den Augenmuskelkernen.

Richtungen; sie werden zeitweise von raschen Pendelbewegungen oder vom Stillstand der Bulbi abgelöst.

2. *Nystagmus der Amblyopen.* Angeborene, aber auch in frühester Kindheit erworbene Augenfehler, die mit geringerer oder höhergradiger Amblyopie vergesellschaftet sind, können von Nystagmus begleitet sein; derselbe ist undulierend, mittelfrequent bis frequent, mittel- bis feinschlägig. Doch sehen wir auch alle möglichen Formen von Rucknystagmus von der verschiedensten Richtung, Amplitude oder Frequenz.

Anatomische oder funktionelle Veränderungen des Auges finden sich mit diesem Nystagmus vergesellschaftet. So führt fast stets die Säuglingsblenorrhöe, die Narben der Hornhaut setzt, zu Nystagmus, sehr selten eine ekzematöse Hornhauterkrankung. Hornhautastigmatismus, Kolobome der Iris, die mitunter mit Chorioidealkolobom vergesellschaftet sind, angeborene Katarakt, Kolobom des Opticus, Retinochorioiditen können eine ursächliche Rolle spielen. Wir finden indes auch Amblyopie bei Augen, an denen wir keine sonstigen Fehler entdecken können, deren Amblyopie aber auch durch eine Prothese nicht korrigierbar ist. Die komplette Farbenblindheit ist regelmäßig, die partielle häufig mit Nystagmus vergesellschaftet. Herabsetzung der Lichtadaptation (Hemeralopie) mit und ohne Amblyopie kann ebenfalls Nystagmus nach sich ziehen, ferner langer Aufenthalt im Dunkeln (Dunkelzittern). Als Typus des Amblyopen-Nystagmus wäre der undulierende Nystagmus der Albinos zu erwähnen, deren Auge pigmentlos oder pigmentarm ist.

Hierher gehört auch der Nystagmus bei *Idiotie,* hochgradiger Imbezillität, der meist auf eine begleitende Erkrankung oder Mißbildung der Augen zurückzuführen ist. Auch der Nystagmus bei *Turmschädel* ist wohl auf seit Kindheit bestehende Amblyopie resp. Blindheit der Patienten zu beziehen. In manchen dieser Fälle mag eine Schwäche oder Innervationsstörung der Augenmuskeln schuldtragend an dem Auftreten des Nystagmus sein.

In diesem Zusammenhang wäre auch des *hereditären Nystagmus* zu gedenken. Man findet manchmal bei mehreren Mitgliedern einer Familie Nystagmus gehäuft, mitunter bei Eltern und Kindern, mitunter mit Überspringen von Generationen. Auch ein derartiger Nystagmus ist meistens an Amblyopie gebunden und hat die Eigenschaften eines okulären Nystagmus. Er hat direkt nichts mit hereditären Nervenerkrankungen zu tun, wenn er sie auch mitunter begleitet. Abgesehen von dem auf Amblyopie zu beziehenden Nystagmus finden wir auch sonst bei *hereditären Nervenkrankheiten,* besonders bei Friedreichscher Ataxie, mitunter Nystagmus; er ist dann entweder ein Endstellungsnystagmus oder ein zentraler, der durch pathologische Veränderungen im Gehirn bedingt ist.

3. Der *latente Nystagmus.* Während bei binokulärem Blicken des Patienten kein oder höchstens Endstellungsnystagmus bei Seitenblick besteht, tritt bei Verdecken oder sonstiger Ausschaltung eines Auges, also bei monokulärem Schauen sofort → oder ⤻ Rucknystagmus zur Seite des offengehaltenen Auges auf. Bei binokulärer Fixation verschwindet dieser Rucknystagmus sofort. Dieser latente Nystagmus ist stets mit Schielen verbunden, zumeist Auswärts-, mitunter Einwärtsschielen. Patienten mit latentem Nystagmus sind mehr oder minder amblyop, aber monokulär unvergleichlich höhergradig als binokulär.

4. Der *Bergarbeiternystagmus*[1]. Bei Leuten, die durch Jahre hindurch in Bergwerken (vor allem Kohlengruben) arbeiten, kann Nystagmus auftreten, der auch bei guter Sehschärfe bestehen kann. Er ist in seinen Formen sehr variabel, tritt mitunter nur in bestimmten Blickrichtungen auf, ist →, ↑, ↘ oder ⤻, zeigt nach OHM auch kreisförmige und elliptische Kurven, ist assoziiert oder dissoziiert, seine Frequenz kann die höchsten Grade erreichen. Dieser Nystagmus ist nach OHM von der Beleuchtung abhängig, indem Licht ihn mindert, Dunkelheit ihn verstärkt; ferner ist er geringer bei Besserung der zentralen Sehschärfe und bei Naheeinstellung der Augen. Mitunter treten bei diesem, im späteren Leben erworbenen Nystagmus Scheinbewegungen der Gegenstände mit Schwindelgefühl auf.

Als Ursachen für das Auftreten des Bergarbeiternystagmus werden Vergiftung durch Grubengase, vor allem aber die *schlechte Grubenbeleuchtung* (z. T. Erschwerung einer normalen Fixiereinstellung der Augen), weiter das Arbeiten in gebückter Haltung in niedrigen Flözen angeführt, wobei der Arbeiter ständig nach oben schauen muß, Labyrinth- und Halsreflexe ausgelöst werden. Nach OHM sollen auch innere Ursachen, eine Übererregbarkeit des Vestibularapparates und eine Herabsetzung des Lichtsinns von Bedeutung sein.

In seiner Entstehung verwandt dem Bergarbeiternystagmus scheint der *Spasmus nutans*, eine Erkrankung des Kleinkindes am Ende des ersten und Beginne des zweiten Lebensjahres. Er äußert sich in ununterbrochenem, unwillkürlichem Kopfwackeln, welches langsam und gleichmäßig vor sich geht. Mit diesem Kopfwackeln ist mitunter eine Schiefhaltung des Kopfes zur Seite und nach rückwärts und mitunter auch Nystagmus verbunden, der zumeist bei bestimmter Blickrichtung, z. B. in den Endstellungen der Bulbi in Erscheinung tritt, mitunter auch beim Blick geradeaus als → oder ⤻ Augenzittern zu beobachten ist. In der Mehrzahl der Fälle handelt es sich um assoziierten Nystagmus, in einigen Fällen jedoch sehen wir auch dissoziierten, an einem Auge horizontalen, am anderen vertikalen Nystagmus. Der Spasmus nutans dauert meist einige Wochen oder Monate und verschwindet wieder.

Da er gewöhnlich in den Winter- und ersten Frühlingsmonaten zum Vorschein kommt, wird er von RAUDNITZ[2] darauf zurückgeführt, daß die Kinder in einer dunklen Ecke der Wohnung gehalten werden. Dem genannten Autor gelang es, bei jungen Hunden, OHM[3] bei Katzen, die lange Zeit im Dunkeln gehalten waren, Augenzittern hervorzurufen, und man brachte dieses „Dunkelzittern" (OHM) mit dem Spasmus nutans der Kleinkinder und dem Bergarbeiterzittern in Analogie.

Für das Verständnis der Pathogenese ist der von DE KLEYN und VERSTEEGH[4] erbrachte Nachweis wichtig, daß beiderseitige Labyrinthexstirpation bei Hunden das Entstehen des Dunkelzitterns nicht verhindert, resp. einen vorhandenen Dunkelnystagmus nicht aufhebt, sowie der Befund von BLOHMKE[5], daß das Dunkelzittern beim Hunde auch noch nach einseitiger Kernzerstörung und beider-

[1] Vgl. bes. OHM, J., Das Augenzittern als Gehirnstrahlung. Urban & Schwarzenberg 1925.
[2] RAUDNITZ, Jb. Kinderheilk. **45**, 73, 87.
[3] OHM, Z. Hals- usw. Heilk. **16**, 541 (1926).
[4] DE KLEYN u. VERSTEEGH, Graefes Arch. **101** (1920).
[5] BLOHMKE, Z. Hals- usw. Heilk. **18**, 427 (1927).

seitiger Stammdurchtrennung des N. vestibularis vorhanden ist. Es ist demnach anzunehmen, daß vestibuläre Reflexe bei der Entstehung des Dunkelzitterns höchstens von untergeordneter Bedeutung sind, dasselbe vor allem vom optischen Apparate her ausgelöst ist.

5. Der *einseitige Nystagmus.* Wir sehen, daß ein Auge allein nystaktische Bewegungen macht, während das andere bewegungslos ein Objekt fixiert. Es ist also eine besondere Form von dissoziiertem Nystagmus, die fast stets mit Strabismus (convergens, divergens, sursum, deorsum vergens) vergesellschaftet ist. Die einseitigen Bewegungen sind in der Mehrzahl der Fälle vertikal, in der Minderzahl horizontal. Der einseitige Nystagmus ist immer ein Zeichen dafür, daß ein Auge höchstgradig amblyop oder amaurotisch ist.

6. Der *assoziierte Nystagmus* (Stransky[1]). Hebt man bei Neurotikern oder Hysterikern die Oberlider gegen den Widerstand des Patienten, so tritt manchmal dieser rasch schlagende, horizontale oder schräge Nystagmus auf.

7. Das *Konvergenzzittern* läßt sich auf sehr rasche Konvergenz-Divergenz-Bewegungen zurückführen und wird dementsprechend durch Nahfixation verstärkt. Wir finden dieses Zittern als funktionelle Erscheinung bei Neurotikern und Hysterikern (Elschnig[2]).

8. Der *reflektorische Nystagmus* (Bär[3]). Bei Erkrankungen des Bulbus und seiner Adnexe können besonders bei akuten Entzündungen als Folge der Reizung von Trigeminusfasern nystaktische Bewegungen auftreten, die nach Abheilen der Erkrankung wieder schwinden. Aber auch Reize, die vom äußeren Ohr ausgehen (z. B. Cerumenpfropf, Druck auf den Tragus), vermögen manchmal einen Nystagmus auszulösen, dessen Genese noch unsicher ist (Hinzutreten eines sensibeln Reizes zu einer vorhandenen Nystagmusbereitschaft?).

9. Der *willkürliche Nystagmus.* Nur sehr wenige Personen sind imstande, Nystagmus willkürlich hervorzurufen, was von manchen als Teilerscheinung eines Status degenerativus angesehen wird. Ein dem labyrinthären Nystagmus ähnlicher kann wohl nicht willkürlich hervorgerufen werden. Zumeist sind es rasche Divergenz-Konvergenz-Bewegungen[4].

10. Der *muskelparetische Nystagmus.*

11. Der *blickparetische Nystagmus.* Über diese beiden Formen haben wir das Nötige bereits gesagt. Sie finden sich fast ausschließlich als Endstellungsnystagmus. Nur äußerst selten sind wir in der Lage, einen Nystagmus höheren Intensitätsgrades dieser Form zuzurechnen.

Die *Unterscheidung* der verschiedenen Gruppen und Arten des Spontannystagmus treffen wir womöglich nach den Eigenschaften des Nystagmus, wie im folgenden ausgeführt sei (vgl. Tabelle).

Die *Form des Nystagmus* ist beim peripher-labyrinthären ⤻, beim zentralen →, ⤼ oder ↑ oder ⤻, der okuläre kann alle Formen zeigen. Ist demnach der Nystagmus nicht ⤻, so können wir seine Genese durch eine Erkrankung des peripheren Labyrinthes in der Regel nicht erklären, es kommt zentraler oder okulärer Nystagmus in Frage. Ist der Nystagmus ein schräger, so schließen wir im allgemeinen zentralen und peripher-labyrinthären Nystagmus aus. Schräger Nystagmus ist nur ganz ausnahmsweise zentral bedingt und zeigt dann nur in den

[1] Stransky, Neur. Zbl. **1901**, 736. [2] Elschnig, Klin. Mbl. Augenheilk. **58**, 142 (1917). [3] Bär, Arch. Augenheilk. **1902**, 45. [4] s. Brückner, Z. Augenheilk. **1917**, 37.

Differentialdiagnose des spontanen Nystagmus.

Sitz der Erkrankung	Form	Grad	Richtung	Frequenz	Amplitude	Assoz. oder Dissoz.	Dauer	Einfluß der Kopfstellung	Ohr
Peripher-labyrinthär	⥂	1—3	gerichtet, meist zur Seite des gesunden Ohres	mittel	mittel	assoz.	Sekunden bis Wochen	kann vorhanden sein	Endolabyrinth, Nervus octavus erkrankt. Übererregbarkeit, normale Erregbarkeit, Unter- oder Unerregbarkeit des Vestibularis
Zentral	→ ⤻ ↑	2—3	gerichtet, meist z. Herdseite, seltener zur gesunden	mittel	mittel	meist assoz., bei Übergreifen der Läsion auf Augenmuskelkerne oder Nerven Dissoziation möglich	Wochen bis zu Jahren	desgl.	„Stauungsohr“[1] bei intrakranieller Drucksteigerung; Ohrerkrankung als Ursache einer intrakraniellen Komplikation; sonst meist normal
Okulär	→ ⥂ ⤻ ↑ ↘	1—2	häufig nicht gerichtet (pendelnd)	langsam bis zur höchsten Frequenz	kleinste bis größte Ausschläge	assoz. oder dissoz.	das ganze Leben	keine	normal

Sitz der Erkrankung	Auge	Gehirn	Experim. labyrinth. Ny	Experim. opt. Ny	Diplopie	Begleiterscheinungen
Peripher-labyrinthär	normal	meist normal, evtl. meningitische Symptome	dem spontanen Nystagmus leicht superponiert	typisch	meist nicht vorhanden	Drehschwindel; Fallen und Vorbeizeigen gleichsinnig der langsamen Nystagmuskomponente
Zentral	eventuell Fundusveränderungen	Augenmuskeln, Facialis, Vagus, Hypoglossus, motorische oder sensible Systeme erkrankt	dem spontanen Nystagmus leicht superponiert	typisch	kann vorhanden sein	Schwindel am ehesten bei akuter Erkrankung, selten bei chronischer Erkrankung; Fallen und Vorbeizeigen fehlen oder sind von der Nystagmusrichtung unabhängig
Okulär	anatomische Veränderungen (Hornhaut, Iris, Linse, Retina). Kongenitale oder erworbene Amblyopie. Gesichtsfelddefekte. Farbenblindheit. Nachtnebel. Konkomitierendes Schielen	meist normal (evtl. Imbezillität, Idiotie)	spontaner Nystagmus schwer unterdrückbar	„Inversion“ (vgl. S. 299)	meist nicht vorhanden	keine

[1] Stauungsohr s. S. 320.

Seitenstellungen der Bulbi diese Richtung, während er beim Blick geradeaus vertikal schlägt. Zeigt der Nystagmus eine rein →, ↷ oder ↑ Form ohne sonstige Komponente, so denken wir vor allem an zentralen Nystagmus. Während es im Einzelfalle oft schwierig sein kann zu entscheiden, ob ein Nystagmus rein horizontal, resp. rotatorisch oder gemischt ↻ ist, läßt sich natürlich ein vertikaler Nystagmus leicht einwandfrei feststellen und damit ein wichtiger Anhaltspunkt für die Unterscheidung eines zentralen von einem peripher-labyrinthären Nystagmus gewinnen.

Um die Verschiedenheit in der Art des Nystagmus bei peripherer Labyrintherkrankung und bei Affektion des Zentralnervensystems zu verstehen, muß man sich vor Augen halten, daß normalerweise von jedem Labyrinth Dauerimpulse ausgehen, die einen gegensätzlichen Einfluß auf die Augen auszuüben trachten und sich infolge ihrer gleichen Größe derart kompensieren, daß keine merkbaren Augenzuckungen entstehen.

Der Nystagmus bei peripherer Labyrinthausschaltung oder Erkrankung kann als Resultat einer Befreiung des normalen Labyrinths von der Gegenwirkung des erkrankten Antagonisten angesehen werden. Nachdem eine Erkrankung (Entzündung oder mechanische Schädigung) eines einzelnen Bogenganges infolge der Kommunikation und engen Nachbarschaft der Bogengänge sich leicht auf die gesamten halbzirkelförmigen Kanäle dieses Labyrinthes ausbreitet, also in der Regel bei Labyrintherkrankung die gesamten Bogengänge dieser Seite ausgeschaltet werden, ist das Resultat einer Reizung aller Bogengänge der Gegenseite ähnlich. Es kommt zum gemischten (horizontal-rotatorischen) Nystagmus zur gesunden Seite. Im Bereich der besonders in kraniocaudaler Richtung recht ausgedehnten Vestibulariskerne scheint dagegen je nach dem Sitz der Erkrankung eine verschiedene Art des Nystagmus ausgelöst werden zu können. Marburg[1] nimmt an, daß der vertikale Nystagmus vor allem von kranialen Abschnitten des Vestibulariskerngebietes in der Höhe des Abducenskerns oder cranial von demselben hervorgerufen werden könne, der horizontale von mehr caudalen Anteilen. Leidler[2] beobachtete bei Kaninchen rotatorischen Nystagmus bei Läsion der caudalsten Teile der spinalen VIII. Wurzel, horizontalen bei Läsionen kranial bis zum Facialisknie, vertikalen bei Verletzung oral vom Abducenskern. Wenn auch eine genaue Festlegung bestimmter Nystagmusarten auf bestimmte Abschnitte der Vestibulariskerne erst nach genauer histologischer Kontrolle zahlreicher, klinisch gut beobachteter Fälle und Feststellung circumscripter Affektionen einzelner Vestibulariskernabschnitte bei verschiedenen Nystagmusarten möglich sein wird, wobei auch die von Lorente de Nó erwogene Bedeutung einer Mitverletzung der S. reticularis zu berücksichtigen ist, so scheint doch das vorliegende Material die Anschauung zu stützen, daß Erkrankungen verschiedener Lokalisation im Rautenhirn zu verschiedenen Arten des Nystagmus führen können.

Ist der Nystagmus *gerichtet,* d. h. hat er eine schnelle und langsame Komponente, so kann er peripher-labyrinthärer, zentraler oder okulärer Natur sein; zeigt er aber keine Richtung, also pendelt er, so kann er nur okulär sein. Differentialdiagnostisch ist besonders wichtig, daß der Nystagmus nach Labyrinth-

[1] Neur. Zbl. **1912**, H. 21.

[2] Arb. neur. Inst. Wien **20** u. **21** (1913/14) — Wien. med. Wschr. **1917**, Nr 37—39.

zerstörung zur Gegenseite[1], bei Affektion der Vestibulariskerne bzw. ihrer Faserung ins hintere Längsbündel, zur gleichen, seltener zur Gegenseite schlägt. Zum Verständnis dieses Unterschieds ist folgendes zu bemerken: Reizt man die Gesamtheit der aus den Bogengängen kommenden Fasern etwa durch mechanische oder elektrische Reizung des Nervus vestibularis, so läßt sich ein Nystagmus zur gleichen Seite auslösen. Die Labyrinthe beider Seiten sind also sozusagen Antagonisten, indem jedes eine Augendeviation und Rollung[2] zur entgegengesetzten, bzw. einen Nystagmus zur gleichen Seite hervorzurufen trachtet. Es ist damit klar, daß Ausschaltung eines dieser beiden Antagonisten so wirkt wie Reizung der Gegenseite, so daß also eine Labyrintherkrankung, die ja in der Regel zu einer Zerstörung des Organs führt, einen Nystagmus zur normalen Seite hervorruft.

Was den Einfluß der Vestibulariskerne anlangt, scheint verschiedenen Abschnitten dieses in kraniocaudaler Richtung ausgedehnten Kerngebietes ein verschiedener Einfluß auf die Richtung des Nystagmus zuzukommen. Experimentelle Erfahrungen von Leidler beim Kaninchen scheinen z. B. darauf hinzuweisen, daß die caudalen Abschnitte dieses Kerngebietes auf jeder Seite einen Nystagmus zur Gegenseite hervorzurufen trachten, so daß es bei Affektion des caudalen Abschnittes einer Seite zum Nystagmus zur gleichen Seite kommen kann. Auch diesbezüglich scheinen aber noch weitere Untersuchungen nötig, welche einen etwaigen richtungsbestimmenden Einfluß der S. reticularis (de Nó) berücksichtigen.

Der peripher-labyrinthäre Nystagmus kann 1. bis 3. *Intensitätsgrades* sein und ist meist von ausgesprochenen subjektiven und objektiven Erscheinungen begleitet, der zentrale ist 2. bis 3. Grades mit meist geringeren Nebenerscheinungen, der okuläre meist 2. Grades. Nystagmus 3. Grades ohne oder mit nur geringen Begleiterscheinungen (Schwindel, Fallen usw.) spricht daher am ehesten für zentrale Entstehung.

Was nun die *Frequenz und die Amplitude* betrifft, die meist eine gewisse Parallelität aufweisen, so müssen wir bei sehr langsamem und sehr frequentem bzw. sehr grob- und sehr feinschlägigem Nystagmus in erster Linie an okulären denken, während zentraler und peripher-labyrinthärer meist mittlere Frequenz und Amplitude haben (40—100 Schläge in der Minute bei etwa 1—3 mm Exkursion).

Ist der Nystagmus ein *assoziierter*, so kann er peripher-labyrinthärer, zentraler oder okulärer Natur sein; ein dissoziierter ist meist okulärer Entstehung. Schon früher haben wir erwähnt, daß bei Augenmuskellähmung[3] das betreffende Auge in der Zugrichtung des gelähmten Muskels zurückbleibt, wenn ein vestibulärer Reiz auf die Augen wirkt; natürlich kann eine Affektion des zentralen Vestibularis, die auf Kerne oder Wurzeln im Augenmuskelnerven übergreift, ebenfalls zu dissoziiertem Nystagmus führen.

---

[1] Im Beginn einer Labyrintherkrankung kann der Nystagmus als Reizsymptom zur Seite der Erkrankung schlagen.

[2] Bei niederen Säugern, bei welchen die Augen seitlich stehen, besteht auch die Tendenz des Labyrinths, eine Vertikalabweichung der Augen (Hebung des gleichseitigen, Senkung des kontralateralen) zu erzeugen.

[3] Infolge der Erschlaffung des Antagonisten des gelähmten Muskels (vgl. Abschnitt 4) kann es trotz der Lähmung noch zu geringgradiger Ablenkung des Auges in der Richtung des gelähmten Muskels kommen.

Ein peripher-labyrinthärer Nystagmus *dauert* von Sekunden bis zu mehreren Tagen und längstens einige Wochen, nimmt aber während dieser Zeit zumeist kontinuierlich an Intensität ab, wobei auch gleichzeitig die Begleiterscheinungen immer schwächer werden. Ein derartiger Nystagmus kann auch in Zwischenräumen von kürzerer oder längerer Dauer auftreten und immer wieder abklingen. Ein zentraler Nystagmus dauert länger an (Wochen, Monate, selbst Jahre), kann während dieser Zeit seine Eigenschaften ändern, im Gegensatz zum peripher-labyrinthären auch an Intensität zunehmen. Der okuläre Nystagmus ist nur in den seltensten Fällen ein vorübergehender, meist besteht er zeitlebens. Die Dauer müssen wir natürlich zumeist einer genau aufgenommenen Anamnese entnehmen, wenn wir nicht in der Lage sind, den Untersuchten durch lange Zeit hindurch persönlich zu beobachten.

Die relativ kurze Dauer des Nystagmus nach einseitiger Labyrinthaffektion ist ein Zeichen für das Einsetzen kompensatorischer Vorgänge, während das lange Bestehen von Nystagmus bei Erkrankungen des Zentralnervensystems darauf hinweist, daß hier solche kompensatorische Vorgänge ausbleiben. Dies wird begreiflich, wenn wir uns den Mechanismus dieser *kompensatorischen Prozesse* klar machen. Exstirpiert man beispielsweise das linksseitige Labyrinth, so tritt, wie erwähnt, ein Nystagmus nach rechts auf, bedingt durch alleinige Einwirkung des rechtsseitigen Nervus vestibularis auf die zugehörigen Endkerne. Bildet sich nun im Laufe von 1—2 Wochen dieser Nystagmus zurück, so muß sich eine Gegenkraft entwickelt haben, welche dem immer gleichbleibenden Einfluß des rechten Labyrinths das Gleichgewicht hält. Es muß zu einer derartigen Veränderung im Zentrum kommen, daß hier eine Tendenz zur Hervorbringung von Nystagmus nach links entsteht, welche schließlich ebenso groß ist wie die vom rechten Labyrinth dem Zentrum zuströmenden Erregungen, die einen Nystagmus nach rechts auszulösen suchen. Daß dies tatsächlich der Fall ist, geht daraus hervor, daß im Zustande der Kompensation des linksseitigen Labyrinthverlustes die Exstirpation des noch erhaltenen rechten Labyrinths genau so wirkt, als ob das linke Labyrinth noch vorhanden wäre. Es kommt nun zu einem Nystagmus nach links, also zur Seite des erstausgeschalteten Labyrinths, dem sogenannten *Bechterewschen kompensatorischen Nystagmus*, der nach einigen Tagen wieder verschwindet. Nach den Versuchen von MAGNUS und DE KLEYN ist dieser Nystagmus unabhängig von der Intaktheit des Großhirns, nach den Experimenten von SPIEGEL und DÉMÉTRIADES[1] ist er auch nicht an die Existenz des Kleinhirns, resp. des Zwischenhirns und Vorderhirns gebunden. Die Versuche der letztgenannten Autoren zeigten weiter, daß er auch nicht vom Erhaltenbleiben der Vestibulariskerne auf der Seite der zweiten Labyrinthexstirpation abhängt, daß dagegen Zerstörung der Vestibulariskerne auf der Seite der ersten Labyrinthexstirpation ihn vernichtet. Es ist demnach anzunehmen, daß der *Sitz der kompensatorischen Vorgänge*, welche den Verlust des ersten Labyrinths ausgleichen, *in den* zugehörigen *Vestibulariskernen* zu suchen ist. In diesen scheint sich infolge der Isolierung von dem Endorgan, bzw. unter Mitwirkung von zentralen Erregungen aus höheren Hirnteilen, die noch näher zu analysieren sind, ein Zustand erhöhter Erregung zu entwickeln, welcher schließlich den vom erhaltenen Labyrinth ausgehenden, dem Zentrum

[1] Pflügers Arch. **210**, 215 (1925).

zuströmenden Erregungen das Gleichgewicht hält. Fallen diese Erregungen infolge Ausschaltung auch des zweiten Labyrinths weg, so kann sich das im Zustand erhöhter Erregung befindliche Kerngebiet der Seite der ersten Ausschaltung entladen. Diese Entladung ist der BECHTEREWsche Nystagmus, der so lange anhält, bis das genannte Kerngebiet sein Erregungsmaterial verbraucht hat.

Wir sehen also, daß nach Labyrinthausschaltung oder Erkrankung die Kompensation des Verlustes der von diesem Organ dem Zentrum zuströmenden Erregungen durch das zugehörige, gleichseitige Vestibulariskerngebiet geleistet wird. Sitzt dagegen die Erkrankung in den Kernen selbst, bzw. in den von ihnen zum hinteren Längsbündel gesandten Fasern, so erscheint eine solche Kompensation nicht mehr möglich, weil keine Zentralteile mehr für die Ausbildung einer solchen vorhanden sind.

Bezüglich der Verwertung der *künstlichen Labyrinthreizung* resp. der Hervorrufung eines experimentellen optischen Nystagmus zur Differenzierung der verschiedenen Formen von Spontannystagmus sei auf S. 298 verwiesen, bezüglich der differentialdiagnostischen Bedeutung der *Begleiterscheinungen* des Spontannystagmus (Fallen, Vorbeizeigen, Schwindel) auf S. 276. Nicht zu vernachlässigen ist bei Stellung der Differentialdiagnose eines Nystagmus die übrige Ohren-, Augen- und Nervenuntersuchung. So finden wir von seiten des *Ohres* beim peripher-labyrinthären Nystagmus mitunter Eiterung oder chronische Adhäsivprozesse im Mittelohr und Affektionen des Cochlearis der betroffenen Seite, während beim okulären der Ohrbefund negativ ist oder irrelevante Veränderungen zeigt; beim zentralen ist, abgesehen vom Stauungsohr bei drucksteigernden Prozessen und von den intrakraniellen Komplikationen von Ohrerkrankungen, der Ohrbefund auch meist negativ, in der Minderzahl der Fälle erkrankt gleichzeitig das Ohr, aber relativ unabhängig vom Nystagmus, so daß also der Nystagmus in keiner streng gesetzmäßigen Beziehung zur Ohrerkrankung steht.

Das *Auge* weist beim okulären Nystagmus, wie bereits früher auseinandergesetzt wurde, eine Fülle von Veränderungen anatomischer und funktioneller Natur auf. Beim peripher-labyrinthären Nystagmus ist der Augenbefund meist negativ, beim zentralen können charakteristische Fundusveränderungen und auch Störungen von seiten der Augenmuskelinnervation auftreten.

Mitunter begleitet *Doppeltsehen* den Nystagmus. Vor allem kommt dies bei zentralen Erkrankungen vor, wenn diese nämlich nicht nur die zentralen Vestibularisbahnen, sondern auch Augenmuskelkerne oder deren Fasern ergreifen. In solchen Fällen wird das Doppeltsehen die charakteristischen Eigenschaften der Augenmuskellähmung aufweisen, die wir an anderer Stelle besprochen haben (größte Entfernung der Doppelbilder in der Zugrichtung des gelähmten Muskels). Wir sehen eventuell auch das Zurückbleiben des Bulbus beim Blick in die Richtung des gelähmten Muskels.

Jeder Nystagmus kann aber an sich auch die Empfindung des Doppeltsehens hervorrufen, das aber dann nicht die eben erwähnten charakteristischen Eigenschaften wie bei einer Augenmuskellähmung zeigt; vielmehr weisen die Bilder nur eine geringe Distanz voneinander auf und diese ist in allen Augenstellungen so ziemlich unverändert.

Wenn während einer nystaktischen Zuckung das Auge z. B. von rechts nach links wandert, so wird das Bild eines Objektes, z. B. einer vertikalen Linie, auf eine Reihe eng aneinander liegender Stellen der Netzhaut fallen und die Linie müßte als verschwommenes Band gesehen werden. Dort, wo das Auge beim Nystagmus aus einer Richtung in die entgegengesetzte umkehrt, verweilt es die relativ längste Zeit und der Eindruck des Bildes wird an diesen Stellen der intensivste sein. Die intensiven Eindrücke an den beiden Enden des Bandes ergeben die Doppelbilder, gegenüber denen das verschwommene Zwischenstück des Bandes zurücktritt. Beim *okulären Nystagmus* finden wir die Angaben von Doppeltsehen ungemein selten, da ja dieser bereits in einer Zeit beginnt, wo die Fixation nicht entwickelt ist, oder ein Auge als Schielauge hochgradig amblyop im Vergleich zum anderen ist, wodurch einmal eventuell vorhanden gewesene Doppelbilder längst wieder beseitigt sind; auch beim *peripher-labyrinthären Spontannystagmus* fehlen meist Doppelbilder, da deren Auftreten durch die hier vorkommende rasche, unaufhörliche Scheinbewegung verhindert wird. Bei *experimentellem peripher-labyrinthärem Nystagmus* nach schwacher Labyrinthreizung, wo die Schwindelerscheinungen in den Hintergrund treten können, läßt sich hingegen mitunter Doppeltsehen nachweisen (BARTELS, URBANTSCHITSCH). Am ehesten aber verursacht gerade der *zentrale Nystagmus* Doppeltsehen, auch wenn nicht direkt ein Augenmuskel paretisch ist, da auch die Scheinbewegungen beim zentralen Nystagmus gering sind oder fehlen können[1].

Von seiten des *Gehirns* finden wir zumeist beim zentral bedingten Nystagmus Begleiterscheinungen, und zwar die schon erörterten Hirnstammsymptome. Beim peripher-labyrinthären Nystagmus haben wir in der Hauptsache normalen neurologischen Befund, am ehesten meningitische Erscheinungen, beim okulären Nystagmus ebenfalls negative neurologische Befunde, abgesehen z. B. von Fällen von Idiotie oder Imbezillität.

Schließlich müssen wir bedenken, daß ein bei Erkrankung des Gehirns und seiner Häute auftretender Nystagmus nicht nur zentral bedingt sein muß, sondern auch indirekt das periphere Labyrinth oder direkt der Stamm des Octavus in Mitleidenschaft gezogen werden kann, so daß wir eine Erkrankung des Gehirns mit peripher-labyrinthärem Nystagmus vergesellschaftet finden können.

Wir müssen noch eines Punktes kurz Erwähnung tun, der *Nystagmusbereitschaft* (KOBRAK). Darunter verstehen wir einen gewissen latenten Zustand, den wir erst aus der Art des Auftretens des Nystagmus erschließen. Der Beobachtete hat keinen Nystagmus, bekommt ihn aber bei den geringsten Reizen, die normalerweise noch keinen Nystagmus erzeugen, z. B. bei Spülen eines Ohres mit wenigen Tropfen kalten Wassers (dabei meist Nystagmus nach beiden Seiten in den Endstellungen), ferner bei raschen Kopfbewegungen (z. B. bei Paralabyrinthitis[2], vgl. BRUNNER), bei mehrmaligen Blickbewegungen zur Seite usw.[3]

[1] Nach BARTELS und OHM gibt es ein *labyrinthäres Schielen.* Die Existenz desselben wird aus Versuchsergebnissen von BARTELS abgeleitet, der einen stärkeren Einfluß jedes Labyrinthes auf die Muskulatur des homolateralen Auges fand; in dem Bestreben, beide Augen zur Gegenseite abzulenken, wirkt jedes Labyrinth stärker auf das Auge der gleichen Seite ein, sucht dieses stärker nasalwärts als das gegenseitige temporalwärts zu lenken. Besonders bei der Genese des Strabismus convergens soll sich der labyrinthäre Einfluß geltend machen, der sich zu der durch erhöhte Akkommodation (Hypermetropie) hervorgerufenen, verstärkten Konvergenz hinzugesellen soll. Doch bleibt die labyrinthäre Genese des Schielens hypothetisch, da es bisher am Menschen noch nicht gelungen ist, den sicheren Nachweis zu erbringen, daß eine Labyrinthreizung oder -lähmung Schielen erzeugt [vgl. SOMMER, Klin. Mbl. Augenheilk. **65** (1928)].

[2] Entzündung der knöchernen Labyrinthkapsel.

[3] Der Ausdruck Nystagmusbereitschaft wird also sowohl für die Auslösbarkeit von Spontannystagmus durch Änderung der Kopfstellung, als auch bei der Prüfung der labyrinthären Erregbarkeit, besonders nach KOBRAK (vgl. S. 291) verwendet.

Außerdem bekommen manche Personen in gewissen *Stellungen* des Kopfes, die durch aktive oder passive Bewegungen erzielt werden können, Nystagmus (1. bis 3. Grades), meist ↷, aber auch →, der einige Sekunden bis Minuten dauert und nicht selten von starkem Drehschwindel begleitet ist. Die Genese dieses Nystagmus ist wahrscheinlich keine einheitliche. Er wird von manchen auf eine Erkrankung des Otolithenapparates allein (BÁRÁNY, VOSS), resp. des gesamten Vorhofbogengangsapparates überhaupt zurückgeführt, von anderen mit den Halsstellreflexen im Sinne von MAGNUS in Verbindung gebracht (BRUNNER und STEIN). In einzelnen Fällen liegt eine Affektion der zentralen Vestibulariskerne und -bahnen (z. B. multiple Sklerose), eine Erkrankung im IV. Ventrikel (Cysticercus oder andere Ventrikeltumoren) oder im Cerebellum vor (OPPENHEIM, MARBURG u. a.). Die durch Stellungsänderung des Kopfes bedingte Lageverschiebung des Tumors im IV. Ventrikel, resp. Kleinhirn, soll durch Druck auf die Vestibulariskerne anfallsweise Nystagmus auslösen. Die Fälle von anfallsweise durch Änderung der Kopfstellung auslösbarem Nystagmus sind also teils als Affektionen des peripheren, teils des zentralen Vestibularis anzusprechen; beim okulären Nystagmus finden wir kaum irgendeine Form, die derartig abhängig von Lage oder Bewegung des Kopfes wäre.

b) Labyrinthäre Fallneigung.

Man läßt den Patienten die Füße knapp nebeneinander stellen, wobei entweder die Innenränder beider Füße oder die Außenränder derselben sich berühren sollen, eventuell einen Fuß knapp vor den anderen stellen. Zur Prüfung feinerer Defekte läßt man den Patienten aus sitzender Stellung rasch in die angegebene Stellung aufstehen. Fallen begleitet stets labyrinthären Nystagmus höheren Intensitätsgrades mit ausgeprägtem Schwindel.

Die Fallrichtung ist beim peripher-labyrinthären Nystagmus der Richtung des Nystagmus entgegengesetzt, resp. der langsamen Komponente gleichgerichtet und ändert sich somit mit dieser stets dann, wenn wir die Kopfstellung ändern. Besteht z. B. bei geradeaus gerichtetem Kopf und Nystagmus zur rechten Seite Fallen resp. Fallneigung nach links, so fällt der Untersuchte nach vorn, wenn er den Kopf nach rechts (im Sinne des Uhrzeigers) wendet, er fällt nach hinten, wenn er den Kopf nach links wendet. (Bezüglich der übrigen Nystagmusformen s. unten.)

c) Zeigeversuch (BÁRÁNY).

Der Zeigeversuch wird nach BÁRÁNY so ausgeführt, daß der Patient zunächst aufgefordert wird, bei geschlossenen Augen Arm und Zeigefinger horizontal gestreckt vor sich zu halten. Der Arzt hält seinen eigenen Zeigefinger so, daß der Zeigefinger des Patienten ihn berührt. Er fordert weiter den Untersuchten auf, den Arm im Schultergelenk frei abwärtszuschwingen und wieder in der Vertikalen nach dem Zeigefinger des Beobachters zu führen[1]. Der Untersuchte muß also den Gegenstand, den er einmal berührt hat und der an derselben Stelle im Raum bleibt, wieder finden. Häufig wird der Zeigeversuch derart vorgenommen, daß man den Patienten mit offenen Augen zuerst den

[1] Der Zeigeversuch wird meist als Bewegung im Schultergelenk, viel seltener im Ellbogen oder Handgelenk ausgeführt.

vorgestreckten Zeigefinger des Untersuchers berühren läßt und ihn dann auffordert, bei geschlossenen Augen den Zeigearm frei abwärts zu schwingen und neuerlich den vorgestreckten Zeigefinger des Untersuchers zu erreichen. In diesem Falle unterstützen nicht nur taktile, sondern auch optische Erinnerungsbilder das Zeigen. Diese Art der Untersuchung steht dem GRAEFEschen Versuche nahe (s. Kapitel Augenmuskellähmungen).

Zur richtigen Ausführung, resp. Verwertung des Zeigeversuches ist zunächst nötig, daß der Bewegungsapparat der oberen Extremität und die Oberflächen- und Tiefensensibilität nicht beeinträchtigt sind. Störungen der Raumvorstellung können ebenfalls bei Fehlern in der Ausführung dieses Versuches eine Rolle spielen (Vorbeizeigen durch Suggestion eines Drehschwindels, Hypnoseversuche von BAUER und SCHILDER).

WODAK und FISCHER[1] u. a. beschreiben, daß sich das Zeigen schon unter gewissen *physiologischen Bedingungen ändert* und Vorbeizeigen auftritt, so daß der ausgestreckte Zeigefinger der Versuchsperson nach rechts oder links vom Zeigefinger des Untersuchers vorbeigeführt wird. Seitenwendung des Kopfes und der Augen bedingt meist Vorbeizeigen zur entgegengesetzten Seite (REINHOLD). Ferner beeinflussen Hautreize unregelmäßig das Zeigen. Kontraktionen anderer Muskelgruppen, z. B. im nichtzeigenden Arme, so die Abduktion dieses Armes oder Kontraktionen der Beine resp. der Halsmuskeln ändern ebenfalls das Zeigen.

Werden beide Arme gerade nach vorn gestreckt gehalten, so gehen nach einiger Zeit die Arme auseinander (symmetrische, spontane Abweichereaktion, GÜTTICH u. a.). Wird nun der Zeigeversuch langsam durchgeführt, so tritt besonders bei abduziertem Arme spontanes Vorbeizeigen nach außen auf, das der spontanen Abweichereaktion zu entsprechen scheint. Bei schnellem Zeigen wird diese Form des Vorbeizeigens aufgehoben.

Besteht labyrinthärer Schwindel und Fallen, so ändert sich die Zeigereaktion und es tritt an beiden Armen Vorbeizeigen in der Richtung der langsamen Komponente ein, also in derselben Richtung wie das Fallen. Besteht z. B. Nystagmus nach rechts, so zeigt der Untersuchte nach links vorbei, also mit der rechten Hand nach innen, mit der linken Hand nach außen vom Gegenstand, den er zu erreichen trachtet.

Vorbeizeigen und Fallen können nicht nur mit peripher-labyrinthärem, sondern auch mit *zentralem Nystagmus* verbunden sein. Es fehlt aber meist bei letzterem jene Abhängigkeit von der Nystagmusrichtung, die beim peripherlabyrinthären Nystagmus zu beobachten ist, wo Vorbeizeigen und Fallen stets zur langsamen Komponente gerichtet sind (vgl. auch Kapitel Kleinhirn). Das Fallen erfolgt hier oft in der Richtung der raschen Komponente und wird durch Änderungen der Kopfstellung auch nicht in dem Maße beeinflußt wie bei Labyrintherkrankung. Der *okuläre* Nystagmus ist nicht von Fallen oder Vorbeizeigen begleitet.

d) Vegetative Begleiterscheinungen.

Reizung oder Erkrankung des Vestibularapparates erzeugt ferner eine Reihe von Erscheinungen im Bereiche vegetativer Funktionen. Der Befallene ist blaß, erbricht, hat Schweißausbrüche, die Pulsfrequenz ist mitunter verändert (Brady- oder Tachykardie) (vgl. S. 258).

---

[1] WODAK, E. u. FISCHER, M. H., Mschr. Ohrenheilk. 58 (1924). — WODAK, Der Báránysche Zeigeversuch. Berlin-Wien: Urban u. Schwarzenberg 1927.

e) Schwindel[1].

Schon die Definition des Schwindels stößt auf Schwierigkeiten, da verschiedene Empfindungen von Patienten mit diesem Begriffe belegt werden und es diesen oft nicht möglich ist, ihre Empfindungen klar auszudrücken. Unter dem Namen Schwindel werden einmal abnorme Bewegungsempfindungen verstanden, ein anderes Mal mehr oder minder unbestimmte Unsicherheitsgefühle, das Gefühl, die Herrschaft über den Körper zu verlieren, Nebligwerden vor den Augen resp. der begleitende Nauseakomplex. Nach HITZIG tritt dann Schwindel auf, wenn die Vorstellung über unser körperliches Verhalten im Raum gestört ist; nach WOLLENBERG ist es die Ratlosigkeit in bezug auf unser Verhältnis zum Raum, nach EWALD die Trübung unseres statischen Bewußtseins, die zu Schwindel führt. Ähnlich nehmen OPPENHEIM, G. ALEXANDER an, daß Schwindel entsteht, wenn wir uns über die Beziehungen zur Umgebung nicht mehr klar sind. LEIDLER sieht im Schwindel eine Gemütsbewegung spezifischen Charakters, welche immer mit Bewegungswahrnehmungen (bzw. -empfindungen oder -vorstellungen) verbunden ist und in den meisten Fällen Unlustcharakter aufweist.

Der durch *Erkrankung des Vestibularapparates ausgelöste* Schwindel ist typisch ein Drehschwindel[2]. Ähnliches gilt für den experimentell ausgelösten Labyrinthschwindel. Es besteht die Empfindung der Scheindrehung (Scheinbewegung) des eigenen Körpers, resp. als drehe sich etwas im Kopfe, oder der Scheindrehung der Umgebung. Der Drehschwindel zeigt eine gewisse Beziehung zum gleichzeitig bestehenden Nystagmus. Besteht labyrinthärer Nystagmus, so besteht auch Drehschwindel, aber umgekehrt kann Drehschwindel vorhanden sein, ohne daß man Nystagmus beobachten könnte. Bei Vorhandensein von Nystagmus erfolgt die Scheindrehung der Umgebung meist in der Richtung der raschen Nystagmuskomponente. Es kommt aber nicht nur zu abnormen Empfindungen resp. Täuschungen auf optischem Gebiet, Richtungs-, Distanz- und Größentäuschungen („Augenschwindel", z. B. Schrägsehen vertikaler Linien), sondern auch von seiten des Tastsinns (Scheinbewegungen getasteter, ruhender Gegenstände, „Tastschwindel" PURKINJES (vgl. bes. ALLERS[3]). In manchen Fällen haben die Patienten die Empfindung, nach der Seite der Erkrankung gezogen zu werden[4].

Der Schwindel kann anfallsweise auftreten, aber auch Stunden und Tage anhalten; er kann besonders bei peripherer Labyrintherkrankung so stark werden, daß der Patient hilflos daliegt und kaum die geringste Bewegung machen kann, ohne einen neuerlichen Anfall zu erleiden. Besonders Kopfbewegungen

---

[1] HITZIG, Der Schwindel. 2. Aufl. von EWALD u. WOLLENBERG. Nothnagels spez. Path. u. Ther. **1911**. — LEIDLER, Der Schwindel. Handb. Neur. d. Ohr. **1** (1924). — FISCHER, M. H. u. A. E. KORNMÜLLER, Der Schwindel. Handb. norm. u. path. Physiol. **15**, 442 (1930). — S. ERBEN, Über Schwindel. Wien. klin. Wschr. **1920**, Beilage zu H. 20.

[2] Doch macht M. H. FISCHER nicht mit Unrecht darauf aufmerksam, daß Drehschwindel auch durch Reizung anderer Sinnesorgane, z. B. optisch ausgelöst werden kann.

[3] ALLERS, Mschr. Psych. **26**, 116.

[4] *Schiefsehen* kann man auch bei okulären Störungen (z. B. bei Schielenden), resp. cerebralen Läsionen beobachten (vgl. SCHILDER, WEISZÄCKER); beim Zustandekommen von *Verkehrt*sehen (Drehung der Objekte um 180°) und *Umgelegt*sehen (Drehung um 90°) scheint vorwiegend eine cerebral bedingte Orientierungsstörung von Bedeutung zu sein [vgl. bes. die zusammenfassende Darstellung von J. WILDER, Dtsch. Z. Nervenheilk. **104**, 222 (1928); daselbst Literatur].

pflegen ihn zu verstärken. Für die Intensität des Schwindels ist vor allem von Wichtigkeit, innerhalb welcher Zeit sich die auslösende Erkrankung entwickelt: er ist um so intensiver, je rascher, um so geringer, je allmählicher dies der Fall ist. Im allgemeinen finden wir das ersterwähnte Verhalten bei Affektionen des *peripheren Sinnesorgans* (Trauma, Blutung, Entzündung des Labyrinths[1]) resp. des N. vestibularis (neuritische Prozesse bei Infektionen und Intoxikationen), das letzterwähnte eher bei Erkrankungen des Zentralnervensystems, bei denen der Schwindel teils auf direkte Affektion der zentralen Vestibulariskerne und -bahnen, teils auf Druckwirkung auf diese Systeme zurückzuführen ist. So können die *zentralen Vestibulariskerne* und -bahnen mehr oder minder direkt bei chronischen Affektionen (multipler Sklerose, Syringobulbie, Lues) oder bei mehr akuten Prozessen (Gefäßkrisen, Blutungen, Erweichungen, akuten entzündlichen Prozessen) betroffen werden. Vorwiegend um *Druckwirkung* handelt es sich bei raumbeschränkenden *Tumoren* der hinteren Schädelgrube, die fast immer von Schwindel begleitet sind. Die Kleinhirnbrückenwinkeltumoren werden durch Druck auf den Octavusstamm, Kleinhirntumoren durch Druck resp. Übergreifen auf die Vestibulariskerne Schwindel und Nystagmus auslösen. Bei erhöhtem intrakraniellen Druck mag vielleicht zum Teil auch eine Kompression des Saccus endolymphaticus und damit Druckerhöhung im Ductus endolymphaticus und im häutigen Innenohr (Portmann) eine Rolle spielen. Auch der Drehschwindel, der bei Stirnhirntumoren zu finden ist, ist in der Hauptsache wohl als Fernwirkung auf die Vestibulariskerne aufzufassen, wenn auch eine Affektion des frontalen Blickzentrums (vgl. Noethe) mit in Betracht gezogen werden kann. Der zentrale Nystagmus, der seltener als der peripher-labyrinthäre ganz akut auftritt, sondern sich oft allmählich entwickelt, verursacht also meist geringeren Schwindel als der peripher-labyrinthäre Nystagmus oder überhaupt keinen. Der oculäre Nystagmus entsteht kaum je akut, er entwickelt sich zumeist zu einer Zeit, wo die Fixation noch nicht vorhanden ist, so daß die Geringgradigkeit der subjektiven Erscheinungen begreiflich ist. Der Bergarbeiternystagmus, der im späteren Leben auftritt, ist nach Ohm mit Schwindel (Scheinbewegung) verbunden.

Die *Differentialdiagnose* wird also in einem Fall von typischem Drehschwindel, der von Nystagmus, Vorbeizeigen, Falltendenz begleitet ist, nur zwischen labyrinthärer und zentraler Erkrankung zu unterscheiden haben, was unter Berücksichtigung der Art des Auftretens, der Intensität des Schwindels, der gegenseitigen Beziehungen der erwähnten Begleiterscheinungen (Fallneigung und Vorbeizeigen in der Richtung der langsamen Nystagmuskomponente bei peripherer Labyrintherkrankung, eventuell Fehlen dieser Gesetzmäßigkeit bei zentraler Erkranknng), sowie der übrigen Nervenuntersuchung (Hirnstammsymptome!) und Erregbarkeitsprüfung des Labyrinthes nicht schwerfallen kann.

Es muß aber betont werden, daß es zu *Schwindel* und Nausea *durch Erregung des Labyrinths auch ohne* Auftreten von *Nystagmus* kommen kann, und daß in solchen Fällen der Schwindel auch nicht ein typischer Drehschwindel zu sein

[1] Manchmal kann schon bei einer Mittelohrerkrankung, ja selbst durch Ansammlung von Cerumen im äußeren Gehörgang eine leichte Reizung des Labyrinths und damit Schwindel ausgelöst werden (kollaterale Hyperämie im Labyrinth, resp. auch sekundäre Innenohrveränderungen).

braucht. Hierfür gibt die *Seekrankheit*[1] ein Beispiel, bei welcher die vegetativen Symptome (Blutdrucksenkung, Aufstoßen, Speichelfluß, Erbrechen, eventuell Durchfall) besonders betont sind, und die vor allem durch die vertikalen Auf- und Abwärtsbewegungen des Schiffes (Dünung), wie auch durch die Rotation desselben um seine Querachse (Stampfen) und um seine Längsachse (Rollen) ausgelöst wird. Daß der durch diese Bewegungen ausgelöste Symptomenkomplex labyrinthärer Genese ist, geht schon aus den Erfahrungen von JAMES hervor, der zeigen konnte, daß die meisten Taubstummen nicht seekrank werden, resp. von KREIDL, der bei labyrinthlosen Tieren die Begleiterscheinungen der Seekrankheit von seiten der Eingeweide vermißte. Wegen des Mangels eines Nystagmus bei der Seekrankheit hat man vermutet, daß die auslösenden Erregungen vor allem auf den Otolithenapparat wirken, ohne daß aber diese Anschauung exakt bewiesen wäre. Aus den Erfahrungen von LORENTE DE NÓ[2] scheint vielmehr hervorzugehen, daß jene Einwirkungen, welchen das Labyrinth bei den Schiffsbewegungen unterliegt (Progressiv- und Zentrifugalbeschleunigung) eine Deformierung der Bogengangscristae infolge Verschiebung der häutigen Bogengänge in den knöchernen hervorrufen könnten. Daß neben den labyrinthären Erregungen optische in der Genese der Seekrankheit eine unterstützende Rolle spielen, geht schon daraus hervor, daß Augenschluß die Erscheinungen vermindert und man, wie noch weiter unten ausgeführt werden wird, durch optische Eindrücke allein ebenfalls Nausea, abnorme Bewegungsempfindungen und Gleichgewichtsstörungen (M. H. FISCHER) erzeugen kann. Schließlich ist die Bedeutung psychischer Momente und individueller Disposition bei der Entstehung der Seekrankheit im einzelnen Fall nicht zu vernachlässigen. Prinzipiell ganz Ähnliches wie für die Seekrankheit gilt für die Erscheinungen von Schwindel und Nausea, die man bei manchen Personen auf Eisenbahnfahrten, resp. bei Fliegern beobachten kann (*Eisenbahnkrankheit, Fliegerkrankheit*[3]). Für letztere mag noch hinzukommen (WULFFTEN-PALTHE), daß bei raschem Absinken eines Flugzeuges durch das plötzliche Einströmen von Luft höheren Druckes in die Trommelhöhle hier Druckschwankungen entstehen können, welche sich auf das Labyrinth übertragen.

Fehlt ein Drehschwindel mit den oben geschilderten typischen Labyrinthsymptomen, so ist die unbestimmte Angabe „Schwindel“ recht vieldeutig. Er kann vom Auge (Seh- und Muskelapparat des Auges) ausgelöst, durch Störungen der Körpersensibilität, Veränderungen in der Nase, Erkrankungen des Herzens und der Blutgefäße (Anämie des Gehirns oder des Labyrinths), Störungen im Magen- und Darmtrakt, durch Intoxikationen oder Infektionen hervorgerufen und schließlich ein funktioneller, neurotischer sein.

Ein *okulär* bedingter Schwindel kann schon innerhalb der Grenzen des Normalen auftreten. So konnte METZGER zeigen, daß Belichtung[4] eines Auges zu Gleichgewichtsstörungen führt, die mit einer Tonuserhöhung auf der Reizseite in Be-

---

[1] Vgl. ABELS, Handbuch der Neurologie des Ohres **3**, 601 (1926). — FISCHER, M. H., Handbuch der normalen und pathologischen Physiologie **15** I, 495 (1930).

[2] Skand. Arch. Physiol. **49**, 251 (1926).

[3] Man kann diese Gemeinsamkeit von See-, Eisenbahn- und Fliegerkrankheit vielleicht dadurch ausdrücken, daß man deren Bilder unter dem Namen *Fahrkrankheit* zusammenfaßt.

[4] Klin. Wschr. **4**, (1925); **8** (1929).

ziehung stehen. Aus den Versuchen von FISCHER und VEITS[1] geht hervor, daß es bei Auslösung eines optischen Nystagmus mittels eines Drehrades (vgl. S. 169) nicht nur zu Drehempfindungen, sondern auch zu Gleichgewichtsstörungen und Fallen kommen kann. Es ist dies der Ausdruck *„optokinetischer Körperreflexe“*, die in der Richtung der langsamen Komponente des ausgelösten Nystagmus ablaufen.

Beim Blick von einem hohen Turm, einem freien Gerüst, einer steilen Bergwand bekommen viele (individuell verschieden leicht) *Höhenschwindel.* Dieser mildert sich sofort, wenn wir die Augen schließen, ist also leicht als vorwiegend optisch bedingt zu erkennen (Fehlen des gewohnten Fixationspunktes, WOLLENBERG), wenn auch psychische Faktoren bei seiner Entstehung eine Rolle spielen mögen. Er wird als Gefühl der Angst, den Halt zu verlieren und zu stürzen, geschildert.

Unter pathologischen Bedingungen können von seiten des Auges *Refraktionsanomalien* infolge des Verschwommensehens der Gegenstände, ferner *Augenmuskellähmungen* infolge der entstehenden Doppelbilder ein Gefühl der Unsicherheit, der Störung der Orientierung erzeugen, das als Schwindel beschrieben wird.

Dieses Schwindelgefühl kann sich auch bei einem Menschen mit bloß einem sehenden Auge einstellen, wenn dessen Bewegung gestört ist. Ist z. B. der Abducens des einzigen Auges gelähmt und hat der Patient in die Richtung dieses gelähmten Muskels zu blicken, so benötigt er jetzt eine stärkere Muskelinnervation zur Fixation eines Gegenstandes. Mit der stärkeren Innervation ist eine Täuschung über die Lokalisation des Gegenstandes und damit eventuell Schwindelgefühl verbunden.

Die durch Degeneration vor allem der lumbosakralen Hinterwurzeln bedingte Unsicherheit im Gehen und Stehen der *Tabiker*, die vor allem auf Störungen der *Tiefensensibilität* zu beziehen ist und häufig vom Patienten als Schwindel beschrieben wird, ist durch die Verstärkung der Unsicherheit bei Augenschluß (Rombergsches Phänomen), Abschwächung oder Fehlen der Sehnenreflexe der unteren Extremitäten, Ataxie beim Knie — Hakenversuch, Sensibilitätsstörungen, Pupillenanomalien, resp. die übrigen Symptome der luetischen Infektion des Zentralnervensystems zu erkennen (Liquorbefund). Doch kann es auch ähnlich wie an den spinalen Hinterwurzeln zu Affektionen des Nervus octavus und damit zu Drehschwindel, wenigstens in einzelnen Fällen von Tabes kommen.

Veränderungen der *Nase*, die mit der Empfindung einhergehen, daß die Nase verstopft sei, können ein unangenehmes Gefühl erzeugen, das mitunter als Schwindel beschrieben wird. Besonders beim Bücken kann durch stärkeren Blutzufluß zur Nase diese noch mehr verlegt werden und damit ein Schwindelgefühl in Erscheinung treten. Es findet sich bei hypertrophischer Rhinitis, bei Erkrankungen der Nebenhöhlen, vasomotorischen Störungen der Nasenschleimhaut (abnorme Gefäßdurchlässigkeit?) bei Neurotikern, bei letzteren manchmal periodisch auftretend. Die Entstehung dieses meist unbestimmten Schwindels ist noch unklar, er kann durch Überdruck in der Eustachischen Tube oder reflektorisch bedingt sein. Tatsächlich zeigen neuere Versuche von DE KLEYN und VERSTEEGH[2], daß intranasale Reize einen bestehenden vestibulären Nystagmus (sowohl im Sinne der Verstärkung wie auch der Abschwächung) beeinflussen

[1] Pflügers Arch. **219**, 579 (1928).

[2] A. DE KLEYN u. C. VERSTEEGH, Acta oto-laryngol. **6**, 38 (1924).

können, so daß eine latente Gleichgewichtsstörung zwischen den beiden Labyrinthen durch pathologische Reize in der Nase manifest werden kann. Bei Patienten mit Erkrankungen der Nase und Drehschwindel sind zuweilen gleichzeitige Veränderungen im Gehörorgan als schuldtragend an der Auslösung des Drehschwindels anzusehen; manchmal dürften Veränderungen der Tube Einfluß haben[1].

Bei Erkrankungen des *Herzens* (Vitien, besonders Mitralstenose, Arhythmie) und der *Blutgefäße* (Arteriosklerose, essentieller und nephritischer Hochdruck, Endarteritis luetica) kommt es nicht so selten zu Schwindel, der als Schwanken des Bodens angegeben wird, als Gefühl, auf einem welligen Boden zu gehen, manchmal aber auch als Drehschwindel. Pathogenetisch kommen Störungen sowohl der Hirn- als auch der Labyrinthzirkulation in Betracht; im letzteren Sinne spricht die erwähnte Klage über Drehschwindel. Eine wichtige Rolle in der Genese von Drehschwindel spielen *Gefäßspasmen.* Während man ursprünglich die Attacken von Drehschwindel, Nystagmus, Erbrechen (eventuell auch Hinstürzen und Bewußtseinsverlust), die man nach ihrem ersten Beschreiber als MENIÈREsche Krankheit bezeichnet und die auch mit akustischen Symptomen verknüpft sind (Steigerung des auch intervallär vorhandenen Ohrensausens und der Schwerhörigkeit), bloß auf eine Blutung ins Labyrinth bezog, hat man in neuerer Zeit leichtere, wiederholt auftretende Anfälle dieses Typus kennengelernt, als deren Ursache wahrscheinlich vor allem Schwankungen im Kontraktionszustand der das Labyrinth versorgenden Arteria auditiva interna anzusprechen sind[2].

Noch häufiger resp. in höherem Grade als der Vestibularapparat wird der *Cochlearapparat* betroffen, dessen größere Empfindlichkeit mit seiner phylogenetischen Jugend zusammenhängen mag. So zeigt sich, daß es bei Patienten mit *arterieller Hypertension* (s. besonders STEIN) noch öfter als zu Schwindelanfällen, Gleichgewichtsstörungen und Spontannystagmus zu temporären Erregungszuständen des akustischen Apparats, charak-

---

[1] Vgl. KRASSNIG, Wien. klin. Wschr. **1931**, 185.

[2] Die Zirkulation in der das Labyrinth versorgenden Arterie, der *Arteria auditiva interna* (vgl. SIEBENMANN), kann infolge der verhältnismäßigen Enge dieses Gefäßes durch Erregung der Vasoconstrictoren leicht beeinflußt werden. Als Ast der Arteria basilaris ist die Arteria auditiva interna eine Endarterie und in ihrem Füllungszustand abhängig von dem die Vertebralarterie und ihre Verzweigungen umspinnenden, aus dem Bruststrang des Sympathicus resp. dem Ganglion cervicale inferius stammenden Nervengeflecht (*Plexus vertebralis*); damit ist schon gesagt, daß Vasomotorenstörungen im Bereich dieser Arterie leicht gleichzeitig Änderungen des Funktionszustandes sowohl der peripheren Endorgane des Nervus octavus wie auch der zugehörigen medullären Zentren herbeiführen können und daß es im speziellen sehr schwer resp. unmöglich sein kann, zu entscheiden, inwiefern eine vasomotorisch bedingte Funktionsstörung von seiten des VIII. Hirnnerven die im Felsenbein liegenden Sinnesapparate oder die medullären Endstätten des Nerven betrifft. Neben den aus dem *Plexus vertebralis* stammenden Erregungen hat das vegetative Nervensystem aber auch noch durch Impulse, die durch den *Halssympathicus* über das Ganglion cervicale superius geleitet werden, auf den Kontraktionszustand der Labyrinthgefäße Einfluß, wie Versuche von SPIEGEL und DÉMÉTRIADES zeigten. Als Folge der Erregung der Gefäßnerven wurde in diesen Versuchen an dem gegen Zirkulationsänderung anscheinend ziemlich unempfindlichen Kaninchenlabyrinth in erster Linie eine Verlängerung der Latenzzeit beobachtet, während die Verkürzung der Nystagmusdauer viel weniger ausgesprochen war. Bei wiederholter Vasoconstriction stellte sich eine abnorm *leichte Ermüdbarkeit* des Labyrinths für calorische Reize ein, welche sich in der zunehmenden Verlängerung der Latenzzeit verrät, ausnahmsweise sogar zu völliger Unerregbarkeit führen kann.

teristischen subjektiven Hörempfindungen (Ohrgeräuschen) kommen kann. Hält die Vasomotorenstörung länger an oder wiederholt sie sich öfter, so kann es (wohl als Ausdruck nutritiver Störungen im Hörapparat) zu dauernden Ohrgeräuschen, aber auch zur Abnahme des Hörvermögens kommen, die sich vor allem in abnormer Ermüdbarkeit für kontinuierliche, in ihrer Intensität allmählich abnehmende Schallreize (Ermüdungsphänomen HAMMERSCHLAGS) äußern kann.

Auch die bei *Migränekranken* manchmal auftretenden Anfälle von Drehschwindel, Nystagmus, Veränderung der labyrinthären Erregbarkeit sind wahrscheinlich auf arterielle Spasmen zu beziehen. Hier finden sich desgleichen anfallsweise Störungen des Gehörorgans (subjektive Geräusche, Herabsetzung des Hörvermögens; Migraine otique ESCAT).

Schon im 18. Jahrhundert war es bekannt (FOTHERGILL), daß subjektive Ohrgeräusche und Drehschwindel zu häufigen Symptomen der Migräne gehören, und seither konnte eine Reihe diesbezüglicher Beobachtungen mitgeteilt werden (OPPENHEIM, FLATAU, MARGULIES, BOENHEIM). Die Anschauung, daß die im Migräneanfall zu beobachtenden Erscheinungen auf Gefäßspasmen, sei es im Bereiche der Arteria auditiva interna, sei es in den Zentren des Nervus octavus, zurückzuführen seien, vermag auch die Beobachtung zu erklären, daß es im Gefolge von Migräneattacken zu Labyrinthsymptomen kommen kann, die auch intervallär selbst monatelang bestehen bleiben können (BRUNNER und SPIEGEL). Für diese Dauersymptome gilt ebenso wie für die von seiten anderer Organe beobachteten (bleibende Hemianopsien, Paresen usw. FÉRÉ, OPPENHEIM, INFELD u. a.) die schon von FÉRÉ ausgesprochene Erklärung, daß sich in diesen Fällen durch Wiederholung der Gefäßspasmen bei einzelnen Migräneattacken Schädigungen der Gefäßwände entwickelt haben, als deren Folge eine Gefäßobliteration entstanden ist. Diese Annahme wird durch OPPENHEIMS Befund einer Thrombose der Arteria carotis sinistra bei einer Frau gestützt, die während der Migräneattacken anfangs Aphasie zeigte und nach 14 Jahren im Anschluß an einen Migräneanfall dauernd die Sprache verlor. Es soll aber nicht übersehen werden, daß für die Pathogenese, wenigstens einzelner Migräneformen, Hirndrucksteigerung, resp. Hirnschwellung in Betracht zu ziehen sind (A. SPITZER, vgl. auch QUINKE). Daß auch in solchen Fällen das Innenohr durch Übertragung der Drucksteigerung in Mitleidenschaft gezogen werden kann, wird begreiflich, wenn man die Kommunikationen zwischen dem Cavum cranii und den endoresp. perilymphatischen Räumen berücksichtigt.

Erinnern wir uns ferner, daß erst in jüngster Zeit SPIELMEYER Anhaltspunkte dafür beigebracht hat, daß Spasmen der cerebralen Gefäße in der Pathogenese des epileptischen Anfalles eine bedeutsame Rolle spielen, so erscheint es nicht unwahrscheinlich, daß der Schwindel, von welchem *Epileptiker* in der Aura des Anfalles oder als Äquivalent desselben betroffen werden, mit Zirkulationsstörungen in Zusammenhang steht.

Einen anderen Mechanismus hat insbesondere KOBRAK in Betracht gezogen: Eine durch abnorme Labilität des vegetativen Nervensystems bedingte *erhöhte Permeabilität* der Gefäße des Labyrinths und des Plexus chorioideus (vgl. BIEHL-WITTMAACK). Er beschreibt das Bild der *angioneurotischen Octavuskrise*, das durch anfallsweises Auftreten von Schwindel, Ohrensausen, Erbrechen, Kopfschmerz besonders im Hinterhaupt charakterisiert ist; es wird bei Patienten mit Labilität des vegetativen Nervensystems beobachtet, welche überdies oft eine Einengung der unteren Tongrenze, Veränderung der Reizschwelle bei calorischer Reizung unter der Wirkung der Pharmaca des vegetativen Nervensystems, vereinzelt sogar Spontannystagmus nach Anwendung dieser Mittel aufweisen. Als Grundlage der Störungen vermutet KOBRAK abnorme Hyperämie oder Anämie, als höheren Grad der Störung Hypersekretion und hämorrhagische Diapedese, eine Störung, die nicht nur die Labyrinthgefäße, sondern auch die

Gefäße der hinteren Schädelgrube (besonders des Plexus chorioideus) betreffen soll.

Was den Schwindel bei *Bluterkrankungen* (Anämie, Leukämie) anlangt, so ist er nicht nur durch die Störung der Blutversorgung des Kopfes, sondern in manchen Fällen auch durch Blutungen ins Labyrinth infolge der Gefäßschädigung (z. B. bei Leukämie) bedingt.

Aber nicht nur Anämie, sondern auch anfallsweise *Blutüberfüllung* im Bereiche des Kopfes vermag Schwindel auszulösen, wie die Schwindelanfälle im *Klimakterium* zeigen. Der Schwindel bei sonstigen *Genital*affektionen, z. B. bei Dysmenorrhöe ist wohl vorwiegend reflektorischer Natur, resp. auf Beeinflussung der Hirnzirkulation zurückzuführen.

Bei Erkrankungen des *Magens und des Darmes* (Darmparasiten) kommt es auch unabhängig vom Erbrechen zu Schwindelgefühl, das häufig als ein Gefühl der Unsicherheit, Benommenheit und Schwäche dargestellt wird. Es kann zum Teil reflektorisch bedingt sein, zum Teil ist es als Intoxikationssymptom aufzufassen.

Sind ja vielfach *Toxine* als Ursache von Schwindel in Betracht zu ziehen (Stoffwechselgifte bei Urämie, Gicht, exogene Gifte wie Nicotin, Alkoholismus, Salvarsan). Sie wirken vor allem infolge der Gefäßschädigung, die teils zu Spasmen, teils zu Blutungen im Bereiche der Labyrinthgefäße führen kann.

Sehr häufig klagen *Neurotiker* über Schwindelempfindungen, meist in Form von Anfällen, seltener als Dauerzustand. Dieselben sind oft unbestimmter Natur, Drehschwindel ist seltener und es fehlt meist Scheindrehung mit bestimmter Richtung. Die Patienten empfinden, daß die Unterlage unter ihnen versinkt, sie verspüren ein Schwanken des Bodens, gerade Gegenstände erscheinen geneigt, selbst im Liegen verspüren sie eventuell eine Bewegung des Körpers oder der Unterlage. In vielen Fällen ist der Schwindel der Neurotiker ebenso wie die cochlearen Reizzustände derselben auf vasomotorische Störungen (Gefäßspasmen, abnorme Gefäßpermeabilität im Bereiche des Labyrinths und seiner Zentren, Labyrinthhydrops im Sinne von WITTMAACK) und dadurch bedingte abnorme Erregungszustände der betreffenden Gebiete zurückzuführen (vgl. besonders LEIDLER, LEIDLER und LÖWY). Dasselbe wird wohl auch für viele Fälle von traumatischer Neurasthenie mit Schwindel, resp. für Schwindelanfälle nach Schädeltraumen bei Fehlen organischer Nervenläsion zu vermuten sein[1]. In seltenen Fällen vermag auch Hyperämie (z. B. durch Einatmung von Amylnitrit) (ROSENFELD) bei Neurotikern mit sehr labilem Gefäßsystem resp. leicht erregbarem Labyrinth zu Schwindel und Spontannystagmus zu führen (durch die Vasoparalyse bedingte Stase und damit gesetzte Verschlechterung der Blutversorgung des Innenohrs?).

Der anatomische Nachweis all dieser bei Neurotikern supponierten Zustände wäre um so wünschenswerter, als eine streng gesetzmäßige Beeinflussung derselben durch die bekannten *Pharmaca* des vegetativen Systems nicht möglich erscheint, z. B. sowohl durch das sekretionsherabsetzende Atropin als auch durch das gegensätzlich wirkende Pilocarpin ähnliche

[1] In diesem Zusammenhang ist es interessant, daß BRUNNER (Wien. klin. Wschr. **1925**, 1235) beim Meerschweinchen nach Verhämmerung des Schädels im Innenohr Kreislaufstörungen auftreten sah, die mit Diapedesisblutungen, Austritt einer eiweißreichen Flüssigkeit in die endo- und perilymphatischen Räume verbunden sind („Otitis interna vasomotorica") und wohl als Grundlage der eine *Hirnerschütterung* oft begleitenden Störungen der Innenohrfunktion angesprochen werden können.

Änderungen der calorischen Erregbarkeit auslösbar sind (vgl. auch bezüglich der Wirkung der verschiedenen Pharmaca TRAINA, SZÁSZ). Nachdem es sich hier aber um rasch rückbildbare Störungen bei sonst im allgemeinen gesunden Individuen handelt, wird die exakte Feststellung der Grundlage dieser bei Neurotikern zu beobachtenden Störungen wohl noch für längere Zeit ein pium desiderium bleiben müssen.

Auch der besonders von STEIN und BÉNÉSI betonten angeborenen oder erworbenen abnormen Erregbarkeit des Innenohrs mag eine gewisse Bedeutung zukommen. Für Beobachtungen wie die von ALEXANDER und BRAUN, daß es bei Neurotikern bei wiederholter tiefer Atmung zu Schwindelanfällen und Auftreten eines Spontannystagmus vom typischen Charakter des labyrinthären Nystagmus kommt, kann immerhin die Erklärung nicht schwer fallen, und die Autoren selbst nehmen an, daß die bei tiefer Atmung auftretenden Schwankungen im Füllungszustande der Labyrinthgefäße an dem Erregungszustande des Vestibularapparates Schuld tragen (Folge der Änderungen des Thoraxdruckes, resp. der respiratorischen Arhythmie der Neurotiker)[1].

Es ist schließlich nicht zu vergessen, daß die Konzentrierung der Aufmerksamkeit auf ein subjektives Phänomen dieses vielfach verstärkt, ja selbst die Vorstellung eines solchen dasselbe hervorrufen kann. Dies gilt gerade vom Schwindel hypochondrischer Patienten. Oft vermag bei solchen Neurotikern auch schon eine geringgradige geistige Anstrengung Schwindelsensationen hervorzurufen. Durch den Ausschluß organischer Ursachen, Berücksichtigung der Gesamtpersönlichkeit des Patienten, der in der Regel noch andere funktionelle Symptome aufweisen wird, ist der Schwindel der Neurotiker zu erkennen.

f) Therapie.

Tritt *peripher-labyrinthärer Nystagmus* resp. Schwindelgefühl auf, lagert man den Patienten so, daß er in die Richtung schaut, in der der Nystagmus am schwächsten ist; man gibt Mittel, welche die zentrale Erregbarkeit herabsetzen, z. B. Brom (0,5 bis 1,0 g pro dos.), Sedobrol (1 Würfel in Suppe), Valerianapräparate (Tct. valerian. 15—20 gtt., Validolperlen), Luminal (0,05 bis 0,1 täglich), Nautisanzäpfchen (Chloretonpräparat, 1—2 Zäpfchen täglich), eventuell auch Morphinpräparate (Pantopon 10—15 gtt.). Auch die alte, von CHARCOT u. a. geübte *Chinindarreichung* (0,1 bis 0,3 g 2× täglich) ist bei Menière manchmal erfolgreich. Zur Verminderung der vegetativen Reflexwirkungen sind parasympathische Endigungen lähmende Präparate, Atropin sulfur. 0,001 g 1—2× täglich, besonders aber Vasano (Mischung von camphersaurem l-Scopolamin und l-Hyoscyamin, 2—4 Tabletten oder 1—2 Zäpfchen täglich) zu versuchen.

Selbstverständlich ist, wenn der Patient häufig erbricht, die Verabreichung jeglicher Medikamente in Form von Injektion oder Suppositorien vorzuziehen; man verordnet flüssige Diät, sorgt für regelmäßige Stuhlentleerung und vermeidet womöglich alles, was den Patienten reizen oder aufregen könnte. Auf das kranke Ohr legt man eventuell einen Eisbeutel, kann auch trachten, vom gesunden Ohre aus durch experimentelle Reize (Kathode an diesem Ohre, Kaltspülen) Nystagmus zur Gegenseite zu erzeugen und damit die Krankheitserscheinungen zu mildern.

---

[1] Daneben wäre noch insbesondere mit Rücksicht auf die Beobachtungen von Hyperventilationsepilepsie (FOERSTER, Verhandlungen der Gesellschaft deutscher Nervenärzte. Innsbruck 1924) eine Erregbarkeitssteigerung des Zentrums durch die forcierte Atmung in Betracht zu ziehen.

Natürlich soll man womöglich den Erkrankungsprozeß selbst zu beeinflussen suchen. Liegt eine nichteitrige Erkrankung des Innenohres vor, so behandelt man diese. So gibt man bei Arteriosklerose Natr. jodat. (0,5—1 g täglich), Diuretin (3mal 0,5 g täglich), Jodcalciumdiuretin (gleiche Dosis) und geht ähnlich bei Gefäßspasmen vor. Bei vasomotorischen Störungen (Octavuskrisen) empfiehlt Kobrak, mittels kleinster Pilocarpindosen das vegetative Nervensystem zu trainieren. Auch Calciumpräparate sind zu versuchen. Bei Lues kommt eine antiluetische Kur in Frage, eingeleitet mit Quecksilber oder Wismut, weiter eines dieser Mittel kombiniert mit kleinen Neosalvarsandosen (0,15—0,3 g); doch vermeidet man Neosalvarsan, wenn die Hörschärfe sehr herabgesetzt ist (unter $^1/_2$ m Flüstersprache), wegen der Gefahr der Ertaubung und gibt eher Jodpräparate. Stoffwechselstörungen, Bluterkrankungen sind nach den in der internen Medizin üblichen Maßnahmen zu bekämpfen.

Handelt es sich um eine *eitrige Labyrinthitis* (Otitis interna), so ist an eine Radikaloperation zu denken, falls die Labyrinthitis circumscript[1] und das Labyrinth der erkrankten Seite gut erregbar ist. Ist das Labyrinth untererregbar oder unerregbar, resp. besteht eine diffuse seröse[2] oder eitrige[3] Labyrinthitis, so kommt konservative Behandlung, absolute Bettruhe und Verordnung der oben angeführten Medikamente in Betracht. Erscheint bei Labyrinthitis eine Operation wegen gleichzeitig bestehender Mastoiditis[4], drohender[5] oder bestehender intrakranieller Komplikation (Extraduralabsceß, Meningitis, Kleinhirnabsceß) notwendig, so kommt die Eröffnung und Ausräumung des Labyrinths (Neumann) in Frage. Ist das Labyrinth nach einer diffusen Eiterung bereits verödet, kann eine Radikaloperation des Mittelohres genügen.

Mitunter helfen bei Innenohraffektion, die durch erhöhten Liquordruck kompliziert ist, häufige Lumbalpunktionen.

Bei *zentralem* Nystagmus ist die Grundkrankheit (multiple Sklerose, Lues, Meningoencephalitis, Hirntumor) zu behandeln.

---

[1] Bei *circumscripter Labyrinthitis* besteht akute oder chronische Mittelohreiterung, das Hörvermögen kann praktisch gut sein oder eine starke Herabsetzung erfahren. Der Patient hat Attacken von Drehschwindel, Falltendenz, Brechneigung. Bei der Untersuchung kann Spontannystagmus in den Endstellungen der Bulbi bestehen, bei Druck auf den Tragus oder bei kräftiger Kompression oder Aspiration der Luft im äußeren Gehörgange tritt Nystagmus höheren Intensitätsgrades auf (Fistelsymptom).

[2] u. [3] Bei der *diffusen Labyrinthitis,* die sich im Verlaufe einer akuten oder chronischen Mittelohreiterung durch Einbruch der Eiterung in Bogengänge, Vorhof oder Schnecke oder durch kollaterale Entzündung im Innenohre (induzierte Labyrinthitis) einstellen kann oder die sich aus einer circumscripten Labyrinthitis entwickelt, unterscheiden wir die *seröse* und *eitrige,* deren Differenzierung mitunter nicht so sehr aus dem klinischen Zustandsbild, als aus ihrem Verlaufe erschlossen wird. Bei der diffusen Labyrinthitis sind nur mehr Hörreste oder Ertaubung vorhanden, es besteht stärkster Drehschwindel, Fallen, Erbrechen, ↻ Spontannystagmus höchsten Intensitätsgrades zum gesunden Ohre, das Labyrinth der erkrankten Seite ist unerregbar. Bilden sich diese Symptome unter Wiederkehr der Funktion des Innenohres zurück, so sagt man, daß eine seröse Labyrinthitis vorlag, bleibt das Ohr taub und unerregbar, eine eitrige.

[4] Bei *Mastoiditis* bestehen Fieber (über 38°), Schmerzen im Ohr, Druckschmerzhaftigkeit und Ödem des Warzenfortsatzes, Senkung der hinteren und oberen Gehörgangswand.

[5] Bei drohender intrakranieller Komplikation ist der Patient meist benommen, hat erhöhte Temperatur, Kopfschmerzen, Nackensteifigkeit, das Lumbalpunktat ist eventuell im Sinne einer Pleocytose und Eiweißvermehrung verändert (vgl. Kap. XI).

Der *okuläre Nystagmus* ist schwer zu beeinflussen. Mitunter wird er geringer, wenn man durch Gläser die Sehschärfe bessert. Der *Bergarbeiternystagmus* läßt sich nach OHM durch Sedativa der Alkoholreihe, besonders durch kleine Adalingaben mildern.

Bei *Seekrankheit und Flugschwindel* lagern wir am besten horizontal, sorgen für Zufuhr von frischer Luft, geben Nautisan (1—2 Zäpfchen), Vasano (2—4 Pillen, 1—2 Zäpfchen täglich). Von Vorteil ist es auch, das Blicken auf bewegte Objekte zu vermeiden (Bewegung der Wellen, des Schiffs in Beziehung zum Horizont usw.).

Durch Abschwellung der Schleimhaut der Nase (mittels Cocaintupfern), Behandlung einer Nebenhöhlenerkrankung (Kopflichtbäder, Spülen der Nebenhöhle, deren Eröffnung), Entfernung von Nasenpolypen kann man den von der Nase herrührenden Schwindel bessern.

C. Die klinischen Methoden der Erregbarkeitsprüfung des Vestibularapparates (Labyrinths) und ihre diagnostische Verwertung[1].

Diese Methoden betreffen vor allem die Untersuchung der drei halbzirkelförmigen Kanäle, während die Reizung des Vorhofapparates noch wenig ausgebaut ist. Nachdem der adäquate Reiz der Bogengänge durch Drehbewegungen dargestellt wird, prüfen wir ihre Funktion besonders durch Drehen des Kopfes resp. des gesamten Körpers, weiters durch calorische, eventuell elektrische Reize und in speziellen Fällen durch Änderung des Luftdruckes im äußeren Gehörgang.

a) Die Drehprüfung.

Wenn wir den Kopf bei aufrechter Haltung um 180° um eine vertikale Achse drehen, so tritt (nach der BREUERschen Theorie als Ausdruck der stattgehabten Bewegung der Endolymphe im horizontalen Bogengang) ein Zurückbleiben der Bulbi ein. Diese wandern zunächst entgegengesetzt zur Drehrichtung des Kopfes gegen den Rand der Orbita und schnellen, wenn ihre Bewegung ihre größte Exkursion erreicht hat, wieder zurück[2]. Die konjugierte Deviation der Bulbi zur Gegenseite stellt die langsame Komponente des Nystagmus dar, die rasche Bewegung in der Drehrichtung die rasche Komponente. Wenn wir nun weiter bis zu 360° drehen, wiederholt sich dieses Spiel, und wenn wir mehrmals bei aufrechtem Kopf derart um die vertikale Achse drehen, daß wir bei jeder Drehung die Bewegung ein wenig beschleunigen, erhalten wir → Nystagmus in der Drehrichtung. Die Beschleunigung der Drehung mit jeder Umdrehung ist deshalb nötig, weil nur die Zunahme der Geschwindigkeit eine länger währende Bewegung der Endolymphe im Verhältnis zur Bogengangwand hervorzurufen vermag.

Die Untersuchung des Nystagmus während der Drehung ist in der Klinik meist aufgegeben, da sich jedesmal der Untersucher mitdrehen oder eine be-

---

[1] Literatur s. im Beginn des Gesamtkapitels.

[2] Sie kehren aber nicht völlig zu ihrer Ausgangsstellung zurück, bleiben vielmehr auch während der raschen Nystagmusphase etwas in der Richtung der langsamen Komponente deviiert (vgl. BARTELS).

sondere Apparatur (z. B. eine Kombination von Spiegeln) verwendet werden muß, damit man den Nystagmus während der Drehung beobachten kann[1].

Wenn wir die Drehung plötzlich sistieren, tritt neuerlich Nystagmus auf, der dem während der Drehung in Erscheinung getretenen entgegengesetzt gerichtet ist (schnelle Komponente entgegen der Drehrichtung). Wir nennen denselben *Nachnystagmus*. Während des Drehens bleibt die Endolymphe, wie erwähnt, infolge ihrer Trägheit relativ gegenüber der Wand des häutigen Bogengangs zurück. Die Cupula wird entgegen der Drehrichtung verschoben, es wird dadurch Nystagmus in der Drehrichtung erzeugt. Wird der Kopf nun plötzlich angehalten, so bewegt sich die Endolymphflüssigkeit infolge ihrer Trägheit in der alten Richtung weiter, verschiebt die Cupula in der Drehrichtung und erzeugt den Nystagmus in entgegengesetzter Richtung[2]. Wir nennen die Drehung im Sinne des Uhrzeigers eine Drehung nach rechts und die entgegengesetzte eine Drehung nach links.

Wir drehen unter Verwendung des BÁRÁNYschen Drehstuhls im allgemeinen mit zunehmender Geschwindigkeit zehnmal innerhalb 20 Sekunden und halten dann plötzlich mit der Drehung inne. Diese Anzahl der Drehungen bedeutet nach BÁRÁNY das Optimum der Reizung und wir erhalten damit gut brauchbare Zahlen zum Vergleich. So zeigt der Normale nach zehnmaligem Drehen nach rechts und plötzlichem Anhalten bei etwas (etwa 30°) nach vorn geneigtem Kopf (horizontale Kanäle in der Drehebene) ← Nystagmus nach links dritten Intensitätsgrades, von durchschnittlich 30—40 Sekunden Dauer, nach zehnmaliger Drehung nach links entsprechenden Nystagmus nach rechts. Neigt der Untersuchte den Kopf um 90° nach vorn, so werden vor allem die oberen (frontalen) Bogengänge in die Drehebene gebracht; es tritt nach dem Drehen nach rechts Nachnystagmus ↼ resp. ⮌ nach links von durchschnittlich 20 bis 30 Sekunden Dauer ein, und in der entgegengesetzten Richtung nach der Drehung nach links. Wird der Kopf um 90° zur rechten Schulter geneigt und der Untersuchte nach rechts gedreht, so tritt nach dem Drehen Nystagmus ↓ von durchschnittlich 10—20 Sekunden Dauer auf, wird der Untersuchte bei rechts geneigtem Kopf nach links gedreht ↑ Nystagmus[3]. Die entgegengesetzte Richtung des vertikalen Nachnystagmus findet sich natürlich, wenn der Kopf zur linken Schulter geneigt wird. Bei Kopfneigung zur Seite liegt vor allem der hintere (sagittale) Bogengang in der Drehebene (vgl. Abb. 76). Wir können indessen nur die horizontalen Bogengänge isoliert in die Drehebene bringen, da die frontalen und sagittalen Bogengänge mit der Sagittalebene des Kopfes einen Winkel von je 45° einschließen. Wie immer wir auch den Kopf halten, stets steht ein frontaler Bogengang der einen zum sagittalen Bogengang der anderen Seite parallel (vgl. S. 228).

---

[1] Hält der Patient während des Drehens die Augen offen, so sind an dem Entstehen des während der Drehung entstehenden Nystagmus auch optische Einflüsse (s. optomotorischer Nystagmus) mitbeteiligt. Diese werden durch Vorsetzen verschiedener Brillen meist nicht ausgeschaltet (CEMACH), viel sicherer durch einfaches Schließen der Augen.

[2] Nach Aufhören des Nachnystagmus kann man manchmal wieder einzelne Zuckungen in der Drehrichtung beobachten. Es ist dies der sog. *Nachnachnystagmus* (BÁRÁNY), der vielleicht auf ein in Perioden erfolgendes Abklingen der zentralen Erregung zurückzuführen ist (vgl. FISCHER u. WODAK).

[3] Man meint hier die Schlagrichtung in Beziehung zum Kopf bzw. der Lidspalte.

Bei der Drehprüfung reizen wir stets die Bogengänge beider Seiten und am meisten die, die der Drehungsebene am ehesten parallel stehen. Vergegenwärtigen wir uns die Endolymphströmung bei Auslösung eines horizontalen Nystagmus, so wird diese in den beiden horizontalen Bogengängen infolge deren spiegelbildlicher Anordnung im Körper in bezug auf die Ampulle in entgegengesetzter Richtung erfolgen. Es wird also z. B. nach Sistieren einer *Rechtsdrehung* die Endolymphe ihre Bewegung in der Drehrichtung, also im rechten äußeren Bogengang in ampullofugaler, im linken in ampullopetaler Richtung fortsetzen. Entsprechend den EWALDschen Versuchen wird demnach vom rechten äußeren Bogengang ein Nystagmus nach der entgegengesetzten, vom linken zu seiner Seite hervorgerufen werden, es werden sich also beide Bogengänge in der Wirkung auf die Nystagmusrichtung unterstützen, wobei das linke Labyrinth infolge der stärkeren Wirksamkeit der ampullopetalen Strömung in den horizontalen Bogengängen stärker erregt wird. Es wird also bei Erzeugung eines horizontalen Nachnystagmus das der Drehung ungleichnamige Labyrinth stärker erregt werden und der Nystagmus wird in der Richtung zu diesem schlagen. Bei der Auslösung der übrigen Formen des Nachnystagmus (vertikaler, rotatorischer Nystagmus) kommt nach den obigen Ausführungen über die Stellung der vertikalen Bogengänge eine gleichzeitige Reizung sowohl des oberen wie auch des unteren Bogenganges in Betracht.

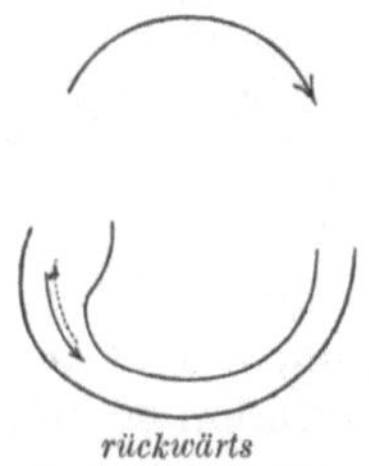

vorne

rückwärts

Abb. 76. Rechter hinterer Bogengang. Kopf zur rechten Schulter um 90° geneigt. Drehung nach rechts. Endolymphströmung im Beginn des Drehens von der Ampulle weg, Nystagmus aufwärts, nach dem Anhalten Endolymphströmung zur Ampulle, (gestrichelt) Nystagmus abwärts.

Mitunter genügen zur raschen Orientierung eine oder zwei rasche Umdrehungen mit plötzlichem Anhalten und Beobachten des Nachnystagmus (Reizschwellenmethode BRÜNINGS).

Bei Fehlen eines Drehstuhles kann man eine von GRAHE geübte Methode der Schwachreizung versuchen, indem man an der stehenden Versuchsperson den Kopf hin- und herdreht und sie auffordert, den Rumpf in der Hüfte gleichsinnig mitzudrehen. Palpiert man die Augen durch die geschlossenen Lider während solcher Drehungen um 90°, so kann man bei Normalen gegen fünf bis sieben nystaktische Zuckungen in der Drehrichtung feststellen.

Mit dem Auftreten des experimentell erzeugten Nystagmus ist eine Reihe von Begleiterscheinungen, ähnlich wie beim spontanen labyrinthären Nystagmus, verbunden. Es treten typische Fall- und Zeigereaktionen, ferner Drehschwindel, Erbrechen, Kopfschmerzen, Schweißausbrüche, Erblassen auf.

Die *Fallreaktion.* Bei Erzeugung des experimentellen Nystagmus tritt stets eine typische Fallreaktion ein, die ein Fallen oder nur eine Fallneigung sein kann. Die Fallrichtung ist immer der raschen Komponente entgegengesetzt, sie ändert sich daher, wenn der Kopf in verschiedene Stellungen gebracht wird. Schlägt z. B. der Nystagmus bei geradeaus gerichtetem Kopf nach links, so ist die Fallneigung nach rechts gerichtet. Wird nun der Kopf (um die Längsachse des Körpers) nach rechts gedreht, so fällt der Untersuchte nach hinten. Solange das periphere Organ reagiert und mit den von den Vestibulariskernen ausgehenden Bahnen in intakter Verbindung steht, läuft die Fallreaktion in der geschilderten Weise ab. Sie tritt häufig schon vor Beginn des Nystagmus auf, dauert aber meist nicht solange als dieser. Man hat die Fallreaktion als eine Art Abwehrreaktion gegen die Drehempfindung auffassen wollen. Daß aber bei dieser Reaktion auch reflektorische, durch die labyrinthäre Erregung ausgelöste Tonusänderungen der Skeletmuskulatur eine Rolle spielen, dafür spricht u. a. die oft zu beobachtende Gleichsinnigkeit des Fallens mit der Richtung des Vorbeizeigens.

Eine genauere Analyse der tonischen Reaktionen auf die verschiedenen Skeletmuskelgruppen, wie sie z. B. in den letzten Jahren besonders von FISCHER und WODAK vorgenommen wurde, läßt eine Reihe von Kopf-, Stamm- und Extremitätenreaktionen nach Drehung unterscheiden. Läßt man beispielsweise nach 10 Rechtsdrehungen einen Normalen gerade stehen und bei geschlossenen Augen die Arme gerade nach vorn ausstrecken, so beobachtet man Kopfdrehung und Neigung nach rechts (Kopfdreh- und -neigungsreflex) und in gleicher Richtung auch einen Körperdreh- und -neigungsreflex, die Arme deviieren ebenfalls nach rechts (*Abweichreaktion* nach GÜTTICH, BÁRÁNY), der rechte Arm wird etwas gesenkt, der linke gehoben (*Armtonusreaktion* von FISCHER und WODAK). Es ist aber, wie auch schon M. H. FISCHER[1] betont, hervorzuheben, daß die beschriebenen Reaktionen bei normalen Individuen oft nur angedeutet sind, ja infolge reflektorischer oder willkürlicher Gegenreaktionen im Interesse der Gleichgewichtserhaltung sogar ein Fallen nach der Gegenrichtung auftreten kann.

Die *Zeigereaktion.* Läßt man den Untersuchten im Schultergelenk Vertikalbewegungen mit ausgestreckten Zeigefingern nach einem vorgehaltenen Gegenstand, am besten nach unserem eigenen Zeigefinger mit geschlossenen Augen ausführen, so zeigt er nach Labyrinthreizung entgegen der raschen Nystagmuskomponente vorbei, demnach zur Seite, nach der er fällt, und zwar meist mit beiden Armen.

Fallreaktion und Zeigereaktion erleiden eine Störung in dem geschilderten gesetzmäßigen Ablauf, wenn die Zentren, speziell das Cerebellum erkrankt sind (vgl. S. 277).

Der *Drehschwindel.* Das Typische ist die Empfindung, als bewege sich die Umgebung oder der Betroffene selbst. Die Richtung der Scheindrehung der Umgebung ist meist entsprechend der raschen Komponente des Nystagmus, was zum Teil darauf zurückgeführt wird, daß während der langsamen Nystagmusphase das Bild der Umwelt sich auf der Retina in der Richtung der langsamen Komponente bewegt und dadurch die Empfindung einer entgegengesetzten Bewegung auslöst[2]. So kann während der Drehung die Empfindung bestehen, daß die Gegenstände in der Drehrichtung vorbeifliegen; oft aber ist der Schwindel während der Drehung sehr gering, resp. gar nicht vorhanden. Nach dem Aufhören der Drehung erfolgt die Scheinbewegung in entgegengesetzter Richtung. Die Richtung der Scheindrehung ist aber viel weniger gesetzmäßig als die der Fallrichtung. Die Scheinbewegung ist jedenfalls insofern von der Richtung des Nystagmus abhängig, als sie in der Horizontalen stattfindet, wenn → Nystagmus besteht, schief nach unten bei ⤼ oder ⥂ Nystagmus, auf und abwärts bei vertikalem Nystagmus.

---

[1] Zbl. Ophthalm. **17**, H. 5 (1926).

[2] Daß beim Entstehen des Schwindelgefühls die Bewegung der Bilder der Umwelt auf der Retina infolge der Augenzuckungen nur einen Teilfaktor darstellt, geht daraus hervor, daß auch bei geschlossenen Augen während resp. nach der Drehung Schwindel entsteht.

Allgemeinerscheinungen. Es tritt Brechreiz oder Erbrechen auf, Symptome, die ebenso wie der Drehschwindel oft lange Zeit den Nystagmus überdauern können. Dazu gesellt sich mitunter Kopfschmerz, Schweißausbruch und Blässe im Gesicht.

b) Calorische Prüfung.

Ihr Vorzug gegenüber der Drehprüfung liegt in der Möglichkeit der isolierten Prüfung des rechten und linken Labyrinths.

Bei der von Bárány ausgearbeiteten *Massenspülung* wird mit dem ganzen Inhalt einer Spritze (100—150 ccm Wasser fassend) das zu untersuchende Ohr ausgespritzt oder es wird aus einem hochgehängten Irrigator solange gespült, bis der erste Nystagmusschlag auftritt.

In der Regel ist Nystagmus bereits auslösbar, wenn die Temperatur nur wenige Grade von der des Körpers verschieden ist. Verwendung von Wasser über 48° ist nicht mehr statthaft, da sonst die Spülung äußerst schmerzhaft ist und Verbrühungen erzeugen kann. Eher kann man Wasser von niedriger Temperatur verwenden, ohne dem Patienten Schaden zuzufügen. Meist nimmt man Leitungswasser, spült, wenn man eine Spritze verwendet, unter gleichmäßigem Druck; zu rasches Spritzen und zu starker Druck erzeugen Schmerzen. Die Quantität des zur Nystagmusauslösung nötigen Wassers, resp. die Dauer des Spülens und die Zeit bis zum Auftreten des Nystagmus (Latenzzeit) geben uns ein Vergleichsmaß in der Beurteilung des Nystagmus, des weiteren dessen Dauer, Intensität, Frequenz und Amplitude. Wenn wir einen Irrigator anwenden, können wir leicht die Zeit vom Beginn der Spülung bis zum Auftreten der ersten Zuckungen messen.

An Stelle von Wasser kann auch abgekühlte oder erwärmte Luft (Föhnapparat) in Anwendung kommen, wenn gegen die Spülung eine Kontraindikation besteht, so z. B. bei trockener Perforation des Trommelfells. Auch durch Äther (Einlegung eines mit Äther getränkten Wattebausches in den Meat. audit. ext.) kann man Abkühlung im äußeren Gehörgang erzeugen. Doch stehen alle diese Ersatzmittel in der Klinik gegen die meist einfach zu verwendende Wasserspülung zurück.

Im allgemeinen sehen wir, daß bei Optimumstellung (Vertikalstellung) des horizontalen Bogengangs (Kopf 60° nach rückwärts und etwas gegen die Seite der Spülung geneigt) 10—20 Sekunden nach Reizung mit einer Spritze kalten Wassers Nystagmus 3. Intensitätsgrades auftritt, der stets ⤻→, mittelschlägig, mittelfrequent, von $^1/_2$—2 Minuten Dauer ist. Der Nystagmus nach Kaltspülung schlägt vom gespülten Ohr weg, zu demselben nach Reizung mit heißem Wasser; nach der Spülung des rechten Ohres mit kaltem Wasser tritt also Nystagmus zur linken Seite auf. Gewöhnlich läßt man den Patienten in der Richtung des zu erwartenden Nystagmus blicken.

Den Einfluß der *Kopfstellung* auf den Effekt der calorischen Reizung kann man deutlich zeigen, wenn man den Kopf um 90° nach vorn neigt; nun entsteht bei Kaltwasserspülung ⤻→ resp. ⤻ Nystagmus zur gleichen Seite (Endolymphströmung nun im Verhältnis zur Ampulle umgekehrt wie bei der Optimumstellung). Diesen Nystagmus beobachten wir am besten in einem Spiegel, den wir vor das Gesicht des Patienten halten.

Einen wesentlichen Fortschritt in der Diagnostik brachte die Methode Kobraks. Er verwendet kleinste Mengen Wassers von verschiedener Temperatur zur Erzielung eines labyrinthären Reizes, weshalb diese Methode *Minimalspülung* benannt wird. Er beginnt die Kaltwasserspülung mit 5 ccm Wasser und geht unter Zwischenschaltung von Pausen von 5 Minuten solange mit der Temperatur herunter (von etwa 35° auf 27°) bis zum erstenmal Nystagmus auftritt. Wenn diese Untersuchungsreihe negativ ist, so geht er zu 10 ccm und höheren Mengen über. Außerdem sucht er durch Digitalkompression am Tragus (unabhängig von einer Spülung oder nach Spülung) eine eventuelle „Nystagmusbereitschaft" nachzuweisen, und erhält mitunter auf diese Weise noch Nystagmus, wenn z. B. nach dem bloßen Spülen des Ohres mit 5 ccm kalten Wassers noch kein Nystagmus aufgetreten war (vgl. S. 275).

In dieser Form ist nun die Methode klinisch schwer brauchbar, da sie zeitraubend und unsicher ist. In vereinfachter Form (Démétriades und Mayer) leistet uns hingegen die Methode der Schwachreizung hervorragende Dienste. Man kann sie so anwenden, daß man stets 5 ccm (resp. wenn diese unwirksam sind, 10 ccm) Leitungswasser (15—16°) verwendet; die jetzt erhaltenen Werte kann man recht gut vergleichen. Man erhält im Durchschnitt eine Latenzzeit von 15—30 Sekunden vom Ende des Spülens bis zum Auftreten der ersten Zuckungen und eine Nystagmusdauer von 60—120 Sekunden. Dabei ist die Intensität durchschnittlich zweiten Grades. In dieser Form kann die Minimalspülung als Methode der Wahl bei der Untersuchung des Bogengangapparates empfohlen werden.

In ähnlicher Weise wie man kaltes Wasser verwendet, kann man bei der Minimalspülung selbstverständlich auch Wasser von höherer Temperatur als der des menschlichen Körpers in Anwendung bringen und erhält im allgemeinen bei Verwendung von 10 ccm heißen Wassers von etwa 45° C ⥃ Nystagmus 1. Grades zum gespülten Ohr von etwa 30 Sekunden Latenz und 60—90 Sekunden Dauer.

Wir sprechen bei Anwendung dieser Methode von Übererregbarkeit, wenn die Latenzzeit geringer ist als 15 Sekunden, die Nystagmusdauer 120 Sekunden übersteigt und die subjektiven Begleiterscheinungen sehr ausgesprochen sind; von Untererregbarkeit, wenn die Latenzzeit 30 Sekunden übersteigt und der Nystagmus weniger als 60 Sekunden dauert, resp. größere Wassermengen zur Nystagmusauslösung nötig sind. Während die Dauer der Latenz vor allem davon abhängt, wie schnell der Temperaturreiz zum Labyrinth vordringen kann, vielleicht auch, wie Brunner, Démétriades und Mayer annehmen, von der Erregbarkeit des Sinnesorgans, wird die Nystagmusdauer seit Abels, Bárány vor allem mit dem Erregungszustand des zentralen Teils des labyrinthären Reflexbogens in Beziehung gesetzt. Um den Funktionszustand des Zentrums gegenüber dem des peripheren Sinnesorgans zu charakterisieren, spricht man manchesmal nur in bezug auf das letztere von Über- oder Untererregbarkeit, in bezug auf das erstere von Über- oder Unterempfindlichkeit (vgl. Alexander und Brunner).

Die *Begleiterscheinungen* des calorischen Nystagmus, Fallen, Vorbeizeigen, Schwindel und sonstige Allgemeinerscheinungen sind geringer als nach Drehen, aber von gleichem Charakter. Selbst nach der Spülung mit so minimalen Wassermengen, wie 5 oder 10 ccm sind, können diese Erscheinungen, wenn auch nur angedeutet, auftreten, bei Übererregbarkeit der betreffenden Reflexapparate aber deutlich hervortreten.

Kurz erwähnt sei noch die *gleichzeitige Spülung beider Ohren* nach RUTTIN, die mitunter deutlich Differenzen der Erregbarkeit beider Labyrinthe anzeigt. In zwei Ohrtrichter, die durch einen Kopfbügel miteinander verbunden sind, ist je eine Kanüle eingelötet. Die Ohrtrichter sollen beiderseits gleich tief in den äußeren Gehörgang eingeführt sein; aus einem T-Rohr fließt nun das Wasser unter gleichem Druck und gleicher Geschwindigkeit durch die Kanülen gegen das Trommelfell und die hintere Gehörgangswand und neben den Kanülen durch die Ohrtrichter wieder nach unten ab. Tritt bei dieser Anordnung Nystagmus nach einer Seite auf, so ist bei Verwendung von kaltem Wasser anzunehmen, daß das Labyrinth der gegenüberliegenden Seite besser erregbar ist; bei gleicher Erregbarkeit beider Seiten halten die Reize einander die Wage und es tritt kein Nystagmus in Erscheinung. Auch hier ist die Kopfstellung nicht zu vernachlässigen. So ist nach M. H. FISCHER und WODAK normalerweise die Doppelkaltspülung bei leicht (20—40°) vorgebeugtem Kopf ohne Einfluß, bei Rückwärtsneigung des Kopfes erzeugt dagegen Kaltspülung beider Ohren Vertikalnystagmus nach aufwärts und Falltendenz nach vorn (*Propulsionsreflex*).

Die bilaterale Kaltspülung kann z. B. als Hilfsmittel zur Differentialdiagnose zwischen Kleinhirn- und Stirnhirntumor verwendet werden (BRUNNER[1], Auftreten von Nystagmus nur im ersteren Fall).

c) Die galvanische Prüfung.

Diese Prüfung wird in der Klinik immer mehr vernachlässigt, da sie uns keinen sicheren Aufschluß über die Beschaffenheit des Labyrinthes gibt, sogar nach Labyrinthexstirpation positiv ausfallen kann (NEUMANN); eher kann sie noch als eine Probe der Erregbarkeit des Nerven, resp. seiner Zentren selbst gewertet werden. Solange diese, wenn auch nur partiell, noch funktionieren, fällt die Reaktion positiv aus. In solchen Fällen kann sich der Vestibularapparat für calorische und Drehreize nicht, für galvanische relativ gut erregbar erweisen. Die Untersuchung kann so vorgenommen werden, daß der Strom quer durch den Kopf durchgeleitet wird (beide Elektroden an den Tragi, am Warzenfortsatz oder im äußeren Gehörgange) oder daß nur eine Elektrode am Tragus angesetzt, die indifferente Elektrode vom Untersuchten in der Hand gehalten wird. Die wirksamere Elektrode ist die Kathode. Der Nystagmus, der auftritt, ist ⤻→, ⤻ und schlägt zur Kathode, er tritt bei Querdurchströmung des Kopfes meist schon bei 2—4 mA auf, bei Zerstörung des peripheren Nerven bei 4—8 mA, bei der zweiten Anordnung bei 10—20 mA[2]. Fallen, Zeigereaktion, Schwindel (zumeist Lage-, selten Drehschwindel) entsprechen im allgemeinen den Erscheinungen, die wir bei der Dreh- und calorischen Prüfung erhalten. Mitunter tritt die Fall-

[1] BRUNNER, H., Wien. klin. Wschr. **1928**, 1396.

[2] Mitunter ist es angezeigt, den galvanischen Nystagmus bei Öffnung und Schließung der Elektroden zu beobachten, der im Durchschnitt beim Normalen bei 4 mA auftritt (Kugelelektrode als Reizelektrode, viereckige Platte als indifferente Elektrode). Der Schließungsnystagmus erweist sich dem Öffnungsnystagmus entgegengesetzt gerichtet, so bei Kathodenschließung zur Seite der Kathode, bei Kathodenöffnung zur Gegenseite. Auf der Seite einer einseitigen Labyrinthzerstörung ist der Kathodenöffnungsnystagmus stärker als der Kathodenschließungsnystagmus, ebenso der Anodenschließungsnystagmus stärker als der Anodenöffnungsnystagmus, während sich auf der gesunden Seite das gegenteilige Verhältnis findet. [MACKENZIE, Arch. Ohrenheilk. **77**, 1 (1908); **78**, 1 (1909).]

neigung vor dem Nystagmus auf. Beim stehenden Patienten in Rombergstellung kann man häufig die Fallreaktion zur Anode schon bei 0,5—1 mA beobachten (JUNGER[1]).

Die *Armtonusreaktion* von WODAK und FISCHER, die gleich der Zeigereaktion bei galvanischer Prüfung relativ selten zu sehen ist, besteht darin, daß bei galvanischer Reizung (und ebenso bei Kaltwasserspülung) bei horizontal vorgestreckten, supinierten Armen auf der Seite der langsamen Komponente eine Senkung, auf der Gegenseite eine Hebung des Armes eintritt. ERBEN findet, wenn er den Untersuchten die Arme abduziert halten läßt, bei Kathodenreizung eine Senkung des gegenseitigen und eine horizontale Adductionsbewegung des gleichseitigen Armes.

d) Kompressions- und Aspirationsnystagmus.

In gewissen Fällen erhält man bei Kompression und Aspiration der Luft im äußeren Gehörgang Nystagmus mit seinen Begleiterscheinungen. Dies tritt dann ein, wenn eine *Fistel* Bogengang und Mittelohr verbindet[2], und selten als „*Fistelsymptom ohne Fistel*“ bei kongenitaler Lues. Der Nystagmus schlägt im allgemeinen bei Kompression zum untersuchten Ohr und bei Aspiration in entgegengesetzter Richtung (seltener umgekehrt, paradoxes Fistelsymptom).

MYGIND hat bei Patienten mit Labyrinthfistel wiegende Augenbewegungen beobachtet, die im Rhythmus des Pulses erfolgten; bei Druck auf die Carotis der kranken Seite fand er bei diesen Patienten, daß langsame Augenbewegungen zur kranken und schnelle zur gesunden Seite eintraten, bei Aufhören des Druckes war das Umgekehrte zu beobachten *(vasculäres Fistelsymptom)*. Auch bei Fehlen einer Labyrinthfistel kann bei hyperämischen Zuständen, beispielsweise bei Lues des Innenohrs (BÁRÁNY) Spontannystagmus synchron zu den Pulsschlägen in Erscheinung treten. Diese Beobachtungen werden bis zu einem gewissen Grade begreiflich, wenn wir auf die Vorstellungen von SHAMBOUGH zurückgreifen, daß die Pulswelle schon beim Normalen Hin- und Herbewegungen der Endolymphe verursacht und dadurch einen gewissen Tonus des Vestibularapparates aufrechterhält. Während aber beim Normalen anscheinend diese Reize nicht groß genug sind, um sich in eine manifeste Erregung des Vestibularapparates umzusetzen, können sie bei Zuständen, die mit Hyperämie einhergehen, an Intensität zunehmen und dadurch mit den Pulsschlägen synchrone Augenbewegungen auslösen. Weniger klar ist es, wieso bei bestehender Labyrinthfistel Kompression der großen Halsgefäße Nystagmus hervorruft (BORRIES, OHNACKER, SCHWERDTFEGER). Es ist hier daran zu denken, daß der Druck weniger die Carotis als die Jugularis betrifft und daß die Verminderung des Blutabflusses aus dem Innenohr, resp. aus dem Cavum cranii zu einer Verstärkung der Pulsschläge der Labyrinthgefäße und damit auch der von diesen ausgelösten Endolymphschwankungen führt. Auch die von BORRIES betonte Möglichkeit einer Beeinflussung durch Reizung afferenter Nerven ist in Betracht zu ziehen.

e) Die kompensatorischen Augenstellungen, speziell die Gegenrollung.

Sie spielen in der Klinik vorderhand eine untergeordnete Rolle, treten bei Lageänderung des Kopfes in der Weise in Erscheinung, daß die Bulbi etwas zurückbleiben, also eine Gegendrehung ausführen und in der neuen Stellung verharren (vgl. S. 254). Subjektive Methoden (Beobachtung von Nachbildern

---

[1] JUNGER, Z. Hals- usw. Heilk. **3**, 225 (1922).

[2] Das Trommelfell ist in den Fällen von Labyrinthfistel infolge der bestehenden schweren Mittelohreiterung mehr oder minder zerstört; bei kongenitaler Lues dagegen in der Regel intakt.

Funktionsprüfung des Vestibularis (Labyrinths).

Art des Reizes	Nystagmus	Dauer des Nystagmus	Richtung des Nystagmus	Fallen, Vorbeizeigen
Drehen bei aufrechtem Kopfe nach rechts u. Anhalten (Nachnystagm).	←	etwa 40 Sekunden	nach links	Fallen nach rechts (gering), Vorbeizeigen beider Arme nach rechts
Drehen bei aufrechtem Kopfe nach links und Anhalten	→	etwa 40 Sekunden	nach rechts	Fallen nach links (gering), Vorbeizeigen beider Arme nach links
Drehen bei um 90° nach vorn geneigtem Kopfe nach rechts und Anhalten	↶ oder ↶←	etwa 25 Sekunden	nach links	Fallen nach rechts, Vorbeizeigen des linken Armes nach oben, des rechten nach unten
Drehen bei um 90° nach vorn geneigtem Kopfe nach links und Anhalten	↷ oder ↷→	etwa 25 Sekunden	nach rechts	Fallen nach links, Vorbeizeigen des linken Armes nach unten, des rechten nach oben
[1] Drehen bei um 90° zur rechten Schulter geneigtem Kopfe nach rechts und Anhalten	↓	etwa 20 Sekunden	abwärts	Fallen nach rückwärts, Vorbeizeigen nach oben
[1] Drehen bei um 90° zur rechten Schulter geneigtem Kopfe nach links und Anhalten	↑	etwa 20 Sekunden	aufwärts	Fallen nach vorn, Vorbeizeigen nach unten
Kaltspülen (Minimalspülung) Kopf aufrecht	↷→	(nach 15—30 Sek. Latenzzeit) 60—120 Sek.-Dauer	vom gespülten Ohre weg	zum gespülten Ohr
Kaltspülen (Massenspülung) Kopf aufrecht	↷→	etwa 2 Minuten	vom gespülten Ohre weg	zum gespülten Ohr
Kaltspülen (Massenspülung) Kopf 90° nach vorn geneigt	↷→ oder ↷	etwa 2 Minuten	zum gespülten Ohre	vom gespülten Ohre weg
Fistelsymptom	→ ↷→	einige Sekunden	bei Kompression zum untersuchten Ohre, bei Aspiration vom untersuchten Ohre weg	in der Richtung der langsamen Komponente
Galvanisch (2 — 4 mA bei Querdurchströmung)	↷ ↷→	während des Stromdurchganges	zur Kathode	zur Anode

[1] Bei Neigung zur linken Schulter Reaktionen entgegengesetzt.

bei Kopfbewegungen) eignen sich natürlich nur für physiologische und nicht für klinische Untersuchungen. Von den objektiven Methoden ist vor allem die von BÁRÁNY[1] zu erwähnen. Mittels eines Fernrohres, in dem ein Fadenkreuz angebracht ist, wird die Iris beobachtet, und man trachtet, die Verschiebung eines Naevus der Iris gegenüber dem Fadenkreuz zu messen. Neuerdings haben DE KLEYN und VERSTEEGH[2] auf die mit Cocain anästhesierte Cornea ein Eihäutchen gelegt, auf das ein Kreuz gezeichnet war. Vor dem Auge sind, z. B. auf einem Brillengestell, zwei sich rechtwinklig kreuzende Drähte fixiert. Die Lageänderung des Corneakreuzes gegenüber dem Drahtgestell bei Änderung der Kopflage wird am besten auf Photographien bestimmt. Zur Vermeidung der Wirkung von Halsreflexen muß man natürlich bei diesen Versuchen Lageveränderungen des Kopfes in Beziehung zum Rumpf vermeiden.

f) Klinische Bedeutung abnormer Erregbarkeit des Vestibularapparates. Vorkommen von Vestibularisaffektionen bei Nervenkrankheiten.

Übererregbarkeit (resp. Überempfindlichkeit, vgl. S. 292) des Vestibularapparates finden wir bei umschriebenen Labyrintherkrankungen, Intoxikationen, allgemeiner Drucksteigerung im Schädelinnern und besonders bei Erkrankungen der hinteren Schädelgrube, speziell des Kleinhirns. In solchen Fällen können kleinste Reize bereits eine maximale, langdauernde Erregung hervorrufen, z. B. 5 ccm kaltes Wasser sofort Nystagmus 3. Grades von über 2 Minuten Dauer mit starkem Drehschwindel, Erbrechen und Fallen. In der Regel sind auch Spontanerscheinungen wie Nystagmus, Drehschwindel, Brechreiz vorhanden. Bei Neurotikern kann die labyrinthäre Überempfindlichkeit Teilerscheinung der allgemeinen reflektorischen Übererregbarkeit sein[3].

Untererregbarkeit (resp. Unterempfindlichkeit, vgl. S. 292) des Vestibularapparates kann Folge einer Innenohrerkrankung, resp. Affektion des N. octavus oder Zeichen einer Läsion der zentralen Kerne und Bahnen des N. vestibularis (direkte Erkrankung oder Fernwirkung zentraler Affektionen) sein. Es kann aber auch die gleiche Schädigung, z. B. eine Gefäßerkrankung, Zentrum und peripheres Sinnesorgan betreffen.

Was die Unterscheidung dieser verschiedenen Möglichkeiten anlangt, die zur Untererregbarkeit oder Unerregbarkeit des Vestibularapparates führen, so findet sich ⤼ Spontannystagmus zur gesunden Seite 1. bis 3. Grades, in akuten Fällen von heftigen subjektiven Erscheinungen begleitet, sowohl bei Erkrankung des *Labyrinths* als auch des *Nerven* selbst. Die Entscheidung, ob das Labyrinth oder der Nerv betroffen ist, ist oft kaum möglich. Ein Hilfsmittel der Diagnose kann hier folgendes Moment sein (RUTTIN): Ist in einem akuten Falle der Vestibularis allein betroffen, der Cochlearis intakt, so spricht dies eher für eine Erkrankung des Nerven. Doch sind isolierte Affektionen des Vestibularis (ohne Cochlearisbeteiligung), von Erkrankungen der zentralen Bahnen abgesehen, ein seltenes Vorkommnis. Sind die *Vestibulariskerne* oder die *Bogenfasern* befallen,

[1] Arch. Ohrenheilk. **68**, 1 (1906).

[2] Acta oto-laryng. **6**, 170 (1924).

[3] Bei solchen Personen vermag manchmal schon Einatmung von Amylnitrit (ROSENFELD) Spontannystagmus auszulösen.

die von diesen Kernen zum hinteren Längsbündel verlaufen, so tritt → oder ⤳ Nystagmus 1. bis 3. Grades zur erkrankten, seltener zur gesunden Seite, resp. auch vertikaler Nystagmus, in chronischen Fällen mit geringen oder keinen Begleiterscheinungen auf. Bei Erkrankung des *hinteren Längsbündels* findet sich im allgemeinen eine Störung im Ablauf der normalen Vestibularisreaktionen; es zeigt sich bei der experimentellen Vestibularisprüfung kein oder auffallend verlangsamter Nystagmus oder nur die langsame Komponente desselben, wobei die sonstigen Erscheinungen wie Fallen, Vorbeizeigen, Schwindel, wie normalerweise ablaufen können. Läsionen in der Gegend der hinteren Längsbündel entsprechend caudalen oder mittleren Abschnitten der Vestibulariskerne können → oder ⤳ Nystagmus zur kranken Seite, Störungen im kranialen Anteil der Brücke resp. in der Gegend der Corpora quadrigemina posteriora vertikalen Nystagmus aufwärts oder abwärts ergeben. Erkrankungen im hinteren Längsbündel führen außerdem oft zu Blicklähmungen (vgl. S. 166)[1].

Besonders die Lues kann sich durch *paradoxe Erscheinungen* in der labyrinthären Erregbarkeit dokumentieren, indem das Labyrinth für eine Reizart erregbar, für die andere unerregbar ist. So können z. B. die Labyrinthe auf Kaltwasserspülung reagieren, während der Drehreiz keinen Effekt erzielt, und umgekehrt.

Überblicken wir das Vorkommen von *Vestibularisaffektionen bei Nervenkrankheiten*, so kommt es nach *Traumen* bei Commotio cerebri, Schädelbasisfraktur, sehr häufig zu Drehschwindel, Erbrechen, bei Blutungen oder Fissuren im Labyrinth oder inneren Gehörgange zu Nystagmus höheren Intensitätsgrades zum gesunden Ohr, gleichzeitig zu Unter- oder Unerregbarkeit des befallenen Vestibularis.

Entzündliche (infektiös-toxische) Erkrankungen (bes. Polyneuritis) können vestibuläre Über-, resp. Untererregbarkeit mit subjektiven und objektiven Symptomen (Drehschwindel, Nystagmus, Fallen) nach sich ziehen. Otogene und nichtotogene Meningitis können infolge Infiltration des Vestibularis Unter- oder Unerregbarkeit desselben hervorrufen. Bei Encephalitis können die zentralen Vestibularisbahnen befallen sein (meist häufiger als der Cochlearis), es tritt →, ⤳ oder ↓↑ Nystagmus höheren Grades auf. Ähnliches gilt von der HEINE-MEDINschen Erkrankung.

Bei *multipler Sklerose* kann es zu ähnlichen Störungen kommen, aber auch zu Affektion des Vestibularnerven selbst mit Unter- oder Unerregbarkeit; die Remissionen können auch diese Symptome betreffen (BECK). Bei *Syringobulbie* tritt häufig → oder ⤳ Nystagmus zur erkrankten Seite auf, oft vergesellschaftet mit anderen Hirnnervensymptomen, Anästhesie im Gesicht, Ageusie, Recurrensparese; vgl. S. 24.

Während bei Tabes und Paralyse Störungen des Vestibularis relativ selten sind, finden wir bei *Lues cerebri* eher Änderungen der Erregbarkeit, so paradoxe Erregbarkeit (s. oben), bei kongenitaler Lues außerdem das „Fistelsymptom ohne Fistel" (s. S. 294).

Bei *vasomotorischen* Prozessen wie auch bei *Arteriosklerose* (vgl. S. 226) können Drehschwindel, spontaner Nystagmus, Gleichgewichtsstörungen und evtl. Über-

[1] Bezüglich der Vestibularisbefunde bei intrakraniellen Läsionen vgl. F. C. GRANT u. L. FISHER, J. Psych. u. Neur. **34**, H. 3/4 (1926).

erregbarkeit des Vestibularis in Erscheinung treten; Blutungen können mitunter plötzlich zu vestibularer Unter- oder Unerregbarkeit führen.

Drucksteigernde Prozesse (Hirn-, Schädelbasistumor, Hydrocephalus, Meningitis serosa) können durch (indirekte) Schädigung des peripheren Vestibularis spontanen Nystagmus mit Drehschwindel, Falltendenz, Vorbeizeigen, vestibulärer Übererregbarkeit hervorrufen; diese Erscheinungen sind mitunter verschieden stark auf beiden Seiten entwickelt. Bei direkter Läsion des Vestibularis, z. B. durch Kleinhirnbrückentumor, tritt labyrinthäre Unter- oder Unerregbarkeit auf. Die Symptome einer Schädigung der zentralen Vestibularisbahnen, wie sie durch einen Brücken- oder Mittelhirntumor hervorgerufen sein können, haben wir schon oben besprochen.

Bei *Neurosen* sehen wir Endstellungsnystagmus, Drehschwindel, Schwanken in Rombergstellung, Überempfindlichkeit bei calorischer Prüfung (langdauernder Schwindel nach Ablauf der Reizung).

Bezüglich der otogenen intrakraniellen Komplikationen s. Kap. XI.

g) Differentialdiagnose verschiedener Formen von Spontannystagmus mittels experimenteller Auslösung von Nystagmus.

Zur *Differenzierung* der verschiedenen Formen von *Spontannystagmus* mittels der Methoden experimenteller Nystagmusauslösung ist vor allem die *Spülung* geeignet, welche auch die Störung resp. den Verlust der vestibulären Erregbarkeit bei einseitiger Labyrintherkrankung viel eher aufdeckt als die Prüfung auf dem Drehstuhl. Erweist sich ja bei der üblichen klinischen Prüfung der Nachnystagmus nach Drehung meist nur in den ersten Wochen nach einseitiger Labyrinthzerstörung nach dieser Seite nicht auslösbar, resp. kürzer dauernd als der nach der Gegenseite (Kompensation, RUTTIN). Nur bei spontanem vertikalem Nystagmus sind wir gezwungen, die Vestibularisprüfung durch Drehen auf dem Drehsessel in entsprechender Kopflage (den Kopf zur Schulter geneigt) durchzuführen.

Man nimmt am besten eine mittlere Quantität gewöhnlichen Leitungswassers, da minimale Quantitäten gegenüber Spontannystagmus höheren Intensitätsgrades in der Regel versagen. 50—100 ccm kalten Wassers genügen meist, eventuell wird die Menge bis zu 200 ccm gesteigert. Im allgemeinen schwindet der peripher-labyrinthäre oder zentrale Nystagmus, wenn man einen Reiz setzt, der einen ihm entgegengesetzten Nystagmus auszulösen trachtet, und es tritt der experimentelle Nystagmus in Erscheinung. Hat z. B. jemand → oder ↻ Nystagmus höheren Grades nach rechts und wird das rechte Ohr nun kalt gespült, so tritt ↺ Nystagmus höheren Intensitätsgrades nach links auf. Hat jemand okulären Nystagmus und spült man jetzt in ähnlicher Weise, so zeigt sich, daß der experimentelle Nystagmus nur sehr schwer, eventuell nur für Sekunden in Erscheinung tritt und der spontane weiter schlägt, resp. immer wieder auftritt und kaum gedämpft werden kann; mitunter wird der Spontannystagmus nur verstärkt; dies sieht man besonders beim undulierenden Nystagmus, der nach Kaltspülung oft bedeutend lebhafter erscheint. Im allgemeinen können wir also als Regel anführen, daß der spontane, periphere (labyrinthäre) und zentrale Nystagmus durch experimentell-labyrinthäre Reizung leicht, der spontane okuläre nur schwer zu beeinflussen ist.

Auch die Erzeugung eines *experimentellen optischen* Nystagmus ist differentialdiagnostisch verwertbar. Dieser schlägt, wie erwähnt, normalerweise entgegen der Richtung, in der die zu beobachtenden Objekte verschoben werden. Erzeugt man nun einen experimentell-optischen Nystagmus entgegengesetzt der Richtung eines peripher-labyrinthären oder zentralen Spontannystagmus, so verschwindet der Spontannystagmus und der experimentelle tritt in Erscheinung. Beim okulären Spontannystagmus finden wir aber in einer großen Zahl der Fälle, daß beim Versuch, experimentellen optischen Nystagmus zu erzeugen, ein Nystagmus in der Richtung der Verschiebung der zu beobachtenden Objekte statt entgegen der Drehrichtung auftritt (BÁRÁNY, „Inversion“ nach BRUNNER). Jemand hat z. B. beim Blick geradeaus Pendelnystagmus und verfolgt nun die vorüberziehenden Objekte; es wandern damit die Augen in der Drehrichtung in eine Seitenstellung, in der spontan bereits Nystagmus zu dieser Seite (auch ohne optischen Eindruck) auftritt, und es erscheint nun dieser kaum zu unterdrückende spontane Nystagmus. Im allgemeinen können wir also wieder als Regel anführen, daß der spontane periphere labyrinthäre und zentrale Nystagmus durch experimentellen optischen Nystagmus ziemlich leicht, der spontane okuläre Nystagmus nur schwer zu beeinflussen ist.

X. Innervationsstörungen im Bereiche der Nase, der Mundhöhle, des Rachens und des Kehlkopfes[1].

a) Nasenschleimhaut und Geruchssinn.

Die *sensible Versorgung* der Nasenschleimhaut wird vom Trigeminus besorgt; auch noch in der Riechschleimhaut finden sich Endigungen dieses Nerven. Man kann Schmerz-, Tast-, Kälte- und Wärmepunkte in der Nasenschleimhaut nachweisen.

Die Endausbreitung des *Riechnerven* liegt in der Riechspalte am Dache der Nase, sie repräsentiert sich als gelb pigmentiertes Areal und erstreckt sich auf die mediale Fläche der oberen Muschel und den gegenüberliegenden Teil des Septums. Die Riechzellen sind in pigmentierte Stützzellen eingebettete Sinneszellen mit langen Härchen an ihrer Oberfläche. Von ihrer Basis gehen die Fäserchen des Olfactorius ab. Durch stete Sekretion der im Bereiche des Sinnesepithels gelegenen Bowmanschen Drüsen sind die Härchenzellen mit einer dünnen Flüssigkeitsschicht überzogen, in der sich Riechstoffe lösen können.

[1] BRUNNER, H., Der zentrale Riechapparat beim Menschen. Handb. d. Hals-, Nasen- und Ohrenheilk. **1** (1925). — ECONOMO, Die zentralen Bahnen des Kau- und Schluckaktes. Pflügers Arch. **91** (1902). — FRANKL-HOCHWART, Die nervösen Erkrankungen des Geschmackes und Geruchs. Wien 1908. — FREMEL, Zur Frage des subcorticalen Kau- und Schluckzentrums. Mschr. Ohrenheilk. **1921**, 681. — FREYSTADTL, Rachen und Kehlkopf in ihren Beziehungen zum Zentralnervensystem. Berlin: Karger 1929. — HENNING, Der Geruch. Leipzig 1924. — HOFMANN, Geruchssinn beim Menschen. Handbuch der normalen und pathologischen Physiologie **11** (1926). — MARBURG, O., Innervation der Mundhöhle. In SCHEFF, Handbuch der Zahnheilkunde **3**, 286. 4. Aufl. — SKRAMLIK, Physiologie der Mundhöhle. Handbuch der Nasen- und Ohrenheilkunde **1** (1925). — Handbuch der normalen und pathologischen Physiologie **11** (1926). — SPECHT, Störungen des Riechvermögens. Handbuch der Hals-, Nasen- und Ohrenheilkunde **5** (1929). — ZWAARDEMAKER, Physiologie der Nase. Handbuch der Nasen- und Ohrenheilkunde **1** (1925).

Dieselben werden weiter von den Härchen aufgenommen, die wahrscheinlich zum Teil aus Lipoiden bestehen. Man stellt sich vor, daß zwischen den gelösten Riechstoffen und den Molekülen der Riechzellen Reaktionen auftreten, die die Nervenendigungen des Olfactorius in Erregung versetzen. Zwischen den Sinneszellen enden aber auch feine Fäserchen des Trigeminus, die wahrscheinlich teils der Leitung zentripetaler Erregungen dienen, teils den Drüsen efferente Impulse zuführen. Die in der Luft enthaltenen Riechstoffe reizen den Riechnerven, wenn sie aber ätzende Substanzen (z. B. Ammoniak) enthalten, auch den Trigeminus

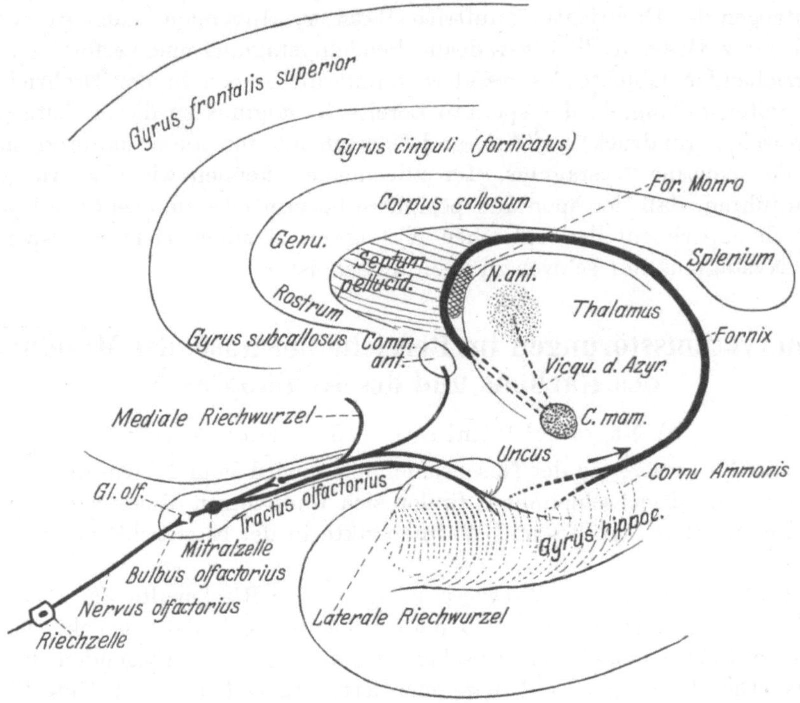

Abb. 77. Schema der Riechbahnen (auf die mediale Gehirnoberfläche projiziert). *Gl. olf.* = Glomerul. olfactorius; *C. mam.* = Corp. mamillare. Das Cornu Ammonis wölbt sich gegen das Unterhorn vor, ist daher punktiert gezeichnet.

und schließlich eventuell auch die Geschmackszellen, die sich im oberen Pharynx verstreut finden. Demnach müssen wir zwischen Stoffen unterscheiden, die den Riechnerven allein reizen, solchen, die auch den Trigeminus irritieren und schließlich solchen, die zugleich eine Geschmacksempfindung hervorrufen (Chloroform riecht, resp. schmeckt süßlich).

Die Erregung der Riechzellen wird durch die von denselben abgehenden Fasern, welche den Nervus olfactorius (erstes Neuron) bilden, zentralwärts zum Bulbus olfactorius geleitet (Abb. 77). Hier endet das erste Neuron und beginnt das zweite, welches durch die sogenannten Mitralzellen des Bulbus olfactorius und dessen Faserung dargestellt wird. Dieselbe endet teils in der Rinde des Tract. olfactorius, teils durchzieht sie denselben. Die Faserung aus den Mitralzellen (II. Neuron) resp. aus der Rinde des Tract. olfactorius (III. Neuron) bildet teils die mediale

Riechwurzel (zum Gyr. subcallosus strahlend), teils die laterale Riechwurzel (zum Gyr. hippocampi resp. dessen Uncus und zum Cornu Ammonis strahlend), teils begibt sie sich mittels der vorderen Commissur zu den Riechzentren der andern Seite. Der vom Ammonshorn entspringende Fornix umschlingt den Thalamus, senkt sich weiterhin in denselben ein, um in das Corp. mamillare einzustrahlen; von diesem begibt sich das Vicq d'Azyrsche Bündel zum N. anterior thalami[1].

Geruchsprüfung. Oft genügt es in der Klinik, durch *grobe Prüfung* nachzuweisen, ob der Patient noch Geruchsvermögen hat oder nicht. Man braucht dann nur stark riechende, nicht reizende (kein Ammoniak wegen Trigeminusreizung!) leicht verdampfende Flüssigkeiten verschiedener Art (z. B. Terpentin, Asa foetida, Nelken-, Lavendelöl usw.) vor ein Nasenloch bei geschlossenem zweiten zu halten (eventuell den Untersuchten aufzufordern, Schnüffelbewegungen zu machen). Der Untersuchte wird angeben können, ob er eine Geruchsempfindung hat oder nicht und welcher Art diese ist. Man unterscheidet viele Arten von Gerüchen, wie aromatische (Eukalyptol), ätherische (Aceton), balsamische (Vanillin), brenzliche (gebrannter Kaffee), ekelhafte (Indol).

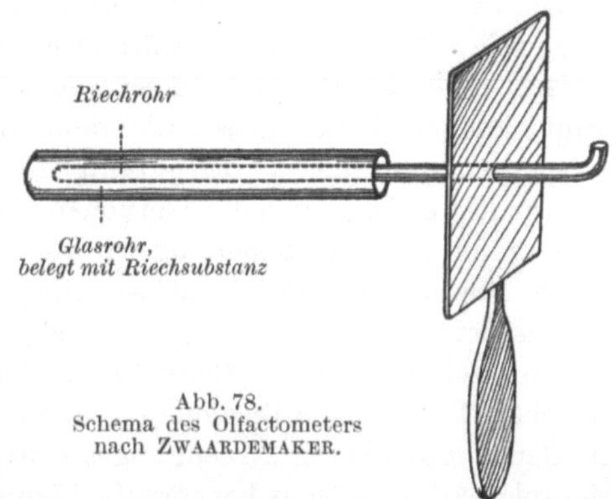

Abb. 78.
Schema des Olfactometers nach ZWAARDEMAKER.

Zur genaueren Untersuchung stehen einfache Apparate zur Verfügung, von denen das *Olfactometer* von ZWAARDEMAKER am gebräuchlichsten ist. Im Prinzip besteht es aus zwei Röhren, die sich übereinander schieben lassen (vgl. Abb. 78). Die äußere Röhre (Riechzylinder) trägt an ihrer Innenseite den Riechstoff; sie ist an der vom Patienten abgewendeten Seite geschlossen und in sie paßt, ihr eng anliegend, die zweite dünnere hinein, die im Hohlraum der ersteren vor- und zurückgeschoben werden kann. Die innere Röhre ist die Riechröhre; sie ist an ihrem freien Ende um 90° aufgebogen und kann so leicht in ein Nasenloch eingeführt werden. Eine Platte mit Griff deckt den Riechzylinder gegen die Nase des Patienten hin ab. Je weiter die Riechröhre herausgezogen wird, um so stärker wird der Reiz, weil eine um so größere Fläche des Riechstoffes verdunsten kann. Der Reiz ist in seiner Stärke proportional der Länge der Fläche, von der eine Verdunstung des Riechstoffes erfolgen kann. Die Innenfläche der äußeren Röhre wird mit vulkanisiertem Kautschuk oder Kunsthorn, Ichthyol, resp. einem Gemisch von Campher und Naphthalin als Riechsubstanz ausgekleidet. Als Maßeinheit gilt die *Olfactie*, jene Reizstärke, die erreicht wird, wenn die den Riechzylinder innen bekleidende Schicht vulkanisierten Kautschuks in einer Länge von 1 cm frei liegt, also die innere Röhre 1 cm weit herausgeschoben wird. Dies ist die Reizschwelle für den Normalen. Hat im Vergleich dazu ein Kranker erst bei 5 cm und gleichem Riechstoff die erste Geruchsempfindung, so ist seine Riechschärfe 1/5. Für jeden anderen Riechstoff muß der Wert in Olfactien gesondert bestimmt werden.

[1] Dem Nerv. olfactorius benachbart verläuft der besonders bei Fischen entwickelte N. *terminalis* (vomeronasalis), der aus dem sog. JACOBSONschen Organ entspringen soll.

Der Geruchssinn stumpft bei langem Riechen leicht ab, es tritt bei intensiven Gerüchen rasch Ermüdung auf, wobei es sich vielleicht um Adaptationsvorgänge im Riechorgan handelt. Durch intensive Gerüche kann es außer Ermüdung zu einer dauernden Schädigung des Geruchssinns, ja zur vollkommenen Abstumpfung desselben kommen. Bei Ermüdung erhöht sich auch die Reaktionszeit, die man vom Beginn der Einwirkung der riechenden Substanz bis zur Perception des Geruches mißt und die normalerweise 0,2 bis 0,4 Sekunden beträgt. Bei Einwirkung verschiedener Gerüche tritt ein Wettstreitphänomen auf. Sie können sich kompensieren, einander aufheben resp. es tritt ein unbestimmter Geruch auf.

Geruchsstörungen. Störungen im Bereiche des Geruchssinnes zeigen sich als Hyposmie resp. Anosmie (Herabsetzung oder Fehlen des Geruches), Hyperosmie (Steigerung der Geruchsempfindung), Parosmie (Geruchstäuschung), und als Halluzinationen, wenn eine Geruchsempfindung ohne peripheren Reiz besteht.

Die Störungen der Geruchsempfindungen können peripher oder zentral bedingt sein. Die *peripheren Störungen* werden als respiratorische, entzündliche, toxische und essentielle unterschieden. Was die *respiratorischen Störungen* anlangt, können Hindernisse, die dem Luftstrom den Zugang zur Riechspalte versperren, dadurch die Riechfähigkeit herabsetzen oder aufheben; dies zeigt, wie wichtig es ist, vor jeder Geruchsprüfung eingehend die Nase und den Nasenrachenraum zu untersuchen, da wir nur auf diese Weise zu einer halbwegs brauchbaren Bewertung der Geruchsstörung gelangen können. Verkrümmung der Nasenscheidewand, Polypen und polypöse Entartung der Nasenschleimhaut und der Schleimhaut im Bereiche der Riechspalte, Hypertrophien der mittleren Muschel, Tumoren, Adhäsionen zwischen Septum und Muscheln, Verlegung des mittleren und oberen Nasenganges durch Schleim und Eiter, Ozaena, die eine Metaplasie des Epithels hervorruft, können einseitige und beiderseitige Störungen der Geruchswahrnehmung hervorrufen. Veränderungen der Choanen und des Nasenrachenraumes, wie teilweiser und ganzer Verschluß der Choanen, eventuell hypertrophische Veränderungen der hinteren Enden der Muscheln, adenoide Vegetationen bewirken, daß beim Essen die neben der Geschmacksempfindung wichtige Geruchswahrnehmung wegfällt und dadurch auch zu Störungen des Schmeckens Anlaß gegeben ist. Bei Entfernung dieser Ursachen ist häufig die Geruchswahrnehmung wieder vollkommen hergestellt; nur bei den Nasenerkrankungen, die mit einer Zerstörung des Sinnesepithels einhergehen, bleibt der Geruchssinn dauernd geschädigt, dies ist auch der Fall, wenn außer der respiratorischen Störung noch eine essentielle besteht. Oft genügt Cocainisieren der unteren und mittleren Muschel, z. B. bei Deviation des Septums, bei hypertrophischen oder polypösen Muscheln, um durch Abschwellen der Schleimhaut und damit Aufhebung der respiratorischen Störung das Geruchsvermögen wiederherzustellen.

Was die *entzündlich* und *toxisch* bedingten Störungen anlangt, so können akute oder chronische Entzündungen der Riechschleimhaut (abgesehen von der Verlegung des Zuganges zur Riechspalte durch entzündliche Schwellungen der Nasenschleimhaut), akute Infektionskrankheiten mit und ohne Rhinitis, Reizzustände (durch Einatmung von heftigen Dämpfen, bei Tabakrauchern, Cocainschnupfern, infolge häufiger Nasenspülungen mit zu konzentrierten Lösungen entzündungserregender Stoffe) Störungen hervorrufen; schließlich kann eine *Atrophie des Pigments der Riechregion* vorliegen (z. B. bei Albinos). Jene Formen, bei denen man keine Ursache für die Geruchsstörung auffinden kann, bilden die *essentiellen* Riechstörungen. Die peripheren Störungen können als Anosmie oder Hyposmie, aber auch als transitorische Hyperosmie bei Intoxikationen, wie z. B. bei Cocainvergiftung, als Parosmien (bei Ozaena, Nasennebenhöhleneiterungen, Caries der Zähne) zum Ausdruck kommen.

Die *zentralen Störungen* des Geruchssinnes sind organische und funktionelle. Die *organischen* Störungen verursachen meist Anosmien und Hyposmien, seltener Parosmien oder Halluzinationen. Eine zentrale Anosmie kann auf angeborenem Defekt des Nervus olfactorius resp. des Rhinencephalon beruhen (Arhinencephalie KUNDRAT). Im Senium kommt es zur Atrophie des Tractus und Bulbus olfactorius. Durch Traumen kann infolge Schädelbasisbruch oder Blutungen an der Schädelbasis eine Läsion des Riechnerven entstehen. Bei Meningitis, Tabes[1], multipler Sklerose, Paralyse, intrakranieller Drucksteigerung (Tumoren besonders des Stirnhirns resp. Hydrocephalus) kann ebenfalls der Riechnerv mitergriffen sein. Parosmien (Verwechslung der Geruchseindrücke) und Geruchshalluzinationen können bei Schläfenlappenerkrankungen beobachtet werden. Die letztgenannten Störungen finden sich vor allem bei Epilepsie als Aura oder Äquivalent. Die *funktionellen* Störungen sind vielfältiger Art, sowohl Hyposmie resp. Anosmie als auch Hyperosmie und Parosmie können bei Hysterikern und bei Psychosen beobachtet werden, bei den letzteren auch Halluzinationen des Geruchssinnes.

Nach Exstirpation des Ganglion Gasseri tritt manchmal Herabsetzung des Geruchsvermögens auf der operierten Seite auf, vielleicht dadurch, daß damit eine Störung in der Sekretion der Drüsen der Riechschleimhaut durch Nebenverletzung des N. petrosus superfic. major verbunden ist. Auch bei Facialisparesen findet sich mitunter auf der gelähmten Seite Geruchsverminderung, was mit der Erschlaffung der Nasenflügel zusammenzuhängen scheint, die eventuell bei der Inspiration angesaugt werden (vgl. OGLE), so daß die Riechstoffe nicht genügend in die Nase eindringen können.

Bei *Geruchsstörungen* ist vor allem das Grundleiden zu *behandeln* (Verletzung, entzündlicher Prozeß, Lues usw.), bei respiratorischer Hyposmie sind die Hindernisse zu beseitigen (Abschwellen der Schleimhaut durch Cocain, Entfernung von Nasenpolypen, hypertrophischer Schleimhaut usw.). Bei Hyposmie verwendet man Strychnininjektionen (1 mg jeden zweiten Tag) oder galvanisiert, indem man eine Elektrode in die Nase einführt, die zweite im Nacken befestigt. Bei Parosmie wird Cocainisieren der Nasenschleimhaut empfohlen, eventuell Verdrängung des üblen Geruches durch einen intensiven angenehmeren, z. B. durch intravenöse Injektion von Campherpräparaten (STERNBERG).

Von der Nasenschleimhaut ausgelöste Reflexe. Mechanische Reize lösen von den verschiedensten Stellen der Nasenschleimhaut Reflexe aus. So tritt beim Katheterisieren der Tuba Eustachii, bei Berührung der Nasenschleimhaut (besonders des vorderen Endes der unteren Muschel und des Tuberculum septi) mit der Sonde *Tränen* auf derselben Seite aus. Die Reflexbahn verläuft mit dem

[1] Die sog. *tabischen Nasalkrisen* (KLIPPEL) bestehen in anfallsweisem Auftreten von Parosmien und Hypersekretion der Nasenschleimhaut.

Nervus trigeminus in den Pons und hier zu den Ursprungszellen der Tränendrüseninnervation, von hier mit dem Nervus facialis resp. dem Nervus petrosus superficialis major zum Ganglion sphenopalatinum, dessen postganglionäre Fasern auf dem Wege des Nervus lacrimalis zur Tränendrüse gelangen. Nebst dem Tränen tritt bei den genannten Reizen auch Lidschluß, resp. Hyperämie der Bindehaut des Auges auf[1]. Kälteeinwirkung auf die Nasenschleimhaut bewirkt Tränenabsonderung und stärkere Sekretion von seiten der Schleimdrüsen der Nase.

Der *Niesreflex* kommt besonders nach Berührung des vorderen Endes der mittleren Muschel zustande, er ist ein Trigeminusreflex auf das Atemzentrum. Riechstoffe können ferner, zum Teil durch Reizung von Trigeminusendigungen, teils durch Olfactoriusreizung, reflektorisch die Respiration verlangsamen, exspiratorischen *Atemstillstand* hervorrufen (ätherische, aromatische Gerüche), aber auch die Inspiration beschleunigen (balsamische Gerüche, vgl. BEYER[2]), schließlich auch Erbrechen auslösen[3].

Die Drüsen der Nasenschleimhaut und zum Teil die an der nasalen Seite des Gaumens empfangen ihre Innervation in der Hauptsache aus dem Ganglion sphenopalatinum, dessen präganglionäre Fasern mit dem Facialis und weiter mit dem Nervus petrosus superficialis major ziehen. Diese Fasern führen wahrscheinlich auch dilatatorische Impulse für die Gefäße der Nasenschleimhaut. Fraglich ist, inwiefern auch der Halssympathicus auf die genannten Drüsen Einfluß hat, er dürfte für die Gefäße ebenso wie sonst im Bereiche des Kopfes vorwiegend constrictorische Impulse leiten.

Als eine Reflexneurose wird die *Rhinitis vasomotoria* (nervosa) gedeutet. Bei dieser Affektion tritt plötzliche Verlegung der Nasenatmung durch Schwellung der Corpora cavernosa, Absonderung reichlichen, wasserklaren Sekretes aus der Nase auf und es besteht heftiger Niesreiz. Die Nasenschleimhaut ist meist blaßrosa. Diese Erkrankung, bei der infolge konstitutioneller Überempfindlichkeit ein labiler Füllungszustand der Corpora cavernosa vorhanden ist, wird oft durch geringfügige Ursachen in der Nase selbst hervorgerufen, z. B. kleine Polypen, Schleimhautschwellungen, Synechien von Muscheln und Septum usw., mitunter durch Liegen auf dem Rücken, wobei mehr Blut zum Kopf und damit zu den Corpora cavernosa zufließt, weiter durch Einatmung feuchter und verunreinigter Luft, rasche Abkühlung der Körperoberfläche, Riechstoffe und Allergene. Der Reiz ist meist gegenüber dem starken Effekt von Hyperämie und Hypersekretion an der Schleimhaut der Nasenmuscheln recht geringfügig.

Man nimmt an, daß der Reiz von den sensiblen Fasern des Trigeminus in der Nase oder von sonstigen sensiblen Nerven reflektorisch auf die vegetativen, zentrifugalen Fasern überspringt, die die Drüsen und Blutgefäße der Nasenschleimhaut innervieren. Es ist noch nicht sicher, inwieweit das wasserklare

---

[1] Hier handelt es sich vielleicht um einen sogenannten Axonreflex.

[2] BEYER, Arch. f. Anat. **5**, 261 (1901).

[3] Einzelne Fälle wurden beschrieben, wo pathologische Prozesse oder operative Eingriffe in der Nase, im Nasenrachenraum und in den Nebenhöhlen epileptiforme Anfälle auslösten, Beseitigung der Nasenerkrankung dieselben zur Heilung brachten (Entfernung von Nasenpolypen, adenoiden Vegetationen, Eröffnung eines eitrig erkrankten Siebbeines). Ähnliches wurde auch bei chronischen Mittelohreiterungen beobachtet (vgl. URBANTSCHITSCH). Doch ist das Vorkommen einer „*Reflexepilepsie*" noch recht umstritten.

Sekret der Nase bei Rhinitis nervosa ein Transsudat aus den Gefäßen ist, inwieweit es von den Drüsen sezerniert wird.

Bei Rhinitis vasomotoria gibt man Kalkpräparate (Calcium Sandoz, Calcium lacticum, 1—3 g täglich) durch längere Zeit hindurch, man kann eine Atropinkur versuchen ($^1/_2$—1 mg täglich in Form von Pillen oder Injektionen). Lokal in der Nase werden Cocain und dessen Ersatzpräparate (in 5—20proz. Lösung in Form von Nasentupfern) appliziert; sehr gut wirkt Ephedrin oder Ephetonin als Spray (1proz. ölige Lösung). Ferner bewährte sich Jod intern in kleinsten Dosen (1—2 Tropfen Jodtinktur in $^1/_4$ l Wasser) oder subcutan appliziert (als Rhinostop, 1 ccm, STERNBERG). Mitunter helfen lokale Eingriffe in der Nase (Septumoperation, Ätzungen der Nasenschleimhaut mit 10—20proz. Lapislösung oder 3—5proz. Trichloressigsäure), Verkleinerung der Corpora cavernosa.

b) Der Geschmackssinn.

Die der Geschmacksempfindung dienenden Receptoren, die Geschmacksknospen, stellen eine Einsenkung des Epithels dar und bestehen aus Sinnes- und Stützzellen, von welchen die ersteren Sinneshärchen tragen. Geschmacksknospen finden sich in den an der Zungenspitze gelegenen Papillae fungiformes vereinzelt, häufiger in den an den Zungenrändern befindlichen Papillae foliatae und am häufigsten in den Papillae circumvallatae am Zungengrunde, ferner (von manchen bezweifelt) am Gaumen, weiter an der hinteren Fläche der Epiglottis. Die individuelle Verteilung der Papillen und damit der Geschmacksknospen ist bei verschiedenen Individuen verschieden. Das wichtigste Geschmacksorgan ist jedenfalls die Zunge, deren Spitze, Seitenränder und Grund geschmacksempfindlich sind. Auch betrifft die klinische Geschmacksprüfung in der Regel lediglich die Zunge.

Die vom Zungengrund kommenden *Geschmacksnerven* (vgl. Abb. 79) verlaufen im Nervus glossopharyngeus, ihr trophisches Zentrum ist das G. petrosum resp. G. jugulare IX; sie ziehen zum Nucleus des Nervus glossopharyngeus („Glossopharyngeusherd") resp. zum Kern der absteigenden Glossopharyngeuswurzel (des sog. Tract. solitarius), vielleicht auch zum sog. Nucleus interealatus (zwischen Vagus- und Hypoglossuskern gelegen). Von der Zungenspitze und den Seitenteilen der Zunge verlaufen Fasern durch den Nervus lingualis zur Chorda tympani[1], von dieser in das Ganglion geniculi, das analog einem Spinalganglion gebaut ist und als trophisches Zentrum dieser Fasern anzusehen ist, schließlich mit dem den Nervus facialis begleitenden Nervus intermedius in die Medulla oblongata. Das genauere Endigungsgebiet ist noch umstritten; es kommen dieselben Kerngebiete in Betracht wie für den Nervus glossopharyngeus. Strittig ist, ob auch Geschmacksempfindung leitende Fasern aus dem Bereiche des Nervus lingualis durch den Nervus mandibularis ins Ganglion Gasseri, weiter durch den Trigeminus in die Brücke und hier durch die spinale Quintuswurzel zum Kern des Glossopharyngeus geleitet werden. Vielleicht verlaufen auch Geschmacksfasern im Vagus, von der Epiglottis und dem Kehlkopfeingang herkommend.

[1] Ihre zentripetalen Fasern dienen wahrscheinlich nicht allein dem Geschmackssinn, sondern auch anderen Empfindungen aus der Zungenschleimhaut und enden zum Teil vielleicht im Trigeminuskerngebiet.

Die Lage des *Geschmackszentrums im Großhirn* ist ungewiß, es liegt vielleicht im Gyrus hippocampi und Ammonshorn resp. caudalen Anteil des G. fornicatus; neuerdings wird das Operculum der hinteren Zentralwindung als Zentrum in Betracht gezogen (Boernstein).

Das Zustandekommen einer Geschmacksempfindung ist an das Vorhandensein von löslichen Substanzen gebunden, die den adäquaten Reiz darstellen. Feste Substanzen werden mit dem Speichel im Munde vermischt, durch Zungenbewegungen gegen den Gaumen gepreßt und in die Krypten der Zunge hineingedrängt. Zungenbewegungen begünstigen mithin sehr das Schmecken, bei unbeweglicher Zunge muß die Konzentration der zu schmeckenden Substanzen zur Erzielung einer Geschmacksempfindung größer sein.

Wir unterscheiden vier Qualitäten des Geschmacks, sauer, salzig, bitter und süß. Die zur Prüfung verwendeten Stoffe müssen möglichst rein sein, da diese

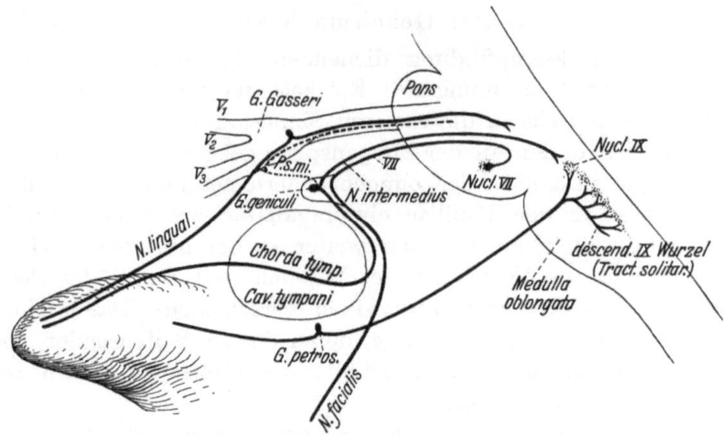

Abb. 79. Schema der Geschmacksleitung.
Hypothetische Leitung im Nerv. petrosus superfic. minor (*P. s. mi.*) gestrichelt.

Qualitäten sonst nicht rein zum Ausdruck kommen (resp. ein Mischgeschmack entsteht). Aber auch dasselbe Agens ruft eventuell bei verschiedenen Personen verschiedene Geschmacksempfindungen hervor, so wird Kochsalz von manchen Personen als salzig und sauer, von manchen als salzig und bitter bezeichnet.

Die *Geschmacksprüfung*, die sich in der Klinik einfach gestaltet, soll bei ausgeschaltetem Geruch vorgenommen werden, was durch Zuhalten der Nase erreicht wird. Es genügen vier verschiedene Lösungen, die mittels eines Glasstabes oder Haarpinsels auf verschiedene Stellen der Zunge aufgestrichen oder aufgetropft werden. Zur Prüfung des sauren Geschmackes werden Säuren verwendet, z. B. Essigsäure, zur Prüfung des salzigen Geschmacks fast ausschließlich eine Kochsalzlösung, des bitteren eine einprozentige Chininlösung, des süßen eine 10proz. Traubenzuckerlösung. Man kann die Fläschchen mit diesen Lösungen auch chiffrieren, um den zu Untersuchenden nicht zu beeinflussen. Man geht bei der Prüfung so vor, daß man den Patienten auffordert, die Zunge herauszustrecken, und zunächst die Zungenspitze und die Seitenteile der Zunge mit einer der verschiedenen Lösungen bestreicht. Man fordert ihn auf, die Geschmacksempfindung anzugeben, am besten, indem man ihn auf eine vorgedruckte oder vorgeschriebene Karte zeigen läßt, auf der alle vier Qualitäten (sauer, salzig, bitter, süß) und zugleich der Stärkegrad der Empfindung (wenig, mittel und stark) verzeichnet sind (vgl. unten). Nach jeder Prüfung läßt man den Patienten den Mund mit Wasser spülen. Den Zungengrund untersucht man, indem man den Zungenrücken mit einem Spatel niederdrückt und nun nacheinander die Gegend der Papillae circumvallatae rechts und links mit den verschiedenen Reagenzien bestreicht, wobei man wieder zwischen den einzelnen Prüfungen den Mund spülen läßt.

schwach mittel stark sauer	schwach mittel stark salzig
schwach mittel stark bitter	schwach mittel stark süß

Mit dieser Methode, die zeigt, ob der Geschmack vorhanden ist, fehlt oder herabgesetzt ist, prüfen wir auch gleichzeitig, im Ausbreitungsgebiet welcher Nerven eine etwaige Störung vorhanden ist. Wenn der Patient eine Geschmacksempfindung an eine bestimmte Stelle *lokalisiert*, so muß man sich darüber klar sein, daß beim Zustandekommen dieser Lokalisation außer der Erregung von Geschmacksrezeptoren auch die Auslösung von Berührungs- und Temperaturempfindungen mit eine Rolle spielen mag.

Es ist, wie erwähnt, wichtig, daß bei der Vornahme dieser Prüfung nach Applikation jeder einzelnen Lösung der Mund gründlich ausgespült wird. Denn die Mischung von verschiedenen Qualitäten kann einen Mischgeschmack erzeugen, eventuell zur gegenseitigen Abschwächung der einzelnen Erregungen führen. Auch darf die Prüfung nicht zu lange hingezogen werden, da bald Ermüdung und Abstumpfung des Geschmackssinns auftritt, so daß eine genaue Prüfung auf mehrere Sitzungen verteilt werden soll. Auch soll die Geschmacksempfindung möglichst rasch angegeben werden, da bei längerem Verweilen der Substanz auf der Zunge mitunter Geschmackswechsel auftritt, wie man sich vorstellt, infolge starker Verdünnung der betreffenden Substanz durch den Speichel; auch kann die Empfindung durch Nachdauer des Erregungszustandes nach erloschenem Reiz, ähnlich den Nachbildern, zu einem Nachgeschmack führen, welcher der ursprünglichen Empfindung gleich, aber auch von ihr verschieden sein kann[1].

Wenn gleichzeitig mit einem Geschmacksreiz oder nach ihm an einer andern Stelle der Zunge ein zweiter appliziert wird, so kann die durch den ersten Reiz ausgelöste Geschmacksempfindung verstärkt werden oder es kann eine abnorme Empfindung auftreten (Kontrastgeschmack). Wenn man z. B. an dem einen Zungenrande eine schwache Kochsalzlösung appliziert, am anderen destilliertes Wasser, kann dieses einen süßlichen Geschmack annehmen. Von temporärer Umstimmung des Geschmacksapparates (Nagel) spricht man, wenn nach einer Substanz mit bestimmtem Geschmack Wasser zum Spülen des Mundes genommen

[1] Zum Teil wird er vielleicht durch Verbleiben kleinster Teilchen in den Krypten der Zunge herbeigeführt; der Fortschaffung dieser Reste dient ebenfalls längeres und gründliches Ausspülen des Mundes.

wird und das Spülwasser nicht mehr geschmacklos ist, sondern einen anderen Geschmack im Munde annimmt (z. B. süßlich).

Die Bestimmung des Schwellenwertes, jener stärksten Verdünnung einer Substanz, die eine noch wahrnehmbare spezifische Empfindung auslöst, spielt in der Klinik eine geringere Rolle, da diese Methode sehr ermüdend und langwierig ist. Auch die Messung der Reaktionszeit (vom Auftreten des Reizes bis zur Äußerung der Empfindung) ist klinisch von untergeordneter Bedeutung.

Was die Frage anlangt, ob die Perception der verschiedenen Qualitäten des Geschmacks an verschiedene Nervenendstellen und Nervenfasern gebunden sei, so nimmt man im allgemeinen an, daß von jeder Papille der Zunge die verschiedenen Geschmacksqualitäten ausgelöst werden können. Doch bestehen insofern Differenzen, als bitter von der Basis, sauer vom Rande und süß von der Spitze der Zunge am stärksten empfunden wird, während für salzig keine solchen lokalen Differenzen zu bestehen scheinen. Bei Nervenreizung, z. B. der freiliegenden Chorda tympani im Mittelohr, eventuell des zentralen Stumpfes bei durchschnittener Chorda kommt es nur zur Empfindung einer einzigen oder zweier Qualitäten, meist metallisch sauer an der Zungenspitze.

Außer durch adäquate Reize (chemische Substanzen) kann man von den Endstellen des Geschmacksnerven in der Zunge auch durch inadäquate Reize Geschmacksempfindungen auslösen, z. B. durch den galvanischen Strom. Bei Anodenschließung tritt saurer Geschmack, bei Kathodenschließung bitterer, bei Kathodenöffnung saurer Geschmack auf, bei Anodenöffnung bleibt meist jede Geschmacksempfindung aus. Man nimmt an, daß bei dieser Form der Reizung infolge Elektrolyse die Speichelflüssigkeit zersetzt und damit ein Reiz geschaffen wird.

Geschmacksstörungen treten als Verlust der Geschmacksempfindung (*Ageusie*) auf, die total oder partiell sein kann; im letzteren Falle sind nur einzelne Qualitäten des Geschmacks betroffen. Ist die Geschmacksempfindung nur herabgesetzt, so spricht man von *Hypogeusie*; ist im Gegenteil die Geschmacksempfindung gesteigert, von *Hypergeusie*. Geschmackstäuschungen und Perversionen des Geschmacks nennt man *Parageusien*, *Halluzinationen* solche, die auftreten, ohne daß etwas zum Schmecken dargeboten wird.

Erkrankungen der Zunge selbst, wie Entzündungen, Narben, Neubildungen, können den *Geschmackssinn herabsetzen*. Ursache für die Herabsetzung oder Aufhebung des Geschmacksvermögens sind vor allem *Erkrankungen der Nerven*, des Trigeminus (resp. Nervus lingualis), der Chorda tympani, resp. des Facialis-Intermedius zentral vom Abgang der Chorda tympani, schließlich des Glossopharyngeus. Verletzungen dieser Nerven, chirurgische Durchschneidungen, Schädelbasisbrüche, akute und chronische Eiterungen des Mittelohres, rheumatische Facialislähmung, luetische Meningitis, Tumoren der Schädelbasis, Thrombose des Sinus sigmoideus und Bulbus venae jugularis (Mitbeteiligung des benachbarten Glossopharyngeus) erzeugen Geschmacksverminderung oder -aufhebung im Bereiche des vorderen oder hinteren Zungenabschnittes, je nachdem die Fasern der Chorda tympani oder des Glossopharyngeus durch den Prozeß in Mitleidenschaft gezogen sind.

Wichtig ist die Kombination von Glossopharyngeussymptomen mit solchen von seiten des Vagus und Accessorius derselben Seite. Es bestehen dann außer der Geschmacksstörung im hinteren Zungendrittel Sensibilitätsstörungen von seiten des weichen Gaumens, der Hinterwand des Pharynx und Larynx (evtl. auch Schmerzen im Gebiete des Nerv. glossopharyngeus[1]), Gaumensegel- und Kehlkopflähmungen, ferner Parese des M. sternocleidomastoideus und Trapezius der Herdseite. Dieses nach VERNET benannte *Syndrom des Foramen lacerum posterius* kommt bei entzündlichen Prozessen oder Tumoren dieser Region vor, z. B. Entzündung des Bulbus venae jugularis im Anschlusse an eine Mittelohreiterung.

Auch nach Exstirpation des Ganglion Gasseri tritt nach KRAUSE in einzelnen Fällen Geschmacksherabsetzung, und zwar im vorderen Zungenabschnitt derselben Seite auf. Ähnlich findet man Geschmacksstörungen im vorderen Zungendrittel bei Läsion des Trigeminus durch Sinusthrombose, basale Meningitis oder sonstige Erkrankungen der mittleren Schädelgrube. Es wird dies teils so erklärt, daß im N. lingualis, weiter über den N. mandibularis und das G. Gasseri Geschmacksempfindungen zentralwärts geleitet werden, teils so, daß Geschmacksfasern, vom Ganglion geniculi abzweigend, über den Nervus petrosus superficialis maior oder minor rückläufig zum zweiten resp. dritten Trigeminusaste gelangen. Doch sind alle diese Erklärungen hypothetischer Natur. Auch fand CUSHING nach Exstirpation des G. semilunare in der Regel den Geschmack intakt.

Bulbärprozesse erzeugen bei Affektion des Kerngebietes ebenfalls Ageusie und Hypogeusie, so bei multipler Sklerose, Syringomyelie; bei Tabes und Paralysis progressiva finden sich ähnliche Störungen infolge Erkrankung der *Wurzeln* der betreffenden Nerven, und zwar meist beiderseitig im Gegensatz zu peripheren Nervenaffektionen. Die Existenz supranucleärer Ageusien (bei Erkrankungen des Großhirns) ist bisher fraglich. Ageusien funktioneller Natur finden sich bei Hysterie.

Hypergeusie und *Parageusie* kommen als funktionelle Störungen bei Hysterischen vor. Zur Parageusie kann es aber auch infolge organischer Veränderungen kommen. Erkrankungen des Pharynx mit Krustenbildung, Geschwüre der Zunge und Neubildungen an dieser, Magenkrankheiten führen mitunter zum Auftreten eines unangenehmen Geschmacks. Bei akuten und chronischen Nasennebenhöhlenerkrankungen kommt es durch Aufhebung oder Herabsetzung der Geruchsempfindung auch zu Störungen des Geschmacks oder es tritt durch das in den Pharynx hinunterrinnende Sekret ein schlechter Geschmack im Munde auf. Chronische Eiterungen des Mittelohres, eventuell mit Bildung von Polypen, können infolge Reizung der Chorda tympani ebenfalls unangenehme Geschmacksempfindungen auslösen. Parageusien finden sich schließlich bei Tabes und Paralysis progressiva. *Halluzinationen* des Geschmacks können bei Temporallappenaffektionen, eventuell auch als Aura eines epileptischen Anfalls auftreten.

Bei Geschmacksstörungen kommt in erster Linie die Behandlung des Grundleidens in Betracht, eventuell auch lokale Behandlung der Zunge mit Adstringentien, Spülen des Mundes, Faradisieren der Zunge (eine Elektrode an dieser, die zweite im Nacken).

---

[1] Neuralgien im Bereiche des Nerv. glossopharyngeus äußern sich im Rachen (Schmerzen besonders beim Schlucken), in der Gegend der Tonsillen, des Gaumens und der Zunge.

c) Die übrige sensible Versorgung von Mundhöhle, Rachen und Kehlkopf.

In die sensible Versorgung des Mundes, des Rachens und des Kehlkopfes teilen sich der Trigeminus, Glossopharyngeus und Vagus. Die sensible Versorgung des Gaumens obliegt in seinem vorderen Anteil dem zweiten Ast des Trigeminus, in seinem rückwärtigen dem Glossopharyngeus, ähnlich die der Zunge dem dritten Ast des Trigeminus in ihrem vorderen, dem Glossopharyngeus in ihrem hinteren Abschnitt. Die Innervation der Wangenschleimhaut wird vom 2. und 3. Ast des Nervus trigeminus besorgt, die der Gaumenbögen vom Glossopharyngeus. Der Rachen erhält vom Glossopharyngeus und Vagus sensible Fasern, der Kehlkopf von Vagusästen (besonders N. laryngeus superior)[1].

Die *trophischen Zentren* dieser Nerven stellen eine Reihe von Ganglien dar, die den Spinalganglien analog sind, das Ganglion Gasseri des Trigeminus, das Ganglium petrosum des Nervus glossopharyngeus, die Ganglia jugulare und nodosum des Nervus vagus. Die *Endstellen* des ersten afferenten Neurons sind der sensible Trigeminuskern im Pons und die Substantia gelatinosa der Radix descendens trigemini, der Kern des Nerv. glossopharyngeus resp. die Substantia gelatinosa seiner descendierenden Wurzel (des sog. Tract. solitarius) und der laterale Abschnitt des Nucleus dorsalis vagi.

Sowohl Berührungs- als auch Schmerz- und Temperaturempfindung lassen sich in der Mundhöhle, im Rachen und Kehlkopf, wenn auch an verschiedenen Stellen in verschiedener Stärke nachweisen. Im allgemeinen nimmt die Erregbarkeit der sensiblen Endigungen um so mehr ab, je mehr wir uns von der Körperoberfläche entfernen; doch zeigen physiologisch wichtige Stellen, wie der Eingang zum Larynx, eine niedere Reizschwelle (besonders leichte Auslösbarkeit von Reflexen). Als besonders empfindlich ist die Zungenspitze bekannt, die auch ein sehr gutes Lokalisationsvermögen hat; werden hier ja noch zwei Spitzen eines Tastzirkels, die bloß 1 mm voneinander entfernt sind, gesondert empfunden.

Im Rachen und Kehlkopf prüft man gewöhnlich bloß die Berührungsempfindung, und zwar durch Sondenberührung, resp. mittels zarter Borsten. Vom Rachen und Kehlkopf wird ferner eine Reihe von *Reflexen* ausgelöst, so vom ersteren der Würg- und Schluckreflex, eventuell auch Erbrechen, vom letzteren der Hustenreflex. Der *Würgreflex* läßt sich durch Berühren vor allem der hinteren Rachenwand, manchmal auch des weichen Gaumens oder durch Druck auf den Zungengrund auslösen, wird durch zentripetale Fasern des IX., X., teilweise auch des V. Hirnnerven und motorische Fasern, vor allem des Vagus vermittelt, die ihr Zentrum im N. ambiguus haben. Er fehlt manchmal schon beim Normalen. Über den Schluckreflex s. S. 313. Der *Hustenreflex* wird durch sensible X. Fasern, die vom Kehlkopfeingang kommen, ausgelöst, welche reflektorisch eine kräftige Exspiration bei geschlossener Stimmritze hervorrufen.

Störungen der Sensibilität finden sich besonders bei Hysterie, bei der auch abnorme Empfindungen im Rachen auftreten (Globus hystericus) und die

[1] Nach G. Hofer (Mschr. Ohrenheilk. **63**, 1277 [1929]) reicht das vom N. laryngeus superior sensibel versorgte Gebiet bis zum unteren Rand der Stimmlippen; die tieferliegenden Abschnitte und die Trachealschleimhaut bis zum 3. bis 4. Trachealsegment empfangen vom N. laryngeus inferior sensible Fasern.

Rachenreflexe beiderseits, auch ohne Sensibilitätsstörungen, fehlen können. Fehlen des Würgreflexes ist daher nur bei einseitigem Vorkommen als Zeichen einer organischen Erkrankung verwertbar. Von organischen Erkrankungen, die zu Sensibilitätsstörungen führen, kommt die Tabes in Betracht, die außerdem Kehlkopfkrisen mit Schmerz- und Hustenanfällen hervorruft, weiter Syringobulbie, bei der die Temperatur- und Schmerzempfindung im Rachen, ebenso die Reflexerregbarkeit des Kehlkopfes herabgesetzt sein kann. Auch bei der multiplen Sklerose kann die Sensibilität von Rachen und Kehlkopf, besonders aber die Reflexerregbarkeit des letzteren vermindert sein. Herabsetzung der Reflexerregbarkeit der genannten Organe kann man schließlich auch bei Pseudobulbärparalyse antreffen.

d) Motilität.

Die Muskeln der *Zunge* sind der Musculus genioglossus, der die Zunge vorstreckt, der Musculus hyoglossus, der den hinteren Teil der Zunge niederdrückt, und der Musculus styloglossus, der die Zunge zurückzieht, schließlich die Zungeneigenmuskeln, die einander in sagittaler, vertikaler und transversaler Richtung durchflechten.

Diese Muskulatur wird vom *N. hypoglossus* innerviert, dessen Kern im caudalen Anteil der Rautengrube neben der Mittellinie liegt. Das *Rindenzentrum* der Zungenbewegungen findet sich im untersten Teil der vorderen Zentralwindung, nahe dem Kehlkopfzentrum, in der linken Hemisphäre nahe dem motorischen Sprachzentrum. Vom Cortex verlaufen die Fasern im Stabkranz durch das Knie der inneren Kapsel mit der Pyramidenbahn bis zum Rautenhirn, verlassen diese Bahn in der untersten Brückenregion, um zum Nucleus hypoglossi zu ziehen.

An der Zunge kann es zu tonischen und klonischen *Krämpfen* kommen, bei Hysterie kann Hemispasmus glossolabialis auftreten, bei Neurasthenie, multipler Sklerose, Encephalitis kann Tremor der Zunge beobachtet werden.

Bei *Lähmung* einer Zungenhälfte weicht die vorgestreckte Zunge zur gelähmten Seite ab, beim Phonieren des A flacht sich nur die gesunde Hälfte des Zungengrundes ab, die gelähmte bleibt gewölbt oder wölbt sich stärker vor. Beim Niederdrücken der Zunge mit einem Spatel tritt die Schwäche der paretischen Muskulatur der erkrankten Seite deutlich hervor. Die gelähmte Zungenhälfte ist bei Erkrankung des peripheren motorischen Neurons meist atrophisch, zeigt Entartungsreaktion, manchmal auch fibrilläre Zuckungen, ist hingegen das zentrale Neuron betroffen, so bleiben Atrophie, fibrilläre Zuckungen und Entartungsreaktion aus. Bei Herden zentral von der Medulla oblongata findet sich halbseitige Zungenlähmung auf derselben Seite wie die Extremitätenlähmung, sie ist dagegen gekreuzt zur Extremitätenlähmung bei Herden der Medulla oblongata, welche den Nervus hypoglossus gleichzeitig mit der Pyramidenbahn oberhalb ihrer Kreuzung treffen (Hemiplegia alternans). Bei *doppelseitiger* Lähmung des Organs finden sich Störungen beim Sprechen vor allem der Zungenlaute, beim Schlucken werden die Speisen nicht mehr, wie normalerweise, durch die Zunge nach rückwärts gedrückt. Die Lähmung kann schließlich so hochgradig sein, daß die Zunge ganz unbeweglich im Munde liegt. Die elektrische Prüfung gestattet wieder die Differentialdiagnose zwischen Läsion des zentralen und des peripheren Neurons. Außerdem kann man bei totaler Zungenlähmung infolge beiderseitiger Pyramidenbahnläsion (Pseudobulbärparalyse) noch immer reflektorische Bewegungen des Organs neben Kau- und Schluckbewegungen (z. B. durch Bestreichen der Lippen und Zungenspitze *Freßreflex*, OPPENHEIM, FREYSTADTL) hervorrufen.

Selten wird bei Tabes Zungenlähmung beobachtet, die durch Neuritis des Nervus hypoglossus bedingt ist. Öfters kommt es schon bei Syringobulbie zu halbseitiger Zungenlähmung, weiters bei amyotrophischer Lateralsklerose, akuter und chronischer Bulbärparalyse. Es kann hierbei gleichzeitig zu halbseitiger Parese von Zunge, Kehlkopf und Gaumen kommen, unter Umständen auch der vom Nerv. accessorius versorgten Nackenmuskeln (Hemibulbärparalyse).

Beiderseitige Zungenlähmung findet sich als Teilerscheinung einer Pseudobulbärparalyse, bei amyotrophischer Lateralsklerose, Bulbärparalyse, Syringobulbie mit medianem, beide Kerne betreffendem Spalt.

Die wichtigsten Muskeln des *Velum palatinum* sind der *Levator veli palatini*[1], der durch Fasern des Plexus pharyngeus innerviert wird, die aus dem Vagus stammen, und der *Tensor veli palatini*, der seine Fasern vom Vagus und dritten Ast des Trigeminus erhält. Hebung des Velum kann cortical beim Sprechen und reflektorisch beim Schlucken resp. bei Berührung des weichen Gaumens ausgelöst werden (Gaumenreflex, zentripetal durch den 2. Trigeminus-Ast, zentrifugal durch den Vagus vermittelt).

Häufig kommt es zu halb- oder beiderseitiger Parese oder *Lähmung des Gaumensegels*, die mit Parese der Rachen- und der Kehlkopfmuskulatur vergesellschaftet sein kann. Ist das Velum *beiderseits paretisch*, so tritt sog. offenes Näseln auf, und wir können auch sehen, wenn wir den Untersuchten A sagen lassen, daß das Velum herabhängt. Noch wichtiger ist es, wenn beim Schlucken infolge beiderseitiger Lähmung des Velum die normalerweise erfolgende Hebung desselben ausbleibt und der Nasenrachenraum gegen das Eindringen von flüssigen, mitunter auch festen Speisen nicht abgeschlossen wird. Mitunter zeigt sich eine Dissoziation der Lähmung; das Velum kann beim cortical ausgelösten Sprechakt nicht gehoben werden, wohl aber beim reflektorischen, subcortical sich abspielenden Vorgang des Schluckens. Dies findet man vor allem bei einer beiderseitigen Unterbrechung der Pyramidenbahn (Pseudobulbärparalyse), beispielsweise durch doppelseitige Erweichung der inneren Kapsel oder durch beiderseitiges Betroffensein derselben bei der Encephalitis epidemica[2].

Die beiderseitige Lähmung des Velum können wir auch dadurch nachweisen, daß wir die Backen aufblasen lassen. Dies gelingt nur, wenn das Gaumensegel die Nase abzuschließen vermag. Ist das Velum gelähmt, so gelingt das Aufblasen der Backen nur bei verschlossener Nase. Sind Lippen und Velum gleichzeitig paretisch, so gelingt das Aufblasen auch bei verschlossener Nase nicht.

Die *einseitige Parese* erkennen wir daran, daß bei der Innervation des Velum (Phonation) dasselbe mit der Raphe zur gesunden Seite hin verzogen wird,

---

[1] Die Anschauung, daß der Facialis motorische Fasern zum Heber des weichen Gaumens sendet, ist heute ziemlich allgemein verlassen.

[2] Doch weist FREYSTADTL mit Recht darauf hin, daß bei leichterer Beeinträchtigung der Funktion des Velum auch bei peripher bedingter Lähmung die Störung sich beim Sprechen eher verraten kann (nasaler Beiklang) als beim Schlucken.

während das Abweichen der Uvula allein uns keinen sicheren Anhaltspunkt dafür gibt (vgl. FREYSTADTL); in der Ruhe steht natürlich das Gaumensegel auf der erkrankten Seite tiefer.

Die Beweglichkeit des Velum kann zunächst durch mechanische Ursachen eingeschränkt sein (Tumor des Nasenrachenraums, Vergrößerung der hinteren Enden der unteren Muscheln). Aber auch nach entzündlichen Prozessen im Bereiche des Gaumensegels kann es zu Parese kommen, z. B. bei Diphtherie infolge toxischer Neuritis; Schwäche des weichen Gaumens kann ferner Teilerscheinung einer Myasthenie sein. Schließlich können die verschiedensten Nervenerkrankungen: akute und chronische Bulbärparalyse, multiple Sklerose, Syringobulbie, Tabes, sowohl zu einseitiger, wie auch zu doppelseitiger Gaumensegelparese führen. Bei einseitiger Erkrankung der Pyramidenbahn findet sich mitunter Schwäche des Gaumensegels auf der Seite der Extremitätenlähmung. (Bezüglich der Beteiligung des Velum bei Facialislähmung s. S. 344).

Die *Muskeln des Rachens* sind die Constrictores pharyngis, der M. stylopharyngeus und salpyngopharyngeus, die vom motorischen Anteil des Nervus glossopharyngeus[1] und Vagus innerviert werden. Als Ursprungsstätte dieser Fasern kommt vor allem der Nucl. ambiguus in Betracht. Der Schluckakt wird willkürlich damit eingeleitet, daß die zerkleinerten Speisen bei geschlossenem Mund vor allem durch den Zungengrund und die Muskeln des Mundhöhlenbodens hinter die Gaumenbögen gepreßt werden. Ist diese Stelle erreicht, so werden reflektorisch (Schluckreflex) durch sensible Erregungen, die vom IX. und X. Nerven (aus dem Pharynx), zum Teil vom Trigeminus (aus dem Gaumen) zentralwärts geleitet werden, die Muskeln der Gaumenbögen, der Zunge, des weichen Gaumens und besonders die Schlingmuskeln des Rachens kontrahiert und befördern den Bissen in die Speiseröhre. Hierbei wird durch Hebung des Gaumens und Zusammenziehen der M. constrictores pharyngis das Eindringen der Speise in den Nasenrachenraum verhindert und durch Hebung des Kehlkopfes und Nachrückwärtspressen der Zungenwurzel die Epiglottis auf den Kehlkopfeingang gedrückt und dieser verschlossen.

Der willkürliche Anteil des Schluckaktes ist vom Cortex abhängig und hat sein Zentrum am Fuße der vorderen Zentralwindung in der Gegend des Zentrums der Kaumuskulatur[2], nahe dem Zentrum der Zunge und des Kehlkopfes. Durch Exstirpation jener Rindenstelle, von welcher aus sich Kau- und Schluckbewegungen auslösen lassen, gelang es ECONOMO beim Kaninchen, einen Faserzug darzustellen, der zur S. nigra zieht, so daß wir in dieser ein subcorticales Zentrum dieser Funktion zu suchen haben (vgl. neuerdings FREMEL).

Unfähigkeit, resp. *Störungen des Schluckens* treten sowohl bei bulbären Herden auf, als auch bei supranucleären Erkrankungen (beiderseitige Affektionen der Pyramidenbahn). Bei letzteren wird das willkürliche Schlucken erschwert, während der unwillkürliche Anteil des Schluckaktes, der z. B. bei Einführen eines Schlauches

---

[1] Diese Fasern sind dem Nerv. IX vielleicht nur beigemengt (vor allem aus dem motorischen Vagus stammend).

[2] Im Tierversuch stellt sich aber auch am großhirnlosen Tier (großhirnloser Hund von GOLTZ) der Schluckakt wieder ein. Andererseits spielen Reflexreize eine wichtige Rolle auch beim willkürlichen Schlucken, wie dessen Erschwerung nach Cocainanästhesie des Rachens zeigt.

durch die Nase in den Rachenraum allein in Aktion tritt, unbehindert abläuft. Schluckstörungen sind oft mit Lähmungen der Zunge, des weichen Gaumens oder des Kehlkopfes vergesellschaftet. Häufig ist bei Lähmung der Schlundmuskulatur auch das Sprechen beeinträchtigt. Laryngoskopisch läßt sich bei Schluckparese zeigen, daß als deren Folge in den Sinus pyriformes des Kehlkopfes schaumiger Mundspeichel lange liegen bleibt (v. EICKEN). Halbseitige Lähmung der Schlundmuskulatur läßt sich dadurch nachweisen, daß man den Würgreflex durch Bestreichen der hinteren Rachenwand auslöst, wobei sich die Schlundschnürer nur einseitig zusammenziehen, so daß auf der Seite der Lähmung die Schleimhaut nicht gerunzelt wird (FREYSTADTL). Läßt man einen solchen Patienten ein a oder e phonieren, so kann man beobachten, daß die hintere Pharynxwand zur normalen Seite hin verzogen wird (BOENNIGHAUS).

Halbseitige Lähmung der Schlundmuskulatur kommt beim hemibulbärparalytischen Syndrom vor (z. B. bei Syringobulbie, Tabes, Erweichungsherden, Geschwülsten). Lähmung des Schluckens (beiderseitige Parese der Schlund-

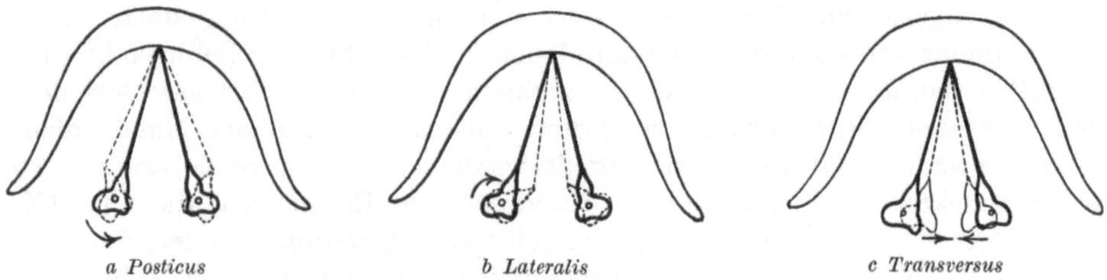

Abb. 80. Schema der Bewegungen der Stimmbänder bei Innervation des Musculus cricoarytaenoideus posticus. thyreoarytaenoideus lateralis, interarythaenoideus transversus.

muskulatur) findet sich bei der akuten und chronischen Bulbärparalyse, bei Encephalitis epidemica infolge nucleärer oder supranucleärer Schädigung. Habituelle Lähmungen schließen sich mitunter an einen entzündlichen Zustand an.

Krampfzustände in den Rachenmuskeln trifft man als Ausdruck funktioneller Störungen, so als Schluckkrampf bei der Hysterie, abgesehen von Tetanus und Lyssa. Die Krampfzustände im Rachen sind mitunter auch mit solchen im weichen Gaumen vergesellschaftet. Klonische, rhythmisch ablaufende Krämpfe des Velum können nach KLIEN[1] durch Erkrankungen des Nucleus dentatus des Kleinhirns bedingt sein; Krampfzustände im Velum finden sich aber auch bei Hysterie.

Die *Muskeln des Kehlkopfes* sind Erweiterer und Verengerer der Stimmritze, resp. Abductoren, Adductoren und Spanner der Stimmlippen. Nur ein Muskelpaar erweitert die Stimmritze, die Musculi cricoarytaenoidei postici (vgl. Abb. 80). Die Stimmbänder werden durch den Musculus cricoarytaenoideus lateralis und arytaenoideus transversus einander genähert. Der Musculus thyreoarytaenoideus internus (vocalis), der im Stimmband verläuft, und der Musculus cricothyreoideus spannen die Stimmbänder. Bei der Phonation werden die Stimmbänder einander soweit genähert, bis fast vollkommener Schluß der Glottis eintritt, bei Inspiration gehen sie weit auseinander, bei der Exspiration nähern sie sich wieder ein wenig.

---

[1] KLIEN, Mschr. Psych. **45**, 1 (1919).

Die Bewegungen der Stimmbänder stehen vor allem unter dem Einfluß des Nervus recurrens vagi, welcher die Mm. cricoarytaenoidei postici und laterales, die Mm. vocales und den M. arytaenoideus transversus innerviert. Der N. laryngeus sup. versorgt den die Stimmbänder spannenden M. cricothyreoideus. Die Ursprungsstelle der genannten Fasern liegt im Nucleus ambiguus im verlängerten Mark. Das Rindenzentrum der Stimmbänder befindet sich im untersten Teil der vorderen Zentralwindung. Die Kehlkopfmuskeln jeder Seite sind in beiden Hemisphären vertreten, so daß einseitige Zerstörung des Rindenzentrums resp. der Pyramidenbahn keine Ausfallserscheinungen macht.

Im *Tierversuch* hat selbst beiderseitige Zerstörung der im Frontalhirn gelegenen KRAUSEschen Reizstelle[1] für Adductionsbewegungen der Stimmlippe (im Gyr. praefrontalis) keine gröberen Störungen der Stimmbandbewegungen zur Folge. Eher führt doppelseitige Zerstörung jener Stelle, von der nach KATZENSTEIN[2] die Lautgebung ausgelöst wird[3], zu Aufhebung oder Störung der Fähigkeit zu bellen (Versuche an Hunden). Beim Menschen vermag beiderseitige Zerstörung der Pyramidenbahn (Pseudobulbärparalyse) die Fähigkeit zu *willkürlicher* Phonation aufzuheben (vgl. unten). Selbst nach Zerstörung des gesamten vor der Oblongata in der Höhe der Vaguskerne gelegenen Teiles des Zentralnervensystems bleibt nicht nur die Atmung bestehen (Erhaltenbleiben des durch Blutreize in Erregung versetzten Atemzentrum in der Substantia reticularis der Medulla oblongata), sondern kann auch noch *reflektorisches* Schreien, beispielsweise durch Reizung des N. ischiadicus ausgelöst werden (vgl. SPIEGEL und ULLMANN[4], Versuche an Katzen). Für die in der älteren Literatur zu findende Annahme speziell der Stimmgebung dienender Zentren zwischen Cortex und Ambiguuskern hat sich kein sicherer Beweis finden lassen. Das Kleinhirn scheint allerdings nach Versuchen von KATZENSTEIN und ROTHMANN[5] einen gewissen regulierenden Einfluß zu besitzen, indem die Autoren nach Zerstörung im vordersten Teil des Lob. anterior vorübergehend die Ab- und Adductionsfähigkeit der Stimmbänder beeinträchtigt fanden.

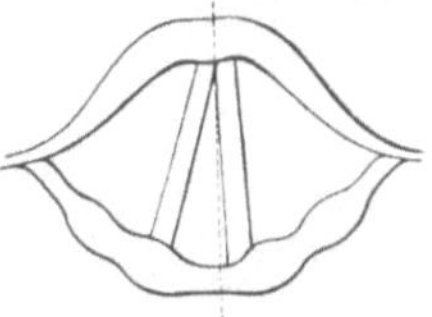

Abb. 81. Einseitige (linksseitige) Posticusparese (Respiration).

Ist der M. cricoarytaenoideus posticus gelähmt, so kann das betroffene Stimmband nicht mehr im normalen Ausmaß abduziert werden. Es bleibt im weiteren Verlauf sowohl bei Phonation wie bei Atmung infolge tonischer Zusammenziehung der Adductoren in der Medianstellung stehen (vgl. Abb. 81); wenn die Adductorenspannung nachläßt, gerät es in die sogenannte Cadaverstellung (in der Mitte zwischen Medianstellung und maximaler Abduction), welche Stellung eher zustande kommt, wenn alle vom N. recurrens versorgten Muskeln paretisch sind. Während bei einseitiger Posticuslähmung Atmung und Stimme fast normal sein können, findet sich bei doppelseitiger Posticuslähmung eine Erschwerung der Einatmung; die Phonation ist auch hier mitunter nicht wesentlich gestört.

Bei der seltenen Lähmung des M. cricoarytaenoideus lateralis kann nur der hintere Anteil des Stimmbandes, die sogenannte Pars cartilaginosa[6] bei der

---

1 KRAUSE, F., Chirurgie des Gehirns und Rückenmarks. Urban u. Schwarzenberg 1908.

2 KATZENSTEIN, Arch. Laryng. **20**, 500 (1907).

3 Liegt im Gyr. central. anter., über dem Krauseschen Zentrum, sendet Impulse zum medullären Atemzentrum und zu allen bei der Lautgebung beteiligten Muskeln.

4 SPIEGEL u. ULLMANN, Mschr. Ohrenheilk. **60** (1926). Daselbst weitere Literatur.

5 KATZENSTEIN u. ROTHMANN, Passow-Schaefer, Beiträge **5**, 380 (1912).

6 Der vordere, größere Teil der Stimmlippe reicht von der vorderen Commissur bis zum Processus vocalis des Arytaenoidknorpels (Pars membranacea), der diesem Knorpel anliegende, hintere, kleinere Teil der Stimmlippe wird als Pars cartilaginosa bezeichnet.

Phonation in die Mittellinie gebracht werden (durch die Tätigkeit des M. transversus), während der vordere Teil abduziert bleibt, so daß das Stimmband eine Knickung aufweist, einen stumpfen, nach innen offenen Winkel bildet. Bei der beiderseitigen Lähmung entsteht ein rautenförmiger Spalt der Stimmritze (vgl. Abb. 82).

Ist der M. arytaenoideus transversus gelähmt, so wird der vordere Anteil der Stimmlippe, die sogenannte Pars membranacea, bei der Phonation in die Mittellinie gebracht, während der hintere Anteil offenbleibt, so daß bei beiderseitiger Lähmung der vordere Abschnitt der Glottis geschlossen ist und der hintere einen dreieckigen Spalt bildet (Basis des Dreiecks hinten (Abb. 82). Die Stimme ist mehr oder minder heiser.

Bei Lähmung des M. thyreoarytaenoideus internus ist das betroffene Stimmband erschlafft, abgerundet und steht etwas tiefer. Bei beiderseitiger Internusparese (relativ häufiger) bleibt bei der Phonation ein ovaler Spalt offen (Abb. 82), so daß Heiserkeit die Folge ist.

Häufig sind *alle Adductoren* zu gleicher Zeit gelähmt, so daß bei Phonation die Stimmritze eine dreieckige Öffnung darstellt, deren Spitze die vordere Commissur bildet.

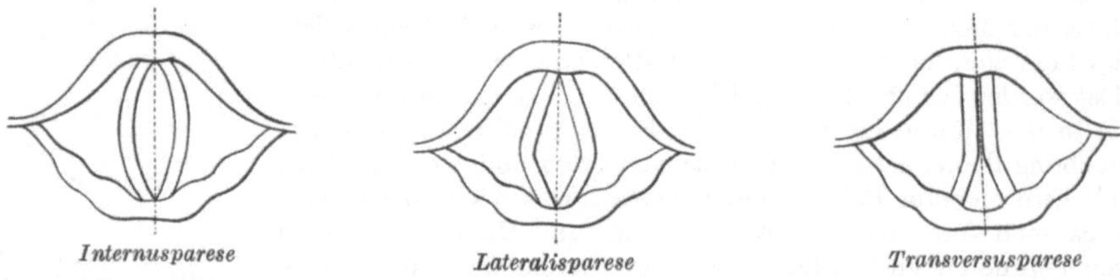

Abb. 82. Beiderseitige Internusparese, Lateralisparese und Transversusparese bei Phonation.

Bei Lähmung des das Stimmband spannenden M. cricothyreoideus wird die Stimme rauher und tiefer.

Der Ablauf der Lähmung infolge Affektion des peripheren motorischen Neurons erfolgt im allgemeinen nach einer gewissen Regel, dem *Semon-Rosenbachschen Gesetz*. Dieses besagt, daß bei progressiven, *organischen Erkrankungen des Recurrensstammes* oder seiner Wurzeln zuerst die den Posticus versorgenden Fasern versagen, später erst die übrigen, so daß zuerst der Erweiterer der Glottis gelähmt ist und später erst die Verengerer. Im Beginn der Läsion (I. Stadium) ist die Abduction allein betroffen; das betreffende Stimmband gelangt bei der Respiration nur bis in die Mittelstellung (Kadaverstellung), über die hinaus es durch den gelähmten Abductor nicht gebracht werden kann; die Adduction erfolgt noch normalerweise. In einem weiteren (II.) Stadium wird das Stimmband infolge Kontraktur der noch innervierten Adductoren in Medianstellung fixiert. Es gelangt schließlich, wenn auch diese paretisch werden, in die Kadaverstellung, in der es nun unbewegt verbleibt (III. Stadium). Bei nucleären Erkrankungen spielt sich der Vorgang ähnlich ab wie bei Erkrankungen des Recurrens; in beiden Fällen kommt es zu schlaffer Lähmung und Entartungsreaktion. Doch ist hervorzuheben, daß die Semonsche Regel sich nicht in allen Fällen organischer Recurrensläsion gültig erwiesen hat (vgl. z. B. Menzel[1]).

[1] Menzel, K. M., Arch. Laryng. **34**, 65. 1921, fand Medianstellung bei totaler Recurrensunterbrechung; bei Lähmung aller von N. recurrens versorgten Muskeln wäre nach Semon Kadaverstellung zu erwarten.

Außer diesen sogenannten inneren *Kehlkopfmuskeln* kommen für die Funktion des Kehlkopfes noch die sogenannten *äußeren*, die Mm. sternohyoideus, sternothyreoideus und hyothyreoideus, die die jeweilige Stellung des Kehlkopfes fixieren, in Betracht. Die sie innervierenden Fasern stammen aus den obersten Cervicalsegmenten und schließen sich den Verzweigungen des N. hypoglossus (Ansa hypoglossi) an. Bei ihrer Lähmung leidet besonders die Bildung der hohen Töne, da die Hebung des Kehlkopfes erschwert ist.

Außer durch Läsion der Nerven kann eine Störung in der Bewegung der Stimmbänder noch durch *Erkrankung der Muskeln* selbst eintreten, wie wir sie als *habituelle Lähmung* infolge katarrhalischer und entzündlicher Vorgänge an den Stimmbändern finden, ferner durch *mechanische* Behinderung der Stimmbandbewegung infolge von Tumoren, Narbenbildung, Schleimhautschwellung an den Stimmlippen und der hinteren Larynxwand und in vielen Fällen auch durch Erkrankung des Gelenks zwischen Aryknorpel und Cricoid.

Lähmung des Posticus resp. des Recurrens findet sich bei Tabes, luetischer Basalmeningitis, Syringobulbie [hier mitunter zugleich ⤻ Nystagmus höchsten Intensitätsgrades zur kranken Seite (vgl. S. 297)], Landryscher Paralyse, bei akuten und chronischen Bulbärparalysen. Bei Pseudobulbärparalyse besteht meist doppelseitige Lähmung der Stimmbänder bei willkürlichem Phonieren; die unwillkürlichen Bewegungen, wie beim Atmen und beim Husten, sind hier zwar eventuell herabgesetzt, bleiben aber doch bestehen. Selbstverständlich können auch Erkrankungen im peripheren Verlaufe des Recurrens Lähmungserscheinungen vom Charakter der organischen verursachen, so Kompression durch Aneurysma der Aorta, Struma, Herzerweiterung, Verletzungen usw.

Im Gegensatz zu den organischen Erkrankungen kommt es bei *funktionellen* fast immer zu *doppelseitigen Paresen der Adductoren*, die gerade gegen organische Schädigungen widerstandsfähiger sind. Immerhin sind solche bilaterale Paresen gelegentlich bei akuter Bulbärparalyse, Myasthenie, multipler Sklerose zu beobachten. Diese doppelseitigen Lähmungen führen zu Aphonie. Sie zeichnen sich bei funktioneller Genese besonders durch raschen Wechsel der Erscheinungen aus. Einseitige funktionelle Stimmbandlähmungen sind selten.

Ataktische Bewegungen der Stimmbänder, unzweckmäßige Bewegungen sehen wir bei Tabes, hereditärer Ataxie (FRIEDREICH), *sakkadierte Bewegungen* derselben werden bei multipler Sklerose beobachtet, *Zittern* derselben resp. tremorartige Bewegungen bei Paralysis agitans und auch bei sonstigen Erkrankungen des extrapyramidalen Systems, bei Neurasthenie und Beschäftigungsneurosen.

Krampfzustände der Kehlkopfmuskulatur befallen fast ausschließlich die Schließer der Glottis, so daß es zu krampfhaftem Verschluß der Stimmritze mit Dyspnoe kommt. So kann bei Tabes Glottiskrampf mit inspiratorischer Dyspnoe auftreten. Bei Hysterie kann Krampf der Taschenfalten[1] bei der Phonation beobachtet werden, es kann aber auch Krampf der Adductoren in Erscheinung treten, der sich von beiderseitiger Posticuslähmung dadurch unterscheidet, daß im Falle des Adductionskrampfes nach einigen Sekunden oder Minuten bei eintretender Erstickungsgefahr die Abductoren die krampfhaft geschlossene Stimmritze öffnen oder auch in Narkose die Stimmbänder auseinander weichen.

[1] Ziehen oberhalb der Stimmbänder vom Schild- zum Aryknorpel.

Man findet bei Hysterikern besonders inspiratorischen Stimmritzenkrampf bzw. mitunter nur perverse Bewegung der Stimmbänder, Verengung der Glottis beim Einatmen und Erweiterung beim Ausatmen. Beschäftigungsneurosen treten mitunter als spastische Formen mit Stimmritzenkrampf auf. Bei Kindern äußert sich häufig die Spasmophilie als lebensbedrohender Glottiskrampf.

Bei *Lähmungen* der besprochenen Muskulatur verwendet man, abgesehen von kausaler *Therapie* und Sprechübungen, Vibrationsmassage des Kehlkopfes oder galvanischen oder faradischen Strom lokal, gibt evtl. Strychnininjektionen (1—2 mg täglich), bei Velumlähmung kommen zur Verbesserung des Abschlusses des Nasenrachenraumes Paraffineinspritzungen in die Rachenmuskulatur in Betracht (FRÖSCHELS).

Bei einseitiger Recurrenslähmung sind phoniatrische Übungen zu empfehlen, die eine Kompensation durch gegenseitige Annäherung beider Stimmbänder bezwecken, was auf verschiedene Weise erzielt werden kann.

Man drückt, während man phonieren läßt, von außen her auf den Kehlkopf auf der gelähmten oder gesunden Seite oder beiderseits und trachtet damit, die beiden Stimmbänder einander näher zu bringen. Oder man läßt den Patienten beim Phonieren den Kopf zur Schulter der gelähmten Seite neigen, gleicht dadurch wahrscheinlich auch Niveaudifferenzen der beiden Stimmbänder aus, da das gelähmte Stimmband meist etwas tiefer steht. Auf diese Weise wird das gelähmte Stimmband evtl. auch gestreckt. Man kann schließlich mit dem Patienten einen Flatterton üben, z. B. „a“ sagen und dabei langgezogen räuspern lassen; dabei werden die Stimmbandspanner ausgeschaltet und die Adductoren stärker innerviert, wodurch das Stimmband näher zur Mittellinie gezogen wird.

Bei beiderseitiger Recurrenslähmung sind oft chirurgische Eingriffe notwendig, Ausschneiden der Stimmbänder, resp. Tracheotomie wegen Erstickungsgefahr.

Selbstverständlich spielt bei allen funktionellen Störungen, die sich häufig in Nase, Mund und Hals zeigen, die psychische Beeinflussung die größte Rolle.

Bei Krämpfen der Larynxmuskulatur wirkt oft die Herabsetzung der Reflexerregbarkeit durch Cocainisieren des Kehlkopfeingangs günstig.

XI. Komplikationen von seiten des Nervensystems bei Ohren- und Nebenhöhlenerkrankungen[1].

A. Die otogenen endokraniellen Komplikationen.

1. Entzündliche Prozesse.

Akute oder chronische *Eiterungen* im Bereiche des *Mittelohres* (Cavum tympani, Processus mastoideus, Tube) können auf verschiedenen Wegen in die mittlere und hintere Schädelgrube durchbrechen und zu Erkrankungen der Sinus,

[1] ALEXANDER, Pathologie der intrakraniellen otogenen Erkrankungen. Handbuch der Neurologie des Ohres II, 2 (1929). — BRUNNER, Der otogene Schläfenlappenabsceß. Handbuch der Neurologie des Ohres II, 2 (1929). — FREMEL, Morphologie und Wachstum des Kleinhirnabscesses. Mschr. Ohrenheilk. **57**, 517 (1923); **59**, 710 (1925). — HOFMANN, Lehre von den Schläfelappenabscessen. Mschr. Ohrenheilk. **58**, 1061 (1924). — KÖRNER u. GRÜNBERG, Die otitischen Erkrankungen des Hirns. 1925. — MACEWEN, Pyogenetic infect. diseases of the brain etc. Glasgow 1893. — NEUMANN, H., Der Kleinhirnabsceß. Wien: Deuticke 1907. — OPPENHEIM, H., Hirnabsceß. Berlin 1909.

der Meningen und des Hirns selbst führen. Seltener greifen *tuberkulöse* Erkrankungen des Gehörorgans oder *Geschwülste* des Felsenbeins (meist Carcinome) auf die Meningen und das Gehirn über.

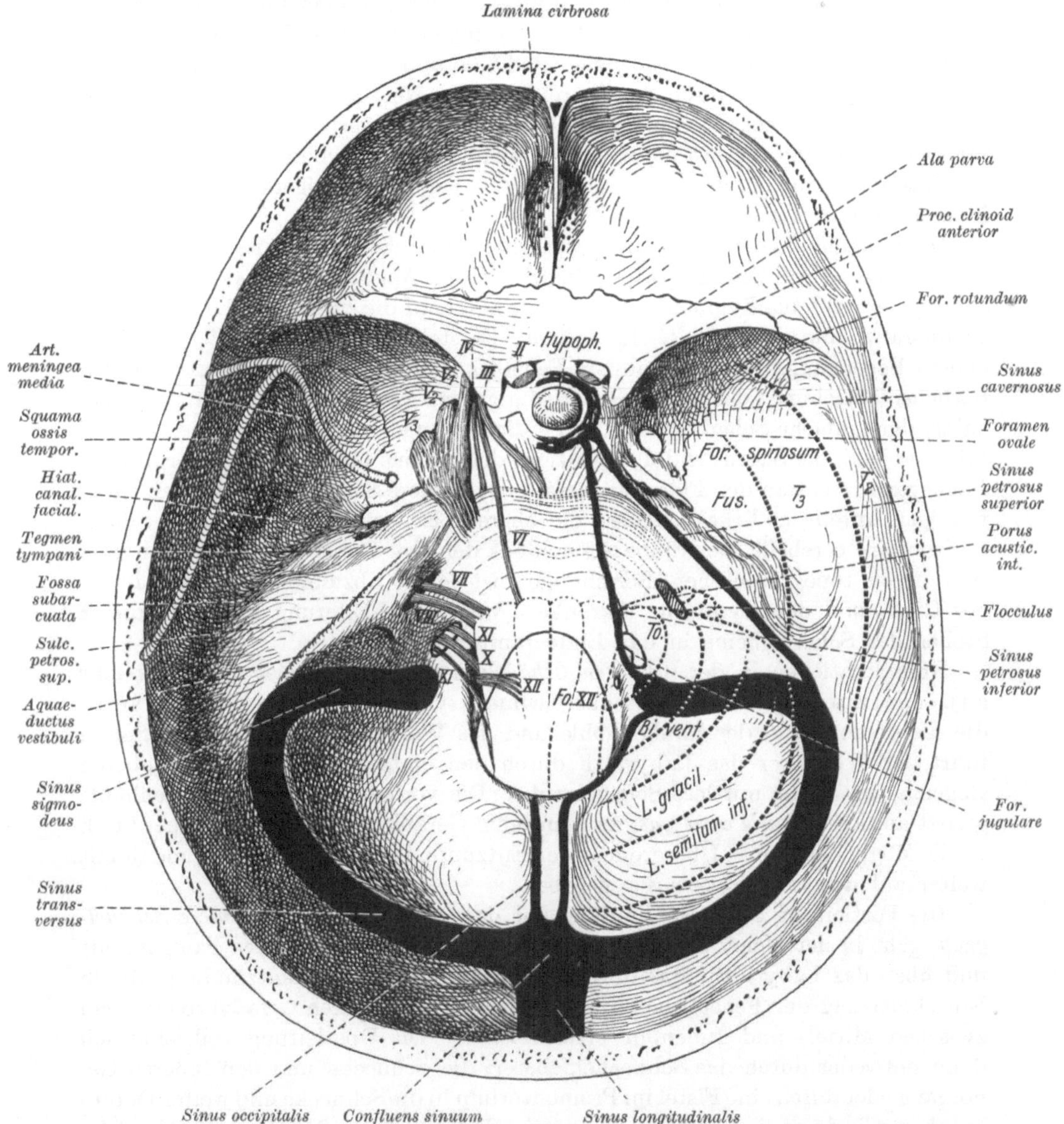

Abb. 83. Schema der Schädelbasis mit den Hirnnerven (links), der Projektion der anliegenden Hirnpartien (rechts, punktiert) und den Blutleitern.
II—XII = Hirnnerven; *Bivent.* = Lob. biventer; *Fo. XII* = Foramen nerv. XII; *Fus.* = Gyr. fusiformis; T_2 = zweite Temporalwindung; T_3 = dritte Temporalwindung; *To.* = Tonsille.

Die *Überleitung* der Entzündung kann eine kontinuierliche sein, dadurch, daß der Knochen erkrankt und einschmilzt, wodurch es zur Fistelbildung kommt; die Infektion kann die Fenestra ovalis und rotunda und weiter das Labyrinth passieren; schließlich existieren eine Reihe von Gefäßverbindungen mit der Dura und zwar im Tegmen tympani, wie auch im Bereiche des oberen Bogenganges und der oberen Pyramidenkante, so daß auch damit ein Weg zur Verschleppung von infektiösem Material gegeben ist. Auf Grund der Untersuchungen von WEBER-LIEL, SCHWALBE u. a. und eigener Beobachtungen nimmt J. FISCHER[1] auch eine anatomische Verbindung zwischen Schädelhöhle und *Innenohr* an, und zwar sollen Kommunikationswege durch den Durchtritt des Nervus octavus im Modiolus, den Aquaeductus cochleae und vestibuli, resp. die perivasculären Räume im inneren Gehörgang dargestellt werden. Mittels dieser Verbindungen kann auch das Zustandekommen des „Stauungsohres"[2] bei Drucksteigerung im Schädelinneren erklärt werden.

Die Paukenhöhle, der Processus mastoideus und das Innenohr grenzen an die *mittlere und hintere* Schädelgrube. Wenn wir den Angaben ALEXANDERS folgen, so projiziert sich das Tegmen tympani und antri auf die basale Fläche der dritten Temporalwindung und des G. fusiformis. Es steht der ampullare Schenkel des oberen Bogenganges und das äußere Facialisknie zum Gyrus fusiformis in nachbarlicher Beziehung; der innere Gehörgang grenzt an den Brückenarm und Flocculus, der einfache Schenkel des oberen Bogenganges liegt dem Sulcus horizontalis cerebelli, der Saccus endolymphaticus dem Lobus biventer nahe, der hintere Bogengang reicht an den Flocculus heran, der vordere Schneckenpol an den rückwärtigen Anteil des Brückenarmes, die obere Felsenbeinkante kreuzt den Sulcus horizontalis cerebelli, der Sinus sigmoideus den Lobus biventer (vgl. Abb. 83). Aus diesen topographischen Beziehungen ist leicht abzuleiten, welche Anteile des Groß- und des Kleinhirns erkranken, wenn eine Eiterung aus einer dieser Stellen des Schläfenbeins in das Endocranium durchbricht.

Komplikationen in der *mittleren Schädelgrube* gehen zumeist vom Mittelohr aus. Die Eiterung durchbricht das Tegmen tympani und das Tegmen antri, die die obere Wand der Paukenhöhle und des Warzenfortsatzes bilden. Selten führt der Weg über das Labyrinth durch den einfachen Schenkel des oberen Bogenganges in die mittlere Schädelgrube. Die vordere Wand der Paukenhöhle grenzt an den *Canalis caroticus*, zu dem feine Gefäßkanälchen führen; hierdurch ist die Möglichkeit eines Übergreifens der Entzündung auf diesen Kanal und damit weiter auf den *Sinus cavernosus* gegeben.

Die Fortleitung einer Entzündung aus dem Mittelohr in die *hintere Schädelgrube* geht in der Mehrzahl der Fälle durch die mediale Wand der Paukenhöhle und über das Labyrinth, das durch granulierende Knochenentzündung, durch Einschmelzung der Fenstermembranen ergriffen oder durch Gefäßverbindungen zwischen Mittel- und Innenohr erreicht wird. Die Überleitung vollzieht sich dann entweder durch das Schneckenfenster, die Schnecke und den inneren Gehörgang oder durch eine Fistel im Promontorium in die Schnecke und weiter Durchbruch ins Endocranium durch eine zweite Fistel in der Schnecke (vgl. Abb. 84); oder durch das Vorhoffenster in den Vorhof und durch die Vorhofwasserleitung in den Saccus endolymphaticus mit Bildung eines Empyems desselben; eine

[1] Handbuch der Neurologie des Ohres II, 2 (1929).

[2] Diese bei erhöhtem intrakraniellen Drucke entstehenden Stauungserscheinungen im Innenohre verraten sich durch Herabsetzung der Funktion des Cochlearis (Schwerhörigkeit) und Übererregbarkeit des Labyrinths, Schwindel, eventuell Spontannystagmus.

weitere Möglichkeit ist durch eine Bogengangsfistel (zumeist an der Prominenz des lateralen Bogenganges) und eine zweite endokraniell gelegene Fistel im Bogengang gegeben; auch kann die Eiterung entlang des Canalis facialis weiterschreiten, indem sie aus dem Mittelohr in diesen durch Dehiszenzen seiner Wand ihren Weg nimmt oder durch die Eminentia pyramidalis des Musculus stapedius, resp. durch den Canaliculus chordae tympani in ihn einbrechen kann. Vom Warzenfortsatz aus kann der Sinus sigmoideus infiziert werden und von diesem aus geht die Entzündung in die hintere Schädelgrube über. Schließlich sind es

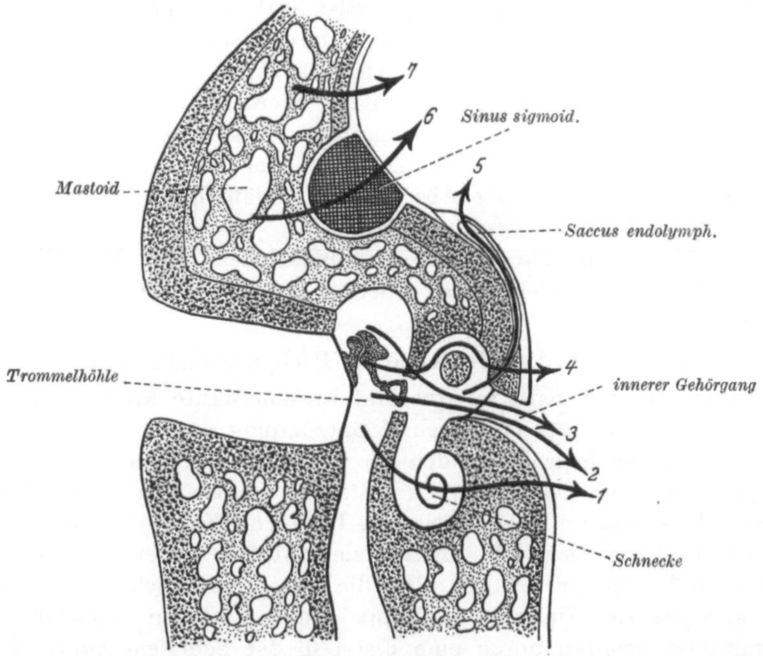

Abb. 84. Horizontalschnitt durch das Gehörorgan. Überleitungswege in die hintere Schädelgrube (modifiziert nach ALEXANDER).
1 Cavum tymp. → Fistel in die Schnecke → Fistel ins Cavum cranii. *2* Fenestra ovalis → Vestibulum → längs der Nerven des inneren Gehörganges. *3* Entlang des Canalis facialis. *4* Fistel im lateralen Bogengange → Durchbruch in die hintere Schädelgrube. *5* Vorhof – Ductus und Saccus endolymphaticus. *6* Mastoid → Sinus sigmoideus → Cerebellum. *7* Mastoid → Cerebellum.

Zellen im Warzenfortsatz vor und hinter dem Sinus sigmoideus, die ohne dessen Mitbeteiligung vereitert sein und die direkte Veranlassung einer Erkrankung der hinteren Schädelgrube werden können. Die Außenwand des Bulbus venae jugularis kann dadurch infiziert werden, daß eine Eiterung von der Paukenhöhle, deren untere Wand über dem Bulbus liegt, auf diesen übergreift.

Hauptsächlich sind es die chronischen Eiterungen des Mittelohres mit Bildung von *Cholesteatom*[1], bes. die akute Exacerbation einer chronischen Eiterung, die zu endokraniellen Komplikationen führen, seltener die akuten. Zumeist

[1] Bei chronischer Mittelohreiterung mit randständiger Trommelfellperforation kann das Gehörgangsepithel in die Trommelhöhle einwachsen und zu atypischen Epithelformationen mit Verhornung, dem sogenannten *Cholesteatom*, führen. Zuerst finden sich kleinere Hornperlen, schließlich zwiebelschalenartige Epithellagen mit Detritus, die tumorartig den Knochen zerstören.

geht die Eiterung kontinuierlich bis zur Dura fort, der Knochen ist bis zu dieser erkrankt. Die Ursache für die weitere Ausbreitung der Eiterung auf die Dura und durch sie hindurch liegt häufig in der Retention von Eiter; ein Schädeltrauma bei bestehender Mittelohreiterung oder das Ausspritzen eines Ohres bei ulcerierter, freiliegender Dura oder ergriffenem Labyrinth kann ebenfalls eine Rolle spielen.

Bricht der Eiter gegen die Schädelhöhle durch, so findet er sich zunächst zwischen der mit dem Periost verwachsenen Dura und dem Knochen (extraduraler Absceß), er kann zwischen den Blättern[1] der Dura liegen (intraduraler Absceß) oder zwischen Dura und Gehirn, durch Verklebung der Hirnhäute mit dem Gehirn abgekapselt (subduraler Absceß) oder diffus im Subarachnoidealraum sich ausbreitend (diffuse Meningitis). Werden die großen Blutleiter von dem entzündlichen Prozeß in Mitleidenschaft gezogen, so kommt es zur Sinusphlebitis und Sinusthrombose. Bei Infektion der Hirnsubstanz selbst können mehr oder minder abgegrenzte Abscesse im Schläfenlappen oder im Kleinhirn oder eine eitrige Encephalitis entstehen.

Die erwähnten intrakraniellen Komplikationen von Mittelohreiterungen können einen mehr schleichenden oder einen akuten, foudroyanten Verlauf zeigen.

a) Der extradurale Absceß (Pachymeningitis externa).

Er entwickelt sich meist im Anschluß an eine akute Entzündung oder eine akute Exacerbation einer chronischen Entzündung des Mittelohres, vor allem in der hinteren Schädelgrube um den Sin. sigmoideus (perisinuöser Absceß). Der Knochen ist bis zur Dura zerstört, an dieser finden sich Granulationen und schließlich Eiteransammlungen zwischen Dura und Knochen. In der mittleren Schädelgrube kann sich ein extraduraler Absceß unter der Schuppe des Schläfenbeins ausbreiten, er kann selbst die Mittellinie im Scheitel erreichen, nach hinten sich bis zur Hinterhauptschuppe erstrecken. Ein extraduraler Absceß kann mitunter spontan durch eine Fistel in der Schläfenschuppe, durch das Tegmen tympani oder antri in die Paukenhöhle oder in den Warzenfortsatz, durch den oberen Bogengang in das Labyrinth oder durch die verschiedenen Öffnungen an der Schädelbasis (Foramen ovale, rotundum, lacerum, occipitale, jugulare) durchbrechen und sich entleeren; er bildet eventuell Senkungsabscesse am Hals; er kann aber auch gegen das Gehirn perforieren.

Gar nicht so selten wird der extradurale Absceß *klinisch* nicht diagnostiziert, da er ohne charakteristische Symptome verlaufen kann; häufig wird er erst bei einer Mastoidoperation aufgedeckt. Auf das Vorhandensein eines extraduralen Abscesses deutet mitunter eine sehr starke Eiterung aus dem Mittelohr, wobei sich in kurzer Zeit massenhafte Eitermengen entleeren, die unmöglich allein aus dem Mittelohr produziert sein können; manchmal ist, wenn eine breite Fistel den Absceß mit dem Mittelohr verbindet, die dem Eiter vom Gehirn mitgeteilte Pulsation zu sehen. Entsprechend einem extraduralen Absceß sind mitunter an der Schläfenbeinschuppe und hinter dem Mastoid starke Schwellungen zu beobachten; auch ist hier Druckempfindlichkeit vorhanden. Lokalisierte starke Kopfschmerzen deuten mitunter auf den Bestand eines extra-

[1] Der Saccus endolymphaticus wird von zwei Blättern der Dura umhüllt.

duralen Abscesses hin. Nach OPPENHEIM ist der Perkussionsschall in der Gegend desselben abgeschwächt. Selten tritt stärkeres Fieber auf, meist nur erhöhte Temperatur. Der Erkrankte zeigt Mattigkeit, Schlaflosigkeit, Appetitlosigkeit, belegte Zunge, eine Nackensteifigkeit ist meist nur gering entwickelt. In schweren Fällen ist Somnolenz, Apathie, Erbrechen, Pulsverlangsamung zu konstatieren.

Von *Augensymptomen* kommt Neuritis nervi optici, selten Stauungspapille vor; sie entstehen meist, wenn toxisch oder entzündlich die Hirnsubstanz in Mitleidenschaft gezogen oder der extradurale Absceß mit einer Meningitis kompliziert ist; Parese des Abducens derselben Seite ist zu beobachten, wenn sich der Absceß gegen die Pyramidenspitze erstreckt, wobei sich häufig auch heftige Schmerzen im Trigeminus einstellen. Bei größeren Abscessen im Bereiche der mittleren Schädelgrube mit Druck auf die umgebende Hirnsubstanz kommt es zu *lokalisierbaren Hirnsymptomen*, wie gekreuzten Paresen, Sprachstörungen, Sensibilitätsstörungen, epileptiformen Anfällen. Sitzt der extradurale Absceß in der linken mittleren Schädelgrube, so besteht mitunter motorische oder sensorische Aphasie.

b) Der intradurale Absceß.

Die Diagnose eines intraduralen Abscesses, der sich meist als Empyem des Saccus endolymphaticus zeigt und rasch zum Kleinhirnabsceß führt, ist klinisch kaum zu stellen; ein solcher Absceß kommt zumeist erst post mortem oder gelegentlich einer Operation zur Beobachtung.

c) Der subdurale Absceß (Pachymeningitis interna).

Wir finden in einem solchen Fall außer der Eiterung fibrinöse Auflagerungen an der Durainnenfläche; der subdurale, resp. subarachnoideale Raum obliteriert eventuell rasch, ein derartiger Absceß kann sich aber auch schnell ausbreiten und in diffuse Meningitis übergehen, ferner auch zu Rindenabscessen des Gehirns und zu anschließenden tiefliegenden Hirnabscessen führen.

Klinisch ist vor Freilegung der Dura die Diagnose eines subduralen Abscesses kaum mit Sicherheit zu stellen. Man kann ihn differentialdiagnostisch in Betracht ziehen, wenn bei entwickelten Symptomen eines Abscesses das Lumbalpunktat steril bleibt, was auf Verklebungen im subarachnoidealen Raum zurückzuführen ist; ein ähnlicher Befund ist allerdings auch bei Hirnabsceß zu erheben. Von Symptomen von seiten des Gehirns wären Benommenheit, Delirien, Nackensteifigkeit, Pulsverlangsamung, Erbrechen, Krämpfe, resp. Paresen der gegenseitigen Extremitäten, amnestische Aphasie, von Augensymptomen Neuritis nervi optici, Augenmuskellähmungen, Hemianopsie zu nennen. An der freiliegenden Dura weisen deren lokalisierte Verfärbung (grünlich oder rot), Spannungsänderung oder Schwellung auf den darunterliegenden Prozeß hin.

d) Die Sinusphlebitis und die otitische Allgemeininfektion.

Das Gehörorgan ist bekanntlich ringsum von größeren und kleineren *Blutleitern* umgeben; der größte ist der Sinus sigmoideus, der die Fortsetzung des über die Hinterhauptschuppe verlaufenden Sinus transversus auf der dem Gehirn zugewandten Seite des Processus mastoideus darstellt und sich durch das Foramen jugulare hindurch in die Vena jugularis fortsetzt; im vorderen Teile dieses Foramen liegen Glossopharyngeus, Vagus und Accessorius. Entlang der oberen Pyramidenkante verläuft der Sinus petrosus superior (die Verbindung des Sinus sigmoideus zum Sinus cavernosus), an der unteren der Sinus petrosus inferior (verbindet Sinus cavernosus und Vena jugularis int.) und auf dem Tegmen tympani befindet sich der variable Sinus petrosquamosus, der aus Venen der Dura hervorgeht und in den Sinus transversus mündet.

Eine akute oder chronische Eiterung der Paukenhöhle oder des Warzenfortsatzes kann zur *Infektion der Blutleiter* dadurch führen, daß sich zunächst ein extraduraler, resp. ein perisinuöser Absceß bildet, der weiterhin Entzündung der Wand des Blutleiters (Phlebitis) und schließlich Thrombose zur Folge hat. Ausnahmsweise kann es auch erst nach Ablauf der Mittelohreiterung zur Thrombose kommen. Zumeist wird der Sinus transversus und sigmoideus befallen. Die Überleitung aus dem Warzenfortsatz erfolgt häufig aus Zellen, die sich nahe dem Abgang des Sinus petrosus superior, also nahe der oberen Pyramidenkante befinden. Es können aber auch Venen des Knochens, entlang der Wasserleitungen befindliche Venen, die Vena auditiva interna, Venen der Dura zuerst ergriffen werden, von denen aus die Entzündung weiter auf die Sinus übergeht. Venen um die Carotis interna können den Weg einer den Sinus cavernosus ergreifenden Infektion darstellen.

Wichtig für die weitere Entwicklung ist die durch die Entzündung der Gefäßwand hervorgerufene Bildung wandständiger oder obturierender *Thromben*, die schließlich infiziert werden können. Die Thromben wachsen mit dem Blutstrome und gegen denselben, sie können auf Venen des Gehirns, andere Blutleiter derselben und der gegenüberliegenden Seite, schließlich auf die Vena jugularis übergreifen. Auch die Entstehung multipler Thromben ist möglich. Vom Thrombus können sich Partikelchen ablösen, womit es zu *Pyämie* mit Bildung eitriger Metastasen kommt, wobei auch Bakterien im Blute kreisen und aus demselben kultivierbar sind. Es kann aber auch ohne Thrombose zum direkten Eintritt von Bakterien und Toxinen durch die Venenwand in die Blutleiter kommen. Schließlich können die kleinen Venen des Knochens allein ohne Mitbeteiligung der Blutleiter den Übertritt von Bakterien in die Blutbahn ermöglichen (Osteophlebitis). Kreisen die Erreger resp. ihre Toxine in der Blutbahn, ohne daß sich Metastasen bilden, so verwendet man den nicht sehr glücklichen Ausdruck *Septicämie.* Für die Pyämie ist der in Attacken auftretende Schüttelfrost typisch, der auftritt, wenn Partikelchen in die Blutbahn gelangen. Zwischen den Schüttelfrösten ist die Temperatur normal. Bei der Septicämie besteht mehr kontinuierliches, hohes Fieber. Oft bestehen Mischformen von Pyämie und Sepsis (z. B. anfangs bloß Bacteriämie, später auch Metastasenbildung), man spricht dann von Septicopyämie.

Das wichtigste *Symptom* der Sinusphlebitis ist als Ausdruck des Einbruchs von Erregern in die Blutbahn der Schüttelfrost, selbst der einmalige, kurzdauernde. Die Schüttelfröste treten mitunter regelmäßig auf und zeigen dann einen ähnlichen Typus wie bei Malaria. Als Zeichen einer Sinusthrombose oder vielmehr eines ausgedehnten perisinuösen Abscesses findet man im Ohr mitunter plötzliches Versiegen einer bisher reichlichen Eiterung, indem der durchbrechende Eiter in den Raum um den Sinus sigmoideus abfließt. Wir sehen zumeist das Bild einer Antrumeiterung, bei Erkrankung des Sinus sigmoideus besteht eventuell eine Antrumfistel. Wird der Bulbus venae jugularis zunächst befallen, so geht dies hauptsächlich von Veränderungen im Hypotympanum mit Cholesteatom aus; isolierte Erkrankungen des Sinus petrosquamosus stehen mit Attikeiterungen in Zusammenhang.

Bei der unkomplizierten Sinusthrombose sind Symptome von seiten des Auges und des Gehirns selten. Immerhin kann es zu *cerebralen Lokalsymptomen* infolge venöser Stauung resp. zu *meningealen* Entzündungserscheinungen kommen. Unter den *Augensymptomen* wären Neuritis nervi optici, Stauungspapille, Stauung in den Venen der Netzhaut zu erwähnen; infolge metastatischen Befallenseins der Augen (metastatischer Ophthalmie) können Retinitis mit Netzhautblutungen, Iridochorioiditis, Embolie von Netzhautarterien, Ringabsceß der Hornhaut, Glaskörperabscesse mit Ausgang in Schrumpfung des Augapfels, Panophthalmitis auftreten; bei begleitender, circumscripter Meningitis kann es nebst Erscheinungen an den basalen Hirnnerven zu Paresen von Augenmuskeln kommen.

In der Mehrzahl der Fälle läßt sich ein Milztumor konstatieren. Der Kranke zeigt subikterisches Kolorit.

Bei der pyämischen Form kommt es außer im Auge in den verschiedenen Organen zu Metastasen: zumeist in der Lunge, ferner in der Muskulatur, in den Gelenken, Schleimbeuteln und an den Rippen, schließlich zu embolischen Niereninfarkten. Bei der septischen Form kann Endocarditis, septische Nephritis auftreten.

Auf eine *Thrombose des Sinus sigmoideus* deutet manchmal ein Druckpunkt und eventuell eine Schwellung am Emissarium mastoideum (GRIESINGER) hin. Es bestehen im Hinterhaupte Schmerzen bei Kopfbewegungen. Setzt sich die Thrombose herzwärts fort, so kann man manchmal die thrombosierte Vena jugularis als derben Strang am Hals tasten. (Bezüglich des Queckenstedtschen Versuches s. unter Liquor.)

Die *Thrombose des Bulbus venae jugularis* führt rasch zu Entzündungserscheinungen der durch das Foramen jugulare durchtretenden Nerven (Vagus, Glossopharyngeus, Accessorius), zu Schlingschmerzen, Pulsverlangsamung, Atembeschwerden; es kann weiter auch der Hypoglossus mitergriffen sein. Schließlich kann es zu Absceßbildung im Halse kommen.

Auf die Thrombose des vom Ohr aus selten ergriffenen *Sinus longitudinalis* weisen Schwellungen im Scheitel resp. Anschwellen der Stirn- und Scheitelvenen hin.

Die *Thrombose des Sinus cavernosus*, die manchmal ohne erkennbare Zeichen verläuft, ist eventuell aus einem Ödem der Lider, Chemose der Bindehaut, Hyperämie der Retina, Protrusion und Bewegungseinschränkung der Augen, Lähmung der Augenmuskelnerven, Neuralgien im ersten Aste des Trigeminus, Panophthalmie, Orbitalphlegmone, Neuritis nervi optici, Thrombose der Vena centralis retinae zu erschließen (vgl. nächsten Abschnitt, S. 335).

Die Sinusthrombose macht die Freilegung, Eröffnung, eventuell auch Ausräumung des betreffenden Sinus und die Unterbindung der Vena jugularis derselben Seite nötig, wenn eine Thrombose im Sinus sigmoideus oder in den Sinus petrosi besteht. Diese Unterbindung hat an sich meist keine nachteiligen Folgen; wenn die Vena jugularis der andern Seite eng ist, kann aber mitunter mehr minder vorübergehend Stauung im Gehirn und in den Augen (Stauungspapille) auftreten.

e) Die Leptomeningitis.

Die Infektion geht vom Mittelohr über eine Labyrintheiterung oder direkt durch den Knochen auf die Meningen über. Mitunter bildet sich zuerst ein extraduraler Absceß oder eine Sinusthrombose, aus der sich die Meningitis entwickelt. Sie kann als seröse Meningitis und Meningoencephalitis auftreten, ferner mehr umschrieben in der Umgebung des Schläfenbeines als circumscripte seröse oder eitrige Meningitis, schließlich kann sie sich diffus an der Basis und Konvexität des Gehirns als diffuse eitrige Meningitis ausbreiten. Mitunter ist die Entzündung des Mittelohres bereits abgeheilt, wenn die Meningitis auftritt („Spätmeningitis"). Die verschiedensten Erreger führen vom Ohr aus zur Meningitis: Staphylokokken, Streptokokken, Pneumokokken, Bacillus mucosus usw. Makroskopisch findet sich mitunter bloß ein Ödem der Meningen und der angrenzenden Hirnrinde und erst mikroskopisch lassen sich entzündliche Infiltrationen aufdecken. In anderen Fällen wieder sieht man bereits makroskopisch zarte fibrinöse Auflagerungen auf den Meningen und es findet sich Eiter längs den Gefäßen. Mitunter kann sich ein akuter Hydrocephalus resp. Pyocephalus finden.

Abgesehen von intensivem Kopfschmerz, hohem, meist kontinuierlichem Fieber, zeigt die Meningitis die mannigfachsten Symptome; die Infiltration der den Subarachnoidealraum durchziehenden zentripetalen Fasern führt zu Übererregbarkeit der betreffenden sensiblen Nerven resp. der zugehörigen Reflexbögen und so zu Hyperalgesie, Nackensteifigkeit, Widerstand und Schmerzen bei passiver Streckung des Beins im Kniegelenk (KERNIG), allgemeiner Reflexsteigerung, Lichtscheu, Schwindel, lebhaftem Dermographismus. Die von BRUDZINSKI beschriebene Beugung der Beine bei Ventralflexion des Kopfes ist vielleicht den MAGNUS-DE KLEYNschen Reflexen (vgl. S. 250 ff.) anzureihen. Die Infiltration des Subarachnoidealraums und der ihn durchsetzenden Wurzeln, gemeinsam mit der durch die Entzündung hervorgerufenen intrakraniellen Drucksteigerung rufen nicht nur Kopfschmerzen, Erbrechen (Vagusreizung), sondern auch Pulsverlangsamung als Reiz-, Pulsbeschleunigung als Lähmungssymptom von seiten des Vagus hervor. Schließlich können auch corticale Reiz- und Ausfallserscheinungen, Unruhe, Delirien, Krämpfe einerseits, Benommenheit, Sopor, eventuell Babinski andererseits auftreten; gleichzeitige encephalitische Herde können auch verschiedene Lähmungen verursachen, z. B. der Extremitäten oder im Bereiche von Hirnnerven.

An den *Augen* kommt es zur Anisokorie, die Pupillen reagieren wenig ausgiebig auf Licht und Konvergenz, die Bulbi sind druckempfindlich, es treten Augenmuskellähmungen auf, eventuell kommt es zu Konvergenz- oder zu Blicklähmungen. In schweren Fällen besteht Lagophthalmus, die Kranken liegen Tag und Nacht mit halbgeöffneten Augen da und sind der Gefahr einer schweren Keratitis infolge Austrocknung der Hornhaut ausgesetzt (Keratitis e lagophthalmo). Es wird nicht selten Nystagmus beobachtet, der meist ein horizontaler oder horizontal-rotatorischer, grobschlägiger ist, entweder durch encephalitische Herde im Hirnstamm oder durch Labyrintherkrankung ausgelöst wird. Der Sehnerv kann im Verlaufe einer Meningitis in Mitleidenschaft gezogen sein, so daß es zu Neuritis nervi optici oder zu Stauungspapille kommt.

Von seiten des *Ohres* finden wir akute oder chronische Mittelohreiterung (relativ häufig Scharlachotitis), mitunter mit schwerer Destruktion des Knochens mit und ohne Cholesteatom, oft hochgradige Schwerhörigkeit oder Taubheit, begleitet von schweren vestibulären Symptomen, wenn die Eiterung durch das Labyrinth geht. Bezüglich des Lumbalpunktates vgl. S. 88.

1. Die *seröse Meningitis* und *Meningoencephalitis*. Es bestehen ausgesprochene meningeale Symptome, das Krankheitsbild erscheint oft als ein sehr schweres. Die Lumbalpunktion ergibt außer erhöhtem Druck, leichter Zellvermehrung und geringer Gerinnselbildung bei längerem Stehen negativen Befund. Abducensparese findet sich bei otogener seröser Meningitis mit Ödem in der Gegend der Pyramidenspitze (GRADENIGOS Symptom). Häufig geht diese Form in Heilung über; es kann aber noch nach Wochen, selbst nach Monaten unvermutet der Tod unter heftigen Kopfschmerzen, Erbrechen, Nackensteifigkeit, Bewußtseinsverlust, Paresen eintreten; in diesen Fällen dürfte die seröse Meningitis nur das erste Stadium einer eitrigen darstellen.

Bei Kindern, seltener bei Erwachsenen, sehen wir mitunter mit dem Beginn einer Otitis media Zustandsbilder, die klinisch einer Meningitis gleichen, bis auf eine eventuelle Druckerhöhung einen negativen Liquorbefund ergeben und meist in kurzer Zeit wieder schwinden. Im Gegensatz zur serösen Meningitis besteht in diesen Fällen oft kein Kernig, keine Dermographie, keine Reflexsteigerung, aber starke Kopfschmerzen, Unruhe, Schlaflosigkeit, Erbrechen, Krämpfe, hohes Fieber, Nackensteifigkeit, Erscheinungen, die, wie gesagt, rasch wieder schwinden können. Man hält sie für meningeale Reizerscheinungen und spricht von *Meningismus*.

2. Die *circumscripte eitrige Meningitis*. Sie tritt in der hinteren oder mittleren Schädelgrube auf und erzeugt je nach ihrer Lage und Ausdehnung neben den allgemeinen, bereits geschilderten Erscheinungen verschiedene Lokalsymptome, z. B. von seiten der basalen Hirnnerven, der Augenmuskelnerven (bes. des Abducens), des Facialis und der Vagus-Glossopharyngeusgruppe. Diese Form der Meningitis ist meist mit anderen otogenen Komplikationen, wie Hirnabsceß oder Sinusthrombose, vergesellschaftet. Der Liquor ist trübe, zeigt Pleocytose, ist aber meist steril.

3. Die *diffuse eitrige Meningitis*. Neben der schweren Mittelohreiterung, die von höhergradiger Schwerhörigkeit begleitet ist, kommt es rasch zu Erscheinungen von seiten des Processus mastoideus (Ödem über demselben, Druckschmerzhaftigkeit, Senkung der oberen Gehörgangswand), oder es ist eine Labyrinthitis vorhanden, wobei die hochgradige Schwerhörigkeit oder Taubheit mit vestibulären Erscheinungen (Nystagmus höheren Intensitätsgrades zum gesunden Ohr, Fallen und Vorbeizeigen zum kranken Ohre) verbunden ist. Es bestehen schwere Allgemeinsymptome. Im Auge kann es auch zu eitriger Iridocyclitis kommen oder zum Absceß im Glaskörper. Ist besonders die Spitze der Orbita von der Eiterung betroffen, so kann eventuell auch einseitiges Lidödem, Protrusio bulbi mit Beweglichkeitseinschränkung des Auges infolge Stauung in den Venen der Orbita auftreten. Das Lumbalpunktat ergibt stärker getrübten, sehr zellreichen Liquor mit reichem Eiweißgehalt, oft auch mit positivem Bakterienbefund. Die eitrige Meningitis kann apoplektiform auftreten und einen sehr raschen Verlauf nehmen, besonders wenn ein extraduraler Absceß oder ein Hirnabsceß plötzlich in den Ventrikel oder gegen die Außenfläche durchbricht, in anderen Fällen wieder zeigt sie einen mehr protrahierten Verlauf.

Die otogene Meningitis ist von einer *tuberkulösen* manchmal schwer zu unterscheiden, da auch neben der letzteren nicht so selten eine unspezifische Mittelohreiterung besteht. Der Verdacht auf eine tuberkulöse Meningitis wird verstärkt, wenn sich Zeichen einer tuberkulösen Mittelohreiterung vorfinden, so z. B. multiple Perforation des Trommelfells. Das Auftreten miliarer Knötchen in der Chorioidea und das Lumbalpunktat (Vorhandensein des typischen zarten Gerinnsels, eventuell von Tuberkelbacillen) gestatten manchmal die Differentialdiagnose.

Finden sich bei einer eitrigen Ohraffektion meningeale Symptome, so weist dies auf die Notwendigkeit eines *operativen Eingriffes* hin (Trepanation des Warzenfortsatzes, Freilegung der Dura[1], eventuell Eröffnung des Labyrinths). Der operative Eingriff ist selbst bei Vorhandensein von Mikroorganismen im Punktate gerechtfertigt. Ferner wird häufige Lumbalpunktion empfohlen. Auch kommt Behandlung mit Autovaccine, intravenöse Injektion von Urotropin (5—10 ccm, 40 proz. Lösung), intravenöse Injektion von Trypaflavin (10—50 ccm einer 1—2 proz. Lösung) in Anwendung.

Die übrigen Maßnahmen wie Ruhe, Eisbeutel auf den Kopf, kombiniert mit heißen Rumpfpackungen (besonders von SCHLESINGER empfohlen), Sorge für Stuhl- und Harnentleerung (eventuell Katheterismus) sind dieselben wie sonst bei Meningitis.

f) Der otitische Hirnabsceß.

Die otitischen Hirnabscesse, die sich häufiger aus einer chronischen, als aus einer akuten Mittelohrentzündung entwickeln, liegen meist in nächster Nähe des kranken Ohres oder Knochens (s. besonders KÖRNER), können aber auch von der eiternden Ohrstelle entfernt vorkommen, wenn sie durch meningeale Fortleitung oder metastatisch entstehen. Über die Überleitungswege vom Mittelohr auf das Gehirn wurde bereits gesprochen.

Die Erreger sind die gleichen wie bei der Meningitis, vor allem finden wir Pneumokokken und Kapselbakterien (vgl. NEUMANN). Zumeist besteht ein einziger Absceß, es kann aber auch zur Bildung multipler Abscesse kommen, die sich dann häufig als fortgeleitete darstellen.

Der Absceß entwickelt sich seltener in der Rinde, häufiger in der Tiefe der Hirnsubstanz; anfangs kommt es zu mehr unscharf abgegrenzter Infiltration, später zu eitriger Einschmelzung. Er ist bei längerem Bestande häufig durch eine pyogene Membran abgekapselt, die aber noch nicht den Stillstand des Prozesses bedeuten muß; denn auch in der Umgebung abgekapselter Abscesse kann es zu encephalitischen Herden kommen. Wir finden vom Ohr ausgehend in der mittleren Schädelgrube Großhirnabscesse (vor allem den Schläfenlappenabsceß) und in der hinteren Schädelgrube den Kleinhirnabsceß, den letzteren seltener als den ersteren.

Der *Schläfenlappenabsceß* entsteht meist (infolge Fortleitung der Infektion von den Meningen längs der Gefäßscheiden) in der weißen Substanz, wo er sich rasch ausbreiten kann (vgl. HOFMANN). Infolge der gesonderten Gefäßversorgung der

---

[1] Eine Eröffnung der Dura selbst ist bei seröser Meningitis nur in solchen Fällen zu empfehlen, wenn die Dura weitgehende, lokale entzündliche Reaktionen zeigt, dagegen bei eitriger Meningitis geboten.

Rinde macht er meist an dieser halt, die vor allem von den Meningen her direkt ergriffen werden kann. Meist ist der Gyrus temporalis tertius und Gyrus fusiformis betroffen. Der Schläfenlappenabsceß strebt zum Unterhorn hin. Der *Kleinhirnabsceß* hingegen, der sich nach OPPENHEIM vor allem an den vorderen äußeren Anteilen der Kleinhirnhemisphäre findet, ist nach FREMEL spaltförmig, folgt der Markstrahlung, ist von stark infiltriertem Gewebe umgeben.

Seit jeher werden im *Verlaufe* der otitischen Hirnabscesse *vier Stadien* unterschieden, das initiale, das latente, das manifeste und das terminale. Im Beginn zeigen sich unbestimmte Symptome, geringe Temperatursteigerung, Kopfschmerzen, eventuell Erbrechen; während der Latenz (selbst mehrere Monate dauernd) bestehen auch geringe Kopfschmerzen, Schwindel, von Zeit zu Zeit Temperaturerhöhungen, psychische Störungen (Apathie, morose Stimmung, Benommenheit, Schläfrigkeit, Gedächtnisschwäche). Im manifesten Stadium, das am ehesten eine Diagnose gestattet, treten neben den allgemeinen auch lokale Hirnsymptome (und meningitische Erscheinungen) auf. Es kann sich manchmal ziemlich direkt an das Initialstadium anschließen. Im terminalen kommt es unter den zunehmenden Symptomen des Hirndrucks, an dem auch Hirnödem beteiligt sein kann, oder auch unter encephalitischen und meningitischen Erscheinungen (Durchbruch in den Subarachnoidealraum) zum Tode. Schließlich kann auch ein Durchbruch in den Ventrikel erfolgen; in diesem Falle treten hohes Fieber, Erweiterung der Pupillen, allgemeiner Muskelrigor, Nystagmus, eventuell von vertikaler Richtung (RUTTIN), Konvulsionen, Bewußtlosigkeit und schließlich Atemlähmung auf. In manchen Fällen von Hirnabsceß weicht die Temperatur bis zum Ende nur wenig von der Norm ab; ja es können sogar manchmal subnormale Temperaturen beobachtet werden.

1. *Der Schläfenlappenabsceß.* Er geht meist aus einer Attik-Antrumeiterung mit Durchbruch durch das Tegmen tympani hervor. Daher sehen wir im Ohr Perforation der Shrapnellschen Membran oder es befindet sich mit oder ohne Perforation dieser Membran eine Fistel in der oberen Gehörgangswand, nahe dem Trommelfell. Häufig besteht ein Cholesteatom des Attiks oder wir sehen, daß eine chronische Eiterung im Attik akut exacerbiert; die Eiterung im Mittelohr kann aber bereits geheilt sein und es sind eventuell nur ihre Residuen zu sehen, wenn der Absceß auftritt. Wie bereits erwähnt, kann es eventuell in seltenen Fällen vom oberen Bogengang aus zur Infektion des darüber liegenden Schläfenlappens kommen und in diesem Fall zeigen sich Symptome von seiten des Labyrinths (Drehschwindel, Spontannystagmus, Unerregbarkeit neben Schwerhörigkeit oder Taubheit; Fistelsymptom).

Als *Allgemeinsymptome* finden wir als Zeichen erhöhten Hirndrucks Kopfschmerzen, Erbrechen, herabgesetzte Pulsfrequenz, Schwindel. Für den Kopfschmerz ist die Verstärkung durch Kopfbewegung, vor allem aber durch Husten, Pressen (infolge Steigerung des intrakraniellen Druckes) charakteristisch. Der Patient ist schläfrig, apathisch, hat manchmal Verwirrtheitszustände. Die Temperatur ist erhöht, mitunter ist hohes Fieber vorhanden. Im Stadium der Latenz kann die Temperatur normal sein und zeigt nur hier und da auftretende, subfebrile Steigerungen. Bei Schläfenlappenabsceß kann es vorkommen, daß unmittelbar nach einer Operation am Ohre ohne Eröffnung des Abscesses die

Temperatur plötzlich stark in die Höhe geht. Die Blutuntersuchung läßt eine meist nicht sehr hochgradige Leukocytose erkennen.

Da die Hörbahn partiell kreuzt und das Hörzentrum im Schläfenlappen mit beiden Ohren, stärker mit dem kontralateralen in Verbindung steht, kann mitunter das Auftreten von Schwerhörigkeit auf der gesunden Seite bei einseitiger Mittelohreiterung auf den Bestand eines Schläfenlappenabscesses hindeuten[1]. Bezüglich der *Lokalsymptome*, die beim Rechtshänder nur bei linksseitigem Schläfenlappenabsceß relativ frühzeitig auftreten (umgekehrt beim Linkshänder), kann auf einen früheren Abschnitt verwiesen werden (s. Kap. I). Erwähnenswert erscheint, daß die Intensität der Symptome Schwankungen unterworfen ist. Wichtig ist die lokalisierte Klopfempfindlichkeit des Schädels über dem Schläfenlappen in solchen Fällen. Die Klopfempfindlichkeit und der spontane Kopfschmerz sind meist an der gleichen Stelle lokalisiert, doch können auch hiervon Ausnahmen vorkommen. Hier sei noch die Bedeutung der *Nachbarschaftssymptome*, insbesondere beim rechtsseitigen Schläfenlappenabsceß, wegen dessen Symptomenarmut beim Rechtshänder, hervorgehoben. Auch sie sind in ihrer Intensität Schwankungen unterworfen. Sie betreffen (vgl. S. 72) die vordere Zentralwindung, den Parietallappen, die innere Kapsel, die Stammganglien, Mittel- und Kleinhirn und vor allem die Sehstrahlung. So steht unter den Augensymptomen die *homonyme Hemianopsie* der gegenüberliegenden Seite an erster Stelle. Sie kommt dadurch zustande, daß der Absceß in der Tiefe des Schläfenlappens gegen das Unterhorn hin vorwächst, dessen laterale Wand die Radiatio optica bildet. Da der Absceß häufig von unten her nach oben wächst, so entwickelt sich oft durch Schädigung der ventral liegenden Fasern der Sehstrahlung eine inkomplette, homonyme Hemianopsie, zumeist eine obere Quadrantenhemianopsie. Im Beginn ist die Hemianopsie oft nur bei Prüfung mit farbigen Marken (besonders rot und grün) feststellbar.

Häufiger als zu einer Stauungspapille kommt es zur Entwicklung einer Neuritis nervi optici, während beim Kleinhirnabsceß eher das umgekehrte Verhalten zu verzeichnen ist. Meist sind die Veränderungen im *Augenhintergrund* auf der Seite des Abscesses stärker als auf der gegenüberliegenden. Manchmal können überraschenderweise erst nach operativer Eröffnung des Abscesses Fundusveränderungen deutlich werden (Resorption von Toxinen? Vgl. HEINE, NEUMANN).

Von den *Augenmuskelnerven* wird zunächst der Oculomotorius betroffen, der an der Basis des Schläfenlappens verläuft. Es kommt häufig zur Lähmung einzelner Äste des Oculomotorius (besonders Ptosis!), seltener zu seiner kompletten Lähmung. Beim Schläfenlappenabsceß wird häufiger der Oculomotorius als der Abducens befallen, während sich auch diesbezüglich beim Kleinhirnabsceß ein umgekehrtes Verhalten feststellen läßt.

Auch Störungen des *Geruchssinnes* vorwiegend der gleichen, manchmal beider Seiten werden bemerkt (Übergreifen auf die medialen Anteile des Temporallappens). Ferner können sich Erscheinungen von seiten des *Trigeminus* einstellen, wenn das Ganglion Gasseri mitergriffen ist.

2. *Der Kleinhirnabsceß.* Der Kleinhirnabsceß setzt sich, wie bereits oben beschrieben, meist aus einer Labyrintheiterung fort, er entsteht seltener mit

[1] Doch wird die Verwertbarkeit der kontralateralen Hörstörung für die Diagnose des Schläfenlappenabscesses von manchen Autoren bezweifelt.

Umgehung des inneren Ohres vom Processus mastoideus aus oder als Komplikation einer Thrombose des Sinus sigmoideus, so daß er mit einer Labyrinthitis, Meningitis oder Sinusthrombose vergesellschaftet sein kann. Am häufigsten liegt bei Kleinhirnabsceß eine chronische, akut exacerbierte Mittelohreiterung mit Cholesteatom vor, seltener eine akute Mittelohrentzündung.

Es können demnach noch die Erscheinungen der akuten *Labyrinthitis* bestehen mit hochgradiger Schwerhörigkeit oder Ertaubung, Ohrensausen, Schwindel, Erbrechen, Fallneigung zum erkrankten Ohr, Nystagmus höheren Intensitätsgrades zum gesunden Ohr, eventuell Fistelsymptom; oder aber die Labyrinthitis ist abgelaufen, der Patient ist taub und labyrinthär unerregbar.

Als *Allgemeinsymptome* finden sich Schlafsucht, körperlicher Verfall, starker Kopfschmerz im Hinterhaupte (manchmal aber auch in der Stirn, was irreführen kann), Nackensteifigkeit. Der Puls ist verlangsamt und labil, besonders bei Lagewechsel. Der Patient erbricht häufig, manchmal auch nur bei Lagewechsel, resp. das Erbrechen ist an bestimmte Körperlagen gebunden. Ähnliches gilt für den Schwindel. Die Atmung ist unregelmäßig, in vorgeschrittenen Fällen kann Cheyne-Stokessches Atmen auftreten. Die letztgenannten Symptome sind als Nachbarschaftssymptome von seiten des verlängerten Markes aufzufassen. Die Temperatur ist normal, es kommen aber auch subnormale Temperaturen beim Kleinhirnabceß vor. Bei Durchbruch desselben kann es zu bedeutendem Fieberanstieg kommen.

Bezüglich der *Lokalsymptome* von seiten des Kleinhirns sei auf Kap. I verwiesen. Hier sei nur hervorgehoben, daß die Ataxie, der bestehende Schwindel, die Gleichgewichtsstörungen, das Fallen sich oft schwer *gegenüber* den Erscheinungen von seiten des *Labyrinths* abgrenzen lassen. Differentialdiagnostisch ist wichtig, daß bei Labyrinthaffektion Nystagmus, Fallen und Vorbeizeigen eine streng gesetzmäßige Abhängigkeit voneinander zeigen, Fallen und Vorbeizeigen zur langsamen Komponente gerichtet sind, während bei Kleinhirnerkrankungen oft Fallen, Vorbeizeigen und Nystagmus zur gleichen Seite erfolgen.

Erscheinungen am *Auge* sind relativ häufig, so Neuritis nervi optici oder Stauungspapille[1]; oft ist der Abducens der gleichen oder der Gegenseite gelähmt. Durch Druck des Kleinhirnabscesses auf die Medulla oblongata und den Pons oder durch Weitergreifen der Entzündung auf die Brücke kann es zu Blicklähmung zur erkrankten Seite kommen, mitunter tritt konjugierte Deviation der Augen zur gesunden Seite auf. Auf ähnliche Weise wird wahrscheinlich auch der fast immer vorhandene Nystagmus hervorgerufen, der meist zur erkrankten Seite schlägt. Oft beobachtet man auch das Umschlagen der Richtung des Nystagmus (Neumann), indem ein infolge Erkrankung resp. Ausschaltung des betreffenden Labyrinths zur Gegenseite schlagender Nystagmus bei Auftreten eines Kleinhirnabscesses in einen Nystagmus zur gleichen Seite umschlägt. Dies erklärt sich zum Teil aus dem Befallensein der Vestibulariskerne durch Druck und kollaterale Entzündung, zum Teil durch eine Läsion von Kleinhirnfasern zu den Vestibulariskernen (Fasc. uncinatus, S. 235), die auf diese hemmend wirken. Die Umkehr und der häufige Wechsel der Schlagrichtung des Nystagmus sind recht charakteristisch für die Mitbeteiligung des Kleinhirns.

[1] Es ist darauf hinzuweisen, daß nach Jansen und anderen ein Empyem des Warzenfortsatzes gelegentlich auch ohne intrakranielle Komplikationen zu Stauungspapille führen kann.

Bei Kleinhirnabsceß kann es von seiten der Hirnnerven auch zu Affektion des motorischen und sensorischen Trigeminus derselben Seite kommen (Ausfall des Cornealreflexes, Hypästhesie, Abweichen des Unterkiefers nach der kranken Seite). Ferner können Lähmungs- oder Krampfsymptome im Facialis derselben Seite auftreten.

Betreffs des Verhaltens des *Lumbalpunktates* (vgl. Kap. II) sei hier nochmals daran erinnert, daß dieses bei Hirnabszessen klar und steril bleiben kann, solange es zu keiner meningealen Infektion gekommen ist, daß indes häufig ein getrübtes, steriles Punktat gefunden wird, die Zellzählung bei den meisten Fällen Pleocytose zeigt (vgl. bes. LUND[1]).

Therapie: Der Schläfenlappenabsceß wird durch Entfernung des Tegmen tympani et antri, sowie eines großen Teiles der Schuppe des Schläfenbeins freigelegt und eröffnet. Die Eröffnung des Kleinhirnabscesses ist schwierig, man legt vor dem Sinus sigmoideus die Dura frei, eröffnet bei Sinusthrombose den Sinus oder geht bei Mitbeteiligung des Labyrinthes durch dieses. Vor der Eröffnung des Abscesses wird zunächst die Dura gespalten und das Gehirn punktiert; trifft man auf Eiter, so wird der Absceß breiter eröffnet. In der Nachbehandlung trachtet man den Absceß zu drainieren (Gummidrains, Jodoformgaze oder Glasdrains usw.) und ihn offenzuhalten, bis er sich nach und nach von innen her durch Granulationen schließt. Andere bevorzugen Ausspülung der Absceßhöhle mit physiologischer Kochsalzlösung, 2proz. Borsäurelösung usw.

Überblicken wir nochmals kurz die *einzelnen intrakraniellen Komplikationen,* so ist ihre Differentialdiagnose mitunter schwer zu stellen und ergibt sich oft erst im Verlaufe einer Ohroperation. Die Sinusthrombose ist vor allem durch das septische Fieber, Auftreten von Schüttelfrost und Rückkehr der Temperatur zur Norm nach kurzdauerndem Fieberanfall charakterisiert. Extraduraler Absceß oder circumscripte Meningitis lassen sich aus umschriebenem Kopfschmerz, fötider Sekretion aus dem Mittelohr bei leichter Temperaturerhöhung erschließen, sie sind aber oft auch nur Teilsymptome weiterer intrakranieller Komplikationen, wie besonders des Hirnabscesses. Die diffuse Meningitis ist meist aus den Allgemeinsymptomen und dem Lumbalpunktate zu diagnostizieren. Der Schläfenlappenabsceß tritt bei intaktem Innenohre auf und zeigt die für die genannte Region geschilderten Lokal- und Nachbarschaftssymptome, während beim Kleinhirnabsceß außer den Symptomen von seiten dieses Hirnteils die Labyrinthitis, Sinusthrombose, Fundusveränderungen hervortreten. Immerhin ist zu bedenken, daß die Hirnabscesse lange latent verlaufen können. Gegen sonstige Lokalerkrankungen des Gehirns (Tumoren, Tuberkel, Gumma, Encephalitis, Gefäßprozesse) lassen sich die geschilderten intrakraniellen Komplikationen in der Regel ziemlich leicht abgrenzen, wenn sich Zeichen einer Mittelohreiterung resp. Mastoiditis nachweisen lassen. Auch der Blutbefund (Leukocytose!) und Temperaturverlauf (s. oben) können hier unterstützend sein.

g) Tuberkulose.

Auch eine *Tuberkulose* des Mittelohres kann durch das Innenohr oder mit Umgehung desselben gegen das Endocranium vordringen und erzeugt dann tuberkulöse Granulationen der Dura. Häufig ist zugleich der Warzenfortsatz

[1] LUND, Z. Hals- usw. Heilk. **14**, 341 (1926).

von dem spezifischen Prozeß durchsetzt. Die Erscheinungen sind dann ähnlich denen einer durch einen extraduralen Absceß komplizierten Mittelohreiterung. Es kann aber auch zur Mitbeteiligung des Schläfenlappens und des Kleinhirns kommen.

2. Tumoren.

Nicht nur Entzündungen, sondern auch *Tumoren* des Gehörorgans können gegen das Hirn vorbrechen. Carcinome, Endotheliome und Sarkome des Mittelohres dringen selten in das Innenohr ein, durchbrechen eher das Tegmen tympani, wölben die Dura gegen den Schläfenlappen vor und durchwachsen schließlich diese Membran. Die Tumoren des Schläfenbeins bestehen häufig gleichzeitig mit einer chronischen Mittelohreiterung. Sie machen, insofern sie gegen die Dura vordringen, heftige lokalisierte Kopfschmerzen, ferner Erscheinungen von seiten der basalen Hirnnerven. Es treten Augenmuskellähmungen auf, des weiteren häufig heftige Neuralgien im Bereiche des vom Trigeminus versorgten Gebiets, eventuell auch Facialislähmung; wenn der Octavus ergriffen ist, besteht Schwerhörigkeit oder Taubheit neben vestibulären Erscheinungen, wie Nystagmus, Gleichgewichtsstörungen und Schwindel, herabgesetzte oder erloschene Erregbarkeit des Vestibularis. Die letzteren Erscheinungen treffen wir auch in den seltenen Fällen von Duraendotheliom im Bereich des Schläfenbeins. Bricht der Tumor durch den Processus mastoideus in den hinteren Teil der hinteren Schädelgrube gegen das Os occipitale hin ein, so kommt es zu Paresen im Bereiche des Glossopharyngeus, Vagus, Accessorius und Hypoglossus.

Bezüglich der von den Scheiden des Octavus sich entwickelnden *Neurinome* resp. sonstiger Acusticus- oder Kleinhirnbrückenwinkeltumoren, bei denen sich vor allem Octavussymptome finden, sei auf Kap. I verwiesen. Das Mittelohr ist in diesen Fällen natürlich intakt.

B. Die rhinogenen endokraniellen Komplikationen[1].

Fast stets im Gefolge von akuten oder chronischen, entzündlichen Veränderungen in den Nasennebenhöhlen, z. B. bei Influenza oder Scharlach auftretend, sind sie im Verhältnis zu den vom Ohr ausgelösten endokraniellen Komplikationen seltener zu beobachten. Direkte Überleitung einer Erkrankung aus der Nasenhöhle auf das Endocranium (meist durch die Lamina cribrosa) ist ein ungemein seltenes Vorkommen. Neben den Nebenhöhlenerkrankungen kommt den Operationen in der Nase am Septum und an den Nebenhöhlen eine gewisse Bedeutung als Ursache endokranieller Komplikationen zu.

Topographisch sind dem Gehirn die Stirnhöhle, das Siebbein und die Keilbeinhöhle benachbart. Der individuell verschieden großen Stirnhöhle liegen in der vorderen Schädelgrube der Frontalpol des Gehirns, der basale Anteil des Gyrus frontalis superior, die Gyri orbitales an; auch das Siebbein grenzt an den Boden der vorderen Schädelgrube, seltener erstreckt es sich bei großer Ausdehnung der hinteren Siebbeinzellen[2] nach hinten bis in den Bereich der

[1] BURGER, Die nasalen endokraniellen Komplikationen. Handbuch der Nasen- und Ohrenheilkunde 1927.

[2] Das Siebbein besteht aus pneumatischen Zellen, deren vordere Gruppe (vorderes Siebbein) sich in den mittleren, deren hintere Gruppe (hinteres Siebbein) sich in den oberen Nasengang öffnet.

mittleren Schädelgrube; über dem Siebbein liegen der Gyrus rectus, der Bulbus und Tractus olfactorius und die Gyri orbitales. Die Keilbeinhöhle erstreckt sich meist nicht weit über die Sella turcica hinaus und liegt demnach meist zur Gänze in der mittleren Schädelgrube, reicht aber mitunter bei stärkerer Ausdehnung noch in die vordere und hintere Schädelgrube hinüber; sie steht mit dem Chiasma, der Hypophyse, dem Sinus cavernosus, damit auch mit den Augenmuskelnerven und der Carotis in nachbarlicher Beziehung.

Die *Überleitung der Entzündung von den Nebenhöhlen* in das Schädelinnere kann auf dem Wege der Lymphströmung erfolgen, da wahrscheinlich Lymphwege eine Verbindung zwischen dem Subarachnoidealraum und der Nebenhöhlenschleimhaut vermitteln. Sie kann ferner durch Osteomyelitis der Schädelknochen oder durch Ostitis der mitunter sehr dünnen Knochenwand zustande kommen (mit Fistelbildung), weiter unter Benutzung von präexistierenden Knochendefekten, da mitunter Dehiscenzen der Begrenzungswand mit Aneinanderliegen von Nebenhöhlenschleimhaut und Dura bestehen.

Dem Blutstrom folgend, kann die Infektion von der erkrankten Nebenhöhlenschleimhaut ins Gebiet der Vena ophthalmica, des Plexus pterygomaxillaris, in den Sinus cavernosus und in den Sinus longitudinalis superior übergehen. Die Vena ophthalmica und der Plexus pterygomaxillaris führen weiter in den Sinus cavernosus. Außerdem bestehen kleine direkte Gefäßverbindungen (Venae perforantes) zwischen Stirnhöhle und Siebbein einerseits, Dura und Gehirn andererseits. Schließlich kann die Erkrankung der Nebenhöhlen eine Septicopyämie hervorrufen, die metastatisch endokranielle Komplikationen auslöst.

Von der Stirnhöhle kommt es zum Hirnabsceß[1] oder zur Konvexitätsmeningitis; die Ursache hierfür ist meist eine Osteomyelitis des Stirnbeines. Von den Siebbeinzellen geht am ehesten eine Meningitis aus, seltener ein Hirnabsceß, der dann in den Gyri orbitales seinen Sitz hat. Von der Keilbeinhöhle aus kommt es entweder zu Meningitis oder zu Thrombose des Sinus cavernosus. Von der Kieferhöhle her entwickeln sich nur höchst selten endokranielle Komplikationen, eventuell auf dem Wege über die Orbita oder über den Plexus pterygomaxillaris zum Sinus cavernosus.

Die *Diagnose* einer ursächlichen Nebenhöhlenerkrankung bei entzündlicher Hirnerkrankung bereitet oft Schwierigkeiten, da trotz schwerer Nebenhöhlenerkrankungen der rhinoskopische Befund geringfügig und auch der Röntgenbefund vieldeutig sein kann.

Der Extraduralabsceß. Der Eiter liegt zwischen Knochen und Dura, welche abgehoben ist. Von hier aus kann es weiter zu Meningitis, Hirnabsceß und Sinusphlebitis kommen. Mitunter liegt der Absceß zwischen den Blättern der Dura als intraduraler oder auch (als umschriebene Eiterung im Arachnoidealraum) als subduraler Absceß.

Der Extraduralabsceß ist selten sicher zu diagnostizieren, da er meist ohne charakteristische Symptome verläuft. Nur hartnäckige, umschriebene Kopf-

[1] Eiterungen der Orbita, resp. Orbitaphlegmonen (nach Verletzungen, eitrigen Entzündungen des Bulbus, Operationen am Bulbus und seinen Anhangsgebilden, infolge Erysipel des Gesichtes, Nasenfurunkeln, als metastatische Abscesse usw.) können ebenfalls zu Hirnabsceß und zu Meningitis führen.

schmerzen neben Temperatursteigerung deuten mitunter auf ihn. Er wird meistens gelegentlich der Operation aufgedeckt, zum Beispiel bei einer Stirnhöhlenoperation.

Der Hirnabsceß. Er hat seinen Sitz fast stets im *Stirnhirn* und tritt einfach oder multipel auf. Wenn die erkrankte Nebenhöhle über die Sagittallinie auf die andere Seite hinüberreicht, kann er eventuell auf der der erkrankten Seite gegenüberliegenden Hirnhälfte zur Entstehung kommen. Er entwickelt sich im Anschluß an eine Osteomyelitis oder an eine Phlebitis.

Der Stirnhirnabsceß bewirkt als *Lokalsymptome* einseitige, homolaterale Geruchsstörungen, motorische Reiz- oder Lähmungserscheinungen im Facialis und der Extremitätenmuskulatur der Gegenseite, frontale Ataxie, Veränderungen des Charakters und der Stimmung, schließlich wenn er im linken Stirnhirn sitzt, eventuell motorische Aphasie (vgl. Details S. 56ff.).

Die *Allgemeinsymptome* sind, wie sonst beim Hirnabsceß, vor allem Zeichen von Hirndrucksteigerung; die Temperatur ist nicht immer erhöht.

Die Thrombose des Sinus cavernosus und longitudinalis. Die *Thrombose des Sinus cavernosus* kann, abgesehen vom typischen Symptom jeder entzündlichen Sinusthrombose, dem Schüttelfrost, zu Erscheinungen von seiten der Augen führen, die meist beiderseitig auftreten; es kommt zu Ödem der Lider, Chemose der Bindehaut, Protrusion der Bulbi infolge Störung des venösen Abflusses aus der Orbita, teils hierdurch, teils durch Affektion der Augenmuskelnerven auch zur Einschränkung der Beweglichkeit der Augen. Aber auch die Venen des Augenhintergrundes sind gestaut; es finden sich dadurch eventuell Blutungen in der Netzhaut, Neuritis nevi optici. Es kann sich schließlich auch eine Orbitalphlegmone entwickeln.

Die *Thrombose des Sinus longitudinalis* kann sich durch ödematöse Schwellung der Stirn und des Scheitels, durch Absceßbildung an dieser Stelle, schließlich durch beiderseitige Lähmungen zu erkennen geben.

Häufig kommt es bei den genannten Formen von Thrombose zu meningitischen Begleiterscheinungen oder es bilden sich rasch Abscesse des Gehirns.

Die *eitrige Leptomeningitis.* Sie verläuft sehr rasch unter ähnlichen Erscheinungen, wie wir sie schon früher (S. 326) geschildert haben. Mitunter kommt es zu seröser Meningitis oder zu Meningoencephalitis.

Bezüglich der Lumbalpunktion bei den endokraniellen Komplikationen s. Kap. II.

Auch *Geschwülste* der Nase und ihrer Nebenhöhlen können durch die Schädelbasis durchbrechen und Symptome von seiten der Meningen, der basalen Hirnnerven und des Gehirns verursachen. Es sind zumeist maligne Tumoren des Siebbeins und der Keilbeinhöhlen, die über deren Grenzen gegen das Gehirn vorwachsen.

Geschwülste der Kieferhöhle breiten sich meist gegen die Fossa pterygopalatina aus und verursachen eine Affektion des zweiten Trigeminusastes neben einer Parese des Abducens (Behr, vgl. S. 156). Tumoren des Siebbeins dringen gegen die Orbita oder gegen die Schädelbasis vor und ergreifen den Olfactorius und die Gyri orbitales. Aus den Keilbeinhöhlen hindurch gegen die Schädelhöhle wachsende Tumoren befallen die Hypophyse, das Chiasma, den

Hypothalamus und die Augenmuskelnerven. Tumoren des Nasenrachenraumes können sich auch gegen das Foramen jugulare ausbreiten, den Glossopharyngeus, Vagus und Accessorius affizieren[1].

C. Schmerzen im Bereiche des Trigeminus[2].

Schmerzen resp. Sensibilitätsstörungen im Bereiche des Kopfes, vor allem in dem vom Trigeminus versorgten, vor der sogenannten Scheitel-Ohr-Kinn-Linie (vgl. Abb. 85) gelegenen Gebiet, können bei Augen-, Ohren-, Nasen- und Nebenhöhlenerkrankungen in mannigfacher Weise zustande kommen. Zunächst ist daran zu erinnern, daß das trophische Zentrum des Nervus trigeminus und seiner drei Äste (N. ophthalmicus, N. maxillaris und N. mandibularis), das *G. Gasseri*, in der sogenannten Impressio trigemini auf der Felsenbeinspitze liegt, also Prozesse, vor allem entzündlicher Natur, die vom Mittel- oder Innenohr, eventuell unter Einschmelzung des Knochens vordringen, zu *Schmerzen* in Anfällen oder als Dauerzustand (eventuell auch Sensibilitätsstörungen), *im Bereiche des gesamten Ausbreitungsgebiets* des Trigeminus zu führen vermögen. Ebenso können natürlich basal-meningitische Prozesse, Tumoren der Schädel- oder Hirnbasis (Kleinhirnbrückenwinkel!) in der Nachbarschaft des N. trigeminus oder des G. Gasseri (gleichzeitig Mitbeteiligung besonders benachbarter Hirnnerven!), resp. auch Entzündungen oder Tumoren dieses Ganglions selbst Schmerzen oder auch sensible Ausfälle im Bereiche des gesamten Gebietes des Trigeminus hervorrufen. Das betroffene Hautbereich[3] ist aus Abb. 85 ersichtlich. Außerdem kann man auch Sensibilitätsstörungen resp. Areflexie von Conjunctiva, Cornea, Nasen-, Mund-, Wangen-, Zungen- und Gaumenschleimhaut (bis zum Arc. palatopharyngeus) finden.

In solchen Fällen kann natürlich der die Kaumuskulatur versorgende, dem dritten Ast sich anschließende *motorische Anteil* des Trigeminus mitbetroffen sein. Lassen wir den Patienten die Kiefer zusammenbeißen und palpieren wir die Masseteren und Mm. temporales, so können wir das Ausbleiben oder die Schwäche der Kontraktion dieser Muskeln auf der Seite der Erkrankung leicht feststellen. Öffnet der Kranke den Mund, so weicht der Unterkiefer nach der Seite der Parese ab. Ist der motorische Trigeminus doppelseitig betroffen, so hängt der Unterkiefer schlaff herab; legt man einen Spatel auf die untere Zahnreihe und beklopft denselben, so bleiben die normalerweise eintretenden reflektorischen Kontraktionen der Masseteren (*Masseterreflex*) nun aus.

---

[1] Ebenso können auch Tumoren der Orbita, die Protrusio bulbi, Beweglichkeitseinschränkung des Bulbus, einseitige Stauungspapille, einseitige Sehnervenatrophie oder Stauungen in den Augengefäßen mit Blutungen in der Netzhaut hervorrufen, durch das Foramen opticum, die Fissura orbitalis superior oder inferior gegen die Schädelhöhle vordringen.

[2] Vgl. Alexander, W., Neuralgie und Neuritis, spez. Pathologie und Therapie innerer Krankheiten von Kraus u. Brugsch **10**, 340 (1923). — Marburg, O., Der Kopfschmerz. Perles, Wien — Pseudoneuralgie. Wien. klin. Wschr. **1930**, Nr 41 — Innervat. der Mundhöhle, in Scheffs Handb. d. Zahnheilk., 4. Aufl., **3**.

[3] Bei längerem Bestehen der Trigeminusläsion kann sich von benachbarten Nervenästen her (Halsnerven, Vagus-Glossopharyngeus) eine gewisse Restitution entwickeln; besonders von den Cervicalnerven her wird das caudale Areal des Trigeminus mehr minder weitgehend (individuell in verschiedener Stärke) überlagert.

Der *erste Trigeminusast* (N. ophthalmicus) kann infolge seiner Beziehung zum Sinus cavernosus (bei entzündlichen Affektionen und Tumoren desselben oder auch der Hypophyse, Aneurysma der Carotis interna) gemeinsam mit den motorischen Augenmuskelnerven befallen werden; das gleiche gilt für Prozesse, welche auf die Fiss. orbitalis superior übergreifen, durch deren medialen Abschnitt ja die genannten Nerven in die Orbita eintreten. Vor allem aber sind es orbitale Prozesse, Affektionen des Bulbus (besonders Hornhauterkrankungen, Iritis, Glaukom, Refraktionsanomalien) und seiner Anhangsgebilde (manchmal schon abnorm starke Kontraktionen einzelner Augenmuskeln bei Paresen), sowie Erkrankungen der Stirnhöhle und der Siebbeinzellen, welche zu Schmerzen im Bereiche des ersten Astes führen.

Bekanntlich hat derselbe drei Zweige, einen lateralen, den vor allem zur Tränendrüse und zum äußeren Augenwinkel verlaufenden *N. lacrimalis*, einen mittleren, den unter dem Orbitaldach verlaufenden *N. frontalis*, und einen medialen, den in der Nähe der medialen Orbitalwand gelegenen *N. nasociliaris*. Der *N. frontalis* ist mit seinen Zweigen der Stirnhöhle nahe benachbart. Er entsendet zur Stirnhaut vor allem den *N. supraorbitalis*, der durch das gleichnamige Foramen (resp. die entsprechende Incisur) über dem oberen Orbitalrand durchtritt. Der *N. nasociliaris* gibt Zweige an das Ciliarganglion, den Bulbus (Nn. ciliares longi), den Tränensack, das Oberlid und die Haut im medialen Augenwinkel, schließlich an die äußere Nasenhaut und die Nasenschleimhaut ab (letztere wird versorgt durch Verzweigungen des *N. ethmoidalis anterior*, der durch das gleichnamige Foramen in nächster Nachbarschaft der Siebbeinzellen zunächst in die Schädelhöhle und durch die Lamina cribrosa in die Nase eintritt).

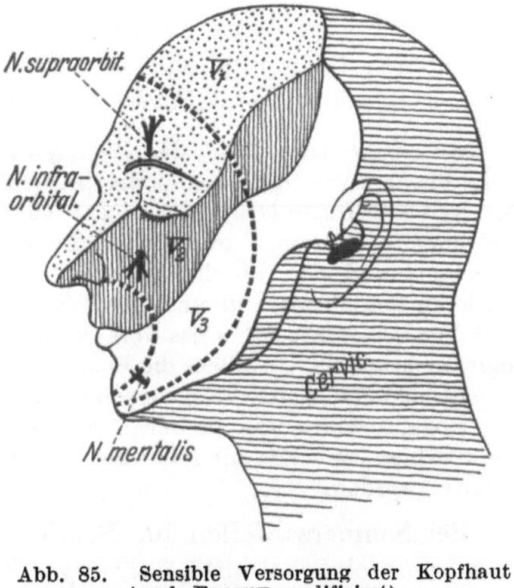

Abb. 85. Sensible Versorgung der Kopfhaut (nach FROHSE modifiziert).
Punktiert: Areal des ersten Trigeminusastes (V_1). Vertikal schraffiert: Areal des zweiten Trigeminusastes (V_2). Weiß: Areal des dritten Trigeminusastes (V_3). Horizontal schraffiert: Halsnerven. Schwarz (in der Concha): Verzweigungsgebiet des Ram. auricularis vagi. Gestrichelte Bögen: Grenzen segmentaler Formen von Sensibilitätsstörung (bei Herden im Rautenhirn).

Das dem ersten Trigeminusast zugehörige Hautareal (Nasenrücken, Stirnhaut, oberes Lid) ist aus Abb. 85 zu ersehen. Auch Conjunctiva und Cornea, die Schleimhaut der Stirnhöhle und des vorderen Abschnittes der Nase gehören zum Versorgungsgebiet dieses Nerven[1].

Besonders bei den schon oben erwähnten lokalen Erkrankungen des Auges kann der Schmerz auf das Auge beschränkt bleiben (*Ciliarneuralgie*). Andererseits finden wir beim *Empyem der Stirnhöhle*, daß nicht nur die Gegend des Foramen supraorbitale, sondern auch dessen weitere Nachbarschaft, entsprechend der Ausdehnung der erkrankten Höhle, druck- und klopfempfindlich ist. Wir können in den letztgenannten Fällen oft eine besondere Schmerzempfindlichkeit gegen Druck am inneren Augenwinkel feststellen. Ein wichtiges Hilfsmittel für die Diagnose stellt hier neben der rhinoskopischen die Röntgenuntersuchung dar, die aber durchaus nicht in allen Fällen von Stirnhöhlenaffektionen positiv ausfallen muß[2],

[1] Bezüglich des Herpes zoster ophthalmicus s. Kap. VII.

[2] Es ist an den *Vacuum-Kopfschmerz* (Unterdruckkopfschmerz) zu erinnern, der darauf beruhen soll, daß bei Verlegung der Verbindungen zwischen der Nase und der betreffenden Nebenhöhle in letzterer durch Resorption der Luft ein Unterdruck entsteht.

ferner die Beeinflußbarkeit des Schmerzes durch Cocainisieren der Nase, die sich auch bei den vom Os ethmoidale ausgehenden Schmerzen findet[1]. Nicht schwer ist es in der Regel, Schmerzanfälle im Bereiche des ersten Trigeminusastes von *Migräneanfällen* abzugrenzen, auch wenn in einem solchen Fall sich eine Druckempfindlichkeit in der Gegend des Foramen supraorbitale finden mag. Die Anamnese (Auftreten bei andern Mitgliedern der Familie), die Kombination des Anfalles mit Brechreiz, eventuell Flimmerskotom, die größere Ausdehnung des stundenlang kontinuierlichen Schmerzes lassen die Hemikranie leicht erkennen. Die Gebundenheit des Anfalles an eine Seite ist bei der letzteren auch nicht so streng wie bei der Trigeminusneuralgie.

Vor allem bei Erkrankungen im Bereiche der mittleren Schädelgrube, der Fossa pterygopalatina (resp. sphenomaxillaris), des Oberkiefers, der in ihm enthaltenen Highmorshöhle und der Alveolen der oberen Zähne wird der *zweite Trigeminusast* (*N. maxillaris*) betroffen.

Nach Durchtritt durch das Foramen rotundum und Passage der Fossa pterygopalatina zieht dieser durch die Fissura orbitalis inferior zum Boden der Orbita. Sein Hauptzweig, der *Nervus infraorbitalis*, tritt in den gleichnamigen Kanal des Oberkiefers und durch das gleichnamige Foramen unter dem unteren Orbitalrand zur Haut des unteren Lides, der Oberlippe und der dazwischenliegenden Gesichtspartie. Außerdem erhält die Haut der vorderen Schläfengegend und der Wange Fasern aus Ästen (*Nervus zygomatico-temporalis* und *N. zygomaticofacialis*) des vom N. maxillaris abgehenden *N. zygomaticus*. Für die Pathologie wichtig sind vor allem die Beziehungen der vom N. infraorbitalis zur oberen Zahnreihe abgehenden *Nn. alveolares superiores*[2] zur äußeren Wand der Highmorshöhle, weiter auch die Abgabe von Ästen in der Fossa pterygopalatina an das *Ganglion sphenopalatinum*[3], die von hier vor allem zur Nasenhöhle und zum Gaumen (durch den Canal. pterygopalatinus) geleitet werden.

Bei Schmerzanfällen im Bereiche des zweiten Astes des Trigeminus, wozu sich eventuell Sensibilitätsstörungen in den entsprechenden Hautarealen (Abb. 85), Druckempfindlichkeit in der Gegend des Foramen infraorbitale und am Jochbein (Austritt des N. zygomaticofacialis) gesellen können, wird man durch Nasenuntersuchung, Röntgendurchleuchtung eine Erkrankung der Highmorshöhle, weiter durch genaueste Zahnuntersuchung im Bereiche des Oberkiefers, die gegebenenfalls ebenfalls durch Röntgenuntersuchung zu ergänzen ist, eine eventuelle schmerzauslösende Caries, Pulpitis, Alveolarerkrankung nachzuweisen trachten.

Besonders im *Anschluß an Nebenhöhlenerkrankungen* (2. Trigeminusast und N. Vidianus der Keilbeinhöhle benachbart) soll es zu Affektionen des *G. spheno-*

[1] Bei *Stirnhöhlenaffektionen* ist das vordere Ende der mittleren Muschel verdickt, ödematös geschwollen. Nach ihrem Abschwellen durch Cocain-Adrenalintupfer erscheint eventuell schleimiges Sekret oder Eiter aus dem oberen Ende des Hiatus semilunaris im mittleren Nasengange. Bei Entzündungen im *Ethmoid* zeigt sich polypöse Schwellung der mittleren Muschel, die dem Os ethmoidale angehört, im mittleren Nasengange wölbt sich eventuell ödematöse, prolabierte Schleimhaut vor oder es hängen bereits gestielte Polypen herab; Eiter erscheint am unteren Ende des Hiatus semilunaris.

[2] Dieselben geben auch Äste zur Schleimhaut der Kieferhöhle, der Wange sowie des vorderen Anteils des Nasenhöhlenbodens ab.

[3] Durch Mitbetroffensein des G. sphenopalatinum bei Trigeminusaffektionen können auch die von diesem Ganglion zur Nasenschleimhaut entsendeten *sekretorischen Fasern* und damit die Sekretion des Nasenschleims leiden. Dies kann den Geruchsinn beeinträchtigen, was das Auftreten von *Geruchsstörungen* bei Trigeminusaffektionen erklärt.

palatinum kommen können. Nach SLUDER[1] finden sich in solchen Fällen Schmerzen und Sensibilitätsstörungen nicht nur in dem Hautareal des Trigeminus (in und über dem Auge, Nasenwurzel, Oberkiefergebiet, zum Ohre strahlend), sondern auch im Bereiche des Gaumens.

Außerdem soll nach SLUDER auch der Sympathicus an diesen Symptomen teilnehmen, da im Ganglion sphenopalatinum sympathische Fasern verlaufen sollen, die aus dem Plexus caroticus stammen. Sein „sympathischer Symptomenkomplex“ bei Affektion des Ganglion sphenopalatinum ist durch heftiges Niesen, wässerige Absonderung aus der Nase, Schwellung ihrer Schleimhaut, Tränenfluß, Rötung und Schwellung der Augenlider der befallenen Seite, Lichtscheu, Pupillendilatation und geringen Exophthalmus neben den geschilderten Schmerzen charakterisiert. Auch soll der weiche Gaumen der befallenen Seite *höher* stehen (Reizsymptom?).

Schwer verständlich ist es, wieso es in diesen Fällen auch zu Geschmacksstörungen an der Zunge kommen soll, sofern die Affektion tatsächlich auf das Bereich des 2. Trigeminusastes beschränkt bleibt. Möglicherweise liegt aber in solchen Fällen ein Übergreifen eines entzündlichen Prozesses auf den 3. Ast, speziell auf dessen N. lingualis vor.

Für einzelne Fälle von Sluderneuralgie dürfte die Auffassung von BRAEUCKER[2] zutreffen, daß eine Erkrankung peripherer Nervengeflechte im Bereiche des Oberkiefers (z. B. im Anschluß an Zahneiterung) vorliegt; in diesen Fällen wird der Schmerz nicht nur über das Gangl. sphenopalatinum und G. Gasseri, sondern auch über die Gefäßgeflechte der A. maxillaris externa und A. carotis externa zu den Rami communicantes der vier obersten Halsnerven geleitet. Dann genügt nicht die Ausschaltung der genannten Ganglien, sondern ist auch Durchtrennung der erwähnten Rami communicantes nötig.

Durch Affektionen des äußeren Ohres (Gehörgangsfurunkel, Druck von Ceruminalpfröpfen, Trommelfellverletzungen oder -entzündungen), weiter aber auch Erkrankungen des Mittelohres, schließlich Affektionen im Bereiche des Unterkiefers (Zahncaries, Alveolarpyorrhöe, ostitische resp. atrophische Prozesse nach Zahnausfall) können Zweige des *dritten Trigeminusastes*, des N. mandibularis, befallen werden.

Derselbe verläßt bekanntlich die Schädelhöhle durch das Foramen ovale, begleitet vom motorischen, für die Kaumuskulatur bestimmten Trigeminusanteil (*N. masticatorius*). Der vom *N. mandibularis* abgehende, mit dem N. facialis anastomosierende *N. auriculotemporalis* sendet Zweige einerseits zur Ohrmuschel, dem äußeren Gehörgang und dem Trommelfell, andererseits zur Schläfe. In den Unterkiefer tritt der *N. alveolaris inferior* ein, der die untere Zahnreihe versorgt und schließlich den *N. mentalis* durch das gleichnamige Foramen zum Kinn und der Unterlippe abgibt; die Zunge erhält in ihrem vorderen Anteil durch den *N. lingualis* sensible und durch ihm beigemengte Fasern aus der Chorda tympani Geschmacksfasern. Außerdem sind ihm sekretorische Fasern zum G. submaxillare angelagert, das die Gland. submaxillaris und sublingualis versorgt.

Bei Affektionen des 3. Trigeminusastes wird man außer Schmerz und Sensibilitätsstörungen in dem in Abb. 85 bezeichneten Gebiet eine Druckempfindlichkeit des N. mentalis bei seinem Austritt, resp. des N. auriculotemporalis (vor

[1] J. amer. med. Assoc. **61**, 1201 (1913). — Amer. Laryng., Rhinol., Otol. Soc. June 1915 — Headaches and eye disorders of nasal origin. St. Louis 1918.

[2] Verh. Ges. dtsch. Nervenärzte. Hamburg 1928.

dem Ohr und in der Schläfe) feststellen können. Über die Folgen der Affektion des den 3. Ast begleitenden motorischen Anteils haben wir schon gesprochen.

Das Auftreten von Schmerzen im Trigeminusgebiet bei *Mittelohrerkrankungen* soll, abgesehen von den schon früher erwähnten Fällen von Übergreifen einer Eiterung auf die Felsenbeinspitze und damit auf das Ganglion Gasseri, damit zusammenhängen, daß der *Plexus tympanicus* (JACOBSONI) affiziert wird, in welchen aber vor allem Fasern aus dem G. petrosum des N. glossopharyngeus eintreten. Falls diese Erklärung richtig ist, müßte man annehmen, daß der Nervus tympanicus und der ihn fortsetzende Nervus petrosus superfacialis minor nicht nur zentrifugale vegetative Fasern zum Ganglion oticum, sondern auch sensible Trigeminusfasern führen. Es ist auch daran zu erinnern, daß der das Felsenbein durchsetzende N. facialis durch den N. petrosus superfic. major sensible Fasern aus dem Trigeminus erhält.

Differentialdiagnostisch ist wichtig, daß bei Bestehen von *Otalgie*[1] nicht nur an eine Ohrerkrankung zu denken ist, sondern auch Erkrankung des benachbarten Unterkiefergelenks (Schmerzen bei Bewegung in diesem Gelenk), der Parotis, der Nase, des Rachens und der Tonsillen, aber auch Myalgie im Bereiche der Kopf- und Halsmuskeln, Neuralgie der Halsnerven (N. occipitalis major) und schließlich selbst Erkrankungen entfernter liegender Organe [Mundhöhlenboden, untere Zahnreihe, Kehlkopf, gelegentlich auch Lunge und Pleura (Apicitis)] zu Schmerzen führen können, die ins Ohr verlegt werden[2] (vgl. URBANTSCHITSCH). Andererseits ist hervorzuheben, daß es bei Ohraffektionen zu Schmerzausstrahlung in das Gebiet der unteren Zähne zu kommen pflegt.

Wir gelangen damit zu einer Gruppe von Schmerzen, die nicht einfach im Gebiet eines durch eine Organerkrankung affizierten Nerven, sondern durch einen Irradiationsmechanismus entstehen. Diesbezüglich sind vor allem die besonders von HEAD studierten *Zonen* von *Hauthyperalgesie* bei Organerkrankungen von Bedeutung. Dieselben kommen dadurch zustande, daß die aus dem Organ, z. B. aus dem Auge stammenden sensiblen Erregungen nicht auf die zugehörigen segmentären Endstätten (in unserem Beispiel im Bereich des Trigeminuskerngebiets) beschränkt bleiben, sondern auch benachbarte Zellgruppen erregen, in welche normalerweise nur Erregungen aus der Körperdecke einstrahlen. Das Zentrum reagiert hierauf so, als würde tatsächlich eine Erregung aus der Körperdecke vorliegen, es projiziert den Schmerz in die Haut. Bei künstlicher Reizung der diesen Zellgruppen zugehörigen Hautpartien findet die ins Zentrum einstrahlende Erregung diese Zellen im Zustande der Übererregbarkeit. Es entsteht eine abnorm starke Sensation: Hyperalgesie. So kann es zu neuralgiformen Bildern oder Schmerzen, die der Kranke in die Haut verlegt, bzw. zu cutaner Hyperalgesie durch den geschilderten Irradiationsmechanismus auch bei Erkrankungen entfernterer Organe kommen.

Die folgende Tabelle gibt die wichtigsten hier in Betracht kommenden HEADschen Zonen[3] im Bereiche des Kopfes und die zugehörigen Organe resp. Erkrankungen wieder.

---

[1] Nur kurz kann hier darauf hingewiesen werden, daß nach HUNT bei der Entstehung von Ohrenschmerzen eine Affektion des *G. geniculi* eine Rolle spielen soll. Betont sei, daß auch Innenohrerkrankungen Otalgie hervorrufen können, z. B. die *Otalgia angiosclerotica* (STEIN).

[2] Druck auf die Wand des äußeren Gehörganges löst bei Meningitis manchmal Schmerzen aus (*Auricularis*symptom von MENDEL), was teils durch Reizung afferenter Vagusfasern, teils durch Reizung von Intermediusfasern erklärt wird.

[3] HEAD, H., Brain **17**, 339 (1894).

Hyperalgetische Zone	Erkranktes Organ resp. Art der Erkrankung
Fronto-nasale Zone (Stirnmitte von der Haargrenze bis zur Nasenwurzel)	Cornea, vordere Augenkammer, Schneidezähne, Nase
Mittlere Orbitalzone (der größte Teil liegt in der Mitte des oberen Lides und über derselben, auf die innere Hälfte des unteren Lides übergreifend; ein kleinerer Teil, davon getrennt, im vordersten Teil des behaarten Kopfes)	Refraktionsanomalien
Fronto-temporale Zone (nach vorn offene Sichel im äußersten Teil der Stirn und der vordersten Schläfenpartie)	Iritis, Glaukom, Lungen- und Herzerkrankungen
Temporalzone (entsprechend der Fossa temporalis)	Glaukom, Caries von Zähnen des Oberkiefers (Molaren!)
Vertikalzone (dreieckiges Feld, Basis am Scheitel, Spitze ober und vor der Ohrinsertion)	Hinterster Abschnitt des Auges, Mittelohrerkrankungen (Sekretretention), Leber- und Magenerkrankungen
Parietalzone (auf der Protuber. parietalis vom Ohr bis zur Mittellinie reichend)	Mittelohrerkrankungen, Magenerkrankungen
Occipitalzone (über und seitlich von der Protub. occipitalis)	Hinterster Abschnitt der Mundhöhle. Abdominelle Erkrankungen.
Rostralzone (Nasenrücken)	Erkrankungen der Nase, der Brustorgane
Maxillarzone (über dem Oberkiefer, Teil des harten Gaumens)	Caries der Zähne des Oberkiefers, Iritis, Drucksteigerung im Auge
Mandibularzone (über dem Proc. coronoid., Ramus und Teil des Corpus mandibulae, Tragus auch überempfindlich)	Letzte zwei Molaren des Oberkiefers
Hyoidzone (teils über, teils hinter dem Ramus mandibulae, bis zum Mastoid reichend. Ohrläppchen, Meatus auditor., Zungenrand auch überempfindlich)	Tonsillen, Rand der Zunge, Molaren des Unterkiefers, Ohrerkrankungen
Obere Laryngealzone (liegendes, spitzwinkeliges Dreieck im vorderen, oberen Teil des Halses, der spitze Winkel liegt unter dem Ohr. Zungenrücken vorn auch überempfindlich)	Weisheitszahn des Unterkiefers. Zungenrücken im hinteren Anteil
Untere Laryngealzone (stehendes, spitzwinkeliges Dreieck, von Mittellinie, Sternocleidomastoideus u. Membr. cricothyreoidea begrenzt)	*Larynx*, besonders Stimmbänder
Nasolabialzone (zwischen Oberlippe und Nase, Nasenspitze auch überempfindlich)	Erkrankungen der Pars respiratoria der Nase (meist Rostral- und Frontonasalzone gleichzeitig betroffen), Zahncaries
Mentalzone (hinter dem Mundwinkel bis übers Corpus mandibulae; vordere Zungenpartie auch überempfindlich)	Vordere Zungenpartie, Incisivus, Caninus des Unterkiefers.

Die sonstigen Erkrankungen, welche die *Differentialdiagnose* bei schmerzhaften Affektionen im Bereiche des Trigeminus zu berücksichtigen hat, können hier nur kurz erwähnt werden: *Neuritische* Prozesse infolge von *Infektionskrankheiten* (Influenza; Malaria, den 1. Trigeminusast bevorzugend; Lues, oft doppelseitige Schmerzen), bei *Intoxikationen* (Diabetes, Gicht, Obstipation, Alkohol, Nicotin), ferner *Knochenerkrankungen* (Periostitis, Verletzungen, Osteomalacie, Exostosen), *Tumoren* der Hirn- und Schädelbasis in der Nachbarschaft des Gangl. Gasseri resp. der Trigeminuswurzeln (Kleinhirnbrückenwinkel!), aber auch Temporallappen- und Hypophysentumoren, *basalmeningitische* Prozesse, *Gefäßerkrankungen* (Arteriosklerose, Gefäßkrisen, Aneurysma der Gehirnbasis)[1]. Schließlich ist auch das Entstehen von Trigeminusneuralgien auf *funktioneller Grundlage* nicht zu vergessen, auf welche das Fehlen organischer Ursachen und unter Berücksichtigung der gesamten Persönlichkeit des Patienten die Auslösbarkeit des Schmerzes durch psychische Einflüsse, das Sistieren desselben durch Anwendung suggestiver Maßnahmen oder Ablenkung der Aufmerksamkeit, die Druckempfindlichkeit auch abseits von den Austrittsstellen der Trigeminusäste hinweisen.

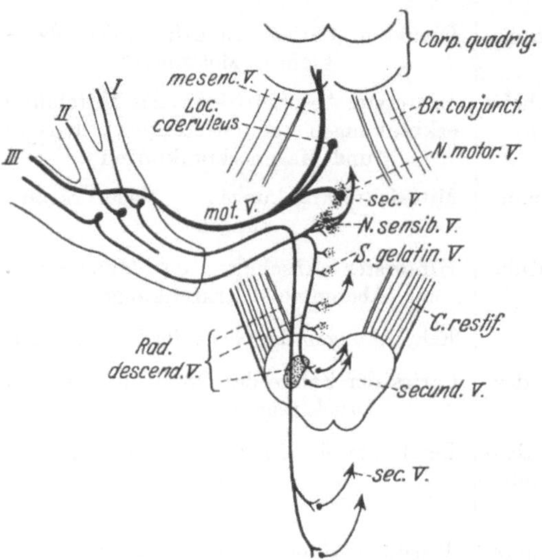

Abb. 86. Zentraler Anteil des sensibeln und motorischen Trigeminus. *sec. V*: secundäre Trigeminusbahnen (zum Thalamus opticus ziehend).

Wichtig ist die Berücksichtigung der *reflektorischen Begleiterscheinungen* des Schmerzanfalles, die wir sowohl bei den symptomatischen Formen wie auch bei der idiopathischen Trigeminusneuralgie (s. unten) finden und die vasomotorisch-sekretorische Fasern (Rötung im Gesicht und den Schleimhäuten im Bereiche des Kopfes, verstärkte Tränen-, Nasen-, Speichelsekretion), wie auch motorische Fasern betreffen (tonische Kontraktion oder klonische Zuckungen der Gesichtsmuskulatur, Tic douloureux). Während motorische Reizerscheinungen sich auch bei Hysterie finden, vermissen wir bei dieser die erwähnten vasomotorisch-sekretorischen Reflexsymptome des Anfalles.

Bei Auffindung analgetischer oder hypalgetischer Zonen im Gesicht kann die Entscheidung, ob es sich um eine Affektion der peripheren Trigeminusäste oder um eine Läsion im Bereiche des *Rautenhirns* (z. B. Syringobulbie, Tumor) handelt, nicht schwer fallen, wenn man berücksichtigt, daß die Sensibilitätsstörungen im ersteren Fall mehr oder minder den in Abb. 85 dargestellten Grenzen der einzelnen Trigeminusäste folgen, im letzteren Falle dagegen es zu einer segmentalen Form der Sensibilitätsstörung in Form von Bögen kommt, welche um den Mund als Zentrum angeordnet sind. Liegt die Läsion in oralen Abschnitten der Brücke, den sensiblen Trigeminuskern einschließend, so kommt es zu einer Anästhesie um den Mund; je weiter caudal gelegene Abschnitte der S. gelatinosa trigemini betroffen sind (vgl. Abb. 86), um so mehr sind die zugehörigen anästhetischen Ringzonen der Scheitel-Ohr-Kinn-Linie benachbart.

Erst bei Ausschluß aller in Betracht kommenden Formen symptomatischer Trigeminusneuralgie soll man eine *idiopathische* annehmen, die sich außerdem dadurch kennzeichnet, daß zwischen den Schmerzattacken keine Dauerschmerzen

[1] Ein seltenes Vorkommnis sind *lancinierende Schmerzen* bei Tabikern im Gesicht. Hier wird die Gesamtuntersuchung des Patienten Aufklärung bringen.

bestehen, die Schmerzanfälle sich auf ein oder zwei Äste beschränken (besonders gern den 2. Ast), die Sensibilität des Gesichtes, auch die Schleimhautreflexe (Cornealreflex) normal zu sein pflegen. Die Auslösbarkeit der Anfälle durch Bewegungen der Kaumuskulatur, Sprechen usw. kann sich dagegen nicht nur bei der idiopathischen, sondern auch bei symptomatischen Formen der Trigeminusneuralgie finden.

Die *Behandlung* wird natürlich bei einer der geschilderten symptomatischen Formen trachten müssen, gegen den Erkrankungsprozeß selbst (Infektionsherd, Entzündungsprozeß, Intoxikation, Gefäßerkrankung, Tumor) zu wirken. Aber auch hier werden sich die gegen den Schmerz gerichteten Maßnahmen, die bei der idiopathischen Form im Vordergrund stehen, oft nicht vermeiden lassen. Lokale Wärmeanwendung (Thermophor, Glühlichtkasten, Diathermie), Kombination von Salicylaten mit Pyramidon oder Veramon (0,2), Chinin. muriatic. (0,1), Sorge für reichliche Stuhlentleerung mögen zunächst angewandt werden. Aconitin (am besten in Form der von *Clin* hergestellten Pillen, Ansteigen bis zum Auftreten von Parästhesien an der Zunge, maximal 8 Pillen täglich) ist besonders bei der idiopathischen Form oft wirksam, auch Inhalation von Chlorylen (20—30 Tropfen auf ein Taschentuch, mehrmals täglich), parenterale Eiweißtherapie, Röntgenbestrahlung mag versucht werden. Bei Versagen der internen Medikation sind Alkoholinjektionen zunächst in den betreffenden Ast, schließlich ins Ganglion Gasseri, die Exairese der betreffenden Äste und als letzte Maßnahme die Exstirpation des Ganglion Gasseri resp. Durchschneidung der Trigeminuswurzel zentral von demselben (SPILLER-FRAZIER) in Betracht zu ziehen.

D. Komplikationen von seiten des Nervus facialis[1].

In besonders innige Beziehungen zum Gehörorgan tritt der N. facialis; liegt er ja schon bei seinem Austritt aus dem Gehirn am hinteren Rande des Brach. pontis im Kleinhirnbrückenwinkel dem Nervus octavus nahe benachbart, mit dem er auch, gemeinsam mit dem N. intermedius, in den inneren Gehörgang eintritt. Von hier verläuft er nach vorn und außen, hinter und ober der Cochlea und oberhalb des Vorhofs gelegen, zum G. geniculi, wo das trophische Zentrum der zentripetalen Fasern des N. intermedius liegt, und tritt nun, weiter nach hinten außen und unten abbiegend, im Canal. Falloppii in nahe Beziehung zum Mittelohr, wo er zunächst zwischen Fenestra ovalis und äußerem Bogengang, weiterhin hinter der hinteren Wand des Mittelohres resp. des knöchernen Gehörgangs (vor dem Warzenfortsatz) nach abwärts verläuft, um schließlich im Foram. stylomastoideum aus dem Schläfenbein auszutreten.

Wichtig ist es, daß sich an den verschiedensten Stellen sensible Fasern aus dem Trigeminus (im Can. Falloppii durch den N. petros. superfic. major und im Gesicht vor allem durch die Verbindungen mit dem N. auriculo-temporalis, vgl. RAUBER-KOPSCH), aus dem Vagus (durch den den Can. facialis kreuzenden R. auricularis) und aus dem N. intermedius dem N. facialis beigesellen, was das Auftreten von Schmerzen bei entzündlichen Affektionen dieses an sich motorischen Nerven verständlich macht.

---

[1] Siehe COHN, T., Spezielle Pathologie und Therapie innerer Erkrankungen von KRAUS-BRUGSCH **10**, 1. Tl. Berlin u. Wien 1923. — POLLAK, E., Handbuch der Neurologie des Ohres von ALEXANDER-MARBURG II. 1 (1928).

Vom klinischen Standpunkt aus ist es wichtig, in den peripheren Verzweigungen dieses Nerven einen oberen Anteil, der die Stirn und den M. orbicularis oculi versorgt, von einem unteren zu unterscheiden, innerhalb dessen jene Zweige am wichtigsten sind, welche den Verschluß und die Formveränderungen der Mundspalte durch Innervation der Musc. orbicularis oris, zygomaticus, risorius, caninus, incisivus usw. beherrschen. Während Lähmung des Stirnastes Unfähigkeit des Runzelns der Stirn, ein Tieferstehen der Augenbraue, Lähmung des Augenastes eine Erweiterung der Lidspalte, Lagophthalmus, Unfähigkeit des willkürlichen und reflektorischen Lidschlusses (Verlust oder Abschwächung des Conjunctivalreflexes) zur Folge hat, führt Lähmung der unteren Äste zu Verstrichensein der Nasolabialfalte, Herabhängen des Mundwinkels, Unfähigkeit, den Mundwinkel nach der Erkrankungsseite zu verziehen (der Mund ist durch den normalen Muskel der Gegenseite zur gesunden Seite gezogen). Beim Pfeifen, Sprechen von Lippenlauten, Zähnezeigen kann weiterhin die Parese im unteren Ast zur Darstellung kommen.

Infolge Lähmung des M. buccinator können Speisereste zwischen Wange und Zähne liegenbleiben. Klinisch weniger bedeutungsvoll ist die Parese des hinteren Digastricusbauches und M. stylohyoideus (Tiefstand des Zungengrundes) und des Platysma, die sich nach T. COHN vor allem darin verrät, daß die Unterlippe besonders beim Lachen an die untere Zahnreihe gedrückt und über den freien Rand derselben gestülpt erscheint.

Die Anschauung, daß der Facialis die Hebung des *Gaumensegels* bewirke, ist heute ziemlich allgemein verlassen; die Fasern, die, vom G. geniculi abzweigend, den N. petros. superfic. major bilden helfen und sich zum G. sphenopalatinum begeben, das seinerseits Zweige zum Gaumen entsendet, sind vielmehr sekretorischer Natur.

Auch das sogenannte BELLsche Phänomen hat eigentlich mit dem Facialis direkt nichts zu tun. Bei Innervation des Lidschlusses kommt es schon beim Normalen zu einer Mitbewegung, einer vom Oculomotorius vermittelten Hebung des Auges. Diese Augenhebung wird im Falle der Facialislähmung nur dadurch auffallend, daß der Lidschluß ausbleibt, welcher sonst die begleitenden Augenbewegungen verbirgt. Der zentrale Mechanismus, der zu dieser Mitbewegung führt, ist aber intakt, ja, er kann, wenn der Patient sich bemüht, die Augen zu schließen, vielleicht sogar stärker innerviert werden als normalerweise.

Ebenso wie bei den motorischen Spinalnerven hat man auch bei Lähmung der vom Nervus facialis versorgten Muskulatur sich die Frage vorzulegen, ob es sich um eine Affektion des in der Hirnrinde entspringenden, zentralen motorischen Neurons oder um eine Schädigung des im segmentalen Ursprungskern, also in unserem Falle im pontinen Facialiskern entspringenden, peripheren motorischen Neurons handelt.

Einseitige Affektionen des *zentralen motorischen Neurons* führen in der Regel nur zu einer Parese des Mundastes des Facialis, während die Stirninnervation kaum, auch der Augenschluß nur wenig leidet. Dies beruht darauf, daß die corticalen Zentren solcher Muskeln, welche auf jeder Körperhälfte unabhängig von denen der Gegenseite willkürlich innerviert werden können, bloß eine kreuzende Bahn zu den segmentalen Ursprungskernen entsenden; solche Muskeln dagegen, welche in der Regel beiderseits gleichzeitig willkürlich innerviert werden, erhalten Impulse sowohl von der gekreuzten als auch von der homolateralen

Hemisphäre. Zu der erstgenannten Muskelgruppe gehört beispielsweise die Extremitätenmuskulatur und in unserem Falle der die Mundbewegung besorgende Anteil der Gesichtsmuskulatur; zur zweiten Gruppe von Muskeln ist die glatte Muskulatur vieler innerer Organe, beispielsweise der Blase, wie auch die Stirnmuskulatur zu rechnen. Auch der M. orbicularis oculi erhält neben einer gekreuzten in geringerem Ausmaß auch eine homolaterale corticale Innervation. Erfolgt also durch eine einseitige Läsion der inneren Kapsel eine Zerstörung der aus einer Hemisphäre absteigenden motorischen Fasern, so wird eine gekreuzte Extremitätenlähmung, bzw. eine Parese der gegenseitigen Mundmuskulatur die Folge sein. Die Stirn beider Seiten erhält dagegen noch Impulse von der noch erhaltenen corticofugalen Bahn. Es ist also wohl die willkürliche Stirninnervation beider Seiten abgeschwächt, aber auf keiner Seite eine tatsächliche Parese dieser Muskulatur zu konstatieren. Aus den gleichen Gründen kann der Augenschluß beiderseits erhalten sein[1].

Während also einseitige Affektionen des zentralen motorischen Neurons in der Regel zu einer inkompletten, bloß den unteren Teil der Gesichtsmuskulatur betreffenden Facialislähmung führen, kann Erkrankung der Wurzeln oder des Stammes leicht eine Parese der gesamten, vom Facialis versorgten Muskulatur dieser Seite zur Folge haben. Die Beobachtung einer kompletten Facialislähmung auf einer Seite weist demnach auf eine Erkrankung des peripheren motorischen Neurons hin, ebenso eine inkomplette, bloß die oberen Äste einer Seite betreffende Lähmung, wenn auch einzelne Ausnahmen bekannt geworden sind. Haben wir eine einseitige Lähmung bloß des unteren Abschnittes der Gesichtsmuskulatur vor uns, so kann es sich sowohl um eine Affektion des zentralen wie des peripheren motorischen Neurons handeln. In diesem Fall müssen wir weitere Hilfsmittel, vor allem die elektrische Prüfung zur Differentialdiagnose heranziehen[2]. Bei doppelseitigen Herden in der inneren Kapsel, welche zum Bilde der Pseudobulbärparalyse führen, kann natürlich auch die vom oberen Facialis versorgte Muskulatur betroffen sein. Man kann dann z. B. die Musculi orbiculares palpebrarum für die willkürliche Innervation gelähmt finden, während Reflexreize, wie Berühren der Augen oder Belichtung noch eine Kontraktion dieser Muskeln auszulösen vermag (vgl. OPPENHEIM).

Elektrische Prüfung. Eine Erkrankung des peripheren motorischen Neurons, sei es der Ursprungszellen, der Wurzelbündel oder der peripheren Verzweigungen eines motorischen Nerven, führt bekanntlich außer zu Unterbrechung der willkürlichen und reflektorischen Innervation dieses Muskels zu trophischen Störungen des Erfolgsorgans, die sich nicht nur in einer Verschmächtigung seiner Substanz (Atrophie), sondern auch in Änderungen seiner Erregbarkeit manifestieren.

Diese Erregbarkeitsänderung der Muskulatur ist aber erst etwa vom 10. Tage an nach der Unterbrechung des peripheren motorischen Neurons fest-

[1] Manche Autoren erklären das Freibleiben des oberen Facialis bei corticaler Affektion durch eine verschiedene corticale Lokalisation des oberen und des unteren Facialis. Doch wird hierdurch schwerlich erklärt, warum auch bei ausgedehnten Kapselherden, welche die gesamten corticofugalen Fasern einer Hemisphäre einbeziehen, der obere Facialis frei bleibt.

[2] Nicht zu vergessen ist, daß bei extrapyramidalen Erkrankungen, resp. Thalamusläsionen (vgl. Kap. I) die unwillkürlichen mimischen Bewegungen (beim Lachen, Weinen) gestört sein können. Das Erhaltenbleiben der (eventuell zwar verlangsamten) willkürlichen Facialisinnervation gestattet hier die Differentialdiagnose.

stellbar. Ihr bedeutungsvollstes Zeichen ist das Auftreten einer trägen, als „wurmförmig“ beschriebenen Kontraktion an Stelle der normalen, „blitzartigen“ Zuckung bei Schließung oder Öffnung eines konstanten galvanischen Stromes (Reizschwelle für den N. facialis normalerweise 1,0 bis 2,5 Milliampère). Daneben kann sich Verlust der faradischen Erregbarkeit vom Nerven und Muskel aus, Umkehrung der Zuckungsformel (Prävalieren der Anodenschließungszuckung gegenüber der normalerweise zuerst auftretenden Kathodenschließungszuckung), Verlust der galvanischen Erregbarkeit bei Reizung vom Nervenstamm aus (also beim Facialis knapp vor dem Ohr), dagegen eventuell erhöhte Erregbarkeit der Muskelsubstanz bei direkter Muskelreizung mittels des galvanischen Stroms finden. Die Gesamtheit der geschilderten Symptome wird als *komplette Entartungsreaktion* bezeichnet, während man als *partielle* Entartungsreaktion Symptomenbilder zusammenfaßt, welche die träge Zuckung bei galvanischer Reizung gemeinsam haben, die übrigen oben geschilderten Symptome nur teilweise, bzw. in abgeschwächter Form in Übergängen zum normalen Verhalten aufweisen.

Die elektrische Prüfung ist nicht nur von Wichtigkeit, um eine Erkrankung des peripheren motorischen Neurons festzustellen, sie gibt uns auch wichtige *Hinweise bezüglich des Grades der Erkrankung* und *Richtlinien für die Behandlung*. Das Auftreten einer trägen Zuckung zeigt eine schwere Läsion des peripheren motorischen Neurons an, deren Heilung monatelang, bei Bestehen kompletter Entartungsreaktion ein Jahr und darüber in Anspruch nehmen kann, im letztgenannten Fall überhaupt zweifelhaft ist. Finden wir dagegen bei elektrischer Prüfung etwa zwei Wochen nach Eintritt der Lähmung nur quantitative Änderungen der Erregbarkeit ohne trägen Zuckungsverlauf, so können wir die Lähmung günstig beurteilen und eine Heilung innerhalb weniger Wochen erwarten. Für die *Behandlung* (vgl. unten) gibt die elektrische Prüfung insofern Hinweise, als bei vorhandener galvanischer Erregbarkeit der Muskel gerade mit jener Stromstärke zu reizen ist, welche eben eine deutliche Kontraktion auszulösen imstande ist. Starke galvanische Ströme, wie auch Faradisation, sind zu vermeiden, da sie das Entstehen einer Kontraktur fördern können und die Elektrotherapie nur den Zweck hat, die gelähmte Muskulatur in Kontraktion zu versetzen, hierdurch ihre Durchblutung zu verbessern und die Entstehung, bzw. das Fortschreiten der Atrophie hintanzuhalten. Es ist wichtig, im Laufe dieser Behandlung von Zeit zu Zeit die Reizschwellen für die verschiedenen Stromarten und die Reaktionsform der Muskulatur zu notieren, um ein Bild vom Effekt der Behandlung zu gewinnen. Sehen wir beispielsweise, daß eine komplette Entartungsreaktion in eine partielle übergeht bzw. die Schwellenwerte bei einer partiellen sich immer mehr der Norm nähern, vor allem, daß die Zuckung immer weniger träge wird, dann können wir unsere Behandlung als erfolgreich betrachten. Ist dagegen eine Änderung der Erregbarkeit in umgekehrter Richtung, also ein Übergehen einer partiellen in komplette Entartungsreaktion oder bei vorhandener kompletter Entartungsreaktion ein immer höheres Ansteigen der Schwellenwerte bei direkter galvanischer Reizung zu beobachten, so weist dies auf Erfolglosigkeit der eingeschlagenen Therapie und zwingt uns, andere Maßnahmen, eventuell (besonders an Extremitätennerven) operativer Natur zur Behandlung der Lähmung ins Auge zu fassen.

Haben wir den Sitz der Erkrankung im peripheren motorischen Neuron festgestellt, so entsteht die weitere Aufgabe zu entscheiden, welcher Teil desselben affiziert ist. Bei Erkrankungen des Kerns oder der Wurzelbündel wird die Facialislähmung in der Regel nicht das einzige Symptom bilden. Es wird gleichzeitig zu Affektion der in der Nachbarschaft gelegenen Hirnnervenkerne und -wurzeln (Trigeminus, Abducens, Vestibularis) bzw. der im Bereich der Brücke verlaufenden langen Systeme kommen (Blicklähmung zur Herdseite, resp. Déviation conjuguée zur Gegenseite bei Läsion des hinteren Längsbündels, sensible oder motorische Störungen der gegenseitigen Körperhälfte infolge Erkrankung zentripetaler Bahnen bzw. der Pyramidenbahn; vgl. Kapitel I).

Auch die Erkrankung des Facialis bei seinem Austritt aus der Brücke in der Gegend des *Kleinhirnbrückenwinkels* ist in der Regel leicht erkennbar, da es sich hier meist um Tumoren handelt, die gleichzeitig den Nervus octavus schädigen, also zu Schwindel, Nystagmus, Schwerhörigkeit bzw. Taubheit führen, kombiniert mit subjektiven Reizerscheinungen von seiten des Cochlearis der gleichen Seite. Ausfälle von seiten der Trigeminussensibilität, Störungen von seiten der Kleinhirnhemisphären, des N. abducens der gleichen Seite können je nach der Wachstumsrichtung des Tumors hinzutreten (vgl. S. 46).

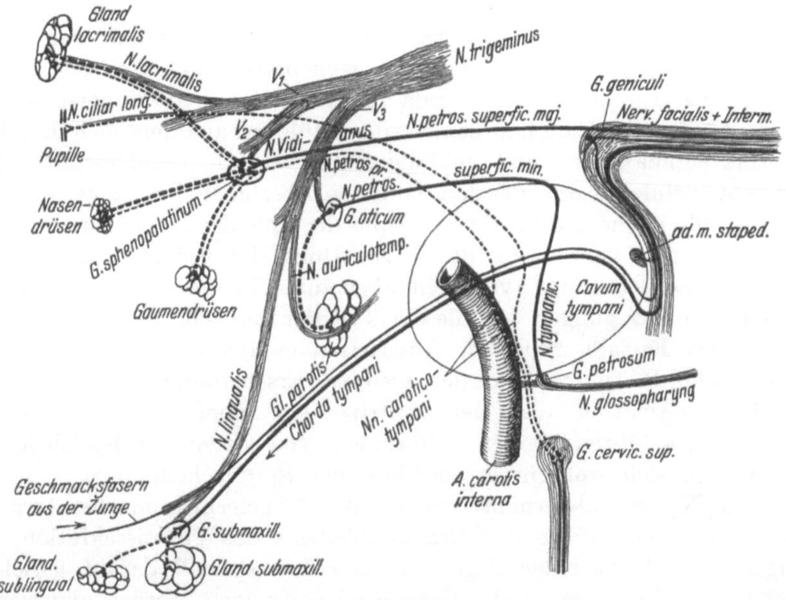

Abb. 87. Schema des peripheren Verlaufs der mit dem Facialis und Trigeminus in Beziehung tretenden vegetativen Fasern.

Für eine Erkrankung bzw. Läsion des Facialisstammes *zwischen der Austrittsstelle* aus dem Hirnstamm und dem *Ganglion geniculi*, wie sie beispielsweise bei einer Schädelbasisfraktur vorkommen kann, ist das *Versiegen der Tränensekretion* auf der Seite der Lähmung charakteristisch, da in dem bezeichneten Teil des Facialis die zentrifugalen Fasern zur Tränendrüse mit diesem Nerven verlaufen (vgl. S. 192). In der Regel führt der die Facialislähmung begleitende Verlust des Conjunctivalreflexes (der Kontraktion des Musculus orbicularis oculi bei Berühren der Conjunctiva) zu einem Reizzustand der Conjunctiva, der eine Erregung der in dieser Schleimhaut gelegenen Trigeminusendigungen und damit reflektorisch der pontinen Ursprungszellen der Tränendrüseninnervation zur Folge hat. So sehen wir in der Regel, daß Patienten mit einer von Lähmung des Augenschlusses begleiteten Facialisparese über Tränenträufeln auf der Seite der Erkrankung klagen. Fehlt dieses Symptom trotz vorhandenen Lagophthalmus, so weist dies auf Unterbrechung der zentrifugalen Bahn zur Tränendrüse und spricht für Läsion des Facialisstammes zentral vom Ganglion geniculi (s. Abb. 87).

Auf ein Mitbefallensein des *G. geniculi* soll die Kombination der Facialislähmung mit Otalgie und Auftreten von Herpesbläschen (*Herpes oticus*) in der Gegend der Ohrmuschel, des äußeren Gehörgangs und Trommelfells, eventuell auch an der Zunge und Hypästhesie in diesem Gebiet hinweisen (sogenanntes HUNTsches Syndrom[1]).

Herpesbläschen an der Ohrmuschel, dem äußeren Gehörgang, resp. Trommelfell (*Herpes zoster oticus Körner*[2] sind entsprechend der Teilnahme zahlreicher Nerven an der sensiblen Versorgung des äußeren Ohres nicht nur bei entzündlichen Erkrankungen des G. geniculi, sondern auch des G. Gasseri, G. petrosum, nodosum, resp. der Cervicalganglien zu finden (vgl. HAYMANN[3]). Bei Übergreifen der Entzündung auf den Facialis, resp. Acusticus kann es auch zu Lähmung der Gesichtsmuskulatur, bzw. Ohrensausen, Herabsetzung des Hörvermögens, Nystagmus, Schwindel kommen.

Zwischen der Austrittsstelle des Facialis aus dem Hirnstamm und der Abgangsstelle der *Chorda tympani* verlaufen gemeinsam mit dem Facialis zwei Gruppen von Fasern, welche die Chorda bilden. Es sind dies einerseits zentrifugale Fasern, die zum Ganglion submaxillare führen, aus dem sich Bündel zu der Glandula submaxillaris und sublingualis entwickeln; andererseits finden sich hier zentripetale Fasern aus dem vorderen Abschnitt der Zunge, welche im Ganglion geniculi, einem Ganglion vom Typus der Spinalganglien, ihr trophisches Zentrum haben und vorwiegend der Vermittlung der Geschmacksinnervation im vorderen Teile der Zunge (vielleicht aber zum Teil auch der Übermittlung anderer sensibler Erregungen aus diesem Teil der Zungenschleimhaut) dienen. Affektionen des Facialis zwischen Austrittsstelle aus dem Hirnstamm und Abgang der Chorda tympani werden also zu Erscheinungen von seiten der Speicheldrüseninnervation und der zentripetalen Innervation des vorderen Zungenabschnittes führen können. Störungen von seiten der Speicheldrüsensekretion werden sich wohl in erster Linie bei Reizerscheinungen von seiten der genannten Nerven (als erhöhter Speichelfluß) bemerkbar machen, während Ausfallserscheinungen infolge des Erhaltenbleibens der Parotissekretion, resp. der Tätigkeit der Drüsen der Gegenseite nur bei speziell darauf gerichteter Untersuchung nachweisbar sind. Geschmacksstörungen werden dagegen sowohl bei Reizung wie auch bei Lähmung des in Rede stehenden Nervenabschnittes deutlich in Erscheinung treten können, im ersteren Falle als Parästhesien (metallischer Geschmack u. ä.), im letzteren Falle als Ausfall der Geschmacksempfindung im vorderen Zungenabschnitt (vgl. S. 308).

Besonders otologisch interessant ist die Lähmung des *M. stapedius*, dessen Fasern vom Facialis zwischen G. geniculi und Chordaabgang abzweigen. Die Lähmung dieses Muskels soll zu einer besonderen Empfindlichkeit besonders gegen tiefe Töne (Hyperakusis) führen (bestritten), wobei aber eine genauere Prüfung auch eine Beeinträchtigung des Hörvermögens feststellen soll (PEREKALIN). Diese Symptome werden sich eventuell zu den Geschmacksstörungen resp. Störungen der Tränensekretion bei Facialisaffektion zentral vom Abgang des Astes zum M. stapedius hinzugesellen können, was aber durchaus nicht immer der Fall sein muß.

---

[1] HUNT, J. R., J. nerv. Dis. **36** (1909). Der N. intermedius könnte sich infolge Anastomosenbildung mit dem N. glossopharyngeus, der seinerseits Fasern an den N. vagus (R. auricularis vagi!) abgibt, an der sensiblen Versorgung des äußeren Ohres beteiligen.

[2] KÖRNER, Münch. med. Wschr. **1904**. [3] HAYMANN, Z. Hals- usw. Heilk. **1** (1922).

Die Kombination von Facialissymptomen mit solchen von seiten des Gehörapparates kann in der mannigfachsten Weise zustande kommen. Sehen wir ab von den *Entwicklungsstörungen* des *Ohres und Felsenbeins*, die von einer Aplasie des Facialiskerns begleitet sein oder den Nerven durch die Enge des Falloppischen Kanals schädigen können, und den schon erwähnten Fällen von *Tumoren* des Kleinhirnbrückenwinkels, die gewöhnlich vom Octavus auf den Facialis übergreifen, so können *Traumen*, welche das Felsenbein und damit Teile des Mittel- oder Innenohres schädigen, natürlich auch den VII. Nerven in Mitleidenschaft ziehen. Es kann ferner zu gleichzeitigem Befallensein von Facialis, Cochlearis und Vestibularis durch meningitische (Lues!) und neuritische Prozesse kommen, also einer Kombination von Facialislähmung mit Ohrensausen, Schwerhörigkeit resp. Schwindel, Nystagmus, Gleichgewichtsstörungen, wozu sich auch eine Trigeminusaffektion (Schmerzen, Sensibilitätsstörungen im Bereiche einzelner Äste) gesellen kann. Wir haben dann jene Bilder vor uns, die man besonders in der älteren Literatur mit FRANKL-HOCHWART als *Polyneuritis cerebralis menièriformis* bezeichnet hat und an deren Entstehung in einer Gruppe von Fällen das Herpesvirus eine Rolle spielen mag (s. POLLAK). Vor allem aber ist die nicht so seltene *Beteiligung des Facialis an Otitiden und Mastoiditiden* von Bedeutung, die nicht nur durch ein kollaterales Ödem resp. direktes Übergreifen des entzündlichen Prozesses, vor allem auf dem Wege von Gefäßkanälen und Defekten in der Wand des Can. facialis (besonders bei chronischen Entzündungen mit Cholesteatombildung!), sondern auch durch Ernährungsstörungen des Nerven infolge Schädigung der ihn versorgenden Gefäße (POLLAK) zustande kommen mag. Solche latent gebliebene Störungen mögen auch mit schuld daran sein, daß postoperativ, nach Eingriffen im Mittelohr, auch ohne daß der Nerv direkt mechanisch verletzt wurde, eine Facialislähmung auftreten kann; in der Regel kommt aber wohl die direkte Läsion des Nerven durch den operativen Eingriff in erster Linie bei der Entstehung dieser postoperativen Lähmung in Betracht.

Schließlich verdient Erwähnung, daß selbst in manchen Fällen sogenannter rheumatischer Facialislähmung eine latente Mittelohraffektion nachgewiesen werden konnte (BARRAUD). Dies erinnert an jene Fälle von retrobulbärer Neuritis des Nervus opticus, bei denen erst die Operation eine Affektion des Siebbeins aufdeckt. Mitunter sind geringgradige Schädigungen des Cochlearis gleichzeitig nachweisbar, so daß an eine toxisch-infektiöse Erkrankung im inneren Gehörgange zu denken ist (z. B. Herpesvirus). Die Bedeutung infektiös-entzündlicher Prozesse für die Genese der sogenannten rheumatischen Facialislähmung wird durch den nicht so seltenen Befund einer schmerzhaften Lymphdrüse (OPPENHEIM, FUCHS) in der Gegend des For. stylomastoideum in solchen Fällen dargetan.

Auf noch unklare konstitutionelle Faktoren deutet das Rezidivieren der sogenannten rheumatischen Facialislähmung bei manchen Patienten resp. das hie und da zu beobachtende Auftreten einer *Diplegia facialis*, die sich nicht nur infolge beiderseitiger Otitis, sondern auch unter dem Bilde der rheumatischen Erkrankung oder als Folge luetischer Infektion entwickeln kann.

Bei der Diagnose einer Facialislähmung kann einem Anfänger manchmal der Fehler unterlaufen, daß er sich in der Seite der Erkrankung täuscht; dann nämlich, wenn infolge *Kontraktur* der seit längerer Zeit gelähmten Muskulatur im Ruhezustand der Mundwinkel zur kranken Seite verzogen, die Nasolabialfalte auf dieser Seite tiefer ist. Das Zurückbleiben dieser Seite bei aktiver Innervation wird leicht über den Irrtum aufklären. Schwieriger dagegen ist das Verständnis des Entstehungsmechanismus dieser Kontraktur, der noch nicht ganz geklärt ist. Noch am meisten hat die Anschauung für sich, daß in diesen an der Haut inserierenden Muskeln Schrumpfungsvorgänge eher manifest werden als an der Skeletmuskulatur[1].

Während die Kontraktur einen Dauerzustand, eine veränderte Ruhelänge der Muskulatur darstellt, haben wir es in *Krampfzuständen* mit mehr anfallsweise auftretenden Kontraktionen zu tun, die sowohl tonischen Charakter haben (längere Zeit anhaltend) als auch klonischer Natur sein können (rasch aufeinanderfolgende, kurzdauernde Zuckungen), die gesamte Facialismuskulatur einer Seite oder nur Teile derselben (besonders den Orbicularis oculi, Blepharospasmus) betreffen. Solche Krämpfe können im Stadium der Regeneration einer peripheren Facialislähmung (Neurom des Nerven im Can. facialis in einem Fall von André-Thomas) auftreten; sie sind gerade bei otogenen Facialisschädigungen beobachtet worden und dürften teils auf direkte Reizung der zentrifugalen Fasern zurückzuführen, teils reflektorischer Natur, durch Reizung afferenter, den Nervus facialis begleitender Fasern bedingt sein. Bei der Suche nach dem reflexauslösenden Moment hat man aber nicht nur an das Ohr zu denken; die verschiedensten Organe im Bereiche des Trigeminus (Conjunctiva, Nasenschleimhaut, Nebenhöhlen, cariöse Zähne), aber auch Tumoren der Schädelbasis (besonders der Brückenregion), schließlich ausnahmsweise sogar Affektionen entfernterer Organe kommen in Betracht. Daß die *Differentialdiagnose* vor allem epileptiforme Krämpfe (infolge Rindenaffektion breiten sie sich gesetzmäßig auf die Hand und die Extremitäten der gleichen Seite aus) und psychogene Krämpfe (Tic, Ausdrucksbewegungen ähnelnd, von der Aufmerksamkeit abhängig) in Erwägung zu ziehen hat, kann hier nur kurz erwähnt werden.

Die Forderung nach einer kausalen *Therapie* kann gerade bei der otogenen Facialislähmung manchmal erfüllt werden, die sich mit der (eventuell durch Operation zu erzielenden) Heilung der Ohrerkrankung oft rückbildet. Sonst wird bei Vorliegen einer spezifischen Entzündung (Lues, Tuberkulose) oder eines Tumors eine gegen die Grundursache gerichtete Behandlung anzustreben sein; auch die Anwendung von Salicylpräparaten bei der sogenannten rheumatischen Facialislähmung, welche Mittel gleichzeitig auch auf die begleitenden Schmerzen günstig wirken können, mag hierher gerechnet werden.

Was aber auch immer die Ursache der Facialislähmung sei, müssen wir uns bemühen, die gelähmte Muskulatur zur Kontraktion zu bringen, um das Entstehen einer Inaktivitätsatrophie zu verhindern. Hierzu dient vor allem die *Elektrotherapie* (Auslösung von Kathoden- oder Anodenschließungszuckungen je nach dem Ergebnis der elektrischen Prüfung durch wiederholte Schließung und Wiederöffnung eines konstanten galvanischen Stromes, Stromstärke gerade so groß, daß deutliche Muskelkontraktionen erzielt werden, aber kein zu starker, schmerzhafter Strom); weiter ist die Übung aktiver Innervationen (am besten, indem der Patient die erzielten Bewegungen vor dem Spiegel kontrolliert) und die *Massage* der gelähmten

[1] Man hat auch an extrapyramidale und vegetative Einflüsse gedacht, ohne aber hierfür Beweise zu erbringen.

Muskulatur zu empfehlen. Diese Maßnahmen bewirken auch eine bessere Durchblutung der Muskulatur und fördern dadurch vielleicht regenerative Prozesse. In dieser Hinsicht wird neuerdings auch lokale *Diathermie* angewendet. Beim Versagen der genannten Maßnahmen sind operative Verfahren in Erwägung zu ziehen, ohne daß man aber an dieselben große Erwartungen knüpfen darf. Abgesehen von der direkten Naht des durchtrennten Nerven, die sich hier meist kaum durchführbar erweist, hat auch die Methode der Nerventransplantation (Einpflanzung des Accessorius oder Hypoglossus in den Facialis) meist enttäuscht, so daß in der Regel nur myoplastische Operationen zur Verbesserung des kosmetischen Effekts in Betracht kommen (z. B. Masseterplastik nach LEXER u. a., eventuell endoral nach BRUNNER ausgeführt), deren Erfolg aber auch zweifelhaft ist.

Recht schwierig ist auch eine Behandlung der *Kontraktur*. Man kann versuchen, die geschrumpften Muskeln durch Massage zu dehnen resp. durch Wärmeapplikationen, besonders Diathermie ihre Erschlaffung zu fördern.

Bei der Therapie der *Spasmen* ist vor allem wichtig, ob diese psychogener Natur oder organisch bedingt sind. Im ersteren Falle werden wir die zugrunde liegenden psychischen Mechanismen aufzudecken trachten, resp. Suggestivmaßnahmen anwenden, im letzteren Falle wird man das reizauslösende Moment (s. oben) aufzufinden und zu beseitigen versuchen müssen (z. B. Herabsetzung von Reizzuständen der Conjunctiva resp. der Nasenschleimhaut durch Cocaineinträufelung). Ist ein solches Moment nicht nachweisbar oder das Leiden auf diese Weise nicht beeinflußbar, so erscheinen symptomatische Maßnahmen geboten (Sedativa, Durchströmung mit dem konstanten Strom, Anlegung der Anode auf den Facialisstamm resp. etwa vorhandene Druckpunkte, Infiltration des Facialis bei seinem Austritt aus dem Foramen stylomastoideum oder bei Blepharospasmus der zum Orbicularis oculi ziehenden Fasern mit 70 % Alkohol[1]; Vorsicht besonders bei Infiltration des Nervenstammes wegen der Gefahr schwerer Lähmungen!).

Schließlich kommen auch operative Maßnahmen in Frage. So versuchte man durch Vorlagerung des Levator palpebrae superioris in zwei bis drei Zügeln bis zum Lidrande, dem Blepharospasmus entgegenzuwirken (SACHS).

E. Affektionen der vegetativen Fasern des Mittelohres.

Erkrankungen des *Mittelohrs* können natürlich auch die es *durchsetzenden vegetativen Fasern*, die Chorda tympani und den Plexus tympanicus einbeziehen. Die Folgen der Läsion des erstgenannten Nerven wurden schon im vorigen Abschnitt, bei Besprechung der Erkrankung der verschiedenen Abschnitte des Facialisstamms, erwähnt. Bei Übergreifen der Erkrankung auf den Plexus tympanicus sind die Ausfallserscheinungen von seiten der Gland. parotis, die durch den N. tympanicus kranial-autonome Impulse erhält (Abb. 87), in der Regel bedeutungslos. Bezüglich der gelegentlichen Beteiligung der postganglionären Fasern aus dem G. cervicale superius zum Dilatator pupillae sei auf Kap. VI, Abschnitt 11, verwiesen.

---

[1] Man geht dabei ähnlich vor, wie wenn man bei Operationen Novocaininfiltration verwendet, um den M. orbicularis zu lähmen, indem man den Alkohol ins Periost entlang dem lateralen und unteren Orbitalrande und vom Beginne des Jochbogens nach lateral unten gegen den Nervenstamm injiziert.

Sachverzeichnis.

Die Zentren des autonomen Nervensystems (Anatomie, Physiologie und topische Diagnostik). Von Dr. **E. A. Spiegel,** o. Professor der experimentellen und angewandten Neurologie an der Temple University Philadelphia (USA.), Privatdozent an der Universität Wien. (Bildet Band 54 der „Monographien aus dem Gesamtgebiete der Neurologie und Psychiatrie".) Mit 33 Abbildungen. IV, 174 Seiten. 1928. RM 16.80*)

Der Tonus der Skelettmuskulatur. Von Dr. **E. A. Spiegel,** o. Professor der experimentellen und angewandten Neurologie an der Temple University Philadelphia (USA.), Privatdozent an der Universität Wien. Zweite, wesentlich vermehrte und veränderte Auflage von „Zur Physiologie und Pathologie des Skelettmuskeltonus". (Bildet Band 51 der „Monographien aus dem Gesamtgebiete der Neurologie und Psychiatrie".) Mit 72 Abbildungen. VI, 203 Seiten. 1927. RM 18.—*)

Die Lehre vom Tonus und der Bewegung. Zugleich systematische Untersuchungen zur Klinik, Physiologie, Pathologie und Pathogenese der Paralysis agitans. Von **F. H. Lewy,** Professor an der Universität Berlin. (Bildet Band 34 der „Monographien aus dem Gesamtgebiete der Neurologie und Psychiatrie".) Mit 569 zum Teil farbigen Abbildungen und 8 Tabellen. VII, 673 Seiten. 1923. RM 42.—*)

Körperstellung. Experimentell-physiologische Untersuchungen über die einzelnen bei der Körperstellung in Tätigkeit tretenden Reflexe, über ihr Zusammenwirken und ihre Störungen. Von **R. Magnus,** Professor an der Reichsuniversität Utrecht. (Bildet Band VI der „Monographien aus dem Gesamtgebiet der Physiologie der Pflanzen und der Tiere".) Mit 263 Abbildungen. XIII, 740 Seiten. 1924. RM 27.—; gebunden RM 28.50

Die Bedeutung der roten Kerne und des übrigen Mittelhirns für Muskeltonus, Körperstellung und Labyrinthreflexe. Von Dr. **G. G. J. Rademaker,** Professor an der Reichsuniversität Leiden. Ins Deutsche übertragen von Dr. E. Le Blanc, Privatdozent an der Universität Hamburg. (Bildet Band 44 der „Monographien aus dem Gesamtgebiete der Neurologie und Psychiatrie".) Mit 212 Abbildungen. V, 340 Seiten. 1926. RM 27.—*)

Das Stehen. Statische Reaktionen, Gleichgewichtsreaktionen und Muskeltonus unter besonderer Berücksichtigung ihres Verhaltens bei kleinhirnlosen Tieren. Von Dr. **G. G. J. Rademaker,** Professor an der Reichsuniversität Leiden. (Bildet Band 59 der „Monographien aus dem Gesamtgebiete der Neurologie und Psychiatrie".) Mit 296 Abbildungen. VII, 476 Seiten. 1931. RM 69.60*)

Die Lagereflexe des Menschen. Klinische Untersuchungen über Haltungs- und Stellreflexe und verwandte Phänomene. Von Dr. med. **Hans Hoff,** Sekundararzt der Psychiatrisch-Neurologischen Klinik der Universität Wien, und Professor Dr. med. et phil. **Paul Schilder,** Assistent der Psychiatrisch-Neurologischen Klinik der Universität Wien. Mit 20 Abbildungen im Text. IV, 182 Seiten. 1927. RM 12.—

Die extrapyramidalen Erkrankungen. Mit besonderer Berücksichtigung der pathologischen Anatomie und Histologie und der Pathophysiologie der Bewegungsstörungen. Von Privatdozent Dr. **A. Jakob,** Leiter des Anatomischen Laboratoriums der Staatskrankenanstalt und Psychiatrischen Universitätsklinik Hamburg-Friedrichsberg. (Bildet Band 37 der „Monographien aus dem Gesamtgebiete der Neurologie und Psychiatrie".) Mit 167 Textabbildungen. X, 419 Seiten. 1923. RM 30.—*)

Die Stammganglien und die extrapyramidal-motorischen Syndrome. Von **F. Lotmar,** Privatdozent an der Universität Bern. (Bildet Band 48 der „Monographien aus dem Gesamtgebiete der Neurologie und Psychiatrie".) VI, 170 Seiten. 1926. RM 13.50*)

*) *Die Bezieher der „Zeitschrift für die gesamte Neurologie und Psychiatrie" und des „Zentralblattes für die gesamte Neurologie und Psychiatrie" erhalten die Monographien mit einem Nachlaß von 10%.*

Allgemeine Physiologie der Nerven und des Zentralnervensystems. (Bildet Band IX vom „Handbuch der normalen und pathologischen Physiologie“.) Mit 162 zum Teil farbigen Abbildungen. VIII, 840 Seiten. 1929. RM 78.—; gebunden RM 85.80

Reizleitungen bei den Pflanzen. Von Professor Dr. H. Fitting-Bonn. — Nervensystem: 1. Allgemeines: Allgemeines über Tatsachen und Probleme der Physiologie nervöser Systeme. Von Professor Dr. E. Th. Brücke-Innsbruck. — Chemie des zentralen und peripheren Nervensystems. Von Professor Dr. E. Schmitz-Breslau. — 2. Physiologie der peripheren Nerven: Das leitende Element. Von Professor Dr. T. Péterfi-Berlin. — Die Durchlässigkeit des Nerven für Wasser und Salze und deren Zusammenhang mit der elektrischen Erregbarkeit. Von Professor Dr. R. Höber-Kiel. — Nervenreize. Von Professor Dr. F. W. Fröhlich-Rostock. — Nervenleitungsgeschwindigkeit, Ermüdbarkeit und elektrotonische Erregbarkeitsänderungen des Nerven. Theorien der Nervenleitung. Von Professor Dr. Ph. Broemser-Basel. — Erregungsgesetze des Nerven. Von Professor Dr. M. Cremer-Berlin. — Degeneration und Regeneration am peripherischen Nerven. Von Professor Dr. W. Spielmeyer-München. — Elektrodiagnostik und Elektrotherapie der Nerven. Von Professor Dr. F. Kramer-Berlin. — Der Stoffwechsel des peripheren Nervensystems. Von Professor Dr. H. Winterstein-Breslau. — Die Narkose. — Die Lokalanästhesie und die Lokalanaesthetica. Von Professor Dr. O. Gros-Leipzig. — 3. Allgemeine Physiologie der nervösen Zentren: Histologische Besonderheiten und funktionelle und pathologische Veränderungen der nervösen Zentralorgane. Von Professor Dr. H. G. Creutzfeldt-Berlin. — Der Stoffwechsel des Zentralnervensystems. Von Professor Dr. H. Winterstein-Breslau. — Allgemeine lähmende und erregbarkeitssteigernde Gifte. Von Professor Dr. A. Fröhlich-Wien. — Über Reiznachwirkung im Zentralnervensystem. — Die Irreziprozität der Zentralteile des Nervensystems. Von Professor Dr. A. Kreidl †-Wien. — Summation (Förderung) und Bahnung. — Hemmung. Von Professor Dr. E. Th. Brücke-Innsbruck. — Leitungsverzögerung in den Zentralteilen, Reflexzeit, einschl. Summationszeit und ihre Abhängigkeit von der Reizstärke. Von Professor Dr. W. Steinhausen-Greifswald. — Refraktäre Phase und Rhythmizität. Von Professor Dr. E. Th. Brücke-Innsbruck. — **Tonus. Von Dozent Dr. E. A. Spiegel-Wien.** — Gesetz der gedehnten Muskeln. — Reflexumkehr. Starker und schwacher Reflex. Von Professor Dr. J. von Uexküll-Hamburg. — Die Sensomobilität. Von Professor Dr. A. Kreidl †-Wien. — Beziehungen zwischen Ganglienzellen, Grau und langen Bahnen. Theorien der Zentrenfunktionen. — Diffuses und zentralisiertes Nervensystem. Von Professor Dr. E. Th. Brücke-Innsbruck. — Vergleichende Physiologie des Nervensystems der Wirbellosen. Von Professor Dr. W. von Buddenbrock-Kiel. — Sachverzeichnis.

Spezielle Physiologie des Zentralnervensystems der Wirbeltiere. (Bildet Band X vom „Handbuch der normalen und pathologischen Physiologie“.) Mit 214 Abbildungen. XIV, 1284 Seiten. 1927. RM 110.—; gebunden RM 118.—

Blutkreislauf im Gehirn. Von Geheimrat Professor Dr. K. Hürthle-Tübingen. — Dorsale und ventrale Wurzeln (Bellsches Gesetz). Von Professor Dr. E. Th. Brücke-Innsbruck. — Reflexgesetze. Von Professor Dr. V. Freiherr von Weizsäcker-Heidelberg. — Hirndruck, Hirnerschütterung, Schock. Von Professor Dr. M. Reichardt-Würzburg. — Topographische Physiologie des Rückenmarkes. Von Privatdozent Dr. R. Matthaei-Bonn. — Die Oblongata und die Hirnnervenkerne. Von Professor Dr. F. H. Lewy-Berlin. — **Die Region der Vierhügel (Tectum, Augenmuskelkerne, zentrales Höhlengrau). Von Dozent Dr. E. A. Spiegel-Wien.** — Das Kleinhirn. Von Professor Dr. K. Goldstein-Frankfurt a. M. — Physiologie und Pathologie der Stammganglien. Von Privatdozent Dr. H. Spatz-München. — Die Großhirnhemisphären. Von Professor Dr. G. Brown-Cardiff. — Die Reaktionszeiten. Von Professor Dr. W. Wirth-Leipzig. — Die Lokalisation in der Großhirnrinde. Von Professor Dr. K. Goldstein-Frankfurt a. M. — Die Leitungsbahnen im Rückenmark. Von Professor Dr. O. Veraguth-Zürich. — Schlaffe und spastische Lähmung. Von Professor Dr. O. Foerster-Breslau. — Klinisch wichtige Reflexe. Von Professor Dr. A. Böhme-Bochum. — Pharmakologie des Zentralnervensystems. Von Professor Dr. A. Fröhlich-Wien. — **Autonomes Nervensystem. Von Dozent Dr. E. A. Spiegel-Wien.** — Pharmakologie des vegetativen (autonomen) Nervensystems. Von Professor Dr. A. Fröhlich-Wien. — Die trophischen Einflüsse des Nervensystems. Von Dr. H. Fleischhacker-Frankfurt a. M. — Normale und pathologische Physiologie des Liquor cerebrospinalis. Von Professor Dr. F. Plaut-München — Die Erkrankungen des Zentralnervensystems der Tiere. Von Professor Dr. H. Dexler-Prag. — Sachverzeichnis.

Die neuropathologischen Syndrome zugleich **Differentialdiagnostik der Nervenkrankheiten.** Von Dr. **M. Kroll,** o. ö. Professor, Direktor der Nervenklinik der Weißrussischen Staatsuniversität Minsk. Mit 216 Textabbildungen. XI, 554 Seiten. 1929. RM 45.—; gebunden RM 48.—

Lebensnerven und Lebenstriebe. Dritte, wesentlich erweiterte Auflage des „Vegetativen Nervensystems“. In Gemeinschaft mit W. Dahl-Würzburg, E. Edens-München, O. Gagel-Erlangen, W. Glaser-Erding, R. Greving-Erlangen, E. Herzog-Erlangen, F. Hoff-Erlangen, Fr. Jamin-Erlangen, H. Regelsberger-Erlangen, O. Renner-Augsburg, E. Schwab-Erlangen, G. Specht-Erlangen, H. Steidle-Würzburg, Ph. Stöhr jr.-Bonn, E. Toenniessen-Kassel dargestellt von Dr. **L. R. Müller,** Professor der Inneren Medizin, Vorstand der Inneren Klinik in Erlangen. Mit 636 zum Teil farbigen Abbildungen und 2 farbigen Tafeln. XII, 991 Seiten. 1931. RM 96.—; gebunden RM 99.80